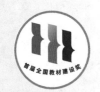

全国优秀教材一等奖

国家卫生健康委员会"十三五"规划教材
全 国 高 等 学 校 教 材
供基础、临床、预防、口腔医学类专业用

医学微生物学

Medical Microbiology

第9版

主 编 李 凡 徐志凯

副主编 黄 敏 郭晓奎 彭宜红

人民卫生出版社
PEOPLE'S MEDICAL PUBLISHING HOUSE

图书在版编目（CIP）数据

医学微生物学/李凡,徐志凯主编. —9 版. —北京:人民
卫生出版社,2018

全国高等学校五年制本科临床医学专业第九轮规划教材

ISBN 978-7-117-26603-1

Ⅰ.①医…　Ⅱ.①李…②徐…　Ⅲ.①医学微生物学-
医学院校-教材　Ⅳ.①R37

中国版本图书馆 CIP 数据核字(2018)第 128849 号

人卫智网	www.ipmph.com	医学教育、学术、考试、健康，购书智慧智能综合服务平台
人卫官网	www.pmph.com	人卫官方资讯发布平台

医学微生物学
第 9 版

主　　编:李　凡　徐志凯
出版发行:人民卫生出版社(中继线 010-59780011)
地　　址:北京市朝阳区潘家园南里 19 号
邮　　编:100021
E - mail:pmph @ pmph. com
购书热线:010-59787592　010-59787584　010-65264830
印　　刷:人卫印务（北京）有限公司
经　　销:新华书店
开　　本:850×1168　1/16　印张:24　插页:2
字　　数:710 千字
版　　次:1979 年 6 月第 1 版　　2018 年 7 月第 9 版
　　　　　2023 年 10 月第 9 版第 11 次印刷(总第 79 次印刷)
标准书号:ISBN 978-7-117-26603-1
定　　价:62.00 元

编　委

融合教材阅读使用说明

融合教材介绍：本套教材以融合教材形式出版，即融合纸书内容与数字服务的教材，每本教材均配有特色的数字内容，读者阅读纸书的同时可以通过扫描书中二维码阅读线上数字内容。

《医学微生物学》(第9版)融合教材配有以下数字资源：

⋔ 教学课件　⋔ 案例　⋔ 图表式总结　⋔ 动画　⋔ 微课　⋔ 图片　⋔ 自测试卷
⋔ 英文名词读音

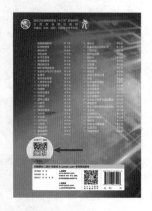

❶ 扫描教材封底圆形图标中的二维码，打开激活平台。

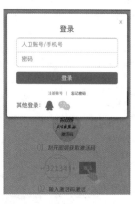

❷ 注册或使用已有人卫账号登录，输入刮开的激活码。

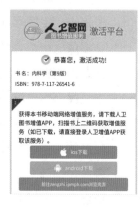

❸ 下载"人卫图书增值"APP，也可登录 zengzhi.ipmph.com 浏览。

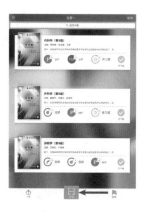

❹ 使用APP"扫码"功能，扫描教材中二维码可快速查看数字内容。

配套教材(共计56种)

全套教材书目

全套教材书目

《医学微生物学》(第9版)配套教材
《医学微生物学学习指导与习题集》(第2版)　主编：李凡、徐志凯

读者信息反馈方式

欢迎登录"人卫e教"平台官网"medu.pmph.com"，在首页注册登录后，即可通过输入书名、书号或主编姓名等关键字，查询我社已出版教材，并可对该教材进行读者反馈、图书纠错、撰写书评以及分享资源等。

　　党的十九大报告明确提出,实施健康中国战略。 没有合格医疗人才,就没有全民健康。 推进健康中国建设要把培养好医药卫生人才作为重要基础工程。 我们必须以习近平新时代中国特色社会主义思想为指引,按照十九大报告要求,把教育事业放在优先发展的位置,加快实现教育现代化,办好人民满意的医学教育,培养大批优秀的医药卫生人才。

　　着眼于面向 2030 年医学教育改革与健康中国建设,2017 年 7 月,教育部、国家卫生和计划生育委员会、国家中医药管理局联合召开了全国医学教育改革发展工作会议。 之后,国务院办公厅颁布了《国务院办公厅关于深化医教协同进一步推进医学教育改革与发展的意见》(国办发〔2017〕63 号)。 这次改革聚焦健康中国战略,突出问题导向,系统谋划发展,医教协同推进,以"服务需求、提高质量"为核心,确定了"两更加、一基本"的改革目标,即:到 2030 年,具有中国特色的标准化、规范化医学人才培养体系更加健全,医学教育改革与发展的政策环境更加完善,医学人才队伍基本满足健康中国建设需要,绘就了今后一个时期医学教育改革发展的宏伟蓝图,作出了具有全局性、战略性、引领性的重大改革部署。

　　教材是学校教育教学的基本依据,是解决培养什么样的人、如何培养人以及为谁培养人这一根本问题的重要载体,直接关系到党的教育方针的有效落实和教育目标的全面实现。 要培养高素质的优秀医药卫生人才,必须出版高质量、高水平的优秀精品教材。 一直以来,教育部高度重视医学教材编制工作,要求以教材建设为抓手,大力推动医学课程和教学方法改革。

　　改革开放四十年来,具有中国特色的全国高等学校五年制本科临床医学专业规划教材经历了九轮传承、创新和发展。 在教育部、国家卫生和计划生育委员会的共同推动下,以裘法祖、吴阶平、吴孟超、陈灏珠等院士为代表的我国几代著名院士、专家、医学家、教育家,以高度的责任感和敬业精神参与了本套教材的创建和每一轮教材的修订工作。 教材从无到有、从少到多、从多到精,不断丰富、完善与创新,逐步形成了课程门类齐全、学科系统优化、内容衔接合理、结构体系科学的立体化优秀精品教材格局,创建了中国特色医学教育教材建设模式,推动了我国高等医学本科教育的改革和发展,走出了一条适合中国医学教育和卫生健康事业发展实际的中国特色医药学教材建设发展道路。

　　在深化医教协同、进一步推进医学教育改革与发展的时代要求与背景下,我们启动了第九轮全国高等学校五年制本科临床医学专业规划教材的修订工作。 教材修订过程中,坚持以习近平新时代中国特色社会主义思想为指引,贯彻党的十九大精神,落实"优先发展教育事业""实施健康中国战略"及"落实立德树人根本任务,发展素质教育"的战略部署要求,更加突出医德教育与人文素质教育,将医德教育贯穿于医学教育全过程,同时强调"多临床、早临床、反复临床"的理念,强化临床实践教学,着力培养医德高尚、医术精湛的临床医生。

　　我们高兴地看到,这套教材在编写宗旨上,不忘医学教育人才培养的初心,坚持质量第一、立德树人;在编写内容上,牢牢把握医学教育改革发展新形势和新要求,坚持与时俱进、力求创新;在编写形式上,聚力"互联网+"医学教育的数字化创新发展,充分运用 AR、VR、人工智能等新技术,在传统纸质教材的基础上融合实操性更强的数字内容,推动传统课堂教学迈向数字教学与移动学习的新时代。 为进一步加强医学生临床实践能力培养,整套教材还配有相应的实践指导教材,内容丰富,图文并茂,具有较强的科学性和实践指导价值。

　　我们希望,这套教材的修订出版,能够进一步启发和指导高校不断深化医学教育改革,推进医教协同,为培养高质量医学人才、服务人民群众健康乃至推动健康中国建设作出积极贡献。

林蕙青

2018 年 2 月

全国高等学校五年制本科临床医学专业
第九轮 规划教材修订说明

全国高等学校五年制本科临床医学专业国家卫生健康委员会规划教材自1978年第一轮出版至今已有40年的历史。几十年来，在教育部、国家卫生健康委员会的领导和支持下，以裘法祖、吴阶平、吴孟超、陈灏珠等院士为代表的我国几代德高望重、有丰富的临床和教学经验、有高度责任感和敬业精神的国内外著名院士、专家、医学家、教育家参与了本套教材的创建和每一轮教材的修订工作，使我国的五年制本科临床医学教材从无到有，从少到多，从多到精，不断丰富、完善与创新，形成了课程门类齐全、学科系统优化、内容衔接合理、结构体系科学的由规划教材、配套教材、网络增值服务、数字出版等组成的立体化教材格局。这套教材为我国千百万医学生的培养和成才提供了根本保障，为我国培养了一代又一代高水平、高素质的合格医学人才，为推动我国医疗卫生事业的改革和发展做出了历史性巨大贡献，并通过教材的创新建设和高质量发展，推动了我国高等医学本科教育的改革和发展，促进了我国医药学相关学科或领域的教材建设和教育发展，走出了一条适合中国医药学教育和卫生事业发展实际的具有中国特色医药学教材建设和发展的道路，创建了中国特色医药学教育教材建设模式。老一辈医学教育家和科学家们亲切地称这套教材是中国医学教育的"干细胞"教材。

本套第九轮教材修订启动之时，正是我国进一步深化医教协同之际，更是我国医疗卫生体制改革和医学教育改革全方位深入推进之时。在全国医学教育改革发展工作会议上，李克强总理亲自批示"人才是卫生与健康事业的第一资源，医教协同推进医学教育改革发展，对于加强医学人才队伍建设、更好保障人民群众健康具有重要意义"，并着重强调，要办好人民满意的医学教育，加大改革创新力度，奋力推动建设健康中国。

教材建设是事关未来的战略工程、基础工程，教材体现国家意志。人民卫生出版社紧紧抓住医学教育综合改革的历史发展机遇期，以全国高等学校五年制本科临床医学专业第九轮规划教材全面启动为契机，以规划教材创新建设，全面推进国家级规划教材建设工作，服务于医改和教改。第九轮教材的修订原则，是积极贯彻落实国务院办公厅关于深化医教协同、进一步推进医学教育改革与发展的意见，努力优化人才培养结构，坚持以需求为导向，构建发展以"5+3"模式为主体的临床医学人才培养体系；强化临床实践教学，切实落实好"早临床、多临床、反复临床"的要求，提高医学生的临床实践能力。

在全国医学教育综合改革精神鼓舞下和老一辈医学家奉献精神的感召下，全国一大批临床教学、科研、医疗第一线的中青年专家、学者、教授继承和发扬了老一辈的优秀传统，以严谨治学的科学态度和无私奉献的敬业精神，积极参与第九轮教材的修订和建设工作，紧密结合五年制临床医学专业培养目标、高等医学教育教学改革的需要和医药卫生行业人才的需求，借鉴国内外医学教育教学的经验和成果，不断创新编写思路和编写模式，不断完善表达形式和内容，不断提升编写水平和质量，已逐渐将每一部教材打造成了学科精品教材，使第九轮全套教材更加成熟、完善和科学，从而构建了适合以"5+3"为主体的医学教育综合改革需要、满足卓越临床医师培养需求的教材体系和优化、系统、科学、经典的五年制本科临床医学专业课程体系。

其修订和编写特点如下：

1．教材编写修订工作是在国家卫生健康委员会、教育部的领导和支持下，由全国高等医药教材建设研究学组规划，临床医学专业教材评审委员会审定，院士专家把关，全国各医学院校知名专家教授编写，人民卫生出版社高质量出版。

2．教材编写修订工作是根据教育部培养目标、国家卫生健康委员会行业要求、社会用人需求，在全国进行科学调研的基础上，借鉴国内外医学人才培养模式和教材建设经验，充分研究论证本专业人才素质要求、学科体系构成、课程体系设计和教材体系规划后，科学进行的。

3．在教材修订工作中，进一步贯彻党的十九大精神，将"落实立德树人根本任务，发展素质教育"的战略部署要求，贯穿教材编写全过程。 全套教材在专业内容中渗透医学人文的温度与情怀，通过案例与病例融合基础与临床相关知识，通过总结和汲取前八轮教材的编写经验与成果，充分体现教材的科学性、权威性、代表性和适用性。

4．教材编写修订工作着力进行课程体系的优化改革和教材体系的建设创新——科学整合课程、淡化学科意识、实现整体优化、注重系统科学、保证点面结合。 继续坚持"三基、五性、三特定"的教材编写原则，以确保教材质量。

5．为配合教学改革的需要，减轻学生负担，精炼文字压缩字数，注重提高内容质量。 根据学科需要，继续沿用大16开国际开本、双色或彩色印刷，充分拓展侧边留白的笔记和展示功能，提升学生阅读的体验性与学习的便利性。

6．为满足教学资源的多样化，实现教材系列化、立体化建设，进一步丰富了理论教材中的数字资源内容与类型，创新在教材移动端融入 AR、VR、人工智能等新技术，为课堂学习带来身临其境的感受；每种教材均配有2套模拟试卷，线上实时答题与判卷，帮助学生复习和巩固重点知识。同时，根据实际需求进一步优化了实验指导与习题集类配套教材的品种，方便老师教学和学生自主学习。

第九轮教材共有53种，均为**国家卫生健康委员会"十三五"规划教材**。 全套教材将于2018年6月出版发行，数字内容也将同步上线。 教育部副部长林蕙青同志亲自为本套教材撰写序言，并对通过修订教材启发和指导高校不断深化医学教育改革、进一步推进医教协同，为培养高质量医学人才、服务人民群众健康乃至推动健康中国建设寄予厚望。 希望全国广大院校在使用过程中能够多提供宝贵意见，反馈使用信息，以逐步修改和完善教材内容，提高教材质量，为第十轮教材的修订工作建言献策。

全国高等学校五年制本科临床医学专业第九轮规划教材
教材目录

序号	书名	版次	主编			副主编			
1.	医用高等数学	第7版	秦 侠	吕 丹		李 林	王桂杰	刘春扬	
2.	医学物理学	第9版	王 磊	冀 敏		李晓春	吴 杰		
3.	基础化学	第9版	李雪华	陈朝军		尚京川	刘 君	籍雪平	
4.	有机化学	第9版	陆 阳			罗美明	李柱来	李发胜	
5.	医学生物学	第9版	傅松滨			杨保胜	邱广蓉		
6.	系统解剖学	第9版	丁文龙	刘学政		孙晋浩	李洪鹏	欧阳宏伟	阿地力江·伊明
7.	局部解剖学	第9版	崔慧先	李瑞锡		张绍祥	钱亦华	张雅芳	张卫光
8.	组织学与胚胎学	第9版	李继承	曾园山		周 莉	周国民	邵淑娟	
9.	生物化学与分子生物学	第9版	周春燕	药立波		方定志	汤其群	高国全	吕社民
10.	生理学	第9版	王庭槐			罗自强	沈霖霖	管又飞	武宇明
11.	医学微生物学	第9版	李 凡	徐志凯		黄 敏	郭晓奎	彭宜红	
12.	人体寄生虫学	第9版	诸欣平	苏 川		吴忠道	李朝品	刘文琪	程彦斌
13.	医学免疫学	第7版	曹雪涛			姚 智	熊思东	司传平	于益芝
14.	病理学	第9版	步 宏	李一雷		来茂德	王娅兰	王国平	陶仪声
15.	病理生理学	第9版	王建枝	钱睿哲		吴立玲	孙连坤	李文斌	姜志胜
16.	药理学	第9版	杨宝峰	陈建国		臧伟进	魏敏杰		
17.	医学心理学	第7版	姚树桥	杨艳杰		潘 芳	汤艳清	张 宁	
18.	法医学	第7版	王保捷	侯一平		丛 斌	沈忆文	陈 腾	
19.	诊断学	第9版	万学红	卢雪峰		刘成玉	胡申江	杨 炯	周汉建
20.	医学影像学	第8版	徐 克	龚启勇	韩 萍	于春水	王 滨	文 戈	高剑波 王绍武
21.	内科学	第9版	葛均波	徐永健	王 辰	唐承薇	肖海鹏	王建安	曾小峰
22.	外科学	第9版	陈孝平	汪建平	赵继宗	秦新裕	刘玉村	张英泽	李宗芳
23.	妇产科学	第9版	谢 幸	孔北华	段 涛	林仲秋	狄 文	马 丁	曹云霞 漆洪波
24.	儿科学	第9版	王卫平	孙 锟	常立文	申昆玲	李 秋	杜立中	母得志
25.	神经病学	第8版	贾建平	陈生弟		崔丽英	王 伟	谢 鹏	罗本燕 楚 兰
26.	精神病学	第8版	郝 伟	陆 林		李 涛	刘金同	赵旭东	王高华
27.	传染病学	第9版	李兰娟	任 红		高志良	宁 琴	李用国	

序号	书名	版次	主编		副主编			
28.	眼科学	第9版	杨培增	范先群	孙兴怀	刘奕志	赵桂秋	原慧萍
29.	耳鼻咽喉头颈外科学	第9版	孙 虹	张 罗	迟放鲁	刘 争	刘世喜	文卫平
30.	口腔科学	第9版	张志愿		周学东	郭传瑸	程 斌	
31.	皮肤性病学	第9版	张学军	郑 捷	陆洪光	高兴华	何 黎	崔 勇
32.	核医学	第9版	王荣福	安 锐	李亚明	李 林	田 梅	石洪成
33.	流行病学	第9版	沈洪兵	齐秀英	叶冬青	许能锋	赵亚双	
34.	卫生学	第9版	朱启星		牛 侨	吴小南	张正东	姚应水
35.	预防医学	第7版	傅 华		段广才	黄国伟	王培玉	洪 峰
36.	中医学	第9版	陈金水		范 恒	徐 巍	金 红	李 锋
37.	医学计算机应用	第6版	袁同山	阳小华	卜宪庚	张筠莉	时松和	娄 岩
38.	体育	第6版	裴海泓		程 鹏	孙 晓		
39.	医学细胞生物学	第6版	陈誉华	陈志南	刘 佳	范礼斌	朱海英	
40.	医学遗传学	第7版	左 伋		顾鸣敏	张咸宁	韩 骅	
41.	临床药理学	第6版	李 俊		刘克辛	袁 洪	杜智敏	闫素英
42.	医学统计学	第7版	李 康	贺 佳	杨土保	马 骏	王 彤	
43.	医学伦理学	第5版	王明旭	赵明杰	边 林	曹永福		
44.	临床流行病学与循证医学	第5版	刘续宝	孙业桓	时景璞	王小钦	徐佩茹	
45.	康复医学	第6版	黄晓琳	燕铁斌	王宁华	岳寿伟	吴 毅	敖丽娟
46.	医学文献检索与论文写作	第5版	郭继军		马 路	张 帆	胡德华	韩玲革
47.	卫生法	第5版	汪建荣		田 侃	王安富		
48.	医学导论	第5版	马建辉	闻德亮	曹德品	董 健	郭永松	
49.	全科医学概论	第5版	于晓松	路孝琴	胡传来	江孙芳	王永晨	王 敏
50.	麻醉学	第4版	李文志	姚尚龙	郭曲练	邓小明	喻 田	
51.	急诊与灾难医学	第3版	沈 洪	刘中民	周荣斌	于凯江	何 庆	
52.	医患沟通	第2版	王锦帆	尹 梅	唐宏宇	陈卫昌	康德智	张瑞宏
53.	肿瘤学概论	第2版	赫 捷		张清媛	李 薇	周云峰	王伟林 刘云鹏 赵新汉

第七届全国高等学校五年制本科临床医学专业教材评审委员会名单

顾　问

吴孟超　王德炳　刘德培　刘允怡

主 任 委 员

陈灏珠　钟南山　杨宝峰

副主任委员（以姓氏笔画为序）

王　辰　王卫平　丛　斌　冯友梅　李兰娟　步　宏

汪建平　张志愿　陈孝平　陈志南　陈国强　郑树森

郎景和　赵玉沛　赵继宗　柯　杨　桂永浩　曹雪涛

葛均波　赫　捷

委　员（以姓氏笔画为序）

马存根　王　滨　王省良　文历阳　孔北华　邓小明

白　波　吕　帆　刘吉成　刘学政　李　凡　李玉林

吴在德　吴肇汉　何延政　余艳红　沈洪兵　陆再英

赵　杰　赵劲民　胡翊群　南登崑　药立波　柏树令

闻德亮　姜志胜　姚　智　曹云霞　崔慧先　曾因明

颜　虹

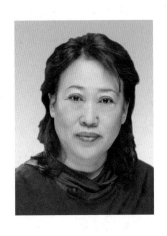

李　凡

　　女，1956 年 8 月出生于吉林省长春市。 现任吉林大学白求恩医学部部长、临床医学院院长、健康研究院院长，吉林大学基础医学院病原生物学系教授、博士生导师，国家实验教学示范中心主任，吉林省优秀教学团队负责人，白求恩教学名师，吉林省教学名师，长春市劳动模范，长春市"三八"红旗手标兵，国务院政府特殊津贴获得者。 兼任教育部高等学校基础医学教学指导委员会副主任委员；中国微生物学会医学微生物学与免疫学专业委员会副主任委员；中华医学会微生物学与免疫学分会常委；中华医学会医学病毒学分会委员，《吉林大学学报》（医学版）副主任委员。

　　从事医学教育工作 35 年。 在全国高等医学教育领域、医学微生物专业教育领域及医学科学研究方面积累了丰富的经验和收获了诸多成果。 曾获省级"十一五"优秀教材一等奖；吉林省教学成果一等奖；吉林省自然科学一等奖；吉林省科技进步一等奖；中华医学二等奖；主编"十一五""十二五"规划教材《医学微生物学》（人民卫生出版社出版）第 7 版、第 8 版、第 9版。 长期致力于分子微生物学和结核分枝杆菌的诊断靶标系统生物学研究，近年重点研究领域主要是体液诊断中的关键技术研究、基因条形码对微生物可视化快速诊断研究和肠道微生物研究等。 共发表 SCI 论文 60 余篇，先后主持 973 项目、国家自然科学基金重大国际合作项目、教育部重点项目、省市各类项目数十项。 获美国授权发明专利 1 项。 培养博士研究生 45 名，硕士研究生 50 名。

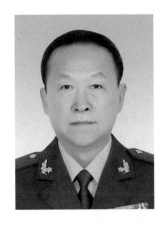

徐志凯

　　男，1955 年 2 月出生于江苏省南京市。 现任空军军医大学（原第四军医大学）微生物学与病原生物学教研室（国家重点学科）教授、博士生导师，全军病原微生物防治基础重点实验室主任。 兼任中国微生物学会副理事长，全军医学科学技术委员会常务委员，中国微生物学会医学微生物学与免疫学专业委员会副主任委员，中华医学会医学病毒学分会副主任委员，中华医学会微生物学与免疫学分会常务委员，《中国病毒病杂志》副主编。

　　从事医学微生物学教学、科研工作 40 年。 主持完成国家科技重大专项课题 4 项，国家 973 课题 1 项，863 课题 5 项，国家自然科学基金课题 6 项，军队重大和重点课题 4 项。 主编专著和国家规划教材 9 部；发表科研论文320 余篇；获国家科技进步二等奖、三等奖各 1 项；陕西省科技成果一等奖 2项；军队科技进步二等奖 6 项；军队教学成果二等奖 1 项；授权国家发明专利 6 项。 荣立三等功 3 次，先后获得"全国中青年医学科技之星""中国人民解放军院校育才奖（金奖）"、总后"科技银星""中国科协抗震救灾先进个人"等荣誉。 培养研究生 78 名，其中博士生 39 名。

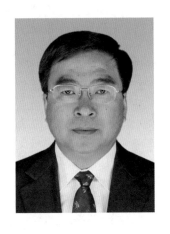

黄　敏

　　男，教授，1955年8月出生于辽宁省大连市。现任大连医科大学博士生导师。曾担任国家自然科学基金评委，全国医学高职高专规划教材编审委员会主任委员，《中华实用医药》杂志常务编委，《国际免疫学杂志》常务编委，《中华医学研究杂志》常务编委，中华医学会医学病毒学分会委员，辽宁省医学会微生物学与免疫学分会副主任委员。

　　从事教学和科研工作至今36年。近年主持各类科研基金10项，其中国家自然科学基金2项，省市自然科学基金8项。在国内外杂志发表论文100余篇，先后获辽宁省政府科技进步三等奖2项，辽宁省教委科技进步三等奖等3项，辽宁省教学名师。

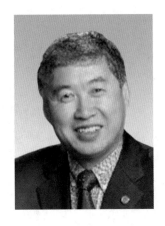

郭晓奎

　　男，1964年9月出生于内蒙古赤峰市。现任上海交通大学基础医学院副院长、上海-渥太华联合医学院副院长，上海交通大学基础医学教学实验中心主任，教育部教学指导委员会委员，中华预防医学会微生态学分会副主任，中国微生物学会医学微生物学与免疫学专业委员会副主任，中国微生物学会教学委员会副主任。

　　从事教学工作至今32年。主要从事病原基因组、微生物组和医学教育研究，发表国际论文120余篇；国家本科规划教材《病原生物学》《病原生物学纲要（双语）》、英文版规划教材《医学微生物学》主编；研究生规划教材《医学微生物学》主编；主编《病原生物学教育教学》《医学整合课程实践与研究》《人体微生物组》等学术著作；荣获全国教育教学成果特等奖、上海市教学成果特等奖以及全国优秀教师、国家级教学名师等称号。

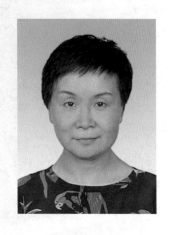

彭宜红

　　女，1962年5月出生于江西省南昌市。医学博士，北京大学医学部病原生物学系教授、博士生导师、系副主任。现任国家医师考试中心专家委员会特聘专家，北京市微生物学会理事，北京微生物学会医学微生物学委员会监事，北京市医学继续教育委员会学科组专家。从事病毒与宿主相互关系及抗病毒靶标研究工作。作为课题负责人承担了国家自然科学基金、863高科技项目、部委级科研课题及企业横向合作项目十余项，发表SCI及核心期刊论文50余篇，获得国家发明专利2项。

　　从事医学微生物学教学工作35年，目前为国家精品共享课"医学微生物学"课程负责人，作为主编、副主编和编委参加了"十五"～"十三五"国家级规划教材及其他教材（含数字教材）20余部。

　　2017 年 7 月，人民卫生出版社在北京召开了全国高等学校五年制本科临床医学专业第九轮规划教材主编人会议，启动了五年制本科临床医学专业第九轮规划教材的修订工作。本次教材修订工作主要是通过对我国医学教育"干细胞"教材的传承和创新工作来全面贯彻落实"5+3"为主体的临床医学教育改革和医疗卫生体制改革要求，进一步推动临床医学教育综合改革，更好地服务教学、指导教学、规范教学，为临床医学本科教育的改革和发展、培养高素质的医疗卫生人才和推动医药卫生事业发展服务。

　　根据教材修订工作会议精神及多所高等院校使用《医学微生物学》第 8 版教材中的教学体会和意见建议，遵循传承与发展相结合的思路，我们对教材内容进行了认真地讨论和修订，删除了个别较为陈旧或尚有争议的内容，增加了近年出现的新发突发传染病病原，如中东呼吸综合征冠状病毒、寨卡病毒等内容，还更新和修订了部分概念和知识点。

　　本版教材仍沿用上一版的基本框架，以绪论、细菌篇、病毒篇、真菌篇及附录的顺序进行编排。兼顾知识的基础性与先进性，在深度和难度的总体把握上略高于第 8 版教材整体水平。重要概念、原理及重点内容延续了第 8 版教材的特点，以黑体字加粗显示。本教材为融合教材，学生可扫描二维码阅读线上数字内容。本教材还配有《医学微生物学学习指导与习题集》（第 2 版）。

　　本版《医学微生物学》教材修订的顺利完成是全国高等医学院校交流与合作的结晶，得到了人民卫生出版社的指导和积极支持，编者队伍老中青结合、覆盖面广，同时也得到了微生物界前辈们的热心指导和帮助，在此一并致以衷心的感谢。

　　尽管编者们尽了最大努力，但由于我们水平有限和医学微生物学的快速发展，书中难免存在疏漏和错误，恳请广大师生与读者批评指正。

李　凡　徐志凯

2018 年 5 月

第二篇　病　毒　学

第三篇　真　菌　学

附　录

本书测试卷

绪　论

第一节　微生物和病原微生物

微生物(microorganism)是存在于自然界的一大群体形微小、结构简单、肉眼直接看不见,必须借助光学显微镜或电子显微镜放大数百倍、数千倍,甚至数万倍才能观察到的微小生物。

一、微生物的种类与分布

微生物的**种类繁多**,在数十万种以上;按其大小、结构、组成等可分为三大类。

1. 非细胞型微生物　是最小的一类微生物。无典型的细胞结构,无产生能量的酶系统,只能在活细胞内生长增殖;核酸类型为 DNA 或 RNA,两者不同时存在。**病毒属于该类微生物。**

2. 原核细胞型微生物　这类微生物的原始核呈环状裸 DNA 团块结构,无核膜、核仁;细胞器很不完善,只有核糖体;DNA 和 RNA 同时存在。依据 16S rRNA 序列分析,这类微生物可分为古生菌(archaea)和细菌(bacterium)两大类。古生菌有自身的 16S rRNA 序列特征,不合成细菌细胞壁中存在的肽聚糖,具有独特的代谢方式,可在极端环境下生存,如产甲烷菌(methanogen)、极端嗜盐菌(extreme halophile)和嗜热嗜酸菌(thermoacidophile)等。目前尚未发现具有肯定致病性的古生菌。细菌的种类繁多,包括**细菌、支原体、衣原体、立克次体、螺旋体和放线菌**等。后五类的结构和组成与细菌接近,故在分类学上将它们列入广义的细菌范畴。

3. 真核细胞型微生物　细胞核分化程度高,有核膜和核仁。细胞器完整。**真菌属于该类微生物。**

微生物在自然界的**分布极为广泛**。江河、湖泊、海洋、土壤、矿层、空气等都有数量不等、种类不一的微生物存在,其中以土壤中的微生物最多,例如 1g 肥沃土壤可有几亿到几十亿个。在人类、动物和植物的体表,以及与外界相通的人类和动物的呼吸道、消化道等腔道中,亦有大量的微生物存在。

微生物除**体积微小、结构简单、种类繁多、分布广泛**外,还有**繁殖快、易变异**等特点。

二、微生物与人类的关系

绝大多数微生物对人类和动、植物是有益的,而且有些还是必需的。只有少数微生物可引起人类和动、植物的病害。

自然界中 N、C、S 等元素的循环要靠相关微生物的代谢活动来进行。例如土壤中的微生物能将死亡动、植物的有机氮化合物转化为无机氮化合物,以供植物生长的需要,而植物又为人类和动物所食用。空气中大量的游离氮,也只有依靠固氮菌等作用后才能被植物吸收。又如植物通过光合作用把空气中的 CO_2 和 H_2O 变成复杂的有机物,特别是形成了大量的人和动物不能分解利用的纤维素和木质素。如果没有细菌等微生物转化纤维素、木质素为碳的巨大力量以及时补充空气中消耗掉的 CO_2,只需 50~60 年,空气中的 CO_2 将无法维持生物界旺盛发展的需要。据估计,由微生物降解有机物向自然界提供的碳每年高达 950 亿吨。因此,没有微生物,物质就不能运转和循环,植物就不能进行代谢,人类和动物也将难以生存。

在农业方面,微生物可以用来发展微生物饲料、微生物肥料、微生物农药、微生物食品、微生物能源和微生物环保制剂等。如我国使用的 4320 菌体蛋白饲料,含根瘤菌的微生物肥料,由江西井冈山地区一株链霉菌开发的农药井冈霉素,食用菌微生物食品,以沼气为纽带的微生物能源以及在许多国家和地区都已广泛应用的养猪业环境清洁剂——木糠床微生态菌剂等。

在工业方面,微生物在食品、制药、皮革、纺织、石油、化工、冶金、采矿、新能源等领域的应用日趋广泛。通过微生物发酵途径生产抗生素、维生素 C、有机酸、氨基酸、多元醇、多肽等;冶金上用微生物浸矿来提炼金属;在石油工业中,利用微生物进行石油勘探、开采、加工,以及处理石油污染的土壤、海洋等,都有很好的发展前景。

在环境保护方面,微生物能够降解塑料、甲苯等有机物,处理污水废气。如污水处理方面,微生物在新陈代谢过程中产生的 CO_2 能中和废水中的碱;微生物在污水中生活时的氧化还原和分解作用,能使废水中的有毒物质,如有机磷、氰化物、汞等降解转化为无毒物质。

在生命科学中,微生物被作为研究对象或模式生物,有关基因、遗传密码、转录、翻译和基因调控等都是在微生物中发现和得到证实的。近年来,随着分子生物学的发展,微生物在基因工程技术中的作用更显重要,不仅提供了必不可少的多种工具酶和载体系统,更可人为地定向培育有益的工程菌新品种,能在无污染的自然环境中制造出多种多样的人类必需品。

正常情况下,寄生在人类和动物口、鼻、咽部和消化道中的微生物是无害的,有的还能拮抗病原微生物的入侵。定植在肠道中的大肠埃希菌等还能向宿主提供必需的维生素 B_1、维生素 B_2、烟酸、维生素 B_{12}、维生素 K 和多种氨基酸等营养物质。牛、羊等反刍动物,因有分解纤维素的微生物在胃中定植,才能利用草料作为营养物质。

少数微生物具有致病性,能引起人类和动物、植物的病害,这些微生物称为**病原微生物**。它们可引起人类的伤寒、痢疾、结核、破伤风、麻疹、脊髓灰质炎、肝炎、艾滋病、出血热、脑炎等;引起禽、兽的鸡霍乱、禽流感、牛炭疽、猪气喘等;以及引起农作物的水稻白叶枯病、小麦赤霉病、大豆病毒病等。有些微生物在正常情况下不致病,只是在特定情况下导致疾病,这类微生物称为**机会致病性微生物**。例如一般大肠埃希菌在肠道不致病,在泌尿道或腹腔中就引起感染。此外,有些微生物的破坏性还表现在使工业产品、农副产品和生活用品发生腐蚀和霉烂等。

第二节　微生物学和医学微生物学

微生物学(microbiology)是生命科学的一门重要学科,主要研究微生物的种类、分布、形态、结构、代谢、生长繁殖、遗传和变异及其与人类、动物、植物以及自然界的相互关系。

现代微生物学根据研究的侧重面和层次不同已形成许多分支。着重研究微生物学基本问题的有微生物分类学、微生物生理学、微生物生态学、微生物遗传学、微生物基因组学、细胞微生物学等。按研究对象可分为细菌学、病毒学、真菌学等。按研究和应用领域可分为医学微生物学、兽医微生物学、食品微生物学、农业微生物学、工业微生物学等。这些分支学科的相互配合和促进,使整个微生物学不断地、全面地向纵深发展。

医学微生物学(medical microbiology)主要研究与医学有关的病原微生物的生物学特性、致病机制、机体的抗感染免疫、特异性检测方法以及相关感染性疾病的防治措施等,以控制和消灭感染性疾病,达到保障和提高人类健康水平的目的。

医学微生物学是基础医学中的一门重要学科,掌握医学微生物学的基本理论可为学习临床各科的感染性疾病、传染病、超敏反应性疾病和肿瘤等奠定重要的理论基础。根据医学微生物学的系统性和教学上的循序渐进原则,**本教材分为细菌学、病毒学和真菌学三篇**,每篇内容包括总论和各论两个部分,分别叙述原核细胞型微生物、非细胞型微生物和真核细胞型微生物的形态结构、生长繁殖、遗传变异等生物学特性,病原微生物的致病性和免疫性,以及微生物学检查法和防治原则。

第三节　医学微生物学发展简史

医学微生物学是人类在探寻传染性疾病的病因、流行规律以及防治措施的过程中,伴随微生物学的发展而发展的,并且为促进微生物学的发展作出了巨大贡献。医学微生物学的发展过程大致可分为三个时期。

一、微生物学的经验时期

古代人类虽未观察到具体的微生物,但早已将微生物知识用于工农业生产和疾病防治之中。公元前两千多年的夏禹时代,就有仪狄作酒的记载。春秋战国时期,已经知道利用微生物分解有机物质的作用进行沤粪积肥。北魏(386—534)贾思勰在《齐民要术》一书中,详细记载了制醋方法。那时也已知道用豆类发酵制酱。

北宋末年(11 世纪)刘真人就有肺痨由虫引起之说。意大利 Fracastoro(1483—1553)认为传染病的传播有直接、间接和通过空气等数种途径。奥地利 Plenciz(1705—1786)主张传染病的病因是活的物体,每种传染病由独特的活物体所引起。18 世纪清乾隆年间,我国师道南在《天愚集》鼠死行篇中写道:"东死鼠,西死鼠,人见死鼠如见虎,鼠死不几日,人死如坼堵。昼死人,莫问数,日色惨淡愁云护。三人行未十步多,忽死两人横截路……",生动地描述了当时鼠疫猖獗流行的可怕凄惨景况,同时也正确地指出了鼠疫的流行环节。

在预防医学方面,我国自古以来就有将水煮沸后饮用的习惯。明李时珍《本草纲目》中指出,病人的衣服蒸过后再穿就不会感染疾病,表明已有消毒的记载。古代人早已认识到天花是一种烈性传染病,一旦与病人接触,几乎都将受染,且病死率极高,但已康复者去护理天花病人,则不会再得天花。这种免得瘟疫的现象,是"免疫"一词的最早概念。我国先民在这个现象的启发下,开创了预防天花的人痘接种法。大量古书表明,我国在明隆庆年间(1567—1572),人痘已经广泛使用,并先后传至俄国、朝鲜、日本、土耳其、英国等国家。

二、实验微生物学时期

(一)微生物的发现

首先观察到微生物的是荷兰人**列文虎克**(Antony van Leeuwenhoek,1632—1723)。他于 1676 年用自磨镜片,创制了一架能放大 266 倍的原始显微镜,并用其观察牙垢、雨水、井水和植物浸液,发现其中有许多运动着的"微小动物",并用文字和图画科学地记载了人类最早看见的"微小动物"——细菌的不同形态(球状、杆状和螺旋状等),为证明微生物的存在提供了科学依据。

19 世纪 60 年代,酿酒和蚕丝工业在欧洲一些国家占有重要的经济地位,酒味的变酸和蚕病流行促进了对微生物的研究。法国科学家**巴斯德**(Louis Pasteur,1822—1895)首先用实验证明有机物质的发酵和腐败是由微生物引起的,而酒类变质是因污染了杂菌所致,从而推翻了当时盛行的"自然发生说"。巴斯德的研究,开始了微生物的生理学时代。人们认识到不同微生物间不仅有形态学上的差异,在生理学特性方面亦有所不同,进一步肯定了微生物在自然界中所起的重要作用。自此,微生物学成为一门独立学科。

巴斯德为防止酒类发酵成醋,创用了加温处理法,这就是至今仍沿用于酒类和牛奶的**巴氏消毒法**。在巴斯德的影响下,英国外科医生李斯特(Joseph Lister,1827—1912)创用苯酚喷洒手术室和煮沸手术用具,以防止术后感染,为防腐、消毒,以及无菌操作奠定了基础。

微生物学的另一奠基人是德国学者**郭霍**(Robert Koch,1843—1910)。他创用了琼脂固体培养基,使得从环境或病人排泄物等标本中分离细菌并纯培养成为可能,从而有利于对各种细菌特性的研究。他还创用了染色方法和实验动物感染,为发现传染病的病原菌提供了实验手段。他根据对炭疽芽胞杆菌的研究,提出了著名的**郭霍法则**(Koch's postulates,1884):①特殊的病原菌应在同一种疾病中查见,在健康人中不存在;②该特殊病原菌能被分离培养得到纯种;③该纯培养物接种至易感动物,能产生同样病症;④自人工感染的实验动物体内能重新分离得到该病原菌纯培养。郭霍法则为发现多种传染病的病原菌提供了理论指导。在 19 世纪的最后 20 年中,许多传染病的病原菌被郭霍和在他带动下的一大批学者相继发现并分离培养成功,如炭疽芽胞杆菌、伤寒沙门菌、结核分枝杆菌、霍乱弧菌、白喉棒状杆菌、葡萄球菌、破伤风梭菌、脑膜炎奈瑟菌、鼠疫耶尔森菌、肉毒梭菌、痢疾志贺菌等。但在运用郭霍法则时也应注意一些特殊情况,如有些人表面看似很健康,实则是带菌者;有些病原体还不能人工培养,如麻风分枝杆菌;也有的病原体尚未发现有易感动物等。另一方面,一些病原体的确定也可通过免疫学方法检测病人血清中的特异性抗体,以及通过分子生物学技术鉴定靶组织中的特异基因等。

1892 年,俄国植物生理学家伊凡诺夫斯基(Ивановский)发现了烟草花叶病病原体是比细菌还小的、能通过细菌过滤器的、光学显微镜下不能看到的生物,称之为**滤过性病毒**。这是人类发现的第一种病毒,即烟草花叶病病毒。1897 年德国细菌学家勒夫勒(Loeffler)和弗施(Frosch)发现第一种动物病毒——口蹄疫病毒。1901 年,对人致病的第一种病毒——黄热病病毒首先由美国细菌学家里德(Reed)领导的黄热病委员会证实。细菌病毒(噬菌体)则分别由特沃特(Twort,1915)和埃雷尔(d'Herelle,1917)发现。随后相继分离出许多对人类、动物和(或)植物致病的病毒。

(二)免疫学的兴起

18 世纪末,英国**琴纳**(Edward Jenner,1749—1823)创用牛痘预防天花,为预防医学开辟了广阔途径。随后,巴斯德成功研制出鸡霍乱、炭疽和狂犬病疫苗。

德国科学家**贝林格**(Behring)在 1891 年用含白喉抗毒素的动物免疫血清成功地治愈一名白喉患儿,此为第一个被动免疫治疗的病例。自此促使科学家们从血清中寻找杀菌、抗毒物质,导致血清学的发展。

人们对感染免疫现象本质的认识始于 19 世纪末。当时有两种不同的学术观点,一种是以俄国梅契尼可夫(Мечников,1845—1916)为首的**吞噬细胞学说**,另一种是以德国艾利希(Paul Ehrlich,1854—1915)为代表的**体液抗体学说**。两派长期争论不休。不久,Wright 在血清中发现了调理素抗体,并证明吞噬细胞的作用在体液抗体的参与下可大为增强,两种免疫因素是相辅相成的,从而统一了两种学说间的矛盾,使人们对免疫机制有了一个较全面的认识。

澳大利亚学者 Burnet 以生物学和分子遗传学的发展为基础,于 1958 年提出了关于抗体生成的**克隆选择学说**,不仅阐明了抗体产生机制,同时也可对抗原的识别、免疫记忆形成、自身耐受建立和自身免疫发生等重要免疫生物学现象作出解释。这样,免疫学跨越了感染免疫的范畴,逐渐形成生物医学中的一门新学科。

(三)化学治疗剂和抗生素的发明

首先合成化学治疗剂的是艾利希。他在 1910 年合成治疗梅毒的砷凡纳明(编号 606),后又合成新砷凡纳明(编号 914),开创了感染性疾病的化学治疗时代。1935 年 Domagk 发现百浪多息(prontosil)可以治疗致病性球菌感染后,一系列磺胺药物相继合成,广泛应用于感染性疾病的治疗中。1929 年弗莱明(Fleming)发现青霉菌产生的青霉素能抑制金黄色葡萄球菌的生长。1940 年,Florey 等将青霉菌的培养液予以提纯,获得了可供临床使用的青霉素纯品。1949 年,瓦克斯曼(Waksman)在他多年研究土壤微生物所积累资料的基础上,发现了链霉素。随后,氯霉素、金霉素、土霉素、红霉素等相继发现,使许多由细菌引起的感染性疾病和传染病得到控制和治愈,为人类健康作出了巨大贡献。

三、现代微生物学时期

近 50 年来,随着化学、物理学、生物化学与分子生物学、遗传学、细胞生物学、免疫学、生物信息学等学科的发展,电子显微镜技术、各种标记技术、分子生物学技术、色谱分析、基因序列测定及分析、电子计算机等新技术的建立和改进,使医学微生物学得到了迅速的发展。

（一）不断发现新的病原微生物

自 1973 年以来，**新发现的病原微生物已有近 40 种**。其中主要的有军团菌，幽门螺杆菌，空肠弯曲菌，霍乱弧菌 O139 血清群，大肠埃希菌 O157：H7 血清型，肺炎衣原体，伯道疏螺旋体，人类免疫缺陷病毒，人疱疹病毒 6、7、8 型，丙、丁、戊型肝炎病毒，汉坦病毒，发热伴血小板综合征病毒，轮状病毒，西尼罗病毒，尼帕病毒，SARS 冠状病毒和中东呼吸综合征病毒等。

1967—1971 年间，美国植物学家 Diener 等从马铃薯纺锤形块茎病中发现一种不具有蛋白质组分的 RNA 致病因子，称为**类病毒**（viroid）。后来在研究类病毒时发现另一种引起苜蓿等植物病害的**卫星病毒**（satellite virus）。1983 年国际病毒命名委员会将这些微生物统称为**亚病毒**（subvirus）。

1982 年，美国科学家 Prusiner 从感染羊瘙痒病（scrapie）的鼠脑分离出一种称为**朊粒**（prion）的传染性蛋白因子。该因子只含蛋白质，无核酸组分，引起海绵状脑病，是一种慢性进行性致死性中枢神经系统疾病。朊粒所致的动物疾病除羊瘙痒病外，还有牛海绵状脑病（俗称疯牛病）、貂传染性脑炎等；所致的人类疾病主要有库鲁病（Kuru disease）、克-雅病（Creutzfeldt-Jakob disease，CJD）、格斯特曼综合征（Gerstmann syndrome）、致死性家族失眠症（fatal familial insomnia，FFI）等。

（二）微生物基因组研究取得重要进展

1990 年，人巨细胞病毒全基因组测序完成；1995 年，流感嗜血杆菌全基因组 DNA 测序完成。截至目前，已发现的病毒基本上都完成了基因测序；有 200 多种细菌已完成测序。病原微生物基因组序列测定的重大意义，除能更好地了解其结构与功能、致病机制及其与宿主的相互关系外，还能发现更特异的分子靶标作为诊断、分型等的依据，并为临床筛选有效药物和开发疫苗等提供参考。

（三）微生物学研究和诊断技术不断进步

传统的细菌鉴定和分类方法是以细菌表型为主，现在则侧重于基因型方法来分析细菌的遗传学特征。基因型方法包括 DNA 的 G+C mol% 测定、DNA 杂交、16S rRNA 寡核苷酸序列分析、氨基酸序列分析、质粒指纹图分析、基因转移和重组、基因探针、聚合酶链反应（PCR）、限制性片段长度多态性（RFLP）分析等。这些分子生物学技术在病原微生物的分类、新种鉴定、辅助临床诊断和流行病学研究中尤为重要。

临床微生物学检验中，传统的细菌生化反应鉴别方法已逐步被自动化检测仪器或试剂盒所取代；免疫荧光技术、酶联免疫技术、PCR 技术等免疫学和分子生物学技术已被广泛应用。

（四）疫苗研制不断取得突破

随着人们对病原微生物基因和蛋白的结构与功能的认识不断深入，以及微生物学、免疫学、分子生物学等理论和实验技术的不断发展，新型疫苗的研制开发工作进展很快。一些新的或是改进的病原微生物疫苗研制成功；疫苗的类型从最初的灭活疫苗，经历了减毒活疫苗、亚单位疫苗、基因工程疫苗以及核酸疫苗（DNA 疫苗）等发展阶段；多联疫苗、黏膜疫苗、缓释疫苗等新型疫苗以及新的疫苗佐剂不断被研发出来。

在医学微生物学及与之密切相关的学科发展中，全球有近 60 位科学家因有突出贡献而荣获诺贝尔奖，可见医学微生物学在生命科学中的重要地位。我国学者也为此作出了重大贡献：在 20 世纪 30 年代，黄祯祥发现并首创了病毒体外细胞培养技术，为现代病毒学奠定了基础；1955 年，汤飞凡首次分离出沙眼衣原体（当时尚称作沙眼病毒——"汤氏病毒"）；朱既明首次将流感病毒裂解为亚单位，提出了流感病毒结构图像，为以后研究亚单位疫苗提供了原理和方法。在医学微生物学的应用研究方面，我国在主要传染病疫苗的研制和计划免疫方面取得了巨大成就，相继成功地制备了脊髓灰质炎疫苗、麻疹疫苗、甲型肝炎疫苗、基因工程乙型肝炎疫苗、乙型脑炎疫苗等；我国较早地消灭了天花和野毒株引起的脊髓灰质炎，有效地控制了鼠疫、霍乱等烈性传染病，麻疹、白喉、破伤风、流行性脑膜炎等传染病的危害不再严重，肾综合征出血热、流行性乙型脑炎、乙型肝炎等的发病率也大幅度降低。

四、医学微生物学发展史带给我们的启示

回顾医学微生物学发展的历史，我们可以得到以下启示：

1. 人类在认识微生物和与病原微生物做斗争中遇到的问题是学科发展的源泉和动力。

2. 在解决实际问题的过程中,会引发一些涉及基础理论的问题,通过研究创立新的基础理论是学科飞跃发展的基石。

3. 技术方法的改革与创新是推动学科发展的一个重要方面,科学和技术的密切相关性决定了两者均不可偏废。

4. 科技工作者的献身精神、敏锐观察力、持之以恒的工作态度,以及主动加强与相关学科的联系与合作是取得成功的关键。

五、展望

人类在医学微生物学和传染病防控领域已取得巨大成就,但距离控制和消灭传染病的目标还有很长的一段路要走。由病原微生物引起的**感染性疾病特别是多种传染病仍是对人类健康威胁最大、最重要的一类疾病**。据世界卫生组织报告,目前传染病的发病率和病死率在所有疾病中仍居第一位。**新现**(emerging)和**再现**(re-emerging)**病原微生物**的感染不断发生;迄今仍有一些感染性疾病的病原体还未发现;某些病原微生物的致病和免疫机制还有待阐明;不少感染性疾病尚缺乏有效的防治措施,病毒性疾病尚缺乏有效的药物治疗;大量的广谱抗生素的滥用造成了强大的选择压力,使许多菌株发生变异,导致耐药性的产生;某些微生物快速变异给疫苗设计和治疗造成很大障碍。

在未来一段时间内,医学微生物学的主要研究领域应包括以下几个方面:

1. **新现和再现病原微生物的研究**　新现的传染病或是由新病原微生物引起(例如某些出血热、某些肝炎、SARS、中东呼吸综合征、发热伴血小板减少综合征等),或是由动物传染给人而发生(如高致病性禽流感、2 型猪链球菌感染等);而再现的传染病(如结核病、霍乱、登革热、鼠疫、寨卡病毒感染等)多由病原体变异或多重耐药,以及环境改变等引起。另外,新现和再现病原微生物引起的传染病常会形成突发公共卫生事件,引发严重的公共卫生问题甚至社会问题,必须高度重视和防范。新现与再现病原微生物的病原学、致病性、耐药机制及其特异性防治方法是研究的主要方向。

2. **病原微生物的致病物质及致病机制研究**　对病原微生物致病机制的研究不仅具有重要的理论意义,而且有助于更有效地防控和治疗感染性疾病。应充分利用微生物基因组学和蛋白质组学的研究成果,进一步揭示病原微生物的致病基因、变异规律、致病物质及可能的致病机制。病原微生物与宿主细胞之间复杂的相互作用是感染性疾病发生的基础,应进一步深入研究这种相互作用所涉及的基因与蛋白质分子、信号传导途径、调控作用及其可能的机制等,为感染性疾病的诊断、预防和治疗等提供新的理论基础。

3. **抗感染免疫的基础理论及其应用的研究**　疫苗是控制传染病发生和流行的最主要武器之一。目前能够有效预防病原微生物感染的疫苗种类还不够多,亟须研制开发更多、更有效的疫苗。抗感染免疫基础理论的研究不仅能够进一步阐明机体对病原微生物的固有免疫应答和适应性免疫应答,而且有关病原微生物的抗原结构及其表位、抗原递呈的机制、免疫应答的规律及其调控等研究还可为疫苗的研发奠定坚实的理论和物质基础。此外,新的抗微生物药物除了继续重点研发化学治疗剂和抗生素这两大类以外,天然药物(包括中草药、微生物的次级代谢产物、海洋生物中的活性物质等)和生物制剂(包括单克隆抗体、细胞因子等)也是未来发展的两个重要方向。

4. **建立规范化的微生物学诊断方法及技术**　目前传统的细菌生化反应方法已被自动化检测仪器或试剂盒取代,一些免疫学检测技术和分子生物学检测技术已被广泛采用。但是,一方面新现或再现病原微生物增多,需要不断建立新的检测、鉴定方法;另一方面对现有的检测方法也需不断改进,进一步提高其特异性和敏感性,并重视各种检测试剂和检测方法的标准化。

5. **人体微生物群与健康的研究**　越来越多的证据表明,人体微生物群(microbiota)不但与感染性疾病有关,也与其他一些系统性疾病,如糖尿病、肥胖、神经和精神性疾病,以及妇科疾病等有密切联系。人体微生物群及人体微生态平衡的重要性越来越受到关注和重视,人体微生物群特别是肠道微生物群对人体健康的影响正成为生命科学研究的一个新的热点。

(徐志凯　李凡)

第 一 篇
细 菌 学

  细菌(bacterium)是**原核生物界**(prokaryotae)的一种**单细胞微生物**,有广义和狭义两种范畴。广义的细菌泛指各类原核细胞型微生物,包括细菌、放线菌、支原体、衣原体、立克次体、螺旋体。本篇将针对广义范畴的细菌在各章节中具体介绍。

第一章 细菌的形态与结构

细菌有广义和狭义两种范畴。狭义上的细菌专指数量最大、种类最多、具有典型代表性的细菌，是本章讨论的对象。它们**形体微小，结构简单，具有细胞壁和原始核质，无核仁和核膜，除核糖体外无其他细胞器**。

了解细菌的形态和结构对研究细菌的生理活动、致病性和免疫性，鉴别细菌以及细菌性感染的诊断和防治等有重要的理论和实际意义。

第一节 细菌的大小与形态

观察细菌最常用的仪器是光学显微镜，其大小可以用测微尺在显微镜下测量，一般以微米（μm）为单位。在营养丰富的人工培养条件下，细菌呈浮游（planktonic）状态，按其外形区分主要有**球菌、杆菌和螺形菌**三大类（图1-1）。在自然界及人和动物体内，绝大多数细菌黏附在无生命或有生命的物体表面，以**生物被膜**（biofilm）的形式存在。

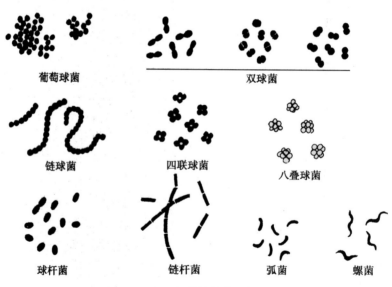

图1-1 细菌的基本形态

（一）球菌

多数球菌（coccus）直径在1μm左右，外观呈圆球形或近似球形。由于繁殖时细菌分裂平面不同和分裂后菌体之间相互黏附程度不一，可形成不同的排列方式，这对一些球菌的鉴别具有意义。

1. 双球菌（diplococcus） 在一个平面上分裂，分裂后两个菌体成对排列，如脑膜炎奈瑟菌、肺炎链球菌。

2. 链球菌（streptococcus） 在一个平面上分裂，分裂后多个菌体连接成链状，如乙型溶血性链球菌。

3. 葡萄球菌（staphylococcus） 在多个不同平面上分裂，分裂后菌体无一定规则地排列在一起似葡萄状，如金黄色葡萄球菌。

4. 四联球菌（tetrad） 在两个互相垂直的平面上分裂,分裂后四个菌体黏附在一起呈正方形,如四联加夫基菌。

5. 八叠球菌（sarcina） 在三个互相垂直的平面上分裂,分裂后八个菌体排列成包裹状立方体,如藤黄八叠球菌。

各类球菌在标本或培养物中除上述的典型排列方式外,还可有分散的单个菌体存在。

（二）杆菌

不同杆菌（bacillus）的大小、长短、粗细差别较大。大的杆菌如炭疽芽胞杆菌长 3～10μm,中等大小的如大肠埃希菌长 2～3μm,小杆菌如布鲁菌长仅 0.6～1.5μm。

杆菌形态多数呈直杆状,也有的菌体稍弯;多数呈分散存在,也有的呈链状排列,称为**链杆菌**（streptobacillus）;菌体两端大多呈钝圆形,少数两端平齐（如炭疽芽胞杆菌）或两端尖细（如梭杆菌）。有的杆菌末端膨大成棒状,称为**棒状杆菌**（corynebacterium）;有的菌体短小,近于椭圆形,称为**球杆菌**（coccobacillus）;有的常呈分枝生长趋势,称为**分枝杆菌**（mycobacterium）;有的末端常呈分叉状,称为**双歧杆菌**（bifidobacterium）。

（三）螺形菌

螺形菌（spiral bacterium）为一类有动力、螺旋形或弧形的革兰阴性杆菌,分类学上属于不同的属。

1. 弧菌属（*Vibrio*） 菌体只有一个弯曲,呈弧形或逗点状,如霍乱弧菌和副溶血弧菌。

2. 螺菌属（*Spirillum*） 菌体有两个以上弯曲,如鼠咬热螺菌。

3. 螺杆菌属（*Helicobacter*） 菌体连续弯曲呈螺旋状,如幽门螺杆菌。

4. 弯曲菌属（*Campylobacter*） 呈 U 形、S 形等,如空肠弯曲菌。

细菌的形态受温度、pH、培养基成分和培养时间等环境因素影响很大。一般是细菌在适宜的生长条件下培养 8～18 小时时形态比较典型,在不利环境或菌龄老时常出现梨形、气球状和丝状等不规则的多形性（polymorphism）,称为衰退型（involution form）。因此,**观察细菌的大小和形态,应选择适宜生长条件下的对数生长期细菌为宜。**

第二节 细菌的结构

细菌具有典型的原核细胞结构（图 1-2）和功能。其中**细胞壁**、**细胞膜**、**细胞质**和**核质**等是每个细菌细胞都具有的,故称为**细菌的基本结构**;英膜、鞭毛、菌毛、芽胞仅某些细菌具有,为其**特殊结构**。

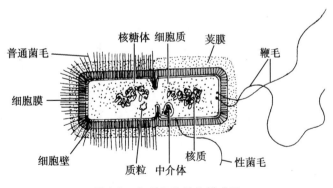

图 1-2 细菌细胞结构模式图

一、细菌的基本结构

（一）细胞壁

细胞壁（cell wall）位于菌细胞的最外层,包绕在细胞膜的周围。是一种膜状结构,组成较复杂,随不同细菌而异。用革兰染色法可将细菌分为两大类,即革兰阳性（G⁺）菌和革兰阴性（G⁻）菌。两类细菌细胞壁的共有组分为肽聚糖,但分别拥有各自的特殊组分。

1. **肽聚糖（peptidoglycan）** 肽聚糖为一类复杂的多聚体,是细菌细胞壁主要组分,为原核细胞所特有,又称为**黏肽**(mucopeptide)或**胞壁质**(murein)。G⁺菌的肽聚糖由**聚糖骨架**(backbone)、**四肽侧链**(tetrapeptide sidechain)和**五肽交联桥**(pentapeptide cross-bridge)三部分组成(图1-3),G⁻菌的肽聚糖仅由**聚糖骨架**和**四肽侧链**两部分组成(图1-4)。

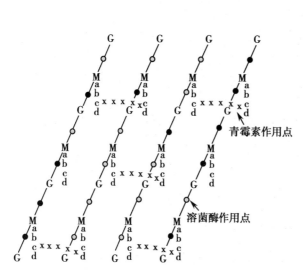

图 1-3　金黄色葡萄球菌细胞壁肽聚糖结构模式图
M:N-乙酰胞壁酸;G:N-乙酰葡糖胺; ● :β-1,4 糖苷键;a:L-丙氨酸;b:D-谷氨酸;c:L-赖氨酸;d:D-丙氨酸;x:甘氨酸

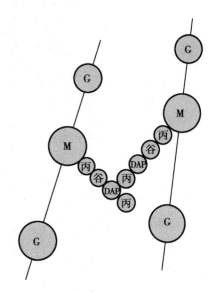

图1-4　大肠埃希菌细胞壁肽聚糖结构模式图

聚糖骨架由 **N-乙酰葡糖胺**(N-acetyl glucosamine)和 **N-乙酰胞壁酸**(N-acetylmuramic acid)交替间隔排列,经 β-1,4 糖苷键联结而成。各种细菌细胞壁的聚糖骨架均相同。

四肽侧链的组成和联结方式随细菌种类不同而异。如葡萄球菌(G⁺菌)细胞壁的四肽侧链的氨基酸依次为 L-丙氨酸、D-谷氨酸、L-赖氨酸和 D-丙氨酸;第三位的 L-赖氨酸通过由五个甘氨酸组成的交联桥连接到相邻聚糖骨架四肽侧链末端的 D-丙氨酸上,从而构成机械强度十分坚韧的**三维立体结构**。在大肠埃希菌(G⁻菌)的四肽侧链中,第三位氨基酸是二氨基庚二酸(diaminopimelic acid,DAP),并由 DAP 与相邻四肽侧链末端的 D-丙氨酸直接连接,没有五肽交联桥,因而只形成单层平面网络的**二维结构**。其他细菌四肽侧链中变化最大的是第三位氨基酸,大多数 G⁻菌为 DAP,而 G⁺菌可以是 DAP、L-赖氨酸或其他 L-氨基酸。迄今,DAP 仅发现存在于原核细胞的细胞壁中。

2. **革兰阳性菌细胞壁特殊组分** G⁺菌的细胞壁较厚(20～80nm),除含有 15～50 层肽聚糖结构外,大多数尚含有大量的**磷壁酸**(teichoic acid),少数是**磷壁醛酸**(teichuronic acid),约占细胞壁干重的 50%(图1-5)。

磷壁酸是由核糖醇(ribitol)或甘油残基经

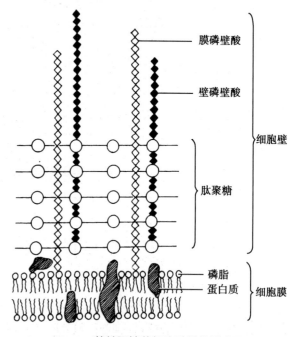

图1-5　革兰阳性菌细胞壁结构模式图

膜磷壁酸
壁磷壁酸
细胞壁
肽聚糖
磷脂
蛋白质
细胞膜

磷酸二酯键互相连接而成。其结构中少数基团被氨基酸或糖所取代，多个磷壁酸分子组成长链穿插于肽聚糖层中，这是细菌细胞带负电荷的重要物质基础。磷壁酸按其结合部位不同，分为**壁磷壁酸**（wall teichoic acid, WTA）和**膜磷壁酸**（membrane teichoic acid）或称**脂磷壁酸**（lipoteichoic acid, LTA）两种。前者的一端通过磷脂与肽聚糖上的胞壁酸共价结合，另一端伸出细胞壁游离于外。膜磷壁酸一端与细胞膜外层上的糖脂共价结合，另一端穿越肽聚糖层伸出细胞壁表面呈游离状态。磷壁醛酸与磷壁酸相似，仅其结构中以糖醛酸代替磷酸。

壁磷壁酸与脂磷壁酸共同组成带负电荷的网状多聚物或基质，使得 G⁺ 菌的细胞壁具有良好的坚韧性、通透性及静电性能。**磷壁酸也具有抗原性及黏附素活性。**

此外，某些 G⁺ 菌细胞壁表面尚有一些特殊的表面蛋白质，如金黄色葡萄球菌 A 蛋白、A 群链球菌 M 蛋白等。而大多数 G⁺ 菌细胞壁中蛋白质含量较少。

3. **革兰阴性菌细胞壁特殊组分** G⁻ 菌细胞壁较薄（10~15nm），但结构较复杂。除含有 1~2 层的肽聚糖结构外，尚有其特殊组分**外膜**（outer membrane），约占细胞壁干重的 80%（图 1-6）。

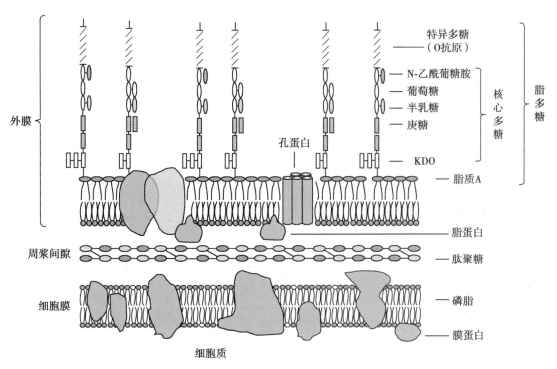

图 1-6 革兰阴性菌细胞壁结构模式图

外膜由**脂蛋白、脂质双层和脂多糖**三部分组成。从结构上来看，外膜为一个不对称的双层膜结构。其内层与细胞膜的内层膜结构相似，但其外层则为脂多糖结构。故 G⁻ 菌的外膜与对称结构的细胞膜等生物膜具有明显的差异。

外膜中脂蛋白位于肽聚糖层和脂质双层之间，其蛋白质部分与肽聚糖侧链的二氨基庚二酸（DAP）相连，其脂质成分与脂质双层非共价结合，使外膜和肽聚糖层构成一个整体。脂质双层的内层结构类似细胞膜，双层内镶嵌着多种蛋白质称为**外膜蛋白**（outer membrane protein, OMP），其中有的为孔蛋白（porin），如大肠埃希菌的 OmpF、OmpC，允许水溶性分子（分子量≤600）通过；有的为诱导性或去阻遏蛋白质，参与特殊物质的扩散过程；有的为噬菌体、性菌毛或细菌素的受体。由脂质双层的外层及其向细胞外伸出的部分是**脂多糖**（lipopolysaccharide, LPS）。LPS 由**脂质 A、核心多糖和特异多糖**三部分组成，又称为 G⁻ 菌的**内毒素**（endotoxin）。

（1）脂质 A（lipid A）：为一种糖磷脂，是脂质双层中的外层结构，由 β-1,6 糖苷键相连的 D-氨基葡萄糖双糖组成的基本骨架，双糖骨架的游离羟基和氨基可携带多种长链脂肪酸和磷酸基团。**不同**

种属细菌的脂质 A 骨架基本一致,其主要差别是脂肪酸的种类和磷酸基团的取代不尽相同,其中 β-羟基豆蔻酸是肠道菌所共有的。脂质 A 是内毒素的毒性和生物学活性的主要组分,无种属特异性,故不同细菌产生的内毒素的毒性作用均相似。

(2)核心多糖(core polysaccharide):位于脂质 A 的外层,由己糖(葡萄糖、半乳糖等)、庚糖、2-酮基-3-脱氧辛酸(2-keto-3-deoxyoctonic acid,KDO)、磷酸乙醇胺等组成。经 KDO 与脂质 A 共价联结。核心多糖有属特异性,同一属细菌的核心多糖相同。

(3)特异多糖(specific polysaccharide):是脂多糖的最外层,由数个至数十个寡聚糖(3~5 个单糖)重复单位所构成的多糖链。**特异多糖即革兰阴性菌的菌体抗原(O 抗原)**,具有种属特异性,因其多糖中单糖的种类、位置、排列和空间构型各不相同所致。特异多糖的缺失,细菌从**光滑型**(smooth,S)变为**粗糙型**(rough,R)。

此外,少数 G⁻ 菌(脑膜炎奈瑟菌、淋病奈瑟菌、流感嗜血杆菌)的 LPS 结构不典型,其外膜糖脂含有短链分枝状聚糖组分(与粗糙型肠道菌的 LPS 相似),称为**脂寡糖**(lipooligosaccharide,LOS),**是细菌的重要毒力因子**。LOS 与哺乳动物细胞膜的鞘糖脂成分相似,从而细菌可逃避宿主免疫细胞的识别。

在 G⁻ 菌细胞膜和外膜的脂质双层之间有一空隙,约占细胞体积的 20%~40%,称为**周浆间隙**(periplasmic space)。该间隙含有多种水解酶,例如蛋白酶、核酸酶、碳水化合物降解酶及作为毒力因子的胶原酶、透明质酸酶和 β-内酰胺酶等,在细菌获得营养、解除有害物质毒性等方面有重要作用。

G⁺ 和 G⁻ 菌细胞壁结构显著不同(表1-1),导致这两类细菌在染色性、抗原性、致病性及对药物的敏感性等方面有很大差异。

表 1-1　革兰阳性菌与革兰阴性菌细胞壁结构比较

细胞壁	革兰阳性菌	革兰阴性菌
强度	较坚韧	较疏松
厚度	厚,20~80nm	薄,10~15nm
肽聚糖结构	聚糖骨架、四肽侧链和五肽交联桥	聚糖骨架、四肽侧链
肽聚糖层数	多,可达 50 层	少,1~2 层
肽聚糖含量	多,占细胞壁干重 50%~80%	少,占细胞壁干重 5%~20%
磷壁酸	+	-
外膜*	-	+
糖类含量	多,约45%	少,15%~20%
脂类含量	少,1%~4%	多,11%~22%
溶菌酶作用	敏感	不太敏感*
青霉素作用	敏感	不敏感*

*外膜可阻碍溶菌酶、抗生素、碱性染料等进入;某些 G⁻ 性菌(如淋病奈瑟菌和脑膜炎奈瑟菌)对青霉素亦敏感

此外,某些细菌(如分枝杆菌)细胞壁含有丰富脂质,这与上述 G⁺ 和 G⁻ 菌细胞壁结构显著不同,因此这类细菌具有特殊的生物学性状和致病特点。

4. 细胞壁的主要功能及相关的医学意义

(1)保护细菌和维持菌体形态:细菌细胞壁坚韧而富弹性,其主要功能是维持菌体固有的形态,并保护细菌抵抗低渗环境。细菌细胞质内有高浓度的无机盐和大分子营养物质,其渗透压高达 506.6~2533.1kPa(5~25 个大气压)。由于细胞壁的保护作用,使细菌能承受内部巨大的渗透压而不会破裂,并能在相对低渗的环境下生存。

(2)物质交换:细胞壁上有许多小孔以及特定转运蛋白,可参与菌体内外的物质交换。

(3)与致病性有关:乙型溶血性链球菌表面的 M 蛋白与 LTA 结合,在细菌表面形成微纤维(microfibril),可介导菌体与宿主细胞黏附,是该菌的重要致病物质。金黄色葡萄球菌的 A 蛋白和乙型溶血性链球菌的 M 蛋白具有对抗免疫细胞的吞噬功能。磷壁酸和 LPS 具有抗原性,可以诱发机体的免

疫应答。LPS 是内毒素,可使机体发热,白细胞增加,严重时可致休克死亡。

(4) 与耐药性有关:G⁺菌肽聚糖缺失可使作用于细胞壁的抗菌药物失效(见 L-型细菌);G⁻菌外膜通透性的降低阻止某些抗菌药物进入和外膜主动外排(泵出)抗菌药物,成为细菌重要的耐药机制。

(5) 与静电性有关:**磷壁酸和 LPS 均带负电荷**,能与 Mg^{2+} 等双价离子结合,有助于维持菌体内离子的平衡,调节细菌生理代谢。但 G⁺菌磷壁酸带更多的负电荷,故等电点更低(G⁺菌等电点为 pH 2~3,G⁻菌为 pH 4~5),故更易与带正电荷的碱性染料结晶紫结合,被染成紫色。

(6) 其他:G⁺菌的磷壁酸是重要表面抗原,与血清型分类有关。LPS 也可增强机体非特异性抵抗力,并有抗肿瘤等有益作用。

5. 细菌细胞壁缺陷型(细菌 L-型) 细菌细胞壁的肽聚糖结构受到理化或生物因素的直接破坏或抑制其合成,这种细胞壁受损的细菌在高渗环境下仍可存活,称为**细菌细胞壁缺陷型**。1935 年 Klieneberger Nobel 在英国 Lister 研究所研究念珠状链杆菌时发现,该菌培养物中有一种菌落形态类似支原体的微生物,就以研究所第一个字母命名为 **L-型(L-form)细菌**,或称**细菌 L-型**(bacterial L form)。现已发现几乎所有细菌、多种螺旋体和真菌均可产生 L-型。L-型有两种类型:G⁺细胞壁缺失后,原生质仅被一层细胞膜包住,称为**原生质体**(protoplast);G⁻菌肽聚糖层受损后尚有外膜保护,称为**原生质球**(spheroplast)。支原体是天然无细胞壁的微生物,与细菌 L-型不同。

细菌 L-型在体内或体外、人工诱导或自然情况下均可形成,诱发因素很多,如溶菌酶(lysozyme)和溶葡萄球菌素(lysostaphin)、胆汁、抗体、补体等;或抑制细胞壁合成的药物,如 β-内酰胺类抗生素、杆菌肽、环丝氨酸、甘氨酸等;或因培养基中缺少合成细胞壁的成分,如二氨基庚二酸、赖氨酸而获得;也可用亚硝基胍、紫外线、氯化锂等诱变获得。

细菌 L-型的形态因缺失细胞壁呈高度多形性,大小不一,有球形、杆状和丝状等(图 1-7)。着色不匀,无论其原为 G⁺或 G⁻菌,形成 L-型大多染成革兰阴性。细菌 L-型难以培养,其营养要求基本与原菌相似,**但需在高渗低琼脂含血清的培养基中生长**。细菌 L-型生长繁殖较原菌缓慢,一般培养 2~7 天后在软琼脂平板上形成中间较厚、四周较薄的荷包蛋样细小菌落,也有的长成颗粒状或丝状菌落(图 1-8)。L-型在液体培养基中生长后呈较疏松的絮状颗粒,沉于管底,培养液则澄清。去除诱发因素后,有些 L-型可回复为原菌,有些则不能回复,其决定因素为 L-型是否含有残存的肽聚糖作为自身再合成的引物。

某些 L-型仍有一定的**致病力**,通常引起**慢性感染**,如尿路感染、骨髓炎、心内膜炎等,并常在使用作用于细胞壁的抗菌药物(β-内酰胺类抗生素等)治疗过程中发生。**临床上遇有症状明显而标本常规细菌培养阴性者,应考虑细菌 L-型感染的可能性,宜作 L-型的专门分离培养,并更换抗菌药物。**

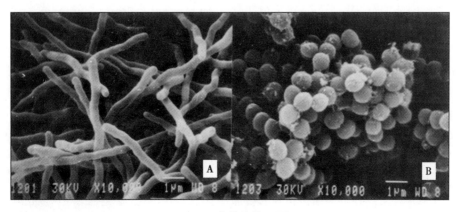

图 1-7 **葡萄球菌 L-型**
A. 临床标本分出的丝状 L-型菌落(扫描电镜×10 000);B. 丝状 L-型菌落回复后(扫描电镜×10 000)

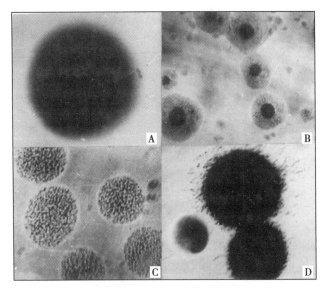

图 1-8　细菌 L 形菌落类型

A. 原细菌性型菌落；B. 荷包蛋样 L-型菌落；C. 颗粒性 L-型菌落；D. 丝状型 L-型菌落（×40）

溶菌酶和青霉素是细菌 L-型最常用的人工诱导剂。**溶葡萄球菌素与溶菌酶**作用相同，能裂解肽聚糖中 N-乙酰葡糖胺和 N-乙酰胞壁酸之间的 β-1,4 糖苷键，破坏聚糖骨架，引起细菌裂解。**青霉素能与细菌竞争合成肽聚糖过程中所需的转肽酶**，抑制四肽侧链上 D-丙氨酸与五肽桥之间的联结，使细菌不能合成完整的肽聚糖，在一般渗透压环境中，可导致细菌死亡。在高渗情况下，这些细胞壁缺陷的 L-型仍可活存。G⁺菌细胞壁缺陷形成的原生质体，由于菌体内渗透压很高，可达 20 ~ 25 个大气压，故在普通培养基中很容易胀裂死亡，必须保存在高渗环境中。G⁻菌细胞壁中肽聚糖含量较少，菌体内的渗透压（5 ~ 6 个大气压）亦比 G⁺菌低，细胞壁缺陷形成的原生质球在低渗环境中仍有一定的抵抗力。

（二）细胞膜

细胞膜（cell membrane）或称**胞质膜**（cytoplasmic membrane），位于细胞壁内侧，紧包着细胞质。厚约 7.5nm，柔韧致密，富有弹性，占细胞干重的 10% ~ 30%。细菌细胞膜的结构与真核细胞者基本相同，由磷脂和多种蛋白质组成，但不含胆固醇。细菌细胞膜是细菌赖以生存的重要结构之一，其主要功能如下：

1. **物质转运**　细菌细胞膜形成疏水性屏障，允许水和某些小分子物质被动性扩散、特异性营养物质的选择性进入和废物的排出及透性酶参与营养物质的主动摄取过程。

2. **呼吸和分泌**　因细菌无线粒体结构，参与细胞氧化呼吸的细胞色素、组成呼吸链的其他酶类及三羧酸循环的某些酶均定位于细胞膜表面。因此，细菌细胞膜类似于真核细胞的线粒体，在细胞呼吸和能量代谢中发挥重要作用。

3. **生物合成**　细胞膜含有多种酶类，参与细胞结构（如肽聚糖、磷脂、鞭毛和荚膜等）的合成。与**肽聚糖合成有关的酶类**（转肽酶或转糖基酶），**是青霉素作用的主要靶位，称为青霉素结合蛋白**（penicillin-binding protein，PBP），与细菌的耐药性形成有关。

4. **参与细菌分裂**　细菌部分细胞膜内陷、折叠、卷曲形成的囊状物，称为**中介体**（mesosome）。中介体多见于革兰阳性细菌（图 1-9），常位于菌体侧面（侧中介体）或靠近中部（横隔中介体），可有一个或多个。中介体一端连在细胞膜上，另一端与核质相连，细胞分裂时中介体亦一分为二，各携一套核质进入子代细胞，有类似真核细胞纺锤丝的作用。中介体的形成，有效地扩大了细胞膜面积，相应地增加了酶的含量和能量的产生，其功能类似于真核细胞的线粒体，故亦称为**拟线粒体**（chondroid）。

细菌的**分泌系统**是一种贯穿细菌胞膜的特殊结构，由不同的膜镶嵌蛋白构成。其分泌的物质主要为蛋白质（如蛋白酶、溶血素、毒素等）和 DNA，

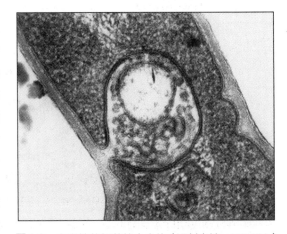

图 1-9　白喉棒状杆菌的中介体（透射电镜×130 000）

可分布于细菌表面,或释放到细菌的外环境中,或者注入宿主细胞内,参与细菌的各种重要生命活动和致病作用。如通过分泌系统,细菌可将某些胞外酶分泌至胞外,消化营养物质,便于自身吸收利用;有些细菌蛋白可分泌到细胞膜外,参与菌毛和鞭毛的生物合成;而分泌到细胞外的细菌毒素及毒性酶类,则参与细菌的致病过程。根据细菌分泌系统的结构和功能不同,目前确认的有Ⅰ~Ⅶ型分泌系统。

（三）细胞质

细胞膜包裹的溶胶状物质为细胞质（cytoplasm）或称**原生质**（protoplasm）,由水、蛋白质、脂类、核酸及少量糖和无机盐组成,其中含有许多重要结构。

1. **核糖体（ribosome）** 核糖体是细菌合成蛋白质的场所,游离存在于细胞质中,每个细菌体内可达数万个。细菌核糖体**沉降系数为70S,由50S和30S两个亚基**组成,以大肠埃希菌为例,其化学组成66%是RNA(包括23S、16S和5S rRNA),34%为蛋白质。核糖体常与正在转录的mRNA相连呈"串珠"状,称多聚核糖体（polysome）。在生长活跃的细菌体内,几乎所有的核糖体都以多聚核糖体的形式存在。

细菌的核糖体与真核生物核糖体不同,后者沉降系数为80S,由60S和40S两个亚基组成。有些抗生素如**链霉素**能与细菌核糖体的**30S亚基**结合,**红霉素**与细菌核糖体的**50S亚基**结合,均可干扰其蛋白质合成,抑制细菌生长或蛋白质毒素的合成,对人核糖体无作用。

2. **质粒（plasmid）** 质粒是细菌**染色体外**的遗传物质,存在于细胞质中。为闭合环状的双链DNA,带有遗传信息,控制细菌某些特定的遗传性状。质粒能独立自行复制,随细菌分裂转移到子代细胞中。质粒不是细菌生长所必不可少的,失去质粒的细菌仍能正常存活。质粒除决定该菌自身的某种性状外,还可通过接合或转导作用等将有关性状传递给另一细菌。质粒编码的细菌性状有菌毛、细菌素、毒素和耐药性的产生等,与细菌致病性和耐药性有关。质粒的结构简单,易导入细胞中,常作为载体广泛应用于分子生物学研究中。

3. **胞质颗粒** 细菌细胞质中含有多种颗粒,大多为贮藏的营养物质,包括糖原、淀粉等多糖、脂类、磷酸盐等。胞质颗粒又称为**内含物**（inclusion）,不是细菌的恒定结构,不同菌有不同的胞质颗粒,同一菌在不同环境或生长期亦可形成不同的胞质颗粒。当营养充足时,胞质颗粒较多;养料和能源短缺时,颗粒减少甚至消失。胞质颗粒中有一种主要成分是**RNA和多偏磷酸盐**（polymetaphosphate）的颗粒,其嗜碱性强,用亚甲蓝染色时着色较深呈紫色,称为**异染颗粒**（metachromatic granule）或**迂回体**（volutin）。异染颗粒常见于**白喉棒状杆菌**,位于菌体两端,故又称**极体**（polar body）,有助于鉴定。

（四）核质

细菌是原核细胞,不具成形的核。细菌的遗传物质称为**核质**（nuclear material）或**拟核**（nucleoid）,集中于细胞质的某一区域,多在菌体中央,**无核膜、核仁和有丝分裂器**;因其功能与真核细胞的染色体相似,亦称之为**细菌的染色体**（bacterial chromosome）。

细菌核质为**单倍体**。大多数细菌的核质由**单一的密闭环状DNA分子**反复回旋卷曲盘绕,形成一松散网状结构,相当于**一条染色体**,附着在横隔中介体或细菌膜上。序列分析证实大肠埃希菌K-12 MG1655的染色体DNA全长4639kb,有4289个可读框（ORF）。但也发现**某些细菌有两个不同的染色体**,例如,霍乱弧菌和羊布鲁菌有两个不同的染色体。个别细菌甚至有三个或四个不同的染色体,而某些疏螺旋体的染色体则为线性dsDNA分子。与真核细胞染色体相比,细菌的染色体有显著的特点:①DNA基因数目少,编码区连续,无内含子;②绝大多数编码蛋白质的结构基因保持单拷贝形式,很少有重复序列,但编码rRNA的基因通常是多拷贝,以便能装备大量的核糖体满足细菌的迅速生长繁殖;③没有核膜,DNA转录过程中核糖体就可以与mRNA结合,使转录和翻译相偶联同步。

二、细菌的特殊结构

（一）荚膜

某些细菌在其细胞壁外包绕一层**黏液性物质**，为多糖或蛋白质的多聚体，用理化方法去除后并不影响菌细胞的生命活动。凡黏液性物质牢固地与细胞壁结合，厚度≥0.2μm，边界明显者称为**荚膜**（capsule）或大荚膜（macrocapsule）（图1-10）；厚度<0.2μm者称为**微荚膜**（microcapsule），如伤寒沙门菌的Vi抗原、大肠埃希菌K抗原等。若黏液性物质疏松地附着于菌细胞表面，边界不明显且易被洗脱者称为**黏液层**（slime layer）。荚膜是细菌致病重要毒力因子，也是鉴别细菌的重要标志。

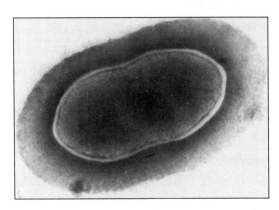

图1-10 肺炎链球菌荚膜（透射电镜×42 000）

1. **荚膜的化学组成** 大多数细菌的荚膜是**多糖**，但炭疽芽胞杆菌、鼠疫耶尔森菌等少数菌的荚膜为**多肽**。由多糖组成的荚膜和黏液层称为糖萼（glycocalyx）。荚膜多糖为高度水合分子，含水量95%以上，与菌细胞表面磷脂或脂质A共价结合。多糖分子组成和构型的多样化使其结构极为复杂，成为**血清学分型**的基础。例如肺炎链球菌的荚膜多糖抗原至少可分成85个血清型。荚膜与同型抗血清结合发生反应后即逐渐增大，出现**荚膜肿胀反应**，可借此将细菌定型。

荚膜对一般碱性染料亲和力低，不易着色，普通染色只能见到菌体周围有未着色的透明圈。如用**墨汁负染**，则荚膜显现更为清楚。用特殊染色法可将荚膜染成与菌体不同的颜色。

荚膜的形成受遗传的控制和环境条件的影响。一般在动物体内或含有血清或糖的培养基中容易形成荚膜，在普通培养基上或连续传代则易消失。有荚膜的细菌在固体培养基上形成黏液(M)型或光滑(S)型菌落，失去荚膜后其菌落变为粗糙(R)型。

2. **荚膜的功能** 荚膜和微荚膜具有相同的功能。

（1）抗吞噬作用：荚膜具有保护细菌**抵抗宿主吞噬细胞的吞噬和消化**的作用，增强细菌的**侵袭力**，因而荚膜是病原菌的重要**毒力因子**。荚膜多糖亲水和带负电荷，与吞噬细胞有静电排斥力，故能阻滞表面吞噬活性。例如肺炎链球菌，有荚膜株数个菌就可使实验小鼠致死，无荚膜株则需上亿个菌才能使小鼠死亡。

（2）黏附作用：荚膜多糖可使细菌彼此粘连，也可黏附于组织细胞或无生命物体表面，参与**生物被膜**（biofilm）的形成，是引起感染的重要因素。变异链球菌依靠荚膜将其固定在牙齿表面，利用口腔中的蔗糖产生大量的乳酸，积聚在附着部位形成生物被膜，导致牙齿珐琅质的破坏，发生龋齿。有些具有荚膜细菌（例如铜绿假单胞菌），在住院病人的各种导管内黏附定居形成生物膜，是医院内感染发生的重要因素。

（3）抗有害物质的损伤作用：荚膜处于菌细胞的最外层，有保护菌体避免和减少受溶菌酶、补体、抗体和抗菌药物等有害物质的损伤作用。

（二）鞭毛

许多细菌，包括所有的弧菌和螺菌，约半数的杆菌和个别球菌，在菌体上附有细长并呈波状弯曲的丝状物，少仅1~2根，多者达数百根。这些丝状物称为**鞭毛**（flagellum），是细菌的运动器官。鞭毛长5~20μm，直径12~30nm，需用电子显微镜观察（图1-11），或经特殊染色法使鞭毛增粗后才能在普通光学显微镜下看到（图1-12）。

根据鞭毛的数量和部位，可将鞭毛菌分成4类（图1-13）：①**单毛菌**（monotrichate），只有一根鞭毛，位于菌体一端，如霍乱弧菌；②**双毛菌**（amphitrichate），菌体两端各有一根鞭毛，如空肠弯曲菌；

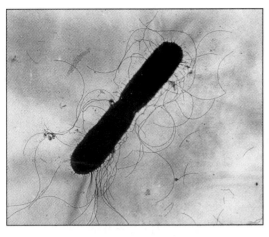

图 1-11 破伤风梭菌及其周鞭毛（透射电镜 ×
160 000）

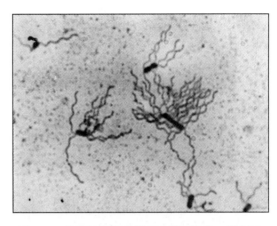

图 1-12 伤寒沙门菌的鞭毛（鞭毛染色 ×1900）

③丛毛菌（lophotrichate），菌体一端或两端有一丛鞭毛，如铜绿假单胞菌；④周毛菌（peritrichate），菌体周身遍布许多鞭毛，如伤寒沙门菌。

1. **鞭毛的结构** 鞭毛自细胞膜长出，游离于菌细胞外，由基础小体、钩状体和丝状体三个部分组成，但基础小体的远端部分可伸入到胞质近细胞膜的位置（图 1-14）。

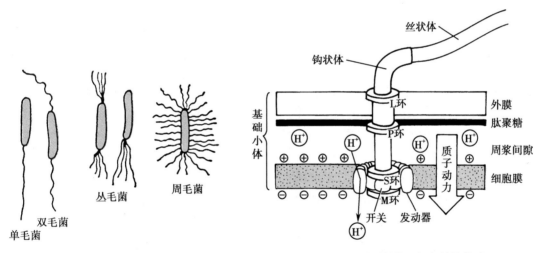

图 1-13 细菌鞭毛的类型

图 1-14 大肠埃希菌鞭毛根部结构模式图

鞭毛是从尖端生长，在菌体内形成的鞭毛蛋白分子不断地添加到鞭毛的末端。若用机械方法去除鞭毛，新的鞭毛很快合成，3～6 分钟内恢复动力。各菌种的鞭毛蛋白结构不同，具有很强的抗原性，称为**鞭毛（H）抗原**。

2. **鞭毛的功能**

（1）为细菌的运动器官：具有鞭毛的细菌在液体环境中能主动、自由游动，速度迅速，如单鞭毛的霍乱弧菌每秒移动可达 55μm，周毛菌移动较慢，每秒 25～30μm。**细菌的运动有化学趋向性，常向营养物质处前进，而逃离有害物质。**

（2）有些细菌鞭毛与致病性有关：例如**霍乱弧菌、空肠弯曲菌**等通过活泼的鞭毛运动穿透小肠黏膜表面覆盖的黏液层，使菌体黏附于肠黏膜上皮细胞，产生毒性物质导致病变发生。

（3）细菌鉴定和分类：根据细菌能否运动（有无动力），鞭毛的数量、部位和特异的抗原性，可用于鉴定细菌和进行细菌分类。

（三）菌毛

许多 G⁻ 菌和少数 G⁺ 菌菌体表面存在着一种直的、比鞭毛更细、更短的丝状物,称为**菌毛**(pilus 或 fimbriae)。菌毛由结构蛋白亚单位**菌毛蛋白**(pilin)组成,螺旋状排列成圆柱体,新形成的菌毛蛋白分子插入菌毛的基底部。**菌毛蛋白具有抗原性**,其编码基因位于细菌的染色体或质粒上。菌毛在普通光学显微镜下看不到,**必须用电子显微镜观察**(图 1-15)。

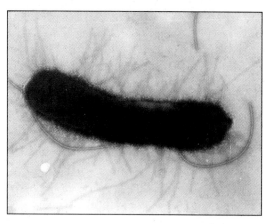

图 1-15　大肠埃希菌的普通菌毛和性菌毛（透射电镜 × 42 500）

根据功能不同,菌毛可分为**普通菌毛**和**性菌毛**两类。

1. **普通菌毛**（common pilus）　长 0.2 ~ 2μm,直径 3 ~ 8nm。遍布菌细胞表面,每菌可达数百根。这类菌毛是细菌的**黏附结构**,能与宿主细胞表面的特异性受体结合,是细菌感染的第一步。因此,菌毛与细菌的**致病性**密切相关。菌毛的受体常为糖蛋白或糖脂,与菌毛结合的特异性决定了宿主的易感部位。同样,如果红细胞表面具有菌毛受体的相似成分,不同的菌毛就会引起不同类型的红细胞凝集,称为血凝(hemagglutination,HA),借此鉴定菌毛。例如大肠埃希菌的 I 型菌毛(type I 或 common pili)可黏附于肠道和尿道黏膜上皮细胞表面,也能凝集豚鼠红细胞,但可被 D-甘露糖所抑制,称为甘露糖敏感性血凝(MSHA)。致肾盂肾炎大肠埃希菌(pyelonephritic *E. coli* 或 uropathogenic *E. coli*,UPEC)的 **P 菌毛**(pyelo-nephritis-associated pili,P pili),常黏附于肾脏的集合管和肾盏,还能凝集 P 血型阳性红细胞,且不被甘露糖所抑制,故称为甘露糖抗性血凝(MRHA)。UPEC 是上行性尿路感染的重要致病菌。**有些细菌的普通菌毛是由质粒编码的,而另一些细菌的普通菌毛则由染色体控制**。例如,肠产毒素性大肠埃希菌(enterotoxigenic *E. coli*,ETEC)的**定植因子**是一种特殊类型的菌毛(CFA/I,CFA/II),黏附于小肠黏膜细胞,编码定植因子和肠毒素的基因均位于**可接合传递质粒**上,是该菌重要毒力因子。霍乱弧菌、肠致病性大肠埃希菌(EPEC)和淋病奈瑟菌的菌毛都属于**IV 型菌毛**,由染色体控制,在所致的肠道或泌尿生殖道感染中起到关键作用。有菌毛的菌株可抵抗肠蠕动或尿液的冲洗作用而有利于定居,一旦丧失菌毛,其致病力亦随之消失。在革兰阳性球菌中,A 群链球菌的菌毛与 M 蛋白和 LTA 结合在一起,这些结构介导该菌与宿主黏膜上皮细胞的黏附。

2. **性菌毛**（sex pilus）　仅见于少数 G⁻ 菌。数量少,一个菌只有 1 ~ 4 根。比普通菌毛长而粗,呈**中空管状**。性菌毛由一种称为**致育因子**(fertility factor,F factor)的**质粒编码**,故性菌毛又称 F 菌毛。带有性菌毛的细菌称为 F⁺ 菌,无性菌毛者称为 F⁻ 菌。当 F⁺ 菌与 F⁻ 菌相遇时,F⁺ 菌的性菌毛与 F⁻ 菌相应的性菌毛受体(如外膜蛋白 A)结合,F⁺ 菌体内的质粒或染色体 DNA 可通过性菌毛进入 F⁻ 菌,该过程称为**接合**(conjugation)。细菌的**致育性（编码性菌毛）**、**毒力**、**耐药性**等性状可通过此方式传递。此外,性菌毛也是某些噬菌体吸附的部位。

（四）芽胞

某些细菌在一定的环境条件下,胞质脱水浓缩,在菌体内部形成一个圆形或卵圆形小体,是细菌的**休眠形式**,称为**芽胞**(spore)。**产生芽胞的细菌都是 G⁺ 菌**,芽胞杆菌属(炭疽芽胞杆菌等)和梭菌属(破伤风梭菌等)是主要形成芽胞的细菌。

1. **芽胞的形成与发芽**　细菌芽胞的形成受**遗传因素**的控制和**环境因素**的影响。一般情况下,芽胞只**在动物体外对细菌不良的环境条件下**形成,其形成条件因菌种而异。如炭疽芽胞杆菌在有氧下形成,而破伤风梭菌则相反。**营养缺乏**尤其是 C、N、P 元素不足时,细菌生长繁殖减速,可启动芽胞形成的基因。

成熟的芽胞具有多层膜结构,由内向外依次是核心、内膜、芽胞壁、皮质、外膜、芽胞壳和芽胞外衣(图 1-16)。**芽胞保存细菌的全部生命必需物质**,包括携带完整的核质、酶系统和合成菌体组分的结构等。

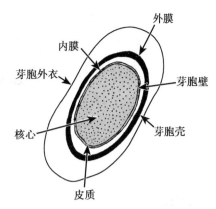

图 1-16 细菌芽胞的结构示意图

芽胞形成后,细菌即失去繁殖能力,有些芽胞可从菌体脱落游离。**一个细菌只形成一个芽胞,一个芽胞发芽也只生成一个菌体**,细菌数量并未增加,**故芽胞不是细菌的繁殖方式**。与芽胞相比,未形成芽胞而具有繁殖能力的菌体称为**繁殖体**(vegetative form)。芽胞形成后,若在机械力、热、pH 改变等刺激作用下,破坏其芽胞壳,并供给水分和营养,芽胞可发芽,形成新的菌体。

芽胞壁厚,折光性强,不易着色。染色时需经媒染、加热等处理。芽胞的大小、形状、位置等随菌种而异,有重要的鉴别价值(图 1-17)。例如炭疽芽胞杆菌的芽胞为卵圆形,比菌体小,位于菌体中央;破伤风梭菌芽胞正圆形,比菌体大,位于顶端,状如鼓槌(图 1-18);肉毒梭菌芽胞亦比菌体大,位于次极端。

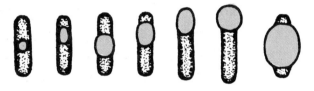

图 1-17 细菌芽胞的形态、大小和位置

2. 芽胞的功能及其医学意义

(1)抵抗力强:细菌的芽胞对**热力、干燥、辐射、化学消毒剂等理化因素均有强大的抵抗力**。一般细菌繁殖体在 80℃水中迅速死亡,而有的细菌芽胞可耐 100℃沸水数小时。被炭疽芽胞杆菌芽胞污染的草原,传染性可保持 20 ~ 30 年。细菌芽胞抵抗力强与其特殊的结构和组成有关。芽胞含水量少(约为繁殖体的 40%),蛋白质不易受热变性;芽胞具有多层致密的厚膜,理化因素不易透入;芽胞的核心和皮质中含有**吡啶二羧酸**(dipicolinic acid,DPA),DPA 与钙结合生成的盐能提高芽胞中各种酶的热稳定性。芽胞形成过程中很快合成 DPA,同时也获得耐热性;芽胞发芽时,DPA 从芽胞内渗出,其耐热性亦随之丧失。

(2)杀死细菌的芽胞是作为判断灭菌效果的指标:被芽胞污染的用具、敷料、手术器械等,用一般方法不易将其杀死,杀灭芽胞最可靠的方法是压力蒸汽灭菌法,进行压力蒸汽灭菌时,应以芽胞是否被杀死作为判断灭菌效果的指标。

(3)细菌芽胞是某些外源性感染的重要来源:人类有四种严重的疾病由可形成芽胞的细菌引起,如厌氧芽胞梭菌中的产气荚膜梭菌、破伤风芽胞梭菌和肉毒梭菌等,需氧芽胞杆菌中的炭疽芽胞杆菌,可分别引起气性坏疽、破伤风、食物中毒和人兽共患的炭疽病。**细菌芽胞并不直接引起疾病,只有在芽胞发芽成为繁殖体后,才能迅速大量繁殖而致病。**

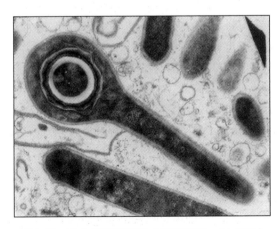

图 1-18 破伤风梭菌芽胞(透射电镜 × 21 000)

第三节　细菌形态与结构检查法

一、显微镜放大法

细菌形体微小,肉眼不能直接看到,必须借助显微镜放大后才能看到。

1. 普通光学显微镜　普通光学显微镜(light microscope)以可见光(日光或灯光)为光源,波长 $0.4 \sim 0.7\mu m$,平均约 $0.5\mu m$。其分辨率(resolving power)为光波波长的一半,即 $0.25\mu m$。常用油镜观察细菌(放大 1000 倍)。用普通光学显微镜观察细菌时,需将细菌染色,以增加其与周围环境的对比度,以便人眼睛可观察清楚。

2. 电子显微镜　电子显微镜(electron microscope)是利用电子流代替可见光波,以电磁圈代替放大透镜。电子波长极短,约为 0.005nm,其放大倍数可达数十万倍,能分辨 1nm 的微粒。不仅能看清细菌的外形,内部超微结构也可一览无遗。电子显微镜显示的形象,可投射到荧光屏上,也可照相拍摄。目前使用的电子显微镜有两类,即透射电子显微镜(transmission electron microscope,TEM)和扫描电子显微镜(scanning electron microscope,SEM)。SEM 的分辨率一般较 TEM 低,但可清楚地显露观察物体的三维立体图像。配合电子显微镜观察使用的标本制备方法有用磷钨酸或钼酸铵作负染色、投影法(shadowing)、超薄切片(ultrathin section)、冰冻蚀刻法(freeze etching)等。电子显微镜标本须在真空干燥的状态下检查,故不能观察活的微生物。

此外,尚有暗视野显微镜(darkfield microscope)、相差显微镜(phase contrast microscope)、荧光显微镜(fluorescence microscope)和激光共聚焦显微镜(confocal microscope)等,适用于观察不同情况下的细菌形态和(或)结构。

二、染色法

细菌体形小、半透明,经染色后才能观察较清楚。染色法是使染色剂与细菌细胞质结合,最常用的染色剂是盐类。其中,碱性染色剂(basic stain)由有色的阳离子和无色的阴离子组成,酸性染色剂(acidic stain)则相反。**菌细胞富含核酸,可以与带正电荷的碱性染色剂结合**;酸性染色剂不能使细菌着色,而使背景着色形成反差,故称为**负染**(negative staining)。

染色法有多种,最常用和最重要的**分类鉴别染色法**是**革兰染色法**(Gram staining)。该法是丹麦细菌学家革兰(Hans Christian Gram,1853—1938)于 1884 年创建,至今仍在广泛应用。标本经固定后,先用碱性染料**结晶紫初染**,再加**碘液媒染**,使之生成结晶紫-碘复合物。此时细菌均染成深紫色。然后用 95% **乙醇脱色**,有些细菌被脱色,有些不能。最后用**稀释复红或沙黄复染**。此法可将细菌分为两大类:不被乙醇脱色仍保留**紫色者为革兰阳性菌**,被乙醇脱色后复染成**红色者为革兰阴性菌**。革兰染色法在鉴别细菌、选择抗菌药物、研究细菌致病性等方面具有重要的意义。

革兰染色法的原理尚未完全阐明。但与菌细胞壁结构密切相关,如果在结晶紫-碘染色之后,乙醇脱色之前去除革兰阳性菌的细胞壁,革兰阳性菌细胞就能够被脱色。目前,对革兰阳性和革兰阴性菌细胞壁的化学组分已十分清楚,但对革兰阳性菌细胞壁阻止染料被溶出的原因尚不清楚。目前,该方法已逐步被更先进、更科学的细菌遗传学分类鉴定方法,诸如包括 DNA 的 G+C mol% 测定、DNA 杂交、16S rRNA 寡核苷酸序列分析以及聚合酶链反应(PCR)等所取代。

目前应用的细菌染色法中,还有单染色法、抗酸染色法以及荚膜、芽胞、鞭毛、细胞壁、核质等特殊染色法。

(彭宜红)

第二章 细菌的生理

细菌的生理活动包括**摄取营养物质**和**合成各种所需物质**,进行**新陈代谢**及**生长繁殖**。整个生理活动的中心是新陈代谢,细菌的代谢活动十分活跃而且多样化,繁殖迅速是其显著的特点。研究细菌的生理活动不仅是基础生物学科的范畴,而且与医学、环境卫生、工农业生产等都密切相关。诸如对于人体的正常菌群,特别是益生菌(probiotic),如何促进其生长繁殖和产生有益的代谢产物;对于致病菌,了解其代谢与致病的关系,设计和寻找有关诊断和防治的方法;还可以研究如何利用细菌的代谢来净化环境,开发极端环境的微生物资源等。这些工作都具有重要的理论和实际意义。

第一节 细菌的理化性状

一、细菌的化学组成

细菌和其他生物细胞相似,含有多种化学成分,包括水、无机盐、蛋白质、糖类、脂质和核酸等。水分是菌细胞重要的组成部分,占细胞总重量的 75% ~ 90%。菌细胞去除水分后,主要为有机物,包括碳、氢、氮、氧、磷和硫等。还有少数的无机离子,如钾、钠、铁、镁、钙、氯等,用以构成菌细胞的各种成分及维持酶的活性和跨膜化学梯度。细菌尚含有一些原核细胞型微生物所特有的化学组成,如肽聚糖、胞壁酸、磷壁酸、D 型氨基酸、二氨基庚二酸、吡啶二羧酸等,这些物质在真核细胞中还未发现。

二、细菌的物理性状

1. **光学性质** 细菌为半透明体。当光线照射至细菌,部分被吸收,部分被折射,故细菌悬液呈混浊状态。菌数越多浊度越大,使用比浊法或分光光度计可以粗略地估计细菌的数量。由于细菌具有这种光学性质,可用相差显微镜观察其形态和结构。

2. **表面积** 细菌体积微小,相对表面积大,有利于同外界进行物质交换。如葡萄球菌直径约 $1\mu m$,则 $1cm^3$ 体积的表面积可达 $60\ 000cm^2$;直径为 $1cm$ 的生物体,每 $1cm^3$ 体积的表面积仅 $6cm^2$,两者相差 1 万倍。因此细菌的代谢旺盛,繁殖迅速。

3. **带电现象** 细菌固体成分的 50% ~ 80% 是蛋白质,蛋白质由兼性离子氨基酸组成。G^+ 菌的等电点 pH 为 2 ~ 3,而 G^- 菌的等电点 pH 为 4 ~ 5,故在近中性或弱碱性环境中,细菌均带负电荷,尤以前者所带电荷更多。细菌的带电现象与细菌的染色反应、凝集反应、抑菌和杀菌作用等都有密切关系。

4. **半透性** 细菌的细胞壁和细胞膜都有半透性,允许水及部分小分子物质通过,有利于吸收营养和排出代谢产物。

5. **渗透压** 细菌体内含有高浓度的营养物质和无机盐,一般 G^+ 菌的渗透压高达 20 ~ 25 个大气压,G^- 菌为 5 ~ 6 个大气压。细菌所处一般环境相对低渗,但因有坚韧细胞壁的保护不致崩裂。若处于比菌内渗透压更高的环境中,菌体内水分逸出,胞质浓缩,细菌就不能生长繁殖。

第二节 细菌的营养与生长繁殖

一、细菌的营养物质

充足的营养物质可以为细菌的新陈代谢及生长繁殖提供必需的原料和能量,一般包括**水、碳源、**

氮源、无机盐和**生长因子**等。

1. **水**　细菌所需营养物质必须先溶于水,营养的吸收与代谢均需有水才能进行。

2. **碳源**　各种碳的无机或有机物都能被细菌吸收和利用,合成菌体组分和作为获得能量的主要来源。病原菌主要从糖类获得碳。

3. **氮源**　细菌对氮源的需要量仅次于碳源,其主要功能是作为菌体成分的原料。很多细菌可以利用有机氮化物,病原性微生物主要从氨基酸、蛋白胨等有机氮化物中获得氮。少数病原菌如克雷伯菌亦可利用硝酸盐甚至氮气,但利用率较低。

4. **无机盐**　细菌需要各种无机盐以提供细菌生长的各种元素,其需要浓度在 $10^{-4} \sim 10^{-3}\,mol/L$ 的元素为常用元素,其需要浓度在 $10^{-8} \sim 10^{-6}\,mol/L$ 元素为微量元素。前者如磷、硫、钾、钠、镁、钙、铁等;后者如钴、锌、锰、铜、钼等。各类无机盐的功用如下:①构成有机化合物,成为菌体的成分;②作为酶的组成部分,维持酶的活性;③参与能量的储存和转运;④调节菌体内外的渗透压;⑤某些元素与细菌的生长繁殖和致病作用密切相关。例如白喉棒状杆菌在含铁 $0.14\,mg/L$ 的培养基中毒素量最高,铁的浓度达到 $0.6\,mg/L$ 时则完全不产毒。在人体内,大部分铁均结合在铁蛋白、乳铁蛋白或转铁蛋白中,细菌必须与人体细胞竞争得到铁才能生长繁殖。具有**载铁体**(siderophore)的细菌就有此竞争力,它可与铁螯合和溶解铁,并带入菌体内以供代谢之需。如结核分枝杆菌的有毒株和无毒株的一个重要区别就是前者有一种称为分枝菌素(mycobactin)的载铁体,而后者则无。一些微量元素并非所有细菌都需要,不同菌只需其中的一种或数种。

5. **生长因子**　许多细菌的生长还需一些自身不能合成的**生长因子**(growth factor)。它们通常为有机化合物,例如维生素、某些氨基酸、嘌呤、嘧啶等。少数细菌还需特殊的生长因子,如流感嗜血杆菌需要X、V两种因子,X因子是高铁血红素,V因子是辅酶Ⅰ或辅酶Ⅱ,两者为细菌呼吸所必需。

二、细菌摄取营养物质的机制

水和水溶性物质可以通过具有半透膜性质的细胞壁和细胞膜进入细胞内,蛋白质、多糖等大分子营养物需经细菌分泌的胞外酶的作用分解成小分子物质才能被吸收。

营养物质进入菌体内的方式有**被动扩散**和**主动转运系统**。

1. **被动扩散**　被动扩散指营养物质从浓度高向浓度低的一侧扩散,其驱动力是浓度梯度,不需要提供能量。不需要任何细菌组分的帮助,营养物质就可以进入细胞质内的过程称为简单扩散。如果需要菌细胞的特异性蛋白来帮助或促进营养物质的跨膜转运称为易化扩散。如甘油的转运就属于后者,进入细胞内的甘油需要被甘油激酶催化形成磷酸甘油才能在菌体内积累。

2. **主动转运**　主动转运是细菌吸收营养物质的主要方式,其特点是营养物质从浓度低向浓度高的一侧转运,并需要提供能量。主要有如下几种方式:

(1) ABC 转运(ABC transport):G⁻菌的特异性结合蛋白位于周浆间隙,G⁺菌的特异性结合蛋白位于细胞的外表面。营养物与特异性结合蛋白形成复合物后,引起后者构型的改变,继而将营养物转送给细胞膜上的 ATP 结合型载体(ATP-binding cassette-type carrier),导致 ATP 水解,提供的能量打开膜孔,使营养物质进入细胞内。

(2) 离子偶联转运(ion-coupled transport):该系统利用膜内外两侧质子或离子浓度差产生的质子动力(proton motive force)或钠动力(sodium motive force)作为驱使营养物质膜转移的能量。转运营养物质的载体是电化学离子梯度透性酶,这种酶是一种能够进行可逆性氧化还原反应的疏水性膜蛋白,即在氧化状态与营养物质结合,而在还原状态时其构象发生变化,使营养物质释放进入胞质内。这种方式在需氧菌极为常见。

(3) 基团转移(group transfer):严格地讲,基团转移不是主动转运,它不涉及营养物质的浓度梯度,而是利用能量将物质转运与代谢相结合。如大肠埃希菌摄入葡萄糖需要的磷酸转移酶系统,是由细胞膜上的载体蛋白首先在胞质内从磷酸烯醇丙酮酸获得磷酸基团后,在细胞膜的外表面与葡萄糖相结合,将其送入胞质内后释放出 6-磷酸葡萄糖。经过磷酸化的葡萄糖在胞内累积,不能再逸出菌体。该系统的能量供体是磷酸烯醇丙酮酸。

(4)特异性转运(special transport):几乎所有的细菌生长都需要铁。细菌分泌载铁体来摄取铁,载铁体是异羟肟酸($—CONH_2OH$)的衍生物,与 Fe^{3+} 螯合能力极强,形成铁-异羟肟酸复合物,通过贯穿细菌外膜、周浆间隙和内膜的蛋白质协同作用,使铁进入菌细胞内并释放出来。载铁体与某些细菌的致病性有关。有的细菌以特异性受体与宿主的转铁蛋白或乳铁蛋白结合,依赖于提供的能量将铁转运至细胞内。

需要指出的是各种细菌的转运营养物质的方式不同,即使对同一种物质,不同细菌的摄取方式也不一样。

三、细菌的营养类型

各类细菌的酶系统不同,代谢活性各异,因而对营养物质的需要也不同。根据细菌所利用的能源和碳源的不同,将细菌分为**自养菌**和**异养菌**两大营养类型。

1. **自养菌（autotroph）** 该类菌以简单的**无机物**为原料,如利用 CO_2、$CO_3{}^{2-}$ 作为碳源,利用 N_2、NH_3、$NO_2{}^-$、$NO_3{}^-$ 等作为氮源,合成菌体成分。这类细菌所需能量来自无机物的氧化称为**化能自养菌**（chemotroph）,或通过光合作用获得能量称为**光能自养菌**（phototroph）。

2. **异养菌（heterotroph）** 该类菌必须以多种**有机物**为原料,如蛋白质、糖类等,才能合成菌体成分并获得能量。异养菌包括**腐生菌**（saprophyte）和**寄生菌**（parasite）。腐生菌以**动植物尸体**、**腐败食物**等作为营养物;寄生菌寄生于**活体内**,从宿主的有机物获得营养。**所有的病原菌都是异养菌,大部分属寄生菌。**

四、影响细菌生长的因素

营养物质和适宜的环境是细菌生长繁殖的必备条件。

1. **营养物质** 充足的营养物质可以为细菌的新陈代谢及生长繁殖提供必要的原料和充足的能量。

2. **氢离子浓度（pH）** 每种细菌都有一个可生长的 pH 范围,以及**最适生长 pH**。大多数嗜中性细菌生长的 pH 范围是 $6.0 \sim 8.0$,嗜酸性细菌最适生长 pH 可低至 3.0,嗜碱性细菌最适生长 pH 可高达 10.5。**多数病原菌最适生长 pH 为 $7.2 \sim 7.6$**,但霍乱弧菌在 pH $8.4 \sim 9.2$ 生长最好,而结核分枝杆菌生长的最适 pH 为 $6.5 \sim 6.8$。细菌依靠细胞膜上的质子转运系统调节菌体内的 pH,使其保持稳定,包括 ATP 驱使的质子泵,Na^+/H^+ 和 K^+/H^+ 交换系统。

3. **温度** 各类细菌对温度的要求不一。分为**嗜冷菌**（psychrophile）,其生长温度范围 $-5 \sim 30℃$,最适生长温度为 $10 \sim 20℃$;**嗜温菌**（mesophile）,生长温度范围 $10 \sim 45℃$,最适为 $20 \sim 40℃$;**嗜热菌**（thermophile）,生长温度范围 $25 \sim 95℃$,最适为 $50 \sim 60℃$。**病原菌在长期进化过程中适应人体环境,均为嗜温菌,最适生长温度为人的体温,即 37℃**。当细菌突然暴露于高出适宜生长温度的环境时,可暂时合成**热休克蛋白**（heat-shock proteins）。这种蛋白对热有抵抗性,并可稳定菌体内热敏感的蛋白质。

4. **气体** 根据细菌代谢时对分子氧的需要与否,可以分为四类。

(1)专性需氧菌(obligate aerobe):专性需氧菌具有完善的呼吸酶系统,需要分子氧作为受氢体以完成需氧呼吸,仅能在有氧环境下生长。如结核分枝杆菌、铜绿假单胞菌。

(2)微需氧菌(microaerophilic bacterium):微需氧菌在**低氧压**(5%～6%)**生长最好**,氧浓度>10%对其有抑制作用。如空肠弯曲菌、幽门螺杆菌。

(3)兼性厌氧菌(facultative anaerobe):兼性厌氧菌兼有需氧呼吸和无氧发酵两种功能,**不论在有氧或无氧环境中都能生长**,但以有氧时生长较好。大多数病原菌属于此类。

（4）专性厌氧菌（obligate anaerobe）：专性厌氧菌缺乏完善的呼吸酶系统，利用氧以外的其他物质作为受氢体，**只能在低氧分压或无氧环境中进行发酵**。有游离氧存在时，不但不能利用分子氧，且还将受其毒害，甚至死亡。这是因为细菌在有氧环境中进行物质代谢常产生**超氧阴离子**（O^{2-}）和**过氧化氢**（H_2O_2），两者都有强烈的杀菌作用。厌氧菌因缺乏**过氧化氢酶、过氧化物酶或氧化还原电势高的呼吸酶类**，故在有氧时受到有毒氧基团的影响，就不能生长繁殖。如破伤风梭菌、脆弱类杆菌。但不同种属的细菌，其厌氧程度有所差别。

另外，CO_2 对细菌的生长也很重要。大部分细菌在新陈代谢过程中产生的 CO_2 可满足其需要。有些细菌如脑膜炎奈瑟菌和布鲁菌，在从标本初次分离时，需人工供给 5%～10% 的 CO_2，可促进细菌迅速生长繁殖。

5. **渗透压**　一般培养基的盐浓度和渗透压对大多数细菌是安全的，少数细菌如嗜盐菌（halophilic bacterium）需要在高浓度（30g/L）的 NaCl 环境中生长良好。

五、细菌的生长繁殖

细菌的生长繁殖表现为细菌的**组分**和**数量**的增加。

（一）细菌个体的生长繁殖

细菌一般以简单的**二分裂**（binary fission）方式进行**无性繁殖**。在适宜条件下，多数细菌繁殖速度很快。细菌分裂数量倍增所需要的时间称为**代时**（generation time），多数细菌为 20～30 分钟。个别细菌繁殖速度较慢，如结核分枝杆菌的代时达 18～20 小时。

细菌分裂时菌细胞首先增大，染色体复制。革兰阳性菌的染色体与中介体相连，当染色体复制时，中介体一分为二，各向两端移动，分别将复制好的一条染色体拉向细胞的一侧。接着染色体中部的细胞膜向内陷入，形成横隔。同时细胞壁亦向内生长，最后肽聚糖水解酶使细胞壁的肽聚糖的共价键断裂，分裂成为两个菌细胞。革兰阴性菌无中介体，染色体直接连接在细胞膜上。复制产生的新染色体则附着在邻近的一点上，在两点间形成的新细胞膜将各自的染色体分隔在两侧。最后细胞壁沿横隔内陷，整个细胞分裂成两个子代细胞。

（二）细菌群体的生长繁殖

细菌生长速度很快，一般细菌约 20 分钟分裂一次。若按此速度计算，一个细胞经 7 小时可繁殖到约 200 万个，10 小时后可达 10 亿个以上，随着时间的延长细菌群体将会庞大到难以想象的程度。但事实上并非如此，由于细菌繁殖中营养物质的逐渐耗竭，有害代谢产物的逐渐积累，细菌不可能始终保持高速度的无限繁殖。经过一段时间后，细菌繁殖速度渐减，死亡菌数增多，活菌增长率随之下降并趋于停滞。

将一定数量的细菌接种于适宜的液体培养基中，连续定时取样检查活菌数，可发现其生长过程的规律性。**以培养时间为横坐标，培养物中活菌数的对数为纵坐标，可绘制出一条生长曲线**（growth curve）（图 2-1）。

根据生长曲线，细菌的群体生长繁殖可分为四期：

1. **迟缓期（lag phase）**　细菌进入新环境后的短暂适应阶段。该期菌体增大，代谢活跃，为细菌的分裂繁殖合成并积累充足的酶、辅酶和中间代谢产物；但分裂迟缓，繁殖极少。迟缓期长短不一，按菌种、接种菌的菌龄和菌量，以及营养物等不同而异，一般为 1～4 小时。

2. **对数期（logarithmic phase）**　又称**指数**

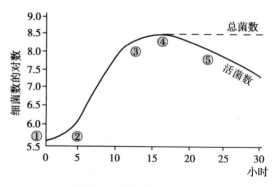

图 2-1　细菌的生长曲线

①～②:迟缓期；②～③:对数期；③～④:稳定期；
④～⑤:衰亡期

期（exponential phase）。细菌在该期生长迅速,活菌数以恒定的**几何级数增长**,生长曲线图上细菌数的**对数呈直线上升**,达到顶峰状态。此期细菌的形态、染色性、生理活性等都较典型,对外界环境因素的作用敏感。因此,**研究细菌的生物学性状（形态染色、生化反应、药物敏感试验等）应选用该期的细菌**。一般细菌对数期在培养后的 8 ~ 18 小时。

3. **稳定期**（stationary phase）　由于培养基中营养物质消耗,有害代谢产物积聚,该期细菌繁殖速度渐减,死亡数逐渐增加,两者大致平衡,因此该期的活菌数大致恒定,总的细菌数缓慢增加,细菌形态、染色性和生理性状常有改变。**一些细菌的芽胞、外毒素和抗生素等代谢产物大多在稳定期产生。**

4. **衰亡期**（decline phase）　稳定期后细菌繁殖越来越慢,死亡数越来越多,并超过活菌数。该期细菌形态显著改变,出现衰退型或菌体自溶,难以辨认;生理代谢活动也趋于停滞。因此,陈旧培养的细菌难以鉴定。

细菌生长曲线只有在体外人工培养的条件下才能观察到。在自然界或人类、动物体内繁殖时,受多种环境因素和机体免疫因素的多方面影响,不可能出现在培养基中的那种典型的生长曲线。

细菌的生长曲线在研究工作和生产实践中都有指导意义。掌握细菌生长规律,可以人为地改变培养条件,调整细菌的生长繁殖阶段,更为有效地利用对人类有益的细菌。例如在培养过程中,不断地更新培养液和对需氧菌进行通气,使细菌长时间地处于生长旺盛的对数期,这种培养称为连续培养。

第三节　细菌的新陈代谢

细菌的**新陈代谢**是指菌细胞内**分解代谢**与**合成代谢**的总和,其显著特点是代谢旺盛和代谢类型的多样化。

细菌的代谢过程以胞外酶水解外环境中的营养物质开始,产生小的单体构件分子,例如氨基酸、葡萄糖和脂肪酸等,经主动或被动转运机制进入胞质内。这些分子在一系列酶的催化作用下,经过一种或多种途径转变为共同通用的中间产物丙酮酸;再从丙酮酸进一步分解产生能量或合成新的碳水化合物、氨基酸、脂类和核酸。在上述过程中,**底物分解和转化为能量的过程称为分解代谢;所产生的能量和少数几种简单的前体用于细胞组分的合成称为合成代谢**;将两者紧密结合在一起称为中间代谢。伴随代谢过程细菌还将产生许多在医学上有重要意义的代谢产物。G⁻菌、少数 G⁺菌及分枝杆菌产生的蛋白质类代谢产物由细菌的分泌系统分泌到胞外。此外,细菌在进化过程中逐渐形成了多种防御机制抵御外来 DNA 的侵袭。

一、细菌的能量代谢

细菌能量代谢活动中主要涉及 **ATP 形式的化学能**。细菌的有机物分解或无机物氧化过程中释放的能量通过底物磷酸化或氧化磷酸化合成 ATP。

生物体能量代谢的基本生化反应是生物氧化。生物氧化的方式包括加氧、脱氢和脱电子反应,细菌则以脱氢或氢的传递更为常见。在有氧或无氧环境中,各种细菌的生物氧化过程、代谢产物和产生能量的多少均有所不同。以有机物为受氢体的称为**发酵**;以无机物为受氢体的称为**呼吸**,其中以分子氧为受氢体的是**需氧呼吸**,以其他无机物（硝酸盐、硫酸盐等）为受氢体的是**厌氧呼吸**。需氧呼吸在有氧条件下进行,厌氧呼吸和发酵必须在无氧条件下进行。大多数病原性细菌只进行需氧呼吸和发酵。

病原菌合成细胞组分和获得能量的基质（生物氧化的底物）主要为糖类,通过糖的氧化或酵解释放能量,并以高能磷酸键的形式（ADP、ATP）储存能量。现以葡萄糖为例,简述细菌的能量代谢。

1. **EMP**（Embden-Meyerhof-Parnas）**途径**　又称**糖酵解**。这是大多数细菌共有的基本代

途径,有些专性厌氧菌产能的唯一途径。反应最终的受氢体为未彻底氧化的中间代谢产物,产生能量远比需氧呼吸少。1分子葡萄糖可生成2分子丙酮酸,产生2分子ATP和2分子$NADH+H^+$。关于丙酮酸以后的代谢随细菌的种类不同而异。

2. 戊糖磷酸途径 又称己糖磷酸(hexose monophosphate,HMP)途径,是EMP途径的分支,由己糖生成戊糖的循环途径。其主要功能是为生物合成提供前体和还原能,反应获得的12分子($NADH+H^+$)可供进一步利用,产能效果仅为EMP途径的一半,所以不是产能的主要途径。

3. 需氧呼吸 1分子葡萄糖在有氧条件下彻底氧化,生成CO_2和H_2O,并产生30mol或32mol ATP。需氧呼吸中,葡萄糖经过EMP途径生成丙酮酸,后者脱羧产生乙酰辅酶A后进入三羧酸循环彻底氧化。然后将脱出的氢进入电子传递链进行氧化磷酸化,最终以分子氧作为受氢体。需氧菌和兼性厌氧菌进行需氧呼吸。

4. 厌氧呼吸 1分子葡萄糖经厌氧糖酵解只能产生2分子ATP,最终以外源的无机氧化物(CO_2、SO_4^{2-}、NO_3^-)作为受氢体的一类产能效率低的特殊呼吸。专性厌氧菌和兼性厌氧菌都能进行厌氧呼吸。

二、细菌的代谢产物

(一) 分解代谢产物和细菌的生化反应

各种细菌所具有的酶不完全相同,对营养物质的分解能力亦不一致,因而其代谢产物有别。根据此特点,利用生物化学方法来鉴别不同细菌称为细菌的生化反应试验。常见的有:

1. **糖发酵试验** 不同细菌分解糖类的能力和代谢产物不同。例如大肠埃希菌能发酵葡萄糖和乳糖;而伤寒沙门菌可发酵葡萄糖,但不能发酵乳糖。即使两种细菌均可发酵同一糖类,其结果也不尽相同,如大肠埃希菌有甲酸脱氢酶,能将葡萄糖发酵生成的甲酸进一步分解为CO_2和H_2,故产酸并产气;而伤寒沙门菌缺乏该酶,发酵葡萄糖仅产酸不产气。

2. **VP(Voges-Proskauer)试验** 大肠埃希菌和产气杆菌均能发酵葡萄糖,产酸产气,两者不能区别。但产气杆菌能使丙酮酸脱羧生成中性的乙酰甲基甲醇,后者在碱性溶液中被氧化生成二乙酰,二乙酰与含胍基化合物反应生成红色化合物,是为VP试验阳性。大肠埃希菌不能生成乙酰甲基甲醇,故VP试验阴性。

3. **甲基红(methyl red)试验** 产气杆菌分解葡萄糖产生丙酮酸,后者经脱羧后生成中性的乙酰甲基甲醇,故最终的酸含量减少,培养液pH>5.4,甲基红指示剂呈橘黄色,是为甲基红试验阴性。大肠埃希菌分解葡萄糖时,产生的丙酮酸不转变为乙酰甲基甲醇,故最终酸性较强,培养液pH≤4.5,甲基红指示剂呈红色,则为甲基红试验阳性。

4. **枸橼酸盐利用(citrate utilization)试验** 当某些细菌(如产气杆菌)利用铵盐作为唯一氮源,并利用枸橼酸盐作为唯一碳源时,可在枸橼酸盐培养基上生长,分解枸橼酸盐生成碳酸盐,并分解铵盐生成氨,使培养基变为碱性,是为该试验阳性。大肠埃希菌不能利用枸橼酸盐为唯一碳源,故在该培养基上不能生长,为枸橼酸盐试验阴性。

5. **吲哚(indol)试验** 有些细菌如大肠埃希菌、变形杆菌、霍乱弧菌等能分解培养基中的色氨酸生成吲哚(靛基质),经与试剂中的对二甲基氨基苯甲醛作用,生成玫瑰吲哚而呈红色,为吲哚试验阳性。

6. **硫化氢试验** 有些细菌如沙门菌、变形杆菌等能分解培养基中的含硫氨基酸(如胱氨酸、甲硫氨酸)生成硫化氢,硫化氢遇铅或铁离子生成黑色的硫化物。

7. **尿素酶试验** 变形杆菌有尿素酶,能分解培养基中的尿素产生氨,使培养基变碱,以酚红为指示剂检测为红色,为尿素酶试验阳性。

细菌的生化反应用于鉴别细菌,尤其对形态、革兰染色反应和培养特性相同或相似的细菌更为重要。吲哚(I)、甲基红(M)、VP(V)、枸橼酸盐利用(C)四种试验常用于鉴定肠道杆菌,合称为 **IMViC**

试验。例如大肠埃希菌对这四种试验的结果是"++--",产气杆菌则为"--++"。

现代临床细菌学已普遍采用微量、快速的生化鉴定方法。根据鉴定的细菌不同,选择系列生化指标,依反应的阳性或阴性选取数值,组成鉴定码,形成以细菌生化反应为基础的各种数值编码鉴定系统。更为先进的全自动细菌鉴定仪完成了细菌生化鉴定的自动化。此外,应用气相、液相色谱法鉴定细菌分解代谢产物中挥发性或非挥发性有机酸和醇类,能够快速确定细菌的种类。

(二)合成代谢产物及其医学上的意义

细菌利用分解代谢中的产物和能量不断合成菌体自身成分,如细胞壁、多糖、蛋白质、脂肪酸、核酸等,同时还合成一些在医学上具有重要意义的代谢产物。

1. **热原质(pyrogen)** 或称致热原,是细菌合成的一种注入人体或动物体内能引起发热反应的物质,称为**热原质**。产生热原质的细菌大多是**革兰阴性菌**,热原质即其细胞壁的**脂多糖**。

热原质耐高温,压力蒸汽灭菌(121℃、20 分钟)亦不被破坏,250℃高温干烤才能破坏热原质。用吸附剂和特殊石棉滤板可除去液体中大部分热原质,蒸馏法效果最好。因此,在制备和使用注射药品过程中应严格遵守无菌操作,防止细菌污染。

2. **毒素与侵袭性酶** 细菌产生外毒素和内毒素两类毒素,在细菌致病作用中甚为重要。**外毒素**(exotoxin)是多数革兰阳性菌和少数革兰阴性菌在生长繁殖过程中释放到菌体外的蛋白质;**内毒素**(endotoxin)是革兰阴性菌细胞壁的脂多糖,当菌体死亡崩解后游离出来。外毒素毒性强于内毒素。

某些细菌可产生具有**侵袭性的酶**,能损伤机体组织,促使细菌的侵袭和扩散,是细菌重要的致病物质。如产气荚膜梭菌的卵磷脂酶、链球菌的透明质酸酶等。

3. **色素** 某些细菌能产生不同颜色的色素,有助于鉴别细菌。细菌的色素有两类,一类为**水溶性**,能弥散到培养基或周围组织,如铜绿假单胞菌产生的色素使培养基或感染的脓汁呈绿色。另一类为**脂溶性**,不溶于水,只存在于菌体,使菌落显色而培养基颜色不变,如金黄色葡萄球菌的色素。细菌色素产生需要一定的条件,如营养丰富、氧气充足、温度适宜。细菌色素不能进行光合作用,其功能尚不清楚。

4. **抗生素** 某些微生物代谢过程中产生的一类能抑制或杀死某些其他微生物或肿瘤细胞的物质,称为**抗生素**(antibiotics)。**抗生素大多由放线菌和真菌产生**,细菌产生的少,只有多粘菌素(polymyxin)、杆菌肽(bacitracin)等。

5. **细菌素** 某些菌株产生的一类具有抗菌作用的蛋白质称为**细菌素**(bacteriocin)。细菌素与抗生素不同的是作用范围狭窄,仅对与产生菌有亲缘关系的细菌有杀伤作用。例如大肠埃希菌产生的细菌素称**大肠菌素**(colicin),其编码基因位于 Col 质粒上。细菌素在治疗上的应用价值已不被重视,但可用于细菌分型和流行病学调查。

6. **维生素** 细菌能合成某些维生素除供自身需要外,还能分泌至周围环境中。例如人体肠道内的大肠埃希菌,合成的 B 族维生素和维生素 K 也可被人体吸收利用。

三、细菌的分泌系统

细菌在生长代谢过程中,合成许多蛋白质类的物质,如毒素、蛋白酶、溶血素等,这些蛋白质可分布于细菌细胞的表面,或释放到所处的外环境中,或注入宿主细胞内,从而参与细菌的各种重要的生命活动和致病作用。革兰阳性(G⁺)细菌具有单一胞质膜,胞质膜外是一层厚厚的由肽聚糖组成的细胞壁;而革兰阴性(G⁻)细菌则有两层生物膜,即内膜(胞质膜)和外膜,内膜和外膜之间为一层薄的肽聚糖层和外周质间隙(periplasmic space)。细菌依赖分泌通路进行蛋白质的跨胞质膜转运的系统,称为分泌系统。细菌合成的蛋白质,大多数 G⁺ 菌将其直接分泌到胞外,G⁻ 菌、少数 G⁺ 菌及分枝杆菌则由蛋白分泌系统将其分泌到胞外。细菌的分泌系统是一种贯穿细菌包膜的特殊结构,由多种不同的镶嵌蛋白、细胞膜蛋白、外膜蛋白和辅助蛋白(ATPase、信号肽酶或分子伴侣等)组成。

根据细菌分泌系统的结构和功能的不同,目前确认的有 7 型分泌系统,完成合成蛋白的分泌过程。其中Ⅰ~Ⅵ型为G⁻菌的分泌系统,Ⅶ型为分枝杆菌及少数G⁺菌的分泌系统。

四、细菌的免疫系统

在细菌的生存过程中,经常会受到外来 DNA 的侵袭,如噬菌体、各种 DNA 元件等。面对这些威胁,细菌在进化过程中逐渐形成了多种防御机制。目前研究发现了四种不同的免疫类型,包括限制修饰(restriction-modification,RM)系统,流产感染(abortive infection,Abi)系统,毒素-抗毒素(toxin-anti-toxin,TA)系统和 **CRISPR-Cas**(clustered regularly interspaced short palindromic repeats,CRISPR)**系统**。其中 CRISPR 是一个特殊的 DNA 重复序列家族,为长度 25~50bp 的被间隔序列所间隔的重复序列,广泛分布于细菌和古细菌的基因组中。CRISPR 相关基因(CRISPR-associated genes,Cas)编码的酶将 CRISPR DNA 转录的 RNA 中的间隔序列切除出来,随后其他的 Cas 酶利用这些间隔序列作为靶向破坏入侵者。目前已发现的 CRISPR/Cas9,广泛用于包括人类等多种系细胞的基因编辑研究等。

第四节　细菌的人工培养

了解细菌的生理需要,掌握细菌生长繁殖的规律,可用人工方法提供细菌所需要的条件来培养细菌,以满足不同的需求。

一、培养细菌的方法

人工培养细菌,首先要选择合适的培养基以提供**充足的营养物质**、合适的**酸碱度及渗透压,此外,还要有适宜的温度和必要的气体等**。已接种标本或细菌的培养基置于合适的气体环境,需氧菌和兼性厌氧菌置于空气中即可,专性厌氧菌须在无游离氧的环境中培养。多数细菌在代谢过程中需要 CO_2,但分解糖类时产生的 CO_2 已足够其所需,且空气中还有微量 CO_2,不必额外补充。只有少数菌如布鲁菌、脑膜炎奈瑟菌、淋病奈瑟菌等,初次分离培养时必须在 5%~10% CO_2 环境中才能生长。

病原菌的人工培养一般采用 35~37℃,培养时间多数为 18~24 小时,但有时需根据菌种及培养目的做最佳选择,如细菌的药物敏感试验则应选用对数期的培养物。

根据不同标本及不同培养目的,可选用不同的接种和培养方法。常用的有细菌的**分离培养**和**纯培养**两种方法。将标本或培养物划线接种在固体培养基的表面,因划线的分散作用,使许多原混杂的细菌在固体培养基表面上散开,称为**分离培养**。一般经过 18~24 小时培养后,单个细菌分裂繁殖成一堆肉眼可见的细菌集团,称为**菌落**(colony)。挑取一个菌落,移种到另一个培养基中,可生长出来的大量纯种细菌,称为**纯培养**(pure culture)。多用于某些菌种的扩增。

此外,在医药等工业中使用**发酵培养**:在适宜的条件下,发酵罐中大量培养微生物(细菌、真菌等)细胞和生产代谢产物的工艺过程。发酵培养分两步,种子培养和发酵罐培养。种子培养目的在于扩大培养,增加细菌的数量同时培养出活性高的细胞,使细胞迅速进行分裂或菌丝快速生长,有利于在发酵罐中产生更多的所需产物。通过发酵培养可制成许多食品、酶制剂和医药用品(其中包括传统的发酵产品和基因工程的发酵产品)。

二、培养基

培养基(culture medium)是由人工方法配制而成的,专供微生物生长繁殖使用的混合营养物制品。培养基一般 pH 为 7.2~7.6,少数的细菌按生长要求调整 pH 偏酸或偏碱。许多细菌在代谢过程中分解糖类产酸,故常在培养基中加入缓冲剂,以保持稳定的 pH。培养基制成后必须经灭菌处理。

培养基按其营养组成和用途不同,分为以下几类:

1. **基础培养基**　基础培养基(basic medium)含有多数细菌生长繁殖所需的基本营养成分。它是配制特殊培养基的基础,也可作为一般培养基用。如**营养肉汤**(nutrient broth)、**营养琼脂**(nutrient

agar)、**蛋白胨水**等。

2. **增菌培养基** 若了解某种细菌的特殊营养要求,可配制出适合这种细菌而不适合其他细菌生长的**增菌培养基**(enrichment medium)。在这种培养基上生长的是营养要求相同的细菌群。它包括通用增菌培养基和专用增菌培养基,前者为基础培养基中添加合适的生长因子或微量元素等,以促使某些特殊细菌生长繁殖,例如链球菌、肺炎链球菌需在含血液或血清的培养基中生长;后者又称为选择性增菌培养基,即除固有的营养成分外,再添加特殊抑制剂,有利于目的菌的生长繁殖,如碱性蛋白胨水用于霍乱弧菌的增菌培养。

3. **选择培养基** 在培养基中加入某种**化学物质**,使之抑制某些细菌生长,而有利于另一些细菌生长,从而将后者从混杂的标本中分离出来,这种培养基称为**选择培养基**(selective medium)。例如培养肠道致病菌的 SS 琼脂,其中的胆盐能抑制革兰阳性菌,枸橼酸钠和煌绿能抑制大肠埃希菌,因而使致病的沙门菌和志贺菌容易分离到。若在培养基中加入抗生素,也可起到选择作用。实际上有些选择培养基、增菌培养基之间的界限并不十分严格。

4. **鉴别培养基** 用于培养和区分不同细菌种类的培养基称为**鉴别培养基**(differential medium)。利用各种细菌分解糖类和蛋白质的能力及其代谢产物不同,在培养基中加入特定的作用**底物和指示剂**,一般不加抑菌剂,观察细菌在其中生长后对底物的作用如何,从而鉴别细菌。如常用的糖发酵管、三糖铁培养基、伊红-亚甲蓝琼脂等。也有一些培养基将选择和鉴别功能结合在一起,在选择的同时,起一定的鉴别作用,如 SS 琼脂,其中所加的底物乳糖和指示剂中性红就起到鉴别作用。

5. **厌氧培养基** 专供厌氧菌的分离、培养和鉴别用的培养基,称为**厌氧培养基**(anaerobic medium)。这种培养基营养成分丰富,含有特殊生长因子,氧化还原电势低,并加入亚甲蓝作为氧化还原指示剂。其中心、脑浸液和肝块、肉渣含有不饱和脂肪酸,能吸收培养基中的氧;硫乙醇酸盐和半胱氨酸是较强的还原剂;维生素 K_1、氯化血红素可以促进某些类杆菌的生长。常用的有庖肉培养基(cooked meat medium)、硫乙醇酸盐肉汤等,并在液体培养基表面加入凡士林或液状石蜡以隔绝空气。

此外,还可根据对培养基成分了解的程度将其分为两大类:化学成分确定的培养基(defined medium),又称为合成培养基(synthetic medium);化学成分不确定的培养基(undefined medium),又称天然培养基(complex medium)。也可根据培养基的物理状态的不同分为**液体、固体和半固体培养基**三大类。在液体培养基中加入 15g/L 的**琼脂粉**,即凝固成固体培养基;琼脂粉含量在 3~5g/L 时,则为半固体培养基。琼脂在培养基中起赋形剂作用,不具营养意义。液体培养基可用于大量繁殖细菌,但必须种入纯种细菌;固体培养基常用于细菌的分离和纯化;半固体培养基则用于观察细菌的动力和短期保存细菌。

三、细菌在培养基中的生长情况

(一)在液体培养基中生长情况

大多数细菌在液体培养基生长繁殖后呈现**均匀混浊状态**;少数链状的细菌则呈**沉淀生长**;枯草芽胞杆菌、结核分枝杆菌等专性需氧菌呈**表面生长**,常形成**菌膜**。

(二)在固体培养基中生长情况

通过分离培养,细菌可在固体培养基上形成菌落,分离培养是检查、鉴定细菌很重要的第一步。各种细菌在固体培养基上形成的菌落,在大小、形状、颜色、气味、透明度、表面光滑或粗糙、湿润或干燥、边缘整齐与否,以及在血琼脂平板上的溶血情况等均有不同表现,这些有助于识别和鉴定细菌。此外,取一定量的液体标本或培养液均匀接种于琼脂平板上,可计数菌落,推算标本中的活菌数。这种**菌落计数法**常用于检测自来水、饮料、污水和临床标本的活菌含量。

细菌的菌落一般分为三型:

1. **光滑型菌落**(smooth colony,S 型菌落) 新分离的细菌大多呈光滑型菌落,表面光滑、湿润、边缘整齐。

2. 粗糙型菌落（rough colony，R 型菌落）　菌落表面粗糙、干燥、呈皱纹或颗粒状,边缘大多不整齐。R 型细菌多由 S 型细菌变异失去菌体表面多糖或蛋白质形成。R 型细菌抗原不完整,毒力和抗吞噬能力都比 S 型菌弱。但也有少数细菌新分离的毒力株就是 R 型,如炭疽芽胞杆菌、结核分枝杆菌等。

3. 黏液型菌落（mucoid colony，M 型菌落）　这种菌落黏稠、有光泽,似水珠样。多见于有厚荚膜或丰富黏液层的细菌,如肺炎克雷伯菌等。

（三）在半固体培养基中生长情况

半固体培养基黏度低,**有鞭毛的细菌**在其中仍可自由游动,沿穿刺线呈羽毛状或云雾状混浊生长。**无鞭毛细菌**只能沿穿刺线呈明显的线状生长。

四、人工培养细菌的用途

1. 在医学中的应用　细菌培养对疾病的诊断、预防、治疗和科学研究都具有重要的作用。

（1）感染性疾病的病原学诊断:明确感染性疾病的病原菌必须取病人有关标本进行细菌分离培养、鉴定和药物敏感试验,其结果可指导临床用药。

（2）细菌学的研究:有关细菌生理、遗传变异、致病性和耐药性等研究都离不开细菌的培养和菌种的保存等。

（3）生物制品的制备:供防治用的疫苗、类毒素、抗毒素、免疫血清及供诊断用的菌液、抗血清等均来自培养的细菌或其代谢产物。

2. 在工农业生产中的应用　细菌培养和发酵过程中多种代谢产物在工农业生产中有广泛用途,可制成抗生素、维生素、氨基酸、有机溶剂、酒、酱油、味精等产品。细菌培养物还可生产酶制剂,处理废水和垃圾,制造菌肥和农药等。

3. 在基因工程中的应用　将带有外源性基因的重组 DNA 转化给受体菌,使其在菌体内能获得表达。细菌操作方便,容易培养,繁殖快,基因表达产物易于提取纯化,故可以大大地降低成本。如应用基因工程技术已成功地制备了胰岛素、干扰素、乙型肝炎疫苗等。

第五节　抑制或杀灭微生物的理化因素

细菌为单细胞生物,极易受外界环境中各种因素的影响。环境适宜时,生长繁殖;若环境条件不适宜或剧烈变化时,细菌可发生代谢障碍,使生长受到抑制,甚至死亡。有关适宜于细菌生长的环境因素已在本章第二节描述,本节主要讨论的是抑制或杀死微生物的物理和化学因素。利用理化因素对微生物的影响进行消毒灭菌,以抑制或杀死外环境中及机体体表的微生物,是防止微生物污染或病原微生物传播的重要措施。如为有效防止酒类发酵变酸,巴斯德采用加温处理的方法杀死污染微生物;在此启发下,英国外科医生李斯特使用苯酚消毒空气、手术器械、洗手等措施,显著降低了医院交叉感染和死亡率,创建了医院消毒灭菌和无菌操作的方法。消毒灭菌在医学生物科学、工农业生产和日常生活中有着广泛的应用。

一、消毒灭菌的常用术语

以下术语常用来表示物理或化学方法对微生物的杀灭程度:

1. 灭菌（sterilization）　灭菌是指杀灭物体上所有微生物的方法,包括杀灭细菌芽胞、病毒和真菌等在内的全部病原微生物和非病原微生物。经过灭菌的物品称"无菌物品"。凡需要进入人体内部,包括进入血液、组织、体腔的医用器材,如手术器械、注射用具、一切置入体腔的引流管等,都要求绝对无菌。在实验室,培养基和相关的试剂、器材也需要灭菌。

2. 消毒（disinfection）　消毒是指杀死物体上或环境中的病原微生物并不一定能杀死细菌芽

胞或非病原微生物的方法。用以消毒的化学药品称为**消毒剂**（disinfectant）。一般消毒剂在常用的浓度下，只对细菌的繁殖体有效，对细菌芽胞无效。

3. **防腐**（antisepsis） 防腐是指防止或抑制微生物生长繁殖的方法。细菌一般不死亡。防腐剂的选择要安全和有效。常用的有醇类、碘伏、氯己定等。

4. **清洁**（cleaning） 清洁是指通过除去尘埃和一切污秽以减少微生物数量的过程。除广泛应用于医院环境外，也是物品消毒、灭菌前必须经过的处理过程，有利于提高消毒、灭菌的效果。

5. **无菌**（asepsis）**和无菌操作** 无菌是不存在活菌的意思，多是灭菌的结果。防止微生物进入人体或其他物品的操作技术，称为无菌操作。例如进行外科手术时需防止细菌进入创口，微生物学实验中要注意防止污染和感染。

二、物理消毒灭菌法

物理消毒灭菌的因素有**热力、辐射、滤过**、干燥和低温等。

（一）热力灭菌法

高温对细菌具有明显的致死作用，因此最常用于消毒和灭菌。多数无芽胞细菌经 55～60℃作用 30～60 分钟后死亡。湿热 80℃经 5～10 分钟可杀死绝大部分细菌繁殖体和真菌。细菌芽胞对高温有很强的抵抗力，例如炭疽芽胞杆菌的芽胞，可耐受 5～10 分钟煮沸，肉毒梭菌的芽胞则需煮沸 3～5 小时才死亡。

热力灭菌法分为**干热灭菌**和**湿热灭菌**两大类，在同一温度下，后者的效力比前者大。

1. **干热灭菌法** 干热的杀菌作用是通过脱水、干燥和大分子变性实现的。一般细菌繁殖体在干燥状态下，80～100℃经 1 小时可被杀死；芽胞则需要更高温度才死亡。

（1）焚烧：直接点燃或在焚烧炉内焚烧，是一种彻底的灭菌方法。适用于病理性废弃物品或动物尸体等。

（2）烧灼：直接用火焰灭菌，适用于微生物学实验室的接种环、试管口等。

（3）干烤：利用干烤箱灭菌，一般加热至 171℃ 1 小时或 160℃ 2 小时或 121℃ 16 小时。适用于高温下不变质、不损坏、不蒸发的物品，例如玻璃器皿、瓷器、玻璃注射器等的灭菌。

（4）红外线（infrared）：是一种 0.77～1000μm 波长的电磁波，尤以 1～10μm 波长的热效应最强。但热效应只能在照射到的表面产生，因此不能使物体均匀加热。红外线的灭菌作用与干热相似，利用红外线烤箱灭菌所需的温度和时间亦同于干烤。此法多用于医疗器械和食具的消毒与灭菌。

2. **湿热灭菌法** 湿热灭菌法最为常用，在同一温度下，比干热灭菌方法效果好。其原因是：①湿热中细菌菌体蛋白较易凝固变性；②湿热的穿透力比干热大；③湿热的蒸汽有潜热效应存在，水由气态变为液态时放出大量的潜热，可迅速提高被灭菌物体的温度。

（1）巴氏消毒法（pasteurization）：用较低温度杀灭液体中的病原菌或特定微生物，以保持物品中所需的不耐热成分不被破坏的消毒方法。此法由巴斯德创建，用于消毒牛乳、酒类。方法有两种：一种是加热至 61.1～62.8℃ 30 分钟；另一种是 71.7℃经 15～30 秒，现广泛采用后一种方法。

（2）煮沸法：在 1 个大气压下水的煮沸温度为 100℃，一般细菌的繁殖体 5 分钟即能被杀死，细菌芽胞需要煮沸 1～2 小时才被杀灭。此法常用于消毒食具、刀剪、注射器等。水中加入 2% 碳酸氢钠，既可提高沸点达 105℃，促进细菌芽胞的杀灭，又可防止金属器皿生锈。海拔高度影响水的沸点，高海拔用此方法消毒时，可按海拔每升高 300m，延长消毒时间 2 分钟的标准来计算。

（3）流动蒸汽消毒法：又称常压蒸汽消毒法，是利用 1 个大气压下 100℃的水蒸气进行消毒。细菌繁殖体 15～30 分钟可被杀死，常不能杀灭全部细菌芽胞。该法常用的器具是 Arnold 消毒器，我国的蒸笼具有相同的原理。

（4）间歇蒸汽灭菌法（fractional sterilization）：利用反复多次的流动蒸汽间歇加热以达到灭菌的目的。将需要灭菌的物品置于流通蒸汽灭菌器内，100℃加热 15～30 分钟，杀死其中的繁殖体。取出后放37℃孵箱过夜,使残存的芽胞发育成繁殖体,次日再蒸一次。如此连续三次以上,可达到灭菌的效果。此法适用于一些不耐高热的含糖、牛奶等培养基。若有些物质不耐100℃,则可将温度减低至75～80℃,每次加热时间延长至30～60分钟,次数增加至3次以上,也可达到灭菌目的。

(5)高压蒸汽灭菌法(pressure steam sterilization):是一种灭菌效果最好的方法。**高压蒸汽灭菌器**是一个密闭、耐高压蒸锅。灭菌的温度取决于蒸汽的压力,在101.325kPa(1个大气压)下,蒸汽的温度是100℃。如果蒸汽被限制在密闭的容器中,随着压力升高,蒸汽的温度也相应升高。在超过标准大气压103.4kPa(1.05kg/cm²)蒸汽压下,温度达到121.3℃,维持15～20分钟,可杀灭包括细菌芽胞在内的所有微生物。高压蒸汽灭菌器就是根据这一原理制成的,常用于一般培养基、生理盐水、手术敷料等耐高温、耐湿物品的灭菌。但上述温度尚不足以灭活朊粒。

由于高压蒸汽灭菌所需时间较长,近年来,在此基础上又研发了一种新型的预真空压力蒸汽灭菌器。即先将灭菌器内空气抽出约98%,再送入蒸汽,灭菌时间只需3～4分钟,特别适用于周转快的物品。

(二)辐射杀菌法

1. **紫外线**   波长240～300nm的紫外线(ultraviolet ray,UV)具有杀菌作用(包括日光中的紫外线),其中以265～266nm最强,这与DNA的吸收光谱范围一致。紫外线主要作用于DNA,使一条DNA链上两个相邻的胸腺嘧啶以共价键结合,形成二聚体,干扰DNA的复制与转录,导致细菌的变异或死亡。紫外线穿透力较弱,可被普通玻璃、纸张、尘埃、水蒸气等阻挡,故一般用于手术室、传染病房、无菌实验室的空气消毒,或用于不耐热物品的表面消毒。杀菌波长的紫外线对人体皮肤、眼睛有损伤作用,使用时应注意防护。

2. **电离辐射**   主要包括β射线和γ射线等。β射线可由电子加速器产生,其穿透性差,但作用时间短,安全性好;γ射线多用⁶⁰Co为放射源,其穿透性强,但作用时间慢,安全措施要求高。电离射线具有较高的能量,在足够剂量时,对各种细菌均有致死作用。其机制是干扰DNA合成、破坏细胞膜、引起酶系统紊乱及水分子经辐射后产生的游离基和新分子,如过氧化氢等。电离辐射常用于大量的一次性医用塑料制品的消毒;亦可用于食品、药品和生物制品的消毒灭菌,而不破坏其营养成分。

3. **微波(microwave)**   微波是波长为1～1000mm的电磁波,可穿透玻璃、陶瓷和薄塑料等物质,但不能穿透金属表面。主要用于食品、非金属器械、检验室用品、食品用具、药杯等消毒。微波主要靠热效应发挥作用,微波通过介质时,使极性分子快速运动,摩擦生热,里外温度同时上升。但微波的热效应必须在有一定含水量的条件下才能显示出来,在干燥条件下,即使再延长消毒时间也不能达到有效灭菌。

(三)滤过除菌法

滤过除菌法(filtration)是用物理阻留的方法除去液体或空气中的细菌、真菌,以达到无菌目的,但不能除去病毒和支原体。

液体除菌所用的器具是**滤菌器**(filter),滤菌器含有微细小孔,只允许液体通过,而大于孔径的细菌、真菌等颗粒不能通过。滤过法主要用于一些不耐高温的血清、毒素、抗生素的除菌。滤菌器的种类很多,目前常用的有薄膜滤菌器,由硝基纤维素膜制成,依孔径大小分为多种规格,用于除菌的滤膜孔径在0.45μm以下,最小为0.1μm。此外还有玻璃滤菌器、石棉滤菌器、素陶瓷滤菌器等。

空气除菌采用**生物洁净技术**,通过初、中、高三级高效分子空气过滤器[high-efficiency particulate air(HEPA)filters],除掉空气中0.5～5μm的尘埃微粒,并采用合理的气流方式来达到空气洁净的目的。微生物通常附着在尘埃上,在一定意义上讲,滤过了空气中的尘埃,也就清除了细菌等微生物。

初级过滤采用塑料泡沫海绵,过滤率在50%以下;中效过滤用无纺布,过滤率在50%～90%;高效或亚高效过滤用超薄玻璃滤纸,过滤率为99.95%～99.99%。这种经高度净化的空气形成一种细薄的气流,以均匀的速度向同一方向输送,均匀分布于室内,不产生涡流,聚集尘埃,通过回风口把它带出房间。空气持续向外流通,使室内维持正压,可防止相邻房间的细菌侵入,称为层流空气。凡在送风系统上装有高效或亚高效过滤系统的房间,一般统称为生物洁净室。生物洁净室在医院里可用作无菌护理室和无菌手术室。

(四) 干燥与低温抑菌法

有些细菌的繁殖体在空气中干燥时会很快死亡,例如脑膜炎奈瑟菌、淋病奈瑟菌、霍乱弧菌、苍白密螺旋体等。但有些细菌的抗干燥力较强,如溶血性链球菌在尘埃中可存活 25 天,结核分枝杆菌在干痰中数月不死。细菌芽胞的抵抗力更强,如炭疽芽胞杆菌的芽胞耐干燥 20 余年。干燥法常用于保存食物,浓盐或糖渍食品可使细菌体内水分逸出,造成生理性干燥,使细菌的生命活动停止,从而防止食物变质。

低温可使细菌的新陈代谢减慢,故常用作保存细菌菌种。当温度回升至适宜范围时,又能恢复生长繁殖。为避免解冻时对细菌的损伤,可在低温状态下真空抽去水分,此方法称为**冷冻真空干燥法**(lyophilization)。该法是目前保存菌种的最好方法,一般可保存微生物数年至数十年。

三、化学消毒灭菌法

化学消毒灭菌法是使用化学消毒剂,其原理是:①促进菌体蛋白质变性或凝固;②干扰细菌的酶系统和代谢;③损伤细菌的细胞膜而影响细菌的化学组成、物理结构和生理活动,从而发挥防腐、消毒甚至灭菌的作用。化学消毒剂一般都对人体组织有害,只能外用或用于环境的消毒(表 2-1)。需要强调的是,化学消毒剂的应用要适度、适量和消毒时间不能过长。要注意消毒剂对人类的毒副作用、对环境的污染作用和对物体的腐蚀作用。使之既达到消毒目的,又不造成对环境污染和对人类健康的损害。

表 2-1   常用消毒剂的使用范围、剂量和作用时间

消毒剂	使用范围	剂量	作用时间
含氯消毒剂			
漂白粉	饮水消毒	加有效氯量 0.4%	≥30 分钟
次氯酸钠、二氯异氰酸尿酸钠	皮肤、物品表面、排泄物、污水	溶液有效氯含量 0.01% ~ 0.1%	10 ~ 30 分钟
过氧乙酸	皮肤、物品表面、空气	0.1% ~ 0.5%	10 ~ 30 分钟
过氧化氢	皮肤、物品表面、空气	3%	30 分钟
戊二醛	医疗器械	2%	≥4 小时
乙醇	医疗器械、皮肤	70% ~ 75%	5 ~ 10 分钟
碘酊	皮肤、黏膜、物品表面	2% 碘(用 75% 乙醇溶液配制)	1 ~ 10 分钟
碘伏	皮肤、黏膜、物品表面	0.3% ~ 0.5% 有效碘溶液	10 ~ 30 分钟
苯扎溴铵(新洁尔灭)	皮肤、黏膜、物品表面	0.05% ~ 0.1% 溶液	10 ~ 30 分钟
氯己定(洗必泰)	皮肤、黏膜、物品表面	0.02% ~ 0.05% 溶液	10 ~ 30 分钟
高锰酸钾	皮肤、黏膜、食(饮)具、蔬菜、水果	0.1%	10 ~ 30 分钟

化学消毒剂按其杀菌能力可分为三大类:

1. **高效消毒剂(high-level disinfectants)**   高效消毒剂可杀灭包括细菌芽胞在内的所有微生物。适用于不能耐受热力灭菌,但要进入人体内部的物品,如内镜、塑料外科器材等的消毒。

(1) 含氯消毒剂(chlorine compounds):其有效成分按有效氯含量计算。有效氯含量指某含氯消毒剂所含有的与其氧化能力相当的氯量和消毒剂总量的比值。一般以百分比或 mg/L 表示。我国常用的有**次氯酸钠、二氯异氰酸尿酸钠**和**漂白粉**等。这类制剂在水中可产生氯(Cl_2)、次氯酸($HClO$)及新生态氧[O],三者均具有强大的杀菌作用,氯可氧化细菌—SH 基,次氯酸盐可与胞质成分作用形成

氮-氯复合物,干扰细胞代谢,且杀菌谱广,作用快,可用于物品表面、饮用水、皮肤、地面、排泄物和污水等消毒。但对金属制品有腐蚀作用。

（2）过氧化物消毒剂:常用的有**过氧化氢**(hydrogen peroxide)和**过氧乙酸**(peracetic acid)。两者主要靠其强大的氧化能力来灭菌,可使酶蛋白中的—SH 基转变为—SS—基,导致酶活性的丧失。3% ~6% 的过氧化氢可杀死大多数细菌,10% ~25% 浓度时可杀死所有微生物,包括细菌芽胞。过氧化氢熏蒸还可用于空气消毒。目前利用过氧化氢蒸气的等离子无菌技术正在发展,可能会替代环氧乙烷灭菌技术而成为医疗器械灭菌的发展方向。过氧乙酸为强氧化剂,易溶于水,杀菌谱广,杀菌力强,无残留毒性,但稳定性差,并有刺激性与腐蚀性,不适用于金属器具等的消毒。可用于物品表面和皮肤消毒。

二氧化氯(chlorine dioxide)消毒剂亦靠其强大的氧化能力来灭菌,二氧化氯在水中溶解饱和后,即可以气态向空中自然逸散,当空气中有效浓度达到 $4mg/m^3$,即可杀死 99.99% 的细菌、病毒和真菌,是当前新型的安全无毒、广谱高效的空气消毒净化剂。

（3）醛类消毒剂:常用的有**戊二醛**(glutaraldehyde)和**甲醛**(formaldehyde),为烷化剂。具有广谱、高效、快速的杀菌作用。其杀菌机制是对细菌蛋白质和核酸的烷化作用。2% 碱性戊二醛对橡胶、塑料、金属器械等物品无腐蚀性,适用于精密仪器、内镜的消毒。但对皮肤黏膜有刺激性。由于甲醛对人有潜在毒性作用,其使用有限,主要用于 HEPA 滤器的消毒。

（4）环氧乙烷(ethylene oxide):为杂环类化合物,沸点为 10.8℃,易蒸发,多用为气体消毒剂。其杀菌机制与甲醛相同,但其作用受气体浓度、消毒温度和湿度的影响。其优点为有穿透力,杀菌广谱高效,杀灭芽胞能力强,对多数物品无损害作用。不足之处为易燃,对人有一定毒性。其在空气中的浓度不得超过 1ppm。灭菌后物品中残留的环氧乙烷应挥发至规定的安全浓度方可使用。现已有特制的环氧乙烷灭菌箱,能控制真空度、温度和湿度,消毒后可用无菌空气进行洗涤,使用安全方便。常用灭菌要求是浓度 800 ~1200mg/L;相对湿度 55% ~60% ;50℃;6 小时。

2. **中效消毒剂**（intermediate-level disinfectants） 中效消毒剂不能杀灭细菌芽胞,但能杀灭细菌繁殖体(包括结核分枝杆菌)、真菌和大多数病毒。适用于纤维内镜、喉镜、阴道窥器、麻醉器材等。

（1）含碘消毒剂:常用为**碘酊**(tincture of iodine)和**碘伏**(povidone iodine)。杀菌作用主要依靠其沉淀蛋白和强大的氧化能力。碘酊为碘的乙醇溶液;碘伏为碘与载体的结合物(常为聚维酮碘)。多用于皮肤黏膜、体温计以及其他物品表面的消毒。碘酊对皮肤有刺激性,消毒后需以 75% 乙醇将其擦净;碘伏着色易洗脱,刺激性较轻微。

（2）醇类消毒剂:醇类的杀菌活性随碳链的长度增加而增加(最高活性见于 5 ~8 个碳原子)。**乙醇**(alcohols)或**异丙醇**最为常用,可迅速杀死细菌繁殖体、结核分枝杆菌、某些真菌和有包膜病毒。杀菌机制在于去除细菌胞膜中的脂类,并使菌体蛋白质变性。乙醇浓度为 70% ~75% 时杀菌力最强。异丙醇的杀菌作用比乙醇强,且挥发性低,但毒性较高。一般多用于医疗护理器材、皮肤的消毒和浸泡体温计。

3. **低效消毒剂**（low-level disinfectants） 低效消毒剂可杀灭多数细菌繁殖体,但不能杀灭细菌芽胞、结核分枝杆菌及某些抵抗力较强的真菌和病毒。

（1）季铵盐类消毒剂(quaternary ammonium compounds):我国使用最普遍的是**苯扎溴铵**(benzalkonium chloride,商品名为新洁尔灭)。其溶液无色、无臭、刺激性轻微。属阳离子表面活性剂,能吸附于细菌表面,改变胞壁通透性,使菌体内的酶、辅酶、代谢中间产物逸出,呈现杀菌作用。表面活性剂又称去垢剂,易溶于水,能减低液体的表面张力,使物品表面油脂乳化易于除去,故具有清洁作用。表面活性剂有阳离子型、阴离子型和非离子型三类。因细菌带阴电,故阳离子型杀菌作用较强,但不得与阴离子表面活性剂(如肥皂)合用。可用于皮肤、黏膜、物品表面、地面消毒。

（2）氯己定(chlorhexidine,商品名为洗必泰):为双胍类化合物。其溶液无色、无臭、刺激性轻微。

不宜与阴离子表面活性剂合用。可用于皮肤、黏膜、物品表面、地面消毒。

（3）高锰酸钾：具有氧化杀菌作用，多用于皮肤、黏膜冲洗、浸泡消毒以及食（饮）具、蔬菜、水果的消毒。

四、消毒灭菌的运用

消毒灭菌在实验微生物学和医学实践中有重要运用，应针对不同微生物污染的对象，选用不同的消毒灭菌方法。

（一）医疗器械物品的消毒灭菌

1. 高危器械物品　指使用时需进入无菌组织的物品，如针头、注射器、手术器械、注射液体、敷料、静脉导管和尿道插管等。所有这些物品都应该灭菌，最好应用压力蒸汽灭菌法灭菌。对于不能耐受热力灭菌的物品，可使用高效消毒剂，如环氧乙烷、戊二醛等。

2. 中危器械物品　指使用时不进入无菌组织，但需接触黏膜的器械，如呼吸机、麻醉机、胃镜、支气管镜、阴道窥器、体温计和口腔器械等。这些器械采用消毒即可，包括流动蒸汽、煮沸、过氧乙酸、醇类和戊二醛浸泡，但浸泡的物品，用前必须彻底清洗，以免超敏反应等副作用。如果器械性能允许，最好用压力蒸汽灭菌或^{60}Co电离辐射消毒。

3. 低危器械物品　指只接触未损伤的皮肤，不进入无菌组织和不接触黏膜的物品，如治疗盘、治疗车、食品器皿、便盆等。对这些物品一般用后清洗、消毒处理即可。

4. 快速周转的医疗器械　对医疗工作中快速周转的关键和半关键性器材，如纤维内镜、牙钻、牙科手术器械等的消毒灭菌既要时间短，又不能损伤器材，难度较大。目前常用瞬时灭菌、微波灭菌、高效消毒剂快速处理、中效或低效消毒剂与低热（60℃）协同等方法。

（二）室内空气消毒灭菌

1. 物理消毒法　①紫外线照射（1.5W/m³，1小时）是最常用的方法，但必须在无人状态下才能进行，且紫外线消毒有死角，不彻底，产生的臭氧不仅气味难闻，且超过一定浓度后，可导致胸闷、憋气、头痛、肺水肿甚至窒息等严重毒性副作用；②滤过除菌是将空气气流通过孔径小于0.2μm的高效过滤装置以除去细菌和带菌尘埃。

2. 化学消毒法　包括使用化学消毒剂喷雾和熏蒸。①过氧乙酸喷雾可用0.5%水溶液，剂量为30ml/m³，喷后密闭1小时；熏蒸按0.75～1g/m³计算，熏蒸2小时。②过氧化氢可用3%溶液喷雾，30ml/m³，1小时。③二氧化氯溶液，见前述。④中草药如用艾叶（1g/m³）点燃烟熏可有效抑制金黄色葡萄球菌、溶血性链球菌、白喉棒状杆菌、肺炎链球菌等。

（三）手和皮肤的消毒

人体手上的细菌可分为**暂住菌**和**常住菌**两大类，暂住菌是原来不存在，经接触而附着在皮肤上，与宿主皮肤结合不紧密，易用机械方法清洁或化学方法清除；常住菌为皮肤上定植的正常菌群，常寄居在皮肤毛囊和皮脂腺开口处，藏身于皮肤缝隙深处，大部分无致病性。

流行病学调查资料显示，医护人员手上的污染菌主要是暂住菌，如不认真进行清洁和消毒，则可通过医疗、护理等工作直接或间接传播病原体，造成交叉感染。由医护人员的手传播细菌而造成的医院感染约占30%。

用肥皂和流动水经常并正确的洗手是预防许多病原微生物感染的有效方法，当被病原微生物污染时，一般常用的消毒剂包括75%乙醇、0.05%氯己定溶液、0.2%过氧乙酸水溶液、0.05%～0.1%次氯酸钠水溶液、含有有效碘10g/L的碘伏配制液及其他配制并辅以皮肤保护剂的各种新型混合制剂。

（四）黏膜的消毒

口腔黏膜消毒可用3%过氧化氢；冲洗尿道、阴道、膀胱等可用0.05%氯己定或1g/L高锰酸钾。

（五）病人排泄物与分泌物的消毒灭菌

病人的粪、尿、脓液和痰液等，一般多用含50g/L有效氯的次氯酸钠、漂白粉等消毒液作用1小时,也可用等量的 200g/L 漂白粉搅拌均匀,作用 2 小时后再处理。

（六）病人污染物品的消毒

日常生活小用具可煮沸 15～30 分钟或流通蒸汽消毒 30 分钟。也可用 0.5% 过氧乙酸浸泡 30 分钟。家具用 0.2%～0.5% 过氧乙酸擦洗、喷洒。污染的食品、果品禁止再食用,可用 200g/L 漂白粉乳剂处理 2 小时或煮沸 30 分钟或焚烧。衣服、被褥用流通蒸汽消毒 30 分钟或用含有 5% 有效氯的消毒液作用 30 分钟或 15% 过氧乙酸 1g/m³ 熏蒸 1 小时。运输工具用 0.5% 过氧乙酸擦洗、喷洒表面或 2% 过氧乙酸 8ml/m³ 熏蒸 1 小时。

（七）饮水的消毒

自来水用氯气,少量的饮用水可用漂白粉。

（八）环境的消毒

病人居住过的房间、地面、墙壁、门窗可用 0.2%～0.5% 过氧乙酸 200ml/m² 30～60 分钟或 1g/L 含氯消毒液 30～60 分钟于房间无人时喷洒,注意药物的腐蚀性。厕所、阴沟可用生石灰,其有效成分是氢氧化钙。垃圾可焚烧或用 10g/L 有效氯的消毒液喷洒。污水可用有效氯消毒(总余氯量大于 65mg/L)处理。

五、影响消毒灭菌效果的因素

（一）微生物的种类

微生物对消毒灭菌的敏感性高低排序大致如下:真菌、细菌繁殖体、有包膜病毒、无包膜病毒、分枝杆菌、细菌芽胞。然而,不同种或同种不同株间微生物内在的抗性相差也很大。如在肠杆菌科内,60℃时,**十倍减少时间**(decimal reduction time,D 值),是指在一定的条件下灭活 90% 最初的微生物群体的所需时间,可从几分钟(*E. coli*)到 1 小时(*Salmonella enterica* serotype *Senftenberg*)。金黄色葡萄球菌在 70℃时 D 值一般小于 1 分钟,相比之下,表皮葡萄球菌为 3 分钟,曾分离过一株金黄色葡萄球菌在 70℃时 D 值竟高达 14 分钟。因此,从一种微生物得到的灭活数据不能推导到另一种微生物。一种可杀灭细菌的消毒剂不一定能灭活病毒。灭活朊粒需要的能量就是正常热力灭菌的 6 倍,由于直接接触脑组织、神经组织(包括视网膜)和扁桃体的器材为传播朊粒的高危器材,当消毒灭菌时就应考虑到这一点。肝炎病毒,特别是乙型肝炎病毒也比其他病毒和大多数细菌繁殖体对热和消毒剂的抗性强。

（二）微生物的生理状态

消毒灭菌前微生物的生长情况显著影响它们的抵抗力。在营养缺陷下生长的微生物比在营养丰富的情况下生长的微生物具有更强的抵抗力。细菌繁殖体的抵抗力从开始直到对数期的后期通常较强,自稳定期才开始不规则地下降。

（三）微生物的数量

微生物最初的数量越大,所需消毒的时间就越长。消毒灭菌前严格的洗涤和清洁是保证消毒灭菌成功的基本步骤。如果这点不可能做到,如实验室的培养物,就必须延长消毒灭菌时间。

（四）消毒剂的性质、浓度与作用时间

各种消毒剂的理化性质不同,对微生物的作用大小各异。例如表面活性剂对革兰阳性菌的杀灭效果比对革兰阴性菌好,而且表面活性剂一般只能对细菌繁殖体有作用,不能杀灭细菌芽胞和真菌;氧化剂中的过氧乙酸和含氯化合物对环境和空气中的病毒作用效果好。同一种消毒剂的浓度不同,其消毒效果也不同。绝大多数消毒剂在高浓度时杀菌作用大,当降低至一定浓度时只有抑菌作用,如含氯消毒剂浓度增加一倍,杀菌时间减少 30%。但醇类例外,70% 乙醇或 50%～80% 异丙醇的消毒效果最好,因过高浓度的醇类使菌体蛋白质迅速脱水凝固,影响了醇类继续向内部渗入,降低了杀菌效果。消毒剂在一定浓度下,对细菌的作用时间愈长,消毒效果也愈好。

（五）温度

消毒剂的杀菌实质上是化学反应，其反应速度随温度升高而加快。因此，温度升高可提高消毒效果。例如 2% 戊二醛杀灭每毫升含 10^4 个炭疽芽胞杆菌的芽胞时，20℃时需 15 分钟，40℃时为 2 分钟，56℃时仅 1 分钟即可。又如温度增高 10℃，含氯消毒剂的杀菌时间减少 50%~65%。

（六）酸碱度

消毒剂的杀菌作用受酸碱度的影响。例如戊二醛本身呈酸性，其水溶液呈弱酸性，不具有杀死芽胞的作用，只有在加入碳酸氢钠后才发挥杀菌作用。苯扎溴铵的杀菌作用是 pH 愈低，杀菌所需药物浓度愈高，在 pH 为 3 时所需的杀菌浓度，较 pH 为 9 时要高 10 倍左右。含氯消毒剂在酸性 pH 时，杀菌活性最高。

（七）有机物

环境中有机物的存在，能够显著影响消毒剂的效果。病原菌常随同排泄物、分泌物一起存在，这些物质如脓、痰、血液和尿可阻碍消毒剂与病原菌的接触，并消耗药品，因而减弱消毒效果。此外，肥皂、去垢剂或其他消毒剂也会灭活消毒剂的效果。

第六节　细菌的分类

一、细菌的分类原则与层次

细菌分类学（bacterial taxonomy）是一个古老的、传统的学科，又是一个现代化的、发展的学科。细菌的分类原则上分为**传统分类**和**种系分类**（phylogenetic classification）两种。前者以细菌的生物学性状为依据，由于对分类性状的选择和重视程度带有一定的主观性，故又称为人为分类；后者以细菌的发育进化关系为基础，故又称为自然分类。具体到细菌鉴定（identification）和分类（classification）的方法包括**表型分类、分析分类和基因型分类**。

1. **表型分类**　表型分类是以细菌的**形态**和**生理特征**为依据的分类方法，即选择一些较为稳定的生物学性状，如菌体形态与结构、染色性、培养特性、生化反应、抗原性等作为分类的标记。它奠定了传统分类的基础。20 世纪 60 年代开始借助计算机将拟分类的细菌按其性状的相似程度进行归类（一般种的水平相似度>80%），以此划分种和属，称为数值分类。

2. **分析分类**　应用电泳、色谱、质谱等方法，对**菌体组分、代谢产物组成与图谱等特征**进行分析，例如细胞壁脂肪酸分析、全细胞脂类和蛋白质的分析、多点酶电泳等，为揭示细菌表型差异提供了有力的手段。

3. **基因型分类**　分析细菌的**遗传物质**，揭示了细菌**进化**的信息，是最精确的分类方法。包括 DNA 碱基组成（G+C mol%）、核酸分子杂交（DNA-DNA 同源性、DNA-rRNA 同源性）和 16S rRNA 同源性分析，比较细菌大分子（核酸、蛋白质）结构的同源程度等，其中 16S rRNA 更为重要，因其在进化过程中保守、稳定，很少发生变异，是种系分类的重要依据。

随着方法学的发展，细菌的分类不断完善而且更加科学。1987 年 Woese 在大量 16S rRNA 序列分析的基础上，描绘出生物系统发育树，由古细菌（Archaebacteria）、真细菌（Eubacteria）和真核细胞（Eukaryotes）共同构成生物三原界。后来演变为**古生菌**（archaea）、**细菌和真核生物**三个域。古生菌和细菌同为原核生物，核糖体均为 70S。古生菌在地球上出现最早，生存在极端环境（高温、高盐、低 pH），细胞壁无肽聚糖，蛋白质合成起始甲硫氨酸不需甲酰化，tRNA 基因中有内含子，含有多种 RNA 多聚酶，蛋白质合成对白喉毒素的抑制敏感，而对氯霉素的抑制不敏感，这些特性与真核生物相同，而与细菌不同。

国际上最具权威性的细菌分类系统专著《伯杰氏系统细菌学手册》（1984 年）和《伯杰氏鉴定细菌学手册》第 9 版（1994 年）都已反映了细菌种系分类的研究进展，但在具体编排上仍保留了许多传统分类的安排。最新出版的《伯杰氏系统细菌学手册》（2004 年）又收集了 4000 余种模式菌株的 16S rRNA 序列,力求细菌分类学模式(taxonomic model)和种系发育模式(phylogenetic model)的一致性,将原核生物分为两个域,即古生菌域和细菌域,前者分为 2 个门,后者分为 24 个门,依次再分为纲、目、科、属、种。目前,尚未在古生菌中发现病原菌。之后于 2001—2012 年分别出版了 5 卷各自描述 archaea、proteobacteria、firmicutes、bacteroidetes、actinobacteria 等详细分类。

细菌的分类层次与其他生物相同,但在细菌学中常用的是**属**和**种**。

种(species)是细菌分类的基本单位。关于种的定义,目前较为广泛接受的观点是彼此间有 70% 或 70% 以上 DNA 同源性,同时也具有 5℃ 或更低的 ΔTm 值的细菌群体构成一个菌种。特性相近,关系密切的若干菌种组成一个菌属(genus)。同一菌种的各个细菌,虽特性基本相同,但在某些方面仍有一定差异,差异较明显的称**亚种**(subspecies,subsp.)或变种(variety,var.),差异小的则为**型**(type)。例如按抗原结构不同而分**血清型**(serotype);对噬菌体和细菌素的敏感性不同而分**噬菌体型**(phage-type)和细菌素型(bacteriocin-type);生化反应和其他某些生物学性状不同而分**生物型**(biotype)。变种因易与亚种混淆,已不再单独使用,与其他词复合构成代替"型"的术语,如 biovar 就是生物型(bio-type)。按此原则,大肠埃希菌(种)则属于原核生物界、细菌域、变形菌门、γ-变形菌纲、肠杆菌目、肠杆菌科、埃希菌属中的一个种,全称为大肠埃希菌。

对不同来源的同一菌种的细菌称为该菌的不同**菌株**(strain)。具有某种细菌典型特征的菌株称为该菌的**标准菌株**(standard strain)或**模式菌株**(type strain)。

二、细菌的命名法

细菌的命名采用**拉丁双名法**,每个菌名由两个拉丁字组成,用斜体字表示。**前一字为属名,用名词,第一个字母大写;后一字为种名,用形容词,小写。**一般属名表示细菌的形态或发现有贡献者,种名表明细菌的性状特征、寄居部位或所致疾病等。**中文的命名次序与拉丁文相反,是种名在前,属名在后。**例如 *Staphylococcus aureus*(金黄色葡萄球菌)、*Escherichia coli*(大肠埃希菌)、*Neisseria meningitidis*(脑膜炎奈瑟菌)等。属名也可不将全文写出,只用第一个字母代表,如 *M. tuberculosis*、*S. typhi* 等。有些常见菌有其习惯通用的俗名,如 *tubercle bacillus*(结核杆菌)、*typhoid bacillus*(伤寒杆菌)、*meningococcus*(脑膜炎球菌)等。有时**泛指某一属细菌,不特指其中某个菌种,则可在属名后加 *sp.*(单数)或 *spp.*(复数)**,如 *Salmonella sp.* 表示为沙门菌属中的细菌。

(汤　华)

第三章 噬菌体

噬菌体(bacteriophage)是感染细菌、真菌、放线菌或螺旋体等微生物的病毒。噬菌体具有病毒的**基本特性**：个体微小，可以通过细菌滤器；无细胞结构，主要由蛋白质构成的衣壳和包含于其中的核酸组成；只能在活的微生物细胞内复制增殖，是一种**专性胞内寄生**的微生物。

噬菌体分布极广，凡是有细菌的场所，就可能有相应噬菌体的存在。在人和动物的排泄物或其污染的井水、河水中，常含有肠道细菌的噬菌体。在土壤中，也可找到土壤细菌的噬菌体。

噬菌体**有严格的宿主特异性**，只寄居在易感宿主菌体内并可裂解细菌，故流行病学可利用噬菌体进行细菌的鉴定与分型，以追查感染源。临床上有时利用噬菌体作为某些局部感染的辅助治疗。另外，噬菌体由于基因数目较少，增殖速度较快又易于培养，在分子生物学中被作为外源基因的载体，用于研究核酸的复制、转录以及表达等重要理论问题，因此噬菌体已成为分子生物学的重要研究工具。

第一节　噬菌体的生物学性状

1. **形态与结构**　噬菌体在光学显微镜下看不见，需用电子显微镜观察。噬菌体在电子显微镜下有三种基本形态，即**蝌蚪形**(图 3-1)、**微球形**和**细杆形**。大多数噬菌体呈蝌蚪形，由**头部**和**尾部**两部分组成(图 3-2)。头部呈六边形立体对称，由蛋白质**衣壳**包绕核酸组成；尾部是一管状结构，由一个中空的**尾髓**和外面包裹的**尾鞘**组成，尾髓具有收缩功能，可将头部的核酸注入宿主菌细胞内；尾部末端尚有**尾板**、**尾刺**和**尾丝**，尾板内可能含有裂解宿主菌细胞壁的溶菌酶；尾丝为噬菌体的吸附器官，能识别宿主菌体表面的特异性受体。头部和尾部连接处有尾领、尾须结构，尾领与头部装配有关，某些噬菌体尾部很短或缺失。

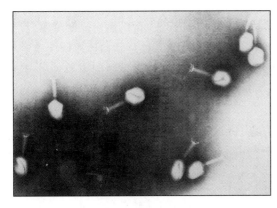

图 3-1　蝌蚪形噬菌体
大肠埃希菌 T2 噬菌体(×40 000)

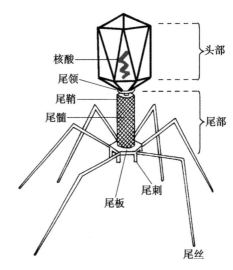

图 3-2　噬菌体结构模式图

2. **化学组成**　噬菌体主要由**核酸**和**蛋白质**组成。核酸是噬菌体的遗传物质，噬菌体的基因组大小为 2~200kb。蛋白质构成噬菌体的头部衣壳与尾部，包括尾髓、尾鞘、尾板、尾刺和尾丝，起着保护核酸的作用,并决定噬菌体外形和表面特征。

噬菌体的**核酸类型为 DNA 或 RNA**,并因此可将噬菌体分成 DNA 噬菌体和 RNA 噬菌体两大类。大多数 DNA 噬菌体的 DNA 为线状双链,但某些微小 DNA 噬菌体的 DNA 为环状单链。多数 RNA 噬菌体的 RNA 为线状单链,少数为分节段的线状双链。有尾噬菌体的核酸均为线状双链 DNA,无尾噬菌体的核酸为环状单链 DNA 或线状单链 RNA(表 3-1)。某些噬菌体的基因组中含有异常碱基,如大肠埃希菌 T 偶数噬菌体无胞嘧啶,而代之以 5-羟甲基胞嘧啶与糖基化的 5-羟甲基胞嘧啶;某些枯草芽胞杆菌噬菌体的 DNA 无胸腺嘧啶,而代之以尿嘧啶或 5-羟甲基尿嘧啶。由于这些异常碱基不会出现在宿主菌基因组中,因此可作为噬菌体 DNA 的天然标记。

表 3-1   噬菌体的形态与核酸特征

噬菌体	宿主菌	形态	核酸
T1-T7、λ、N4	大肠埃希菌	蝌蚪形	dsDNA,线状
P1	志贺菌	蝌蚪形	dsDNA,线状
P22	沙门菌	蝌蚪形	dsDNA,线状
SPO1、SP82	枯草芽胞杆菌	蝌蚪形	dsDNA,线状
φ29	解淀粉芽胞杆菌	蝌蚪形	dsDNA,线状
PM2	假单胞菌	微球形,有包膜	dsDNA,线状
φX174、S13、M12、G4	大肠埃希菌	微球形	ssDNA,线状
f1、fd、M13	大肠埃希菌	细杆形	ssDNA,线状
MS2、f2、fr、Qβ	大肠埃希菌	微球形	ssRNA,线状
φ6	假单胞菌	微球形,有包膜	dsRNA,线状,分成 3 节段

3. **抗原性**   噬菌体具有抗原性,能够刺激机体产生特异性抗体。该抗体能抑制相应噬菌体侵袭宿主菌,但对已吸附或已进入宿主菌的噬菌体不起作用。

4. **抵抗力**   噬菌体对理化因素的抵抗力**比一般细菌繁殖体强**,加热 70℃30 分钟仍不失活,也能耐受低温。大多数噬菌体能抵抗乙醚、三氯甲烷和乙醇,在 5g/L 升汞和 5g/L 苯酚中,经 3~7 天不丧失活性,而在过饱和氯化钙溶液中,保持数年不失活。但对紫外线和 X 射线敏感,一般经紫外线照射 10~15 分钟即失去活性。

第二节   毒性噬菌体

根据与宿主菌的相互关系,噬菌体可分为两种类型:一种是能在宿主菌细胞内复制增殖,产生许多子代噬菌体,并最终裂解细菌,称为**毒性噬菌体**(virulent phage);另一种是噬菌体基因组整合于宿主菌染色体中,不产生**子代噬菌体**,也不引起细菌裂解,但噬菌体 DNA 随细菌基因组的复制而复制,并随细菌的分裂而分配至子代细菌的基因组中,称为**温和噬菌体**(temperate phage)或**溶原性噬菌体**(lysogenic phage)。

毒性噬菌体在宿主菌内以**复制方式**进行增殖,增殖过程包括**吸附、穿入、生物合成、成熟与释放**等四个阶段。从噬菌体吸附开始至宿主菌裂解释放出子代噬菌体为止,称为噬菌体的**复制周期或溶菌周期**。其复制周期与病毒的复制周期相似,只是缺乏脱壳阶段,其衣壳仍保留在被感染的菌体细胞外。

1. **吸附**   吸附是噬菌体表面蛋白与其宿主菌表面受体发生特异性结合的过程,其特异性取决于两者分子结构的互补性。不同噬菌体的吸附方式不同,细杆形噬菌体以其末端吸附,蝌蚪形噬菌体以尾丝、尾刺吸附;某些细杆形噬菌体及微球形噬菌体可吸附于细菌的性菌毛上,所以这些噬菌体仅感染有性菌毛的 F⁺菌。只要细菌具有特异性受体,无论死活,噬菌体均能吸附,但噬菌体核酸不能进入已死亡的宿主菌内。

2. **穿入** 有尾噬菌体吸附于宿主菌后,借助尾部末端的溶菌酶在宿主菌细胞壁上溶一小孔,然后通过尾鞘的收缩,将头部的核酸注入菌体内,而蛋白质衣壳留在菌体外。无尾噬菌体与细杆形噬菌体可以脱壳的方式核酸进入宿主菌内。

3. **生物合成** 噬菌体核酸进入菌细胞后,一方面通过转录生成 mRNA,再由此翻译成噬菌体所需的与其生物合成有关的酶、调节蛋白和结构蛋白;另一方面以噬菌体核酸为模板,大量复制子代噬菌体的核酸。

4. **成熟与释放** 子代噬菌体的蛋白质与核酸分别合成后,在宿主菌细胞质中按一定程序装配成完整的成熟噬菌体。当子代噬菌体达到一定数目时,裂解菌细胞释放出子代噬菌体,后者又可感染新的宿主菌。某些丝形噬菌体是以**出芽**方式逐个释放子代噬菌体。

在液体培养基中,噬菌体裂解宿主菌可使混浊菌液变澄清;而在固体培养基上,将适量的噬菌体和宿主菌液混合接种培养后,培养基表面可出现透亮的溶菌空斑,每个空斑系由一个噬菌体复制增殖并裂解宿主菌后形成的,称为**噬斑**(plaque),不同噬菌体噬斑的形态与大小不尽相同。通过噬斑计数,可测知一定体积内的**噬斑形成单位**(plaque forming units,PFU)数目,即噬菌体的数量。

第三节 温和噬菌体

温和噬菌体的基因组整合于宿主菌基因组中,这种整合在细菌染色体上的噬菌体基因称为**前噬菌体**(prophage)。前噬菌体可随细菌染色体的复制而复制,并通过细菌的分裂而传给下一代,不引起细菌裂解,这种带有前噬菌体的细菌称为**溶原性细菌**(lysogenic bacterium)。前噬菌体偶尔可自发地或在某些理化和生物因素的诱导下脱离宿主菌染色体而进入溶菌周期,产生成熟的子代噬菌体,导致细菌裂解。温和噬菌体具有的这种产生成熟子代噬菌体颗粒和裂解宿主菌的潜在能力,称为**溶原性**(lysogeny)。由此可知,温和噬菌体有三种存在状态:①游离的具有感染性的噬菌体颗粒;②宿主菌细胞质内类似质粒形式的噬菌体核酸;③前噬菌体。温和噬菌体有溶原性周期和溶菌性周期(图 3-3),而毒性噬菌体只有一个溶菌性周期。

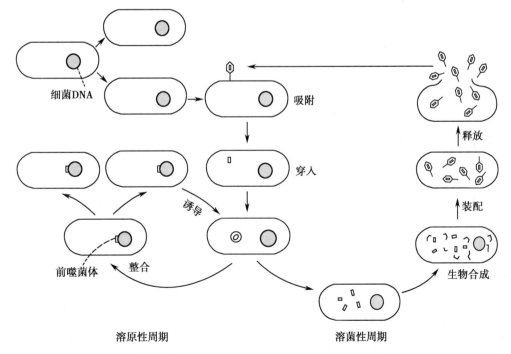

图 3-3 溶原性细菌的溶原性周期和溶菌性周期

溶原性细菌具有抵抗同种或有亲缘关系噬菌体重复感染的能力,使宿主菌处在一种噬菌体免疫状态。这种免疫性不同于细菌对噬菌体的抗性突变,这种抗性可使噬菌体不能吸附于细菌表面的特异性受体。

某些前噬菌体可导致细菌基因型和性状发生改变,称为**溶原性转换**(lysogenic conversion)。如白喉棒状杆菌产生白喉毒素的机制,是因 β-棒状杆菌噬菌体感染白喉棒状杆菌后,由于噬菌体 DNA 携带编码白喉毒素的基因,使无毒的白喉棒状杆菌获得了产生白喉毒素的能力。另外,肉毒梭菌产生的肉毒毒素、金黄色葡萄球菌产生的溶素,以及沙门菌、志贺菌等抗原结构和血清型别均与溶原性转换有关。当溶原性细菌失去其前噬菌体,则有关性状亦随之消失。

第四节　噬菌体的应用

1. 细菌的鉴定和分型　由于噬菌体裂解细菌有种的特异性,故可用于细菌的鉴定。如利用已知的噬菌体鉴定未知的霍乱弧菌、鼠疫耶尔森菌等。噬菌体裂解细菌又有型特异性,所以又可用噬菌体对某一种细菌分型,即该菌的噬菌体型。如利用伤寒沙门菌 Vi 噬菌体已将有 Vi 抗原的伤寒沙门菌分为 96 个噬菌体型。

2. 检测标本中的未知细菌

(1)噬菌体在自然界中分布广泛,凡有细菌的地方,如污水、土壤、人和动物的排泄物等都可能有噬菌体。所以,从标本中检出某种噬菌体常提示该标本中曾有相应的细菌存在。

(2)根据噬菌体必须在活的敏感细菌内才能增殖这一特性,如将检测标本与一定数量已知噬菌体放到一起培养,只要噬菌体明显增加,即提示该标本中有相应的细菌存在。

3. 基因工程的工具　噬菌体在基因工程上可做外源基因的载体,常用的有 *E. coli* K12λ 噬菌体和 *E. coli* 噬菌体 M13。前者可与外源基因重组后再转入到 *E. coli* 中,能在菌细胞内扩增外源基因或表达外源基因产物。因其可与较大的 DNA 片段(20kbp)重组,故可用来建立真核细胞染色体的基因文库。后者是一种丝状的噬菌体,含单链环状 DNA,进入宿主细菌后,先变成双链复制中间型(replicative intermediate,RI),然后进行复制。子代噬菌体释放并不使细菌裂解。此 RI 如与外源 DNA 重组转入受体菌,外源 DNA 则在受体菌内扩增并以单链形式分泌到菌体外,可做 DNA 序列分析的模板。

4. 用于细菌性感染的治疗　由于噬菌体对细菌的感染具有种的特异性,不像使用抗生素那样容易造成菌群失调或耐药,细菌对噬菌体产生耐受的可能性较小。因此可成为新的抗菌物质,尤其对金黄色葡萄球菌、铜绿假单胞菌等这些容易产生耐药性的细菌应用价值更大,有着较好的前景。

(黄　敏)

第四章 细菌的遗传与变异

遗传（heredity）和**变异**（variation）是细菌的基本属性之一，细菌的基因决定了同种间的相似性及个体间的差异性。遗传是指亲代的特性可通过遗传物质传递给子代。细菌的遗传性保证了物种的稳定性，而变异性则使其更能适应外界环境的变化，从而促使其在物种上发生进化。基因（gene）是遗传的基本单位。**细菌基因组**（genome）包含菌细胞的全部遗传信息，包括染色体和（或）外源性 DNA（质粒、噬菌体的部分或全部基因组），以及**可移动元件**（mobile elements）。细菌的全部遗传信息构成了细菌基因型（genotype），决定细菌的形态结构、生理代谢、致病性、免疫性及药物抗性等生物学性状。细菌的基因型决定同种间的相似性及个体间的差异性。然而，具有相同基因型的细菌，在不同的条件下可呈现不同的特性。在特定外界环境中，细菌在生长中所表现的形态和生理特征等性状的总和，称为**表型**（phenotype）。

细菌的变异（variation）可分为两类，**遗传变异**（genetic variation）与**表型变异**（phenotypic variation）。遗传变异只发生在少数个体，但可稳定传给子代，产生变种或新种，有利于物种的进化；而表型变异则因外界因素所致，常波及同一环境中的大多数个体，因遗传物质的结构未改变，其变化为可逆，表型变异不能遗传。

与真核细胞相比，细菌基因组为单倍体，相对比较简单。一旦基因发生变异，相应的表型也会很快发生改变，加之细菌的新陈代谢与生长繁殖迅速，在短期内即可观察到生物特性的变异。随着细菌基因组的不断解析，以及功能基因组研究的深入，推动了细菌致病机制、耐药机制、快速诊断、疫苗研发及防治策略等方面的快速发展。因此，了解细菌的遗传与变异具有十分重要的理论意义和实用价值。

第一节 细菌基因组

细菌的遗传物质是 DNA。**细菌基因组**包括染色体、质粒和整合在染色体中的噬菌体基因组。

一、细菌基因组的主要组成

1. **细菌染色体**（bacterial chromosome） 细菌基因主要位于染色体。细菌的染色体为单倍体，可呈环状或线性。多数细菌（>90%）的染色体为单条环状双螺旋双链 DNA（dsDNA），长度约 580~5220kb；少数细菌染色体则由两条环状 dsDNA 分子组成，如霍乱弧菌、问号钩端螺旋体和马耳他布鲁菌（Brucella melitensis）等；个别细菌含有三条环状 dsDNA 分子；而疏螺旋体属，包括伯道疏螺旋体、伽氏疏螺旋体和埃氏疏螺旋体等的染色体则为线性 dsDNA 分子。

细菌基因组的大小与其所含基因数成正相关。细菌基因组中大多数基因为单拷贝，而 rRNA 基因则为多拷贝，以满足细菌迅速生长繁殖的需要。在细菌基因组中，许多相关基因串联排列在染色体的特定部位，上游的启动子（promoter）和（或）调控信号序列与操纵子的基因（operator gene）共同构成一个转录单位，称为操纵子（operon）。与真核细胞不同，细菌基因组中非编码序列较少；无内含子（intron），转录后的 RNA 无需剪接加工。

不同种细菌染色体的 G+C 含量（百分比）不同，可作为分析细菌种属关系或基因来源的依据之一。细菌的种内和种间存在着广泛的**基因水平转移**（horizontal gene transfer）。在细菌基因组中可发现一些外源 DNA 片段,其 G+C 百分比和密码子使用偏向性与细菌染色体有明显差异,两侧往往含有重复序列、插入序列或 tRNA,片段中间所带的基因与细菌的耐药性、致病性/毒力或某些代谢有关,分别称之为耐药岛、致病岛/毒力岛或代谢岛。**细菌致病岛**(pathogenic island,PAI)是指病原菌基因组中存在编码与细菌毒力或致病性相关因子(如黏附因子和毒素等)的外源 DNA 片段。

细菌染色体中具有各种功能的识别区域,如复制起始区 OriC、复制终止区 TerC、转录启动区和终止区等,该类区域往往具有特殊的顺序。

2. **质粒**(**plasmid**)   质粒是细菌染色体外具有独立复制能力的遗传物质,存在于细胞质中,为环状闭合或线性 dsDNA,游离或整合在细菌染色体上。质粒携带与细菌生命活动非必需的基因,其遗传信息可赋予宿主菌某些特定生物学性状,如致育性、耐药性、致病性和代谢改变等。质粒可自行丢失或通过人工处理(如高温、吖啶橙和溴乙锭等)消除(curing)。随着质粒的丢失或消除,质粒赋予宿主菌的某些生物学性状亦随之消失。某些质粒能够在多种细菌中复制,而有的则具有宿主菌范围。

细菌中存在不同种类的质粒,根据质粒的不同特性可进行以下分类:

(1)根据是否可通过细菌的性菌毛传递,分为接合性质粒(conjugative plasmid)和非接合性质粒(non-conjugative plasmid)两大类。接合性质粒带有与接合传递有关的基因,分子量较大,约 40~100kb,如 F 质粒和 R 质粒等;非接合性质粒不能通过接合方式传递,分子量小,一般低于 15kb,但也有例外,如志贺菌毒力质粒分子量达 220kb。

(2)根据在宿主菌中的拷贝数,可分为严紧型质粒(stringent plasmid)和松弛型质粒(relaxed plasmid)。质粒拷贝数是指每个细菌内所含有相同质粒的数量。严紧型质粒的复制与染色体同步,拷贝数低,仅为数个,分子量较大。松弛型质粒的复制与染色体不同步,分子量小,细菌内拷贝数高,每个细胞可含有 20~60 个或更多个拷贝。

(3)根据质粒的相容性,可分为不相容性质粒和相容性质粒。相关的质粒不能稳定地共存于同一宿主菌中的现象称为不相容性(incompatibility),反之则为相容性。质粒不相容性与相同或相似的宿主范围、复制部位和复制调控机制等因素有关。利用质粒的不相容性可进行细菌分组,如肠杆菌科中的质粒已划分 30 余个不相容群,常用于分子流行病学调查。

(4)根据质粒基因编码的生物学性状分类:①致育质粒或 F 质粒(fertility plasmid):编码性菌毛,介导细菌间质粒的接合传递。②耐药性质粒(resistance plasmid):其编码产物与多种抗菌药物和重金属的抗性相关。其中,可通过接合方式进行基因传递的称接合性耐药质粒,又称 R 质粒(R factor),在革兰阴性菌中多见。不能通过细菌接合传递的质粒,称非接合性耐药质粒,又称 r 质粒,可通过噬菌体转导等方式在细菌间传递。③毒力质粒(virulence plasmid):编码与细菌致病性相关的毒力因子。④细菌素质粒:可编码各类细菌素,如 Col 质粒编码大肠埃希菌的大肠菌素。⑤代谢质粒:编码与代谢相关的酶类,如沙门菌发酵乳糖的能力通常由质粒决定。

3. **噬菌体基因组**   噬菌体是侵袭细菌的病毒,其基因组所携带的遗传信息可赋予宿主菌某些生物学性状。温和性噬菌体的基因组可整合在细菌染色体上,成为**前噬菌体**(prophage);前噬菌体也可从宿主菌染色体脱离。噬菌体的这种特性,亦可介导细菌基因的水平转移,参与细菌的遗传与变异。

二、细菌基因组中主要的特殊结构

在细菌基因组中存在插入序列和转座子等可移动元件。可移动遗传元件的移动方式称为转位(transposition),因此又称**转座元件**(transposable element)。转座元件是一类不依赖于同源重组即可在细菌或其他生物的基因组(染色体、质粒和噬菌体基因组)中改变自身位置的独特 DNA 序列,又称为跳跃基因(jumping genes),可导致基因的不稳定和高突变率。转座元件的发现,证明基因组不仅仅是静态的集合体,而是在不断改变遗传组成的动态有机体。揭示此现象的科学家 McClintock 于 20 世纪 40 年代发现了可移动的遗传元件(mobile genetic elements),1983 年荣获诺贝尔生物医学奖。

转座元件的插入位点无须存在同源的核苷酸序列,是一种与同源重组不同的重组类型。转座元件的转移有两种类型:保留性转位(conservative transposition)和复制性转位(replicative transposition)。保留性转位是通过所编码的转座酶将转座元件自原位点切割下来,插入至其他位点。而复制性转位时,转座元件复制一个新拷贝插入至新靶位,而原拷贝保留在原位。

转座元件的转移可发生在同一染色体上,也可发生在染色体之间,质粒之间,或染色体和质粒之间。已证实所有生物均有可转移元件,其转位作用主要依赖自身编码的**转座酶**(transposase)。转座元件可通过位置移动改变遗传物质的核苷酸序列,产生插入突变、基因重排或插入位点附近基因转录表达的改变等。因此,转座元件在促进细菌生物学性状改变以及进化过程中的作用不可忽视。转座元件主要为插入序列和转座子等(表4-1),广泛存在于革兰阴性和革兰阳性细菌中。

表 4-1　常见转座子及插入序列

转座子	插入的识别序列	耐药基因或毒素基因
Tn1 Tn2 Tn3	IS1	AP(氨苄青霉素)抗性基因(β-内酰胺酶)
Tn4	IS2	AP、Sm(链霉素)、Su(磺胺)等抗性基因
Tn5	IS50L,ISR	Km(卡那霉素)、BLM(博莱霉素)、Sm 等抗性基因
Tn6	IS4	Km 等抗性基因
Tn7	Tn7R,Tn7L	TMP(甲氧苄氨嘧啶)、Sm、壮观霉素等抗性基因(含有整合子)
Tn9	IS1	Cm(氯霉素)抗性基因
Tn10	IS10-R	Tc(四环素)抗性、重金属抗性、氧化应激等基因
Tn551	IS2	Em(红霉素)抗性基因
Tn1681	IS1	大肠埃希菌耐热肠毒素(ST)
Tn903	ISR1	Km 抗性基因

1. 插入序列(insertion sequence,IS)　IS 是细菌中最简单的转座元件(图4-1),是细菌染色体、质粒和某些噬菌体基因组的正常组分。其长度为数百个至两千个碱基对,相当于 1~2 个基因的编码量,不携带任何与转位功能无关的基因。IS 的共同特征为:两侧末端有反向重复序列(inverted repeat sequence),长度不等(3~10bp),是重组酶的识别位点;中心序列编码转座酶及与转录有关的调节蛋白。IS 编码的转座酶催化转座元件的整合或解离。

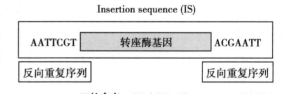

图 4-1　插入序列

IS 可以正向或反向整合到基因组而导致细菌基因突变。IS 可独立存在,也可成为转座子的一部分。在细菌染色体和质粒中可存在多种 IS 或多个拷贝的 IS。

2. 转座子(transposon,Tn)　Tn 的结构较复杂,基本结构为 IS-功能基因-IS(图4-2),即两侧末端携带 IS,中间区域为其他功能基因(耐药性基因、抗重金属基因、毒力基因和糖发酵基因等),分子量大小约为 2000~25 000bp。转座子携带的基因可随 Tn 的转移而发生转移重组,导致插入突变、基因重排或插入点附近基因表达的改变。基因转移在生物变异及进化上具有重要意义。

根据结构特征的不同转座子可分为复合型转座子、Tn3 家族转座子和接合性转座子 3 类:①复合

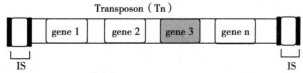

图 4-2　转座子

型转座子的中间为抗生素抗性基因,两端各有 1 个相同的 IS。复合型转座子将所携带的抗性基因在细菌染色体、质粒和噬菌体基因组之间转移。②Tn3 系转座子的两末端无 IS,但含有 20~40 个末端正向或反向的重复序列,中间部分是与 Tn 转移功能相关的基因和耐药相关基因。③接合性转座子是在革兰阳性球菌(肠球菌)染色体上发现的一类可在细菌间通过接合作用进行转移的转座子,典型代表是 Tn916,既无末端反向重复序列,也无同向重复序列。

3. **整合子(integron, In)** 1989 年 Strokes 和 Hall 首次提出整合子的概念。整合子是一种可移动的 DNA 分子,具有独特结构,可捕获和整合外源性基因,使之转变成为功能性基因的表达单位。整合子可通过转座子或接合性质粒,使多种耐药基因在细菌间水平传播。整合子定位于细菌的染色体、质粒或转座子上,通过捕获外源性基因使细菌适应性增强。

整合子的基本结构含有 3 个功能元件(图 4-3),整合酶基因、特异性重组位点和启动子,均位于整合子 5′保守末端。整合子的两侧末端为保守区,中间为可变区,其可变序列含有一个或多个基因盒,是整合子的非必需组分。基因盒由一个结构基因(多为耐药基因)和 57~141 个碱基对组成(特异性整合序列,可与整合子中的重组位点序列相配),但无启动子。整合酶催化基因盒的整合及切除,整合子的启动子启动整合子基因的表达。根据其整合酶基因序列的不同可进行分类,目前发现至少有 6 类整合酶。

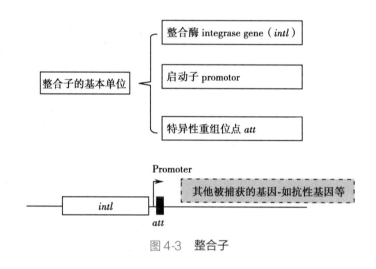

图 4-3　整合子

第二节　细菌基因突变

基因突变是指 DNA 碱基对的置换、插入或缺失所致的基因结构的变化,可分为点突变、插入或缺失突变及多点突变。碱基置换包括转换(transition)和颠换(transversion),前者是嘌呤-嘌呤或嘧啶-嘧啶的变化,后者是嘌呤-嘧啶或嘧啶-嘌呤的变化。碱基置换后可以出现沉默突变、错义突变和无义突变。插入或缺失突变通常指较长的碱基序列减少或增加,可导致移码突变。多点突变往往涉及染色体重排、倒位(inversion)、重复(duplication)或缺失。细菌突变可以是自发的,亦可通过理化因子诱导突变。

1. **基因的自发突变** 突变可以自然发生,即自发突变。细菌在生长繁殖过程中,经常发生突变,细胞内错配修复酶可减少突变发生的概率。自发突变率约为每一世代 $10^{-10} \sim 10^{-6}$。自发突变可以用实验方法检出。1943 年 Luria 与 Delbruck 利用彷徨实验(fluctuation test)首次检出噬菌体抗性的自发突变菌株(图 4-4)。将 $10^3/ml$ 对噬菌体敏感的大肠埃希菌接种至几个试管内,培养至菌量为 $5 \times 10^9/ml$ 时,分别从各管取一定量的菌液接种在含有噬菌体的琼脂平板上,培养后计数噬菌体抗性菌落数。如噬菌体抗性发生在细菌接触噬菌体之后,不同试管内菌液所含抗性菌落数应基本相同;如果抗性发生在细菌接触噬菌体之前,不同试管内菌液所含抗性菌落数则有明显差别。实验结果显示,同一试管分次取出的同样菌液,在各个琼脂平板上的抗性菌落数相差不大;而自不同试管取出的菌液所含抗性菌落数则相差悬殊,说明在接触噬菌体之前细菌已发生了突变。噬菌体仅起了筛选作用,而不是诱导作用。彷徨实验证明,突变是自发和随机的。

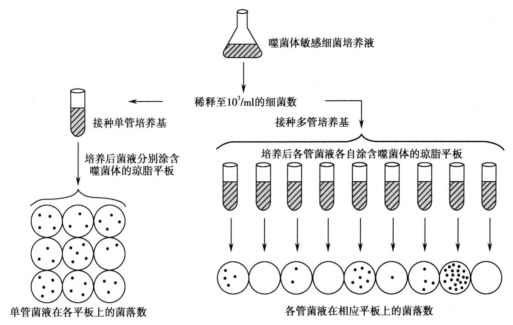

图 4-4　细菌抗性(噬菌体)的自然突变(彷徨实验)
左侧:同一管菌液接种的平板,各平板间噬菌体抗性菌落数基本相等
右侧:各管菌液接种的相应平板,各平板间噬菌体抗性菌落数相差较大

2. 基因的诱发突变　通过人工诱导可提高细菌的突变率,称为诱发突变。诱发突变发生率达到 $10^{-6} \sim 10^{-4}$,高于自发突变率 10 ~ 1000 倍。许多理化因子,如 X 线、紫外线、电离辐射、亚硝酸盐、烷化剂及吖啶橙染料等都具有诱变活性,直接损伤 DNA 分子,同时诱发保真度低的 SOS 修复系统,从而导致高突变率。对动物有致癌作用的化学因子或被动物组织转化后的代谢产物,如丝裂霉素和黄曲霉素 B1 等对细菌均有诱变作用。利用细菌诱变试验(检测诱发突变率),可筛查环境因子对人类致癌的潜在作用。

3. 突变与选择　突变的发生是随机和不定向的,在细菌群体中仅少数细菌发生突变。如果拟从大量细菌中鉴定出个别突变株,必须将菌群放在有利于突变菌而不利于其他菌生长的环境中。1952年,Lederberg 等设计了影印培养实验(replica plating),证明耐药菌株的突变和抗生素的选择作用。先将抗生素敏感细菌接种于不含抗生素的琼脂平板,待长出单个菌落后,取包裹无菌丝绒的压模,轻轻按印在琼脂平板表面,使压模丝绒表面黏附细菌菌落的印迹,再将此菌落压模印迹平行按压到含有抗生素的琼脂平板上(图 4-5)。经培养后,含有抗生素平板上的敏感菌被完全抑制,而耐药菌生长。然后将对应于无抗生素平板上相应位置的菌落找出,移种至含抗生素的肉汤中培养,可见耐药细菌生长。在整个试验过程中,该细菌虽未接触过抗生素,但已具有对抗生素的抗性。影印培养实验再次证明突变是自发的、随机的,耐药突变是在接触抗生素之前已发生,抗生素仅发挥了筛选抗性突变株的作用。

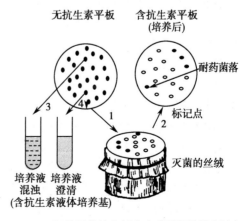

图 4-5　细菌耐药的自然突变(影印培养实验)

4. 回复突变与抑制突变   从自然界分离的未发生突变的菌株称为野生型（wild type）；相对于野生型菌株发生某一性状改变的，称为突变型（mutant type）。细菌由野生型变为突变型是正向突变；有时突变株经过第二次突变可恢复野生型的性状，称为回复突变（reverse mutation）。野生型 DNA 序列的回复突变（genotypic reversion）概率很低，往往是表型回复突变（phenotypic reversion），即第二次突变没有改变正向突变的序列，只是在其他位点（第二个位点）发生突变，从而抑制了第一次突变的效应，称为抑制突变（suppressor mutation），使突变株重现野生型的表型。抑制突变若发生在同一基因内的不同部位，称为基因内抑制（intragenic suppression）；若发生在不同的基因，则称为基因间抑制（extragenic suppression）。回复突变可以是自发性的，其频率一般是正向突变的 10%，也可以人工诱变。

第三节　基因的转移和重组

细菌间基因的转移与重组是发生遗传性变异的重要原因之一。重组有两种方式：**同源重组**（homologous recombination）和**非同源重组**（nonhomologous recombination）。同源重组发生在具有共同起源（common ancestry）的序列相同或相近的供体和受体 DNA 基因片段之间，可在受体-供体间双向交换 DNA 片段，也可单向转移 DNA 片段，后者又称为基因转换（gene conversion）。在细菌 rec 基因编码的重组酶作用下，由外源性单链 DNA 取代宿主菌染色体上的 DNA。非同源重组不需要 DNA 片段间的同源性，在位点专一重组酶的作用下，将缺失或插入的 DNA 重新连接。如转座子或前噬菌体基因组的插入，均依靠自身编码的位点专一重组酶的作用，完成与宿主菌染色体之间的重组，使受菌获得供菌的某些性状。

DNA 可以从一种生物转移至另一生物，整合至染色体，改变其遗传信息的组成，这类基因转移的方式称之为**基因水平转移**（horizontal gene transfer，HGT），或**基因侧向转移**（lateral gene transfer，LGT）。这类遗传物质的交流可发生在亲缘、远缘，甚至无亲缘关系的生物之间。基因水平转移是相对于基因垂直转移（vertical inheritance）而言，打破亲缘关系的界限，获得更多的遗传多样性。**根据 DNA 片段的来源及交换方式等不同，将基因转移和重组分为转化、转导、接合和溶原性转换**等方式（表 4-2）。

表 4-2　细菌基因水平转移方式

基因水平转移方式	DNA 传递过程	转移 DNA 的特性
转化（transformation）	细菌（感受态）直接摄入 DNA 片段	同源 DNA 片段
接合（conjugation）	DNA 通过性菌毛从 F⁺细菌传递给 F⁻细菌	质粒或染色体
转导（transduction）		
普遍性转导	DNA 片段通过毒性噬菌体或温和噬菌体传递	任何 DNA 片段
局限性转导	DNA 片段通过温和噬菌体传递	前噬菌体整合位点两侧 DNA 片段
溶原性转换	DNA 片段通过温和噬菌体传递	噬菌体携带的特定基因

一、转化

受体菌直接摄取供体菌（外源）DNA 片段而获得新的遗传性状的过程称为转化（transformation）。受体菌直接摄取环境中细菌裂解的 DNA 片段时，取决于其对转化的感受态（competence）。只有少数菌属可自然地呈现感受态，如肺炎链球菌、枯草芽胞杆菌、流感嗜血杆菌、淋病奈瑟菌和脑膜炎奈瑟菌等。DNA 片段一旦进入受体菌，与染色体发生同源重组，可遗传给子代。如果与受体菌基因组无同源性，摄入的 DNA 片段则发生降解。

1928 年 Griffith 首先发现了细菌转化现象：链球菌菌株毒力的转化。有荚膜的肺炎链球菌Ⅲ型光滑型菌落（ⅢS 型）具有毒力，注射可致小鼠死亡；无荚膜的肺炎链球菌Ⅱ型粗糙型菌落（ⅡR 型）无毒力，对小鼠无致死作用。用ⅡR 型菌和ⅢS 型菌分别注射小鼠，前者存活，后者死亡（小鼠心血中可分离到ⅢS型菌);若将加热灭活的ⅢS型菌注射,则小鼠存活;若将灭活的ⅢS型菌与活的ⅡR型菌混合后注射小鼠,则小鼠死亡,并可从死鼠的心血中分离出ⅢS型菌(图4-6)。1944年Avery等用ⅢS型菌的DNA代替灭活的ⅢS型菌重复上述试验,获得同样结果,证实了ⅡR型活菌可从ⅢS型死菌获得编码荚膜的遗传物质,转化为ⅢS型菌。

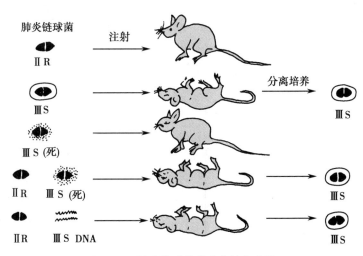

图4-6　肺炎链球菌的毒力转化实验

细菌的自然转化感受态不常见,只有某些菌在生长周期的特定期间,方可摄取外源性DNA发生转化。转化的基本过程为:外源性DNA黏附于受体细胞,其dsDNA中的一条链被降解消化,另一条互补链进入细胞,进入的单链DNA片段与受体菌染色体的同源部位发生重组,形成异源双链区。随着染色体复制、细胞分裂后产生两个子细胞,一个保持原受菌的性状,另一个则成为带有供体菌性状的转化型细菌。

影响转化的因素包括:①供、受体菌的基因型:两菌的亲缘关系愈近,其基因型愈相似,转化率愈高。在转化过程中,能转化的DNA片段的分子量要小于1×10^7,不超过10~20个基因。②受体菌的生理状态:在转化过程中,受体菌只有在感受态的生理状态下才能摄入外源DNA片段。感受态细菌表面带正电荷,且发生细胞膜通透性增高等改变,均有利于细胞对外源DNA片段的摄取。不同细菌的感受态出现时间和持续时间各不相同。如肺炎链球菌感受态出现在对数生长期的后期,可维持40分钟。③环境因素:Ca^{2+}、Mg^{2+}、cAMP等可维持DNA的稳定性,促进转化作用。

细菌的感受态也可通过人工诱导,如将对数生长期的大肠埃希菌用低渗的氯化钙溶液处理,然后移至42℃下作短暂的热激活,可促进细菌对外源性DNA的摄取,其机制可能是钙离子引起细胞壁改变,易使外源性DNA黏着在菌体表面,形成能抗御DNA酶的复合物而被细菌吸收。细菌转化是分子遗传学研究中的常用技术。

二、接合

细菌通过性菌毛相互连接沟通,将遗传物质从供体菌传递给受体菌的方式称为接合(conjugation)。质粒是最常被转递的遗传物质,通过接合方式转移的质粒称为接合性质粒,包括F质粒和R质粒等。通过接合可以传递包括耐药基因、毒力相关基因和代谢性基因等性状。

1. F质粒(fertility plasmid)　F质粒编码性菌毛,含F质粒的细菌为F^+,无性菌毛的菌株为F^-。在接合过程中,F^+作为供体菌,F^-为受体菌。将F^+菌和F^-菌混合培养,F^+性菌毛与F^-菌表面受体接合形成通道,F质粒自*orit*位点开始传递。在*orit*切割形成单链缺口,单链DNA经性菌毛接合桥进入F^-菌内,两个菌内的单链DNA以滚环式进行复制,各自形成完整的双链F质粒。接合的DNA转移过程仅需1分钟。受体菌获得F质粒后即成为F^+菌(图4-7a),可形成性菌毛。

F 质粒可游离在细胞质中,亦可整合到细菌的染色体上从而导致宿主菌染色体所含基因的高频转移,称为**高频重组株**(high frequency recombinant,Hfr)。Hfr 亦有性菌毛。在接合过程中,F 质粒最后进入受体菌。全部染色体的转移约需 100 分钟。由于细菌间的接合桥不稳定,接合过程随时会被中断,故 Hfr 菌的 DNA 接合转移,可出现不同长度供体菌的染色体片段进入受体菌进行重组。先行传递的基因呈高频转移,位于其后的基因转移频率则逐渐降低。F 质粒位于染色体链的末端,最后进入受体菌。因此,受体菌获得 Hfr 菌的完整 F 质粒 DNA 的概率很低(图 4-7b,c)。F 质粒在 Hfr 菌株中的整合是可逆的,有时会从染色体上脱离,从而细菌终止 Hfr 状态。自染色体上脱离的 F 质粒还可能携带整合位点相邻的 DNA 片段,称为 F'质粒。如携带乳糖发酵酶基因的 F'*lac* 质粒,通过接合方式转移至不发酵乳糖的菌株中,受体菌可获得发酵乳糖的性状。

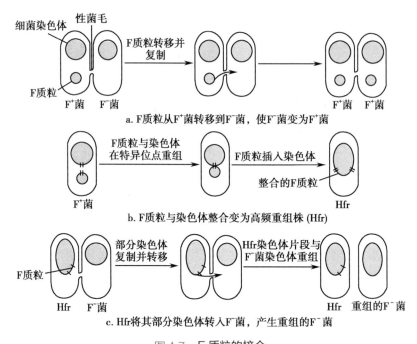

a. F质粒从F⁺菌转移到F⁻菌, 使F⁻菌变为F⁺菌

b. F质粒与染色体整合变为高频重组株 (Hfr)

c. Hfr将其部分染色体转入F⁻菌, 产生重组的F⁻菌

图 4-7   F 质粒的接合

细菌接合的过程相当复杂,接合性质粒携带 *tra* 基因簇(*tra* and *trb* locus),33kb,编码约 40 个基因,参与 F 质粒接合转移的全部功能:①不相容性,使 F 质粒不能转移至 F⁺菌;②性菌毛的合成和组装;③维持细菌接合配接时的稳定性;④切割解旋 DNA,并促使转移链进入受体菌。有些接合性质粒还可介导非接合性质粒或部分染色体的传递(mobilization)。

2. **R 质粒**(resistant plasmid) 接合性耐药质粒在细菌耐药性的传递中发挥重要作用。1959 年日本学者将具有多重耐药性的大肠埃希菌与敏感的志贺菌混合培养,发现多重耐药性可由大肠埃希菌传给志贺菌,首次证明了 R 质粒的接合传递功能。在健康人中分离到的大肠埃希菌,含 R 质粒的菌株占 30% ~50%,而致病性大肠埃希菌则高达 90%。R 质粒由**耐药传递因子**(resistance transfer factor,RTF)和**耐药决定子**(resistance determinant,r-det)组成(图 4-8)。RTF 的功能与 F 质粒相似,编码性菌

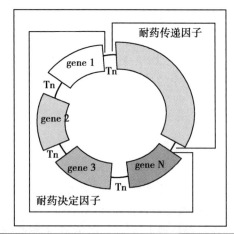

| 耐药传递因子:性菌毛基因和传递相关基因 |
| 耐药决定子:耐药基因,转座子 |

图 4-8   R 质粒的结构

毛,决定质粒的复制、接合及转移;r-det 则决定菌株的耐药性。RTF 和 r-det 可整合在一起,也可单独存在,但单独存在时无接合传递耐药基因的功能。r-det 可带有多个不同耐药基因的转座子,如 Tn9、Tn4 和 Tn5 组成的 r-det,携带氯霉素、氨苄西林、链霉素、磺胺、卡那霉素、博来霉素和链霉素等耐药基因,从而使细菌出现多重耐药性。

接合性耐药质粒(R 质粒)通过接合方式可以在同种属或不同种属的细菌间传递,在革兰阴性菌中最为突出;同时 R 质粒还可以诱导非接合性耐药质粒的传递,从而导致细菌耐药性的迅速传播和耐药菌株不断增加,因此 R 质粒又被称为传染性耐药因子。

三、转导

转导(transduction)是由噬菌体介导,将供体菌的 DNA 片段转入受体菌,重组后使受体菌获得供体菌的部分遗传性状。转导可分为普遍性转导和局限性转导。

1. **普遍性转导(general transduction)** 毒性噬菌体和温和噬菌体均可介导普遍性转导。在噬菌体成熟装配过程中,由于装配错误,误将宿主(供菌)染色体片段或质粒装入噬菌体内,产生一个转导噬菌体(transducing phage)。当转导噬菌体感染其他细菌时,便将供体菌 DNA 转入受体菌(图 4-9)。大约每 $10^5 \sim 10^7$ 次装配中会发生一次错误,且包装是随机的,任何供体菌 DNA 片段都有可能被误装入噬菌体内,故称为普遍性转导。普遍性转导可产生两种结果:一种是供体菌 DNA 片段通过同源重组整合至受体菌染色体,随染色体复制而稳定遗传,称为完全转导。另一种是供体菌的 DNA 游离在细胞质中,不能自身复制,也不能传代,称为**流产转导**(abortive transduction)。

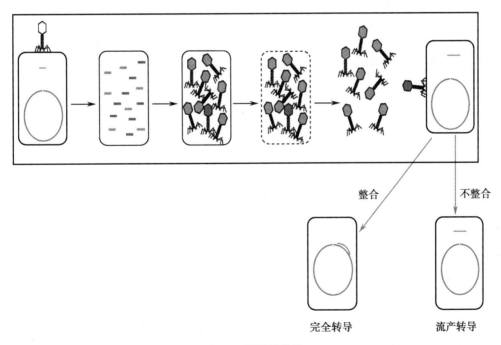

整合　　　不整合

完全转导　　　流产转导

图 4-9　普遍性转导

普遍性转导是金黄色葡萄球菌中耐药传递的主要方式,由于噬菌体有宿主特异性,故耐药性转导的现象主要发生在同种细菌之间。

2. **局限性转导(restricted transduction)** 由温和噬菌体介导。溶原期噬菌体 DNA 整合在细菌染色体上形成前噬菌体。前噬菌体从宿主菌染色体上脱离时发生偏差,带有宿主菌染色体基因的前噬菌体脱落后经复制、转录和翻译后组装成转导噬菌体。这种转导噬菌体再感染受体菌时,可将供体菌基因带入受体菌。例如 λ 温和噬菌体能整合在大肠埃希菌染色体的半乳糖苷酶基因(*gal*)与生物素基因(*bio*)之间,在切割脱离时约有 $10^{-5} \sim 10^{-7}$ 概率发生偏差,带走其两侧的 *gal* 或 *bio* 基因,并转入受体菌

（图4-10）。由于被转导的基因只限于前噬菌体两侧的供体菌基因，如 *gal* 或 *bio*，故称局限性转导。因噬菌体有宿主特异性，故转导现象仅发生在同种细菌之间。

3. 溶原性转换（lysogenic conversion） 局限性转导的一种形式。温和噬菌体感染宿主菌后，以前噬菌体形式与细菌基因组整合，使宿主菌成为溶原性细菌，从而获得由噬菌体基因编码的某些生物学性状，称为溶原性转换。例如 β 棒状杆菌噬菌体（温和性噬菌体）携带白喉毒素基因 *tox*。当该噬菌体基因组整合于无毒

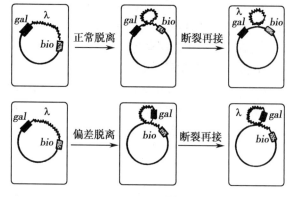

图4-10　局限性转导

白喉棒状杆菌基因组（溶原性转换），受体菌即可产生白喉毒素，成为有毒株。许多细菌毒素均由噬菌体基因组携带，如 A 群链球菌的红疹毒素、金黄色葡萄球菌的 α 溶血毒素和肠毒素 A、肉毒梭菌的 C 和 D 毒素等。若这些溶原性细菌失去了相应的前噬菌体，其产生相关毒素的性状也随之消失。

第四节　细菌遗传变异在医学上的实际意义

1. 形态结构变异与细菌学诊断 细菌的形态、大小和结构受外界环境因素或基因突变的影响可发生变异，失去其典型特性，如菌落形态、鞭毛和抗原性等发生变化。①鞭毛变异：自伤寒病人中分离的伤寒沙门菌，约10%的菌株因变异而失去鞭毛（H-O 变异），动力试验阴性且血清中无抗鞭毛抗体；②L 型变异：细菌在 β-内酰胺类抗生素、抗体、补体和溶菌酶等作用下，失去细胞壁变为 L 型细菌，常规方法分离培养呈阴性，必须用含血清的高渗培养基进行分离培养；③乳糖分解变异：分解乳糖的基因转移至伤寒沙门菌，呈分解乳糖阳性，按常规细菌鉴定易被忽视；④发酵变异：突变造成某种酶的缺陷，失去发酵某种糖的能力，如乳糖发酵阴性突变细菌。因此需充分了解细菌的变异现象和规律，才能正确诊断细菌性感染疾病。

随着分子生物学技术发展，选取细菌保守、稳定且具有种特异性的基因组片段，利用 PCR 和测序等快速诊断方法进行细菌鉴定，可用于不易培养或生长缓慢细菌的鉴定。

2. 耐药性变异与防控 由于耐药性变异及耐药基因的水平传递，加之临床和饲料使用抗生素的筛选作用，耐药性细菌不断增加，且出现耐多种抗菌药物的菌株。以金黄色葡萄球菌为例，对青霉素和磺胺类药等的耐药菌株高达90%以上。目前，耐甲氧西林金黄色葡萄球菌（methicillin resistant staphylococcus aureus，MRSA）亦逐年上升，在我国已达70%以上。在肠道感染细菌中，也出现多重耐药菌株。细菌的耐药性变异和播散给临床治疗带来很大的困难。为了提高抗菌药物的疗效，防止耐药菌株的扩散，常用药物敏感试验选择敏感抗生素。临床上通过耐药监测，注意耐药谱的变化并开展耐药机制研究，将有利于指导抗菌药物的选择和合理使用，控制耐药菌的产生和扩散。

3. 毒力变异与疫苗研制 变异包括毒力的增强与减弱。在细菌鉴定时，应考虑细菌毒力或毒力因子表达等检测。在疫苗研发方面，通过突变降低细菌的毒力用于制备减毒活疫苗株。

毒力变异与减毒活疫苗研发：利用毒力减弱而保留免疫原性的菌株研制减毒活疫苗。如炭疽芽胞杆菌的减毒活疫苗可用于炭疽病的预防，卡介苗（Bacillus Calmette-Guérin，BCG）用于结核病的预防，布鲁菌和鼠疫耶尔森菌的减毒活疫苗用于相应疾病的预防。随着细菌全基因组测序工作的推进，通过比较基因组学分析，将可进行定点突变，靶向性地降低细菌毒力而保留其免疫原性，且回避毒力回复突变的可能性，为研制出更理想的疫苗提供工具和手段。

条件致死性突变株与疫苗研发：细菌生长所必需的基因发生突变，基因产物仅在特定培养条件下才具有活性，突变体在该条件下可以存活，称为条件致死性突变株。常见的是温度敏感突变株（temperature sensitive mutant,ts),如大肠埃希菌的 ts 株在 30℃条件下可以存活,但在 42℃不能生存,其原因是错义突变产生的蛋白质只能在较低温度下保持活性。温度敏感突变株已用于疫苗株的筛选。

4. **流行病学分析方面的应用** 将分子生物学的方法应用于分子流行病学调查,在追踪传染源或相关基因的转移和播散方面尤具独特的优势。基于核酸的分析方法,如脉冲场凝胶电泳(pulsed-field gel electrophoresis,PFGE)、质粒谱分析、PCR 产物-限制性片段多态性分析(RFLP)和核酸序列分析等,用于确定感染流行菌株或基因的来源及调查耐药质粒在不同细菌中的播散情况等。

5. **致癌物质检测中的应用** 化学诱变剂可引起基因突变,凡能诱导细菌突变的物质也可能诱发人体细胞的突变,是潜在的致癌物质。Ames 试验是利用检测细菌的诱发突变率,进行可疑致癌物的筛选(图4-11)。鼠伤寒沙门菌的组氨酸营养缺陷型(his⁻)是 Ames 试验中的受试菌。his⁻菌在组氨酸缺乏的培养基上不能生长,在可疑诱变剂作用下发生回复突变,成为 his⁺菌后则可在无组氨酸的培养基上生长。将含有可疑诱变剂平板与无诱变剂平板上的菌落数进行比较,凡能提高突变率、使受试平板的诱导菌落数高出对照组一倍时,即为 Ames 试验阳性,提示被检物具有致癌潜能。

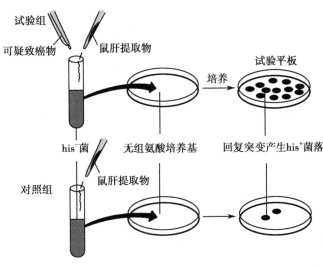

图 4-11 Ames 试验

6. **基因工程方面的应用** 基因工程(gene engineering)是 DNA 体外重组技术,利用人工方法将目的基因重组于载体(质粒或噬菌体)后转入受体细胞,使受体细胞表达出目的基因的性状。基因工程技术打破了生物种属间的界限,使微生物、动植物甚至人类之间的遗传物质可以相互转移和重组。人类可根据需要选择不同的目的基因,在细菌中表达后供人类使用。目前许多不易从天然生物体内大量获取的生物活性物质,如胰岛素、白介素、干扰素、生长激素和凝血因子等都可采用基因工程大量生产。基因工程疫苗的研制也取得了一定的进展,对疾病的特异性防治起积极的推动作用。然而,值得注意的是基因工程技术是双刃剑,外源性基因的插入具有不确定性,也可能造成不良后果。我国已于2017 年制定了《生物技术研发开发安全管理办法》,对相应工作进行严格风险评估和管理。

（瞿　涤）

第五章 细菌的耐药性

自从 1935 年磺胺药作为最早合成的化学药物首次用于临床,1940 年青霉素作为第一个抗生素问世,开启了人类治疗和预防细菌性感染的新纪元。**抗菌药物**(antimicrobial agents)是指具有抑菌或杀菌活性,用于治疗和预防细菌性感染的药物,包括**抗生素**(antibiotics)和人工合成的药物。抗生素是指对特定微生物有抑制或杀灭作用的各种微生物(包括细菌、真菌和放线菌属)产物,分子量较低,低浓度时就能发挥其生物活性,有天然和人工半合成两类。然而,随着抗菌药物的广泛应用,**细菌耐药性**日趋严重和普遍,不仅有**多重耐药菌**,甚至出现了对几乎所有抗菌药物都耐受的"**超级细菌**"。阐明细菌耐药性的机制,加强对耐药菌传播和扩散的防控,寻找对耐药菌具有高效、低毒、药理性能好的抗菌药物,已成为当代医学研究面临的严峻挑战和迫切任务。

第一节 抗菌药物的种类及其作用机制

一、抗菌药物的种类

对抗菌药物进行分类的方法很多,包括:按化学结构和性质分类、按产生抗菌药物的生物来源分类、按抗菌谱分类或按作用机制分类等。

(一)按抗菌药物化学结构和性质分类

1. **β-内酰胺类(β-lactam)** 所有 β-内酰胺类抗生素的化学结构中都含有 β-内酰胺环。β-内酰胺类抗生素包括的种类较多,该分子侧链的改变形式多样,形成了抗菌谱不同及临床药理学特性各异的多种不同抗生素。

(1)青霉素类(penicillin):包括青霉素 G、苯氧青霉素、耐酶青霉素(甲氧西林、苯唑西林)和广谱青霉素(氨苄西林、阿莫西林和替卡西林等)。

(2)头孢菌素类(cephalosporin):根据抗菌谱和对革兰阴性菌的抗菌活性不同,头孢菌素分为五代:第一代主要用于产 β-内酰胺酶的金黄色葡萄球菌和某些革兰阴性菌的感染,如头孢唑林、头孢氨苄和头孢拉定等;第二代对革兰阴性菌的作用较第一代增强,如头孢呋辛、头孢孟多和头孢克洛等;第三代对多种 β-内酰胺酶稳定,对革兰阴性菌有良好的作用,如头孢他啶、头孢曲松和头孢哌酮等;第四代对革兰阳性菌的抗菌作用大大提高,如头孢匹罗、头孢吡肟和头孢唑兰等;第五代对多种革兰阳性和革兰阴性敏感菌及耐药菌均有较强抗菌活性,如头孢吡普和头孢洛林酯等。

(3)头霉素类:如头孢西丁(也称头霉甲氧噻吩)等。

(4)单环 β-内酰胺类:如氨曲南和卡卢莫南等。

(5)碳青霉烯类:如亚胺培南等,亚胺培南与西司他丁合用称为泰能。

(6)β-内酰胺酶抑制剂:如青霉烷砜(也称舒巴坦)和克拉维酸(也称棒酸)等,能与 β-内酰胺酶发生不可逆的反应后使酶失活。

2. **大环内酯类(macrolide)** 如红霉素、螺旋霉素、罗红霉素、交沙霉素和阿奇霉素等。

3. **氨基糖苷类(aminoglycoside)** 如链霉素、庆大霉素、卡那霉素、妥布霉素和阿米卡星等。

4. **四环素类(tetracycline)** 如四环素、土霉素、多西环素和米诺环素等。

5. **氯霉素类(chloramphenicol)** 如氯霉素和甲砜霉素等。

6. **人工合成的抗菌药物** 主要有:①磺胺类(sulfonamide):磺胺嘧啶(SD)、磺胺甲噁唑(SMZ)、甲氧苄胺嘧啶(TMP)和复方磺胺甲噁唑(SMZco)等;②喹诺酮类(quinolone):包括诺氟沙星、环丙沙星、氧氟沙星、吉米沙星、加雷沙星和洛美沙星等。

7. **其他**　抗结核药物,如利福平、异烟肼、乙胺丁醇和吡嗪酰胺等。多肽类抗生素,如多黏菌素、万古霉素、杆菌肽、林可霉素和克林霉素等。

(二) 按抗菌药物的生物来源分类

1. **细菌产生的抗生素**　如多黏菌素和杆菌肽等。

2. **真菌产生的抗生素**　如青霉素和头孢菌素等,现在多用其半合成产物。

3. **放线菌产生的抗生素**　放线菌是生产抗生素的主要来源。其中链霉菌和小单孢菌产生的抗生素最多,如链霉素、卡那霉素、四环素、红霉素和两性霉素 B 等。

4. **植物来源的抗菌药物**　中草药等植物中也有很多具有抗菌活性的成分,如小檗碱(黄连素)、鱼腥草素、穿心莲内酯、黄芩素、五倍子酸、桂皮醛和大蒜素等。

二、抗菌药物的作用机制

抗菌药物必须对病原菌具有选择性的杀灭或抑制作用(特异性和有效性),对病人机体造成最小影响(安全性)。抗菌药物可通过**干扰细菌细胞壁合成、损伤细胞膜功能、抑制蛋白质合成以及影响核酸和叶酸代谢**等多种机制发挥作用。根据对病原菌作用的靶位,将其主要分为四类(表 5-1)。了解抗菌药物的作用机制,不但是研究细菌耐药性的基础,也是临床合理选用抗菌药物的前提。

表 5-1　抗菌药物的主要作用部位

细胞壁	细胞膜	蛋白质	核酸
β-内酰胺类	多黏菌素	氯霉素类	磺胺类
万古霉素	两性霉素 B	四环素类	甲氧苄胺嘧啶
杆菌肽	制霉菌素	大环内酯类	利福平
环丝氨酸	酮康唑	林可霉素类	喹诺酮类
		氨基糖苷类	

1. **干扰细胞壁合成**　人体细胞无细胞壁。细菌(支原体除外)具有细胞壁,革兰阳性和革兰阴性菌细胞壁的组成虽有不同,但其主要成分均有肽聚糖。**β-内酰胺类抗生素**的作用机制主要是与青霉素结合蛋白(penicillin-binding protein,PBP)共价结合,抑制其转肽酶、内肽酶和羧肽酶的活性后,阻碍肽聚糖的交叉联结,导致细菌细胞壁缺损,丧失屏障作用,使细菌在相对低渗环境中变形、裂解而死亡。

2. **损伤细胞膜功能**　有两种机制:①某些抗生素分子(如多黏菌素)呈两极性,其亲水性端与细胞膜的蛋白质结合,亲脂性端与细胞膜内磷脂相结合,导致胞膜裂开,胞内成分外漏,细菌死亡;②两性霉素 B 和制霉菌素能与真菌细胞膜上的固醇类结合,酮康唑抑制真菌细胞膜中固醇类的生物合成,均导致细胞膜通透性增加。细菌细胞膜缺乏固醇类,故作用于真菌的药物对细菌无效。

3. **抑制蛋白质合成**　抗生素多可抑制细菌蛋白质的合成,其作用部位及作用时段各不相同。氨基糖苷类和四环素类主要作用于细菌核糖体的 **30S 亚单位**,氯霉素、红霉素和林可霉素类等则主要作用于 **50S 亚单位**,导致细菌蛋白质合成受阻。

4. **影响核酸和叶酸代谢**　抗生素可通过影响细菌核酸和叶酸代谢发挥抗菌作用。如利福平特异性地与依赖 DNA 的 RNA 聚合酶结合,抑制 mRNA 的转录。喹诺酮类药物可抑制细菌 DNA 旋转酶而抑制细菌繁殖。磺胺类药物与对氨基苯甲酸(PABA)的化学结构相似,两者竞争二氢叶酸合成酶,使二氢叶酸合成减少,影响核酸的合成,抑制细菌繁殖。甲氧苄胺嘧啶(TMP)与二氢叶酸分子中的喋啶结构相似,能竞争抑制二氢叶酸还原酶,使四氢叶酸的生成受到抑制。因此,TMP 与磺胺药合用有协同作用。

掌握抗菌药物的分类和作用机制对于理解细菌的耐药和防治具有重要意义。

第二节 细菌的耐药机制

细菌耐药性(bacterial antimicrobial agent resistance)亦称抗药性,是指细菌对抗菌药物的相对不敏感性和抵抗性。耐药性的程度通常用药物对细菌的**最低抑菌浓度**(minimum inhibitory concentration,MIC)表示。临床上当某抗菌药物对菌株的 MIC 小于该药物对该菌的治疗浓度时,则该菌株对该药物敏感;反之则为耐药。流行病学资料显示,无论在医院、社区还是自然界,细菌耐药性普遍存在,且具有如下特点:形成快、耐药谱广、传播速度快和强度高。如果不能尽快解决这些问题,我们将很快进入面对"超级细菌"出现后无药可用的后抗生素时代。

细菌耐药性的产生有内因和外因——内因是指遗传因素,外因包括抗菌药物的临床滥用和饲料中的不合理添加等。耐药性的产生涉及细菌的结构、生理生化、遗传变异和药物作用等诸多方面,耐药机制的研究已深入到分子水平。

一、细菌耐药的遗传机制

(一)固有耐药性

固有耐药性(intrinsic resistance)又称天然耐药性,是指细菌对某些抗菌药物的天然不敏感。固有耐药性来源于细菌本身染色体上的耐药基因或天然缺乏药物作用的靶位,可代代相传,具有典型的**种属特异性**,且始终如一可以预测。例如多数革兰阴性杆菌耐万古霉素和甲氧西林,肠球菌耐头孢菌素等;细菌的细胞膜缺乏**两性霉素 B 作用的靶位**固醇类,故其对两性霉素 B 具有固有耐药性;革兰阴性菌具有外膜通透性屏障,导致这类细菌对多种药物固有耐药。

(二)获得耐药性

获得耐药性(acquired resistance)是指细菌 DNA 的改变导致其获得了耐药性表型。细菌的耐药基因来源于**基因突变**或**获得新基因**,作用方式为接合、转导、转化及转座等。可发生于染色体 DNA、质粒、转座子和整合子等结构基因,也可发生于某些调节基因。在野生型敏感菌群中出现了对抗菌药物的耐药性,这是获得耐药性与固有耐药性的重要区别。决定获得耐药性发生率的主要因素有:药物使用的种类和剂量、染色体耐药基因的自发突变和耐药基因的转移等。

1. **基因突变(gene mutation)** 所有细菌在生长繁殖过程中都经常发生自发随机突变,突变率约为每一世代 $10^{-10} \sim 10^{-6}$,其中有些突变可赋予细菌耐药性。

2. **基因转移(gene transfer)** 这种方式是细菌获得耐药性的主要原因。**耐药基因**能在质粒、转座子、整合子和噬菌体等可移动的遗传元件介导下进行转移并传播。

(1)R 质粒的转移:细菌中广泛存在耐药质粒,其介导的耐药性传播和扩散具有非常重要的作用。多数质粒具有传递和遗传交换能力,能在细菌中自我复制,并随细菌分裂稳定地传递给后代,也能在不同细菌间转移。在体内,质粒能编码多种酶,对多数抗菌药物进行生化修饰而使之钝化。**一种质粒可携带一种或多种耐药性基因群**,通过细菌间接合和转化等作用将耐药质粒转移到敏感菌群使之耐药。环境中抗菌药物形成的选择性压力,造成敏感菌群被杀灭或抑制,而耐药菌群乘机繁殖,有利于耐药质粒的传播和扩散。由多重耐药菌株所致的感染给临床治疗带来极大的困难。质粒传播耐药性为最常见的方式,但其宿主范围有一定限制,目前尚未发现可在革兰阳性和革兰阴性菌中都能复制的质粒。

(2)转座子的介导:**转座子**(transposon,Tn)又名跳跃基因,是比质粒更小的 DNA 片段。它可以在细菌或其他生物的基因组(染色体、质粒和噬菌体等)中跳跃移动,加速了耐药质粒的进化,扩大了耐药性传播的宿主范围,是造成多重耐药性的重要原因。

(3)整合子的介导:**整合子**(integron)是移动性 DNA 序列,它可主动捕获外源基因并使之转变为**功能性基因的表达单位**。在同一类整合子上可携带不同的耐药基因盒,同一个耐药基因又可出现在不同的整合子上,在多重耐药性的传播和扩散中至关重要。

（三）多重耐药性

多重耐药性（multi-drug resistance,MDR）是细菌同时对多种作用机制不同或结构完全各异的抗菌药物具有耐药性。当细菌对三类（如氨基糖苷类、红霉素和 β-内酰胺类）或三类以上抗菌药物同时耐药时,则称为**多重耐药菌**（multi-drug resistant bacteria）。

交叉耐药性（cross resistance）是细菌对某一种抗菌药物产生耐药性后,对其他作用机制相似的抗菌药物也产生耐药性。

泛耐药菌（pan-drug resistant bacteria）是对除多黏菌素以外所有临床上的抗菌药物均耐药的细菌,目前发现有假单胞菌属、不动杆菌属、窄食单胞菌属和克雷伯菌属等。泛耐药菌株表现为对常规药敏试验的药物均耐药。

所谓"超级细菌"是临床上发现的一类对几乎所有抗菌药物都耐药的细菌。2017 年 2 月底,世界卫生组织（WHO）列出了 12 种"超级细菌"。按其对新型抗菌药物需求的迫切性分为紧急、高等优先级和中等优先级。"紧急"包括对碳青霉烯类耐药的鲍曼不动杆菌、铜绿假单胞菌和肠杆菌。"高等优先级"包括耐甲氧西林的葡萄球菌、耐万古霉素的葡萄球菌、耐克拉霉素的幽门螺杆菌、耐氟喹诺酮类的弯曲杆菌和沙门菌、耐头孢菌素的淋病奈瑟菌和耐氟喹诺酮类的淋病奈瑟菌。"中等优先级"包括耐青霉素的肺炎链球菌、耐氨苄青霉素的流感嗜血杆菌和耐氟喹诺酮类的志贺菌。

二、细菌耐药的生化机制

细菌耐药的生化机制包括:钝化酶的产生、药物作用靶位的改变、抗菌药物的渗透障碍、主动外排机制、生物膜形成和细菌自身代谢状态的改变等。

（一）钝化酶的产生

钝化酶（modified enzyme）是由耐药菌株产生的具有破坏或灭活抗菌药物活性的一类酶。它通过水解或修饰,使药物在作用于细菌之前即被酶破坏而失去抗菌作用,是耐药性产生的最重要机制之一。重要的钝化酶有下列几种:

1. **β-内酰胺酶**（β-lactamase）　对青霉素类和头孢菌素类耐药的菌株可产生 β-内酰胺酶,该酶能特异性地裂解 β-内酰胺环,使其完全失去抗菌活性,故称**灭活酶**（inactivated enzyme）,由细菌染色体或质粒编码。目前在革兰阴性杆菌中,对 β-内酰胺类抗生素的耐药性主要由两种酶介导——**超广谱 β-内酰胺酶**（extended spectrum β-lactamases,ESBLs）和 AmpC β-内酰胺酶。已发现 AmpC β-内酰胺酶基因位于**可传递的质粒**上,可持续产酶并与质粒上其他耐药基因组合形成多重耐药质粒,导致耐药性传播。

2. **氨基糖苷类钝化酶**（aminoglycoside-modified enzyme）　细菌可产生 30 多种氨基糖苷类钝化酶,均由质粒介导。这些酶类分别通过羟基磷酸化、氨基乙酰化或羧基腺苷酰化作用,使药物的分子结构发生改变,失去抗菌作用。由于氨基糖苷类抗生素结构相似,故常出现交叉耐药现象。

3. **其他酶类**　耐药菌产生的由质粒编码的氯霉素乙酰转移酶（chloramphenicol acetyl transferase,CAT）可使氯霉素乙酰化失去抗菌活性,也可产生灭活大环内酯类抗生素的酯酶和灭活林可霉素的核苷转移酶等。

（二）药物作用靶位的改变

细菌能改变**抗生素作用靶位**的蛋白结构和数量,导致其与抗生素结合的有效部位发生改变,影响药物的结合,使细菌对抗生素不再敏感。这种改变使抗生素**失去作用靶点和（或）亲和力降低**,但细菌的生理功能正常。如青霉素结合蛋白的改变导致对 β-内酰胺类抗生素耐药。

（三）抗菌药物的渗透障碍

药物必须进入细菌内部到达作用靶位后,才能发挥抗菌效能。细菌的**细胞壁障碍和（或）外膜通透性的改变**,将严重影响抗菌效能,屏蔽也是耐药的一种机制。例如细胞膜上微孔缺失时,亚胺培南不能进入胞内而失去抗菌作用;铜绿假单胞菌对抗生素的通透性要比其他革兰阴性菌差,是该菌对多种抗生素固有耐药的主要原因之一。

(四) 主动外排机制

已发现数十种细菌的外膜上有特殊的**药物主动外排系统**,即外排泵(efflux pump),可将不同种类药物同时泵出,使菌体内的药物浓度下降,是细菌多重耐药性的重要机制。细菌的分泌系统具有外排功能,其结构与功能的改变与细菌的耐药性相关。

(五) 细菌生物被膜作用及其他

细菌生物被膜(bacterial biofilm,BF)是细菌为适应环境而形成的一种群体性保护生存状态,可阻挡抗菌药物的渗入和机体免疫物质的杀伤。生物被膜形成后细菌耐药性增强的机制是:①抗菌药物难以清除 BF 中众多微菌落膜状物;②BF 存在的大量胞外多糖(EPS)等形成的分子和电荷屏障,阻止或延缓药物的渗透;③BF 内细菌多处于低代谢和缓生长状态,对抗菌药物大多不敏感;④BF 内常存在一些较高浓度的水解酶,灭活进入的抗菌药物。

此外细菌还可通过改变自身代谢状态逃避抗菌药物的作用,如呈休眠状态的芽胞菌和营养缺陷型细菌等都可出现对多种药物耐受。细菌也可通过增加产生代谢拮抗剂抑制抗菌药物从而获得耐药性,如金黄色葡萄球菌通过增加对氨基苯甲酸的产量,从而耐受磺胺类药物的作用。

第三节　细菌耐药性的防治

1. **合理使用抗菌药物**　教育医务工作者和病人规范化使用抗菌药物,严格遵守和掌握抗菌药物的局部应用、预防应用和联合用药原则。用药前应尽可能进行病原学检测并以药敏试验作为用药依据。疗程应尽量缩短,一种抗菌药物可以控制的感染则不应采用多种药物联用。

2. **严格执行消毒隔离制度**　对耐药菌感染的病人应予隔离,防止耐药菌的交叉感染。医务人员应定期检查带菌情况,以免医院内感染的传播。

3. **加强药政管理**　①建立细菌耐药性监测网,掌握本地区、本单位重要致病菌和抗菌药物的耐药性变迁情况,及时为临床用药提供信息;②严格执行抗菌药物凭医生处方供应的规定;③严格规范农牧渔业抗菌药物在饲料添加和治疗用的品种和剂量,降低抗菌药物在自然界造成的选择性压力;④细菌耐药性一旦产生,在停用有关药物一段时期后耐药突变株逐渐失去与野生敏感株的竞争优势,数量减少甚至消失,对恢复药物敏感性有帮助。

4. **研发抗菌药物**　①改良现有抗生素;②根据细菌耐药性的机制及其与抗菌药物的构效关系,研制有活性的新型药物;③针对耐药菌产生的钝化酶,寻找有效的酶抑制剂;④研发阻断耐药质粒转移和传播的药物;⑤开发抗菌肽、微生物制剂和植物来源的抗菌药物等。

5. **寻找新手段**　研发疫苗是降低感染发生率,解决难治性耐药菌(如铜绿假单胞菌)感染的好方法;建立新一代基于噬菌体疗法的快速检测和治疗体系,是针对耐药菌感染的新举措。

6. **破坏耐药基因**　特异性消除细菌耐药基因,使其恢复对抗菌药物的敏感性。如消除耐药质粒、探索利用 CRISPR-Cas9 基因编辑系统,对位于耐药质粒上的靶基因进行切割导致质粒丢失,使细菌恢复对药物的敏感性;当靶基因位于细菌基因组上时,对靶基因的切割使双链断裂,最终导致细菌死亡。

(黄　瑞)

第六章 细菌的感染与免疫

细菌感染（bacterial infection）是指细菌侵入宿主体内生长繁殖并与机体相互作用,引起的一系列病理变化过程。能导致宿主感染的细菌称为**致病菌**（pathogenic bacterium）或**病原菌**（pathogen）;不能造成宿主感染的称为**非致病菌**（nonpathogenic bacterium）或**非病原菌**（nonpathogen）。有些细菌在正常情况下不致病,但在宿主免疫防御能力下降或菌群失调等特定条件下可引起疾病,这类细菌称为**机会致病菌**（opportunistic pathogen）或**条件致病菌**（conditioned pathogen）。致病菌从一个宿主到另一宿主体内并引起感染的过程称为**传染**（infection or communication）。

抗感染免疫是指微生物入侵宿主机体后,宿主免疫系统产生抗感染免疫应答,以抑制或避免微生物致病作用的过程。免疫系统的这一功能称为**免疫防御**。在宿主抗感染免疫的压力下,微生物还会产生**免疫逃逸**现象,以逃避宿主的免疫防御功能。因此,微生物对机体的感染与机体对微生物的抗感染免疫,构成了一对基本矛盾。这一对矛盾力量的消长决定着疾病的发生、发展与结局。

第一节 正常菌群与机会致病菌

微生物种类繁多,在自然界中广泛存在。人类生存于自然环境中,因而,正常人的体表和与外界相通的腔道（如口腔、鼻咽腔、肠道、泌尿生殖道等）表面都寄居着不同种类和数量的微生物;这些微生物在正常情况下不致病,但在特定条件下会成为机会致病菌。

一、正常菌群

正常菌群（normal flora）是指正常寄居在宿主体内,对宿主无害而有利的细菌群,是宿主**微生物群**（microbiota）的重要构成部分。表6-1列举了人体各部位常见的正常菌群。

表6-1 人体常见的正常菌群

部位	主 要 菌 类
皮肤	葡萄球菌、链球菌、类白喉棒状杆菌、铜绿假单胞菌、丙酸杆菌、白假丝酵母菌、非致病性分枝杆菌
口腔	葡萄球菌、甲型和丙型链球菌、肺炎链球菌、非致病性奈瑟菌、乳杆菌、类白喉棒状杆菌、放线菌、螺旋体、白假丝酵母菌、梭杆菌
鼻咽腔	葡萄球菌、甲型和丙型链球菌、肺炎链球菌、非致病性奈瑟菌、类杆菌
外耳道	葡萄球菌、类白喉棒状杆菌、铜绿假单胞菌、非致病性分枝杆菌
眼结膜	葡萄球菌、干燥棒状杆菌、非致病性奈瑟菌
肠道	大肠埃希菌、双歧杆菌、产气肠杆菌、变形杆菌、铜绿假单胞菌、葡萄球菌、肠球菌、类杆菌、产气荚膜梭菌、破伤风梭菌、真杆菌、乳杆菌、白假丝酵母菌
尿道	葡萄球菌、类白喉棒状杆菌、非致病性分枝杆菌
阴道	乳杆菌、类白喉棒状杆菌、非致病性奈瑟菌、白假丝酵母菌

（一）正常菌群的生理作用

正常菌群与宿主间存在着相互依存的关系。目前已知正常菌群对宿主有以下生理学作用:

1. **生物拮抗** 宿主体内的正常菌群可以抵御外来致病菌的入侵与定植,对宿主起着保护作用,称为**生物拮抗**(biological antagonism)。这种作用的机制有:①生物屏障和占位性保护。正常菌群在上皮细胞表面的定植形成了生物屏障,优先占领生存空间,妨碍或抑制外来致病菌的定植。②产生对致病菌有害的代谢产物。如人体内寄居的大量厌氧菌,可产生乙酸、丙酸、丁酸及乳酸等酸性产物,降低了环境中的 pH 与氧化还原电势,使不耐酸的细菌和需氧菌受到抑制;口腔中的链球菌以及阴道中的乳杆菌等可产生 H_2O_2,对其他细菌有抑制或杀伤作用。③营养竞争。一定生存环境中的营养资源是有限的。正常菌群的定植,优先利用了营养资源,大量繁殖而处于优势地位,不利于外来致病菌的生长繁殖。

2. **营养作用** 正常菌群在宿主体内,对宿主摄入的营养物质进行初步代谢、物质转化和合成代谢,形成一些有利于宿主吸收、利用的物质,甚至合成一些宿主自己不能合成的物质供宿主使用。如人肠道内脆弱类杆菌和大肠埃希菌可产生维生素 K 和维生素 B 族;乳杆菌和双歧杆菌等可合成烟酸、叶酸等供人体利用。

3. **免疫作用** 正常菌群作为抗原可促进宿主免疫器官的发育,刺激免疫系统的成熟与免疫应答。产生的免疫物质对具有交叉抗原组分的致病菌有一定程度的抑制或杀灭作用。如双歧杆菌诱导产生的 sIgA 能与那些具有共同抗原的微生物发生免疫反应,以阻断它们对肠道黏膜上皮细胞的黏附和定植作用。

4. **抗衰老作用** 研究表明,人一生的不同阶段,肠道正常菌群的构成与数量是不一样的,它们与人体的发育、成熟和衰老有着一定关联。例如儿童及青少年时期肠道的双歧杆菌、乳杆菌较老年时期为多,而到老年后,肠道的产气杆菌较多。这是肠道菌群与其环境(人体肠道)相互作用的结果。如人体肠道能够维持一个有利于机体健康的生态内环境,对人体的健康和长寿是有益的。

此外,正常菌群还具有一定的**抗肿瘤作用**。

（二）微生态平衡与失调

20 世纪 70 年代出现了一门新学科,称为**微生态学**(microecology)。它是从细胞水平或分子水平上研究微生物、宿主、环境三者之间相互关系的综合性学科。**医学微生态学**(medical microecology)则是微生态学中重要的分支学科,主要研究寄居在人体表面和外界相通腔道黏膜表面的微生物与微生物、微生物与人体,以及微生物和人体与外界环境之间相互依存、相互制约的关系。

机体内的正常微生物群与宿主之间是相互依赖与相互制约的,这种状态始终处于动态过程之中,并形成一种平衡,称为**微生态平衡**(microeubiosis)。当宿主(免疫、营养及代谢等)、正常微生物群(种类、数量、位置等)或外界环境(理化和生物)等因素变化打破了这种微生态平衡,就会导致**微生态失调**(microdysbiosis),最常见的是**菌群失调**(dysbacteriosis)。在临床工作中,诱发微生态失调的因素多见于不规范地使用抗生素、免疫抑制剂和肿瘤化疗药物治疗,以及部分外科手术和插管等侵入性诊疗操作。

二、机会致病菌

当正常菌群与宿主间的生态平衡失调时,一些正常菌群会成为机会致病菌而引起宿主发病,故机会致病菌也称为条件致病菌。常见的情况主要有:

（一）正常菌群的寄居部位改变

正常菌群由原寄居部位向其他部位或本来是无菌的部位转移,称为寄居部位改变(translocation)。例如大肠埃希菌在肠道通常是不致病的,但如果从肠道进入泌尿道,或手术时通过切口进入腹腔、血流,则可引发尿道炎、肾盂肾炎、腹膜炎甚至败血症等。

（二）宿主免疫功能下降

应用大剂量皮质激素、抗肿瘤药物或放射治疗以及艾滋病病人晚期等,可造成病人免疫功能降低,从而使一些正常菌群在原寄居部位能穿透黏膜等屏障,引起局部组织或全身性感染,严重者可因败血症而死亡。

（三）菌群失调

菌群失调是指在应用抗生素治疗感染性疾病等过程中，宿主某部位寄居细菌的种群发生改变或各种群的数量比例发生大幅度变化，从而导致疾病。菌群失调可表现为引起**二重感染**或**重叠感染**（superinfection）。这是指：用抗生素治疗某种原感染性疾病的过程中，又感染了另一种或多种病原体，表现为两种或两种以上病原体混合感染。这是因为长期或大量应用抗生素后，正常菌群被抑制或杀灭，而原处于数量劣势的菌群或外来耐药菌趁机大量繁殖而导致的感染。引起二重感染的常见细菌有金黄色葡萄球菌、白假丝酵母菌和一些革兰阴性杆菌。临床表现有假膜性肠炎、鹅口疮、肺炎、泌尿道感染或败血症等。

第二节　细菌的致病作用

细菌对宿主致病的能力称为**致病性**（pathogenicity）。细菌致病性的强弱程度可用**毒力**（virulence）来表示。细菌毒力是建立在一定物质基础上的，与毒力相关的物质很多，通常被称为**毒力因子**（virulence factor），主要包括侵袭力、毒素、体内诱生抗原、超抗原等。编码毒力因子的基因在致病菌的基因组或遗传元件内可以散在存在，也可以簇集存在。簇集存在的与细菌致病性相关的 DNA 序列称为**致病岛**（pathogenicity island，PAI）或毒力岛。致病岛的平均 GC 含量往往偏离于细菌基因组的平均 GC 含量，提示细菌的致病岛可能是通过水平转移获得的。测定细菌毒力的指标常采用**半数致死量**（median lethal dose，LD_{50}）或**半数感染量**（median infective dose，ID_{50}）。LD_{50} 是指在一定条件下能引起 50% 的实验动物死亡的细菌数量或毒素剂量，ID_{50} 则是指能引起 50% 实验动物或组织培养细胞发生感染的细菌数量。细菌毒力越强，LD_{50} 或 ID_{50} 数值越小。

一、细菌的侵袭力

侵袭力（invasiveness）是指致病菌突破宿主皮肤、黏膜等生理屏障，进入机体并在体内定植和繁殖扩散的能力。细菌的侵袭力包括黏附、定植和产生侵袭性相关物质的能力，如菌体的表面结构（黏附素、荚膜）、侵袭性物质（侵袭素、侵袭性酶类）、细菌生物被膜等。

（一）黏附素

黏附（adherence）是绝大多数细菌致病的第一步。细菌要致病首先必须黏附并定植在宿主皮肤、黏膜上皮细胞表面，然后才能侵入组织细胞生长繁殖并进行扩散。细菌的黏附需要两个必要条件，即**黏附素**（adhesin）和宿主细胞表面的黏附素受体。黏附素是一类存在于细菌表面的与黏附有关的分子。黏附素可分为菌毛黏附素和非菌毛黏附素两大类。菌毛黏附素是存在于细菌菌毛顶端并与黏附有关的分子，如大肠埃希菌的菌毛黏附素和淋病奈瑟菌的菌毛黏附素。非菌毛黏附素是指存在于菌毛之外且与黏附有关的分子，如某些革兰阴性菌的外膜蛋白（outer membrane protein，OMP）和革兰阳性菌表面的某些分子。鼠疫耶尔森菌的外膜蛋白、A 群链球菌细胞壁的 LTA-M 蛋白复合物及其 F 蛋白、肺炎支原体的 P1 蛋白等均为非菌毛黏附素。

黏附素能与宿主细胞表面的黏附素受体发生特异性结合，介导细菌进入宿主细胞间生长繁殖，形成细菌群体，称为**定植**（colonization）。黏附素的受体多为靶细胞表面的糖类或糖蛋白。例如大肠埃希菌 I 型菌毛黏附素的受体是肠黏膜上皮细胞表面的一种 D-甘露糖；衣原体的表面凝集素的受体是靶细胞的一种 N-乙酰葡糖胺。表 6-2 列举了部分细菌的黏附素及其靶细胞受体。

细菌的黏附作用与其致病性密切相关。例如从临床标本分离出的肠产毒素型大肠埃希菌大多数具有菌毛，通过菌毛黏附到肠黏膜细胞或泌尿道上皮细胞定植后，可分别引起腹泻或肾盂肾炎。如果志愿者口服肠产毒素型大肠埃希菌的无菌毛菌株，则不会引起腹泻。

表 6-2　部分细菌的黏附素及其受体

细菌名称	黏附素类型		靶细胞受体
	菌毛黏附素	非菌毛黏附素	
大肠埃希菌	普通（Ⅰ型）菌毛		D-甘露糖
	定居因子抗原（Ⅰ、Ⅱ）		GM-神经节苷脂
	P 菌毛		P 血型糖脂
其他肠道细菌	Ⅰ型菌毛		D-甘露糖
淋病奈瑟菌	菌毛		GD1-神经节苷脂
霍乱弧菌	Ⅳ型菌毛		岩藻糖和甘露糖
金黄色葡萄球菌		脂磷壁酸（LTA）	纤维粘连蛋白
A 群链球菌		LTA-M 蛋白复合体	纤维粘连蛋白
肺炎链球菌		表面蛋白	N-乙酰氨基己糖半乳糖
梅毒螺旋体		P1,P2,P3	纤维粘连蛋白
沙眼衣原体		表面凝集素	N-乙酰葡糖胺
肺炎支原体		P1 蛋白	唾液酸

（二）荚膜

荚膜具有抗吞噬和抵抗宿主体液中杀菌物质的作用,有利于致病菌在宿主体内生存、繁殖和扩散。荚膜在帮助细菌的免疫逃逸中起着重要作用,避免了致病菌被宿主的免疫防御机制杀灭。有研究表明,将无荚膜的肺炎链球菌注射至小鼠腹腔,细菌易被小鼠吞噬细胞吞噬、杀灭;但若接种有荚膜的菌株,则细菌会大量繁殖,小鼠通常于注射后 24 小时内死亡。此外,A 群链球菌的 M 蛋白、伤寒沙门菌的 Vi 抗原,以及大肠埃希菌的 K 抗原等位于细胞壁外层的结构,通称为**微荚膜**,在致病中的作用类似荚膜。

（三）侵袭性酶类

许多在组织中繁殖起来的细菌可释放**侵袭性胞外酶**,有利于致病菌的抗吞噬作用并向周围组织扩散。例如,金黄色葡萄球菌产生的血浆凝固酶,能使血浆中的可溶性纤维蛋白原转变为固态的纤维蛋白包绕在菌体表面,有利于细菌抵抗宿主吞噬细胞的吞噬,感染部位与周围组织的界限相对清楚、脓汁黏稠;A 群链球菌则可产生透明质酸酶、链激酶、链道酶等,分解细菌间质透明质酸、溶解纤维蛋白、降解脓汁中的 DNA,有利于细菌扩散,感染部位与周围组织的界限模糊、脓汁稀薄。淋病奈瑟菌、脑膜炎奈瑟菌、口腔链球菌、流感嗜血杆菌等可产生 sIgA 的蛋白酶,分解免疫球蛋白 IgA,破坏黏膜的特异性防御功能。

（四）侵袭素

侵袭素（invasin）是一类由细菌基因编码的蛋白质,与细菌入侵宿主细胞并向周围细胞组织扩散息息相关。有些细菌仅仅定植在组织细胞表面引起局部感染,而有些细菌还会侵入细胞内繁殖并扩散到其他的细胞组织甚至全身而引起侵袭性感染。细菌编码侵袭素的基因称为**侵袭基因**（invasive gene,*inv* 基因）,是介导细菌侵入邻近的上皮细胞尤其是黏膜上皮细胞内的重要功能基因。具有侵袭能力的常见致病菌有鼠伤寒沙门菌、志贺菌、肠侵袭型大肠埃希菌、空肠弯曲菌、假结核耶尔森菌、淋病奈瑟菌等。

（五）细菌生物被膜

细菌生物被膜（bacterial biofilm,BF）是由细菌及其所分泌的胞外多聚物（胞外多糖、蛋白质、DNA等）附着在有生命或无生命材料表面而形成的膜状结构,是细菌的群体结构（图 6-1/文末彩图 6-1）。细菌生物被膜是细菌在生长过程中为了适应周围环境而形成的一种保护性生存状态。与**浮游细菌**（planktonic bacteria）相比,生物被膜的形成不仅有利于细菌附着在某些支持物表面,而且可阻挡抗生素的渗入和机体免疫物质的杀伤作用。此外,生物被膜内的细菌彼此之间还容易发生信号传递、耐药

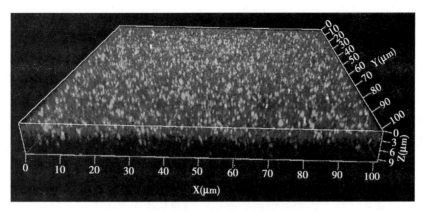

图 6-1　细菌生物被膜的激光共聚焦显微镜观察
图中绿色示细菌的胞外多糖,红色示死细菌

基因和毒力基因捕获及转移。

　　当细菌黏附在黏膜上皮细胞以及人体内植入的各种人工医疗材料,如人工心脏瓣膜、气管插管、人工关节等表面,都易形成生物被膜。自生物被膜脱落的细菌还可扩散到其他的部位引起感染。铜绿假单胞菌、表皮葡萄球菌等极易形成生物被膜,是引起生物被膜感染的常见致病菌。在 80%~90% 的肺囊性纤维化病人的肺组织中可以检测到铜绿假单胞菌的生物被膜,这些病人最终因呼吸衰竭而死亡。生物被膜中的细菌容易对多种不同的抗生素产生耐药,造成多重耐药性。因此,细菌生物被膜具有极强的耐药性和抵抗机体免疫系统的作用,感染了细菌生物被膜的组织和污染了细菌生物被膜的生物材料,即使应用成百倍高浓度的抗菌药物也难以将被膜菌清除。

二、毒素

　　细菌毒素(bacterial toxin)按其来源、性质和作用特点的不同,分为**外毒素**(exotoxin)和**内毒素**(endotoxin)两种。

(一) 外毒素

　　外毒素是细菌合成并分泌(或释放)的毒性蛋白质。外毒素主要由革兰阳性菌产生,少数革兰阴性菌也可产生。破伤风梭菌、肉毒梭菌、白喉棒状杆菌、产气荚膜梭菌、A 群链球菌、金黄色葡萄球菌等革兰阳性菌以及痢疾志贺菌、霍乱弧菌、肠产毒素型大肠埃希菌、铜绿假单胞菌、鼠疫耶尔森菌等革兰阴性菌都能产生外毒素。大多数外毒素是在细菌细胞内合成后分泌至细胞外的;但也有外毒素存在于菌体内,待菌细胞破坏后才释放出来,如痢疾志贺菌和肠产毒素型大肠埃希菌的外毒素。

1. 外毒素的主要特性

　　(1) 大多数外毒素的化学本质都是蛋白质:多数外毒素为 A-B 型分子结构,即毒素分子由 A 和 B 两种亚单位构成。A 和 B 两个亚单位可在一个毒素分子上,如铜绿假单胞菌的外毒素 A。也可由 A 和 B 两种不同的分子通过二硫键连接聚合成具有毒性的多聚体,如霍乱肠毒素。A 亚单位是外毒素**活性单位**(active subunit)部分,决定其毒性效应。B 亚单位是非毒性单位,但能与宿主靶细胞表面的特异受体结合,称为**结合亚单位**(binding subunit),它的作用是介导 A 亚单位进入靶细胞内。A 或 B 亚单位独立存在时对宿主细胞无致病作用,因此外毒素分子结构的完整性是致病的必要条件。

　　A-B 毒素编码基因的位置随病原菌的种类不同而异。鲍特菌腺苷酸环化酶毒素、霍乱肠毒素、百日咳毒素、铜绿假单胞菌外毒素 A、志贺毒素等的基因位于染色体上;破伤风痉挛毒素、炭疽毒素、大肠埃希菌 LT 等的基因位于质粒上;肉毒毒素、大肠埃希菌志贺毒素、白喉毒素、链球菌致热外毒素的基因位于前噬菌体。

（2）毒性作用强且对组织器官有高度选择性：如肉毒梭菌外毒素毒性比氰化钾强 1 万倍，是目前已知的最剧毒物，1mg 毒素纯品能杀死 2 亿只小鼠。许多外毒素对组织器官有选择性，通过与特定靶细胞的受体结合后引起特殊的病变。例如肉毒毒素能阻断胆碱能神经末梢释放乙酰胆碱，引起骨骼肌麻痹而致病。而白喉毒素对外周神经末梢、心肌细胞等有亲和性，通过抑制靶细胞蛋白质的合成而引起疾病。

（3）绝大多数外毒素不耐热：例如白喉外毒素在 58～60℃经 1～2 小时处理、破伤风外毒素在60℃经 20 分钟处理即可被破坏。但葡萄球菌肠毒素则例外，能耐受 100℃ 30 分钟处理。

（4）抗原性强：外毒素是蛋白质，故有很强的抗原性。A-B 结构分子中的 B 亚单位是保护性抗原而无毒性，适合于研制疫苗。用人工化学方法可去除 A 亚单位的毒性，但保留其抗原性。采用 0.4%甲醛液处理，去除外毒素毒性而保留其免疫原性的生物制品称为**类毒素**（toxoid）。类毒素注入机体后，可刺激机体产生具有中和外毒素作用的抗毒素抗体，故可用类毒素进行人工主动免疫预防相应疾病。

2. 外毒素的分类及作用　根据外毒素对宿主细胞的亲嗜性及作用靶点等，可将外毒素分为**神经毒素**（neurotoxin）、**细胞毒素**（cytotoxin）和**肠毒素**（enterotoxin）三大类（表 6-3）。

表 6-3　外毒素的种类和作用机制

类型	产生细菌	外毒素	所致疾病	作用机制	症状和体征
神经毒素	破伤风梭菌	痉挛毒素	破伤风	阻断抑制性神经递质甘氨酸的释放	骨骼肌强直性痉挛
	肉毒梭菌	肉毒毒素	肉毒中毒	抑制胆碱能运动神经释放乙酰胆碱	肌肉松弛性麻痹
细胞毒素	白喉棒状杆菌	白喉毒素	白喉	灭活 EF-2，抑制细胞蛋白质合成	肾上腺出血，心肌损伤，外周神经麻痹
	金黄色葡萄球菌	毒性休克综合征毒素 1	毒性休克综合征	增强对内毒素作用的敏感性	发热、皮疹、休克
		表皮剥脱毒素	烫伤样皮肤综合征	表皮与真皮脱离	表皮剥脱性病变
	A 群链球菌	致热外毒素	猩红热	破坏毛细血管内皮细胞	发热、猩红热皮疹
肠毒素	霍乱弧菌	肠毒素	霍乱	激活肠黏膜腺苷环化酶，增高细胞内 cAMP 水平	水电解质平衡失调、腹泻、呕吐
	肠产毒素性大肠埃希菌	肠毒素	腹泻	不耐热肠毒素使细胞内 cAMP 增高，耐热肠毒素则增高细胞内 cGMP	呕吐、腹泻
	产气荚膜梭菌	肠毒素	食物中毒	同霍乱肠毒素	呕吐、腹泻
	金黄色葡萄球菌	肠毒素	食物中毒	作用于呕吐中枢	呕吐为主、腹泻

（1）神经毒素：主要作用于神经组织，引起神经传导功能紊乱。包括破伤风痉挛毒素、肉毒毒素等。神经毒素种类不多，但毒性作用强烈，致死率高。

（2）细胞毒素：能通过抑制蛋白质合成、破坏细胞膜等机制直接损伤宿主细胞，引起相应组织器官炎症和坏死等。例如白喉毒素通过催化 ADP-核糖基团到蛋白合成延长因子 eEF-2 上，使其失活，从而抑制蛋白质合成，损伤宿主细胞；A 群链球菌溶血素 O、肺炎链球菌溶血素、大肠埃希菌溶血素、金黄色葡萄球菌 α 溶血素等通过破坏细胞膜引起红细胞等的溶解；产气荚膜梭菌 α 毒素可溶解组织细胞。

具有破坏细胞膜作用的细胞毒素又称**膜损伤毒素**（membrane-disrupting toxin），其作用机制有两种：①成孔毒素（pore-forming toxin），以多个毒素分子单体形式插入细胞膜，形成孔道，使膜电位和细胞内外渗透压改变,小分子物质漏出,水分子进入,细胞破解;②磷脂酶类,这类毒素分解宿主细胞膜的卵磷脂,破坏细胞膜的完整性,使细胞坏死。卵磷脂在宿主细胞膜普遍存在,因此这类毒素的作用无选择性。产气荚膜梭菌 α 毒素、金黄色葡萄球菌 β 溶血素、铜绿假单胞菌毒素等都属此类毒素。

（3）肠毒素:是一类作用于肠上皮细胞、引起肠道功能紊乱的毒素。霍乱毒素、艰难梭菌毒素、产毒性大肠埃希菌 LT、ST 毒素等属此类毒素。

（二）内毒素

内毒素是革兰阴性菌细胞壁中的**脂多糖**(lipopolysaccharide,LPS)组分,只有在细菌死亡裂解后才被释放出来。其分子结构由 **O 特异性多糖**、**非特异核心多糖**和**脂质 A** 三部分组成(图6-2)。螺旋体、衣原体、支原体、立克次体亦有类似的 LPS,具有内毒素活性。

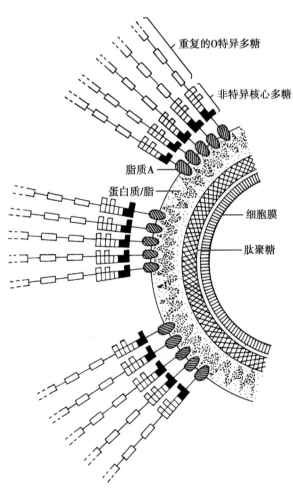

图6-2　革兰阴性菌细胞壁内毒素

1. 内毒素的主要特点

（1）存在于革兰阴性菌细胞壁。

（2）化学性质是脂多糖。

（3）对理化因素稳定:加热160℃ 2~4 小时或用强酸、强碱、强氧化剂煮沸 30 分钟才被灭活。这一性质具有重要的临床实践意义,如内毒素污染了注射液和药品,难以用加热方法使其灭活,进入人体会引起临床不良后果。

（4）毒性作用相对较弱且对组织无选择性:各种革兰阴性菌产生的内毒素的致病作用基本相似,其原因可能是各种不同革兰阴性菌主要毒性组分脂质 A 高度保守,结构基本相似。因此,不同革兰阴性菌感染时,由内毒素引起的毒性作用大致相同。

（5）不能用甲醛液脱毒而成为类毒素。

2. 内毒素引起的主要病理生理反应

（1）致发热反应:极微量(1~5ng/kg)内毒素就能引起人体体温上升。其机制是内毒素作用于巨噬细胞、血管内皮细胞等,使之产生 IL-1、IL-6 和 TNF-α 等细胞因子。这些细胞因子是**内源性致热原**(endogenous pyrogen),可作用于宿主下丘脑体温调节中枢,导致产热增加、微血管扩张、炎症反应等。发热反应本身也是机体的保护性免疫应答,适度发热有利于宿主抵御致病菌的感染。

（2）引起白细胞数量变化:内毒素注射后初期,可使中性粒细胞黏附到组织毛细血管壁,导致血液循环中的中性粒细胞数量骤减。数小时后,由 LPS 诱生的中性粒细胞释放因子(neutrophil releasing factor)刺激骨髓释放中性粒细胞进入血流,使数量显著增加。但伤寒沙门菌内毒素是例外,始终使血液循环中的白细胞总数减少,机制尚不清楚。

（3）内毒素血症与内毒素休克:当血液中有革兰阴性细菌大量繁殖或感染灶释放内毒素入血或输液中含有内毒素时,都会导致**内毒素血症**(endotoxemia)。内毒素作用于巨噬细胞、中性粒细胞、内皮细胞、血小板、补体系统、凝血系统等并诱生 TNF-α、IL-1、IL-6、IL-8、组胺、5-羟色胺、前列腺素、激肽等生物活性物质,使小血管功能紊乱而造成微循环障碍,组织器官毛细血管灌注不足、缺氧、酸中毒

图中标注文字:
重复的O特异多糖
非特异核心多糖
脂质A
蛋白质/脂
细胞膜
肽聚糖

等。高浓度的内毒素也可激活补体替代途径,引起高热、低血压,以及活化凝血系统,最后导致**弥散性血管内凝血**(disseminated intravascular coagulation,DIC)。严重时可导致以微循环衰竭和低血压为特征的内毒素休克甚至死亡。

3. **内毒素的致病机制** LPS 与宿主体内的靶细胞有两种结合方式:①非特异性结合:LPS 的脂质 A 通过亲脂性疏水作用与细胞膜磷脂结合,改变磷脂膜的理化性质(如膜完整性、流动性、膜电势等),影响细胞的状态和功能;②特异性结合:通过脂质 A 与相应受体结合。进入血流的 LPS 首先与其结合蛋白 LBP(lipopolysaccharide binding protein)结合,再与单核巨噬细胞膜表面的受体 CD14 结合,进而激活 Toll 样受体(Toll-like receptor,TLR),启动跨膜信号传导,引起一系列病理生理反应。TLR 主要表达在单核-巨噬细胞、中性粒细胞、树突状细胞、血管内皮细胞及肠上皮细胞等细胞膜上。LPS 与 TLR 结合后可以启动多条胞内信号传导途径,但其中最重要的是"核转录因子-κB 途径"(NF-κB)。在静息细胞内,NF-κB 与 IκB 结合,以非活性形式存在于细胞质内。当感染发生时,LPS 通过 TLR 信号传导途径激活 NF-κB,进而启动下游基因转录,引起一系列细胞生物学效应。NF-κB 调控的下游基因主要有以下几种:

(1)参与炎症和早期防御反应的基因:这些基因编码的产物分别有:①前炎症细胞因子,如 TNF-α、GM-CSF、IL-1/2/6/12 等;②细胞黏附分子(ICAM)、血管细胞黏附因子(VCAM)、E 选择素(ELAM)等;③急性期蛋白;④诱导酶,如诱导型一氧化氮合成酶(iNOS);⑤抗菌多肽,如 β-防御素(β-defensins)等。

(2)参与特异性免疫的基因:如编码 IL-2/12、IFN-γ、协同刺激因子 CD80 和 CD86 的基因。

(3)参与细胞凋亡的基因:包括编码"凋亡抑制蛋白"(IAP-1/2)、Fas 配体、c-myc、p53 的基因。

由上述可见,LPS 一般不直接损伤各种组织细胞,而是通过各种参与天然免疫的细胞、内皮细胞和黏膜细胞,诱导产生各种细胞因子、炎症因子、急性期蛋白、活性氧/氮分子,以及激活特异性免疫细胞,引起组织细胞以及全身性多种病理生理反应(图6-3)。

细菌外毒素与内毒素的主要特性比较详见表6-4。

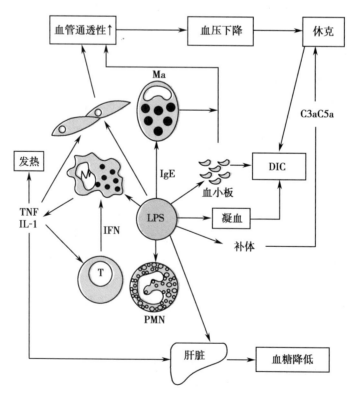

图6-3 LPS 的生物学作用

表 6-4　外毒素与内毒素的主要特性比较

区别要点	外毒素	内毒素
来源	革兰阳性菌与部分革兰阴性菌	革兰阴性菌
编码基因	质粒或前噬菌体或染色体基因	染色体基因
存在部位	从活菌分泌出,少数为细菌裂解后释出	细胞壁组分,菌体裂解后释出
化学成分	蛋白质	脂多糖
稳定性	60~80℃,30 分钟被破坏	160℃,2~4 小时被破坏
毒性作用	强,对组织器官有选择性毒害效应,引起特殊临床表现	较弱,各菌的毒性效应大致相同,引起发热、白细胞增多、微循环障碍、休克、DIC 等全身反应
抗原性	强,刺激机体产生抗毒素;甲醛液处理脱毒形成类毒素	弱,刺激机体产生的中和抗体作用弱;甲醛液处理不形成类毒素

三、体内诱生抗原

近年来的研究表明,有些细菌的基因在人工培养条件下并不表达,而只有在进入宿主体内后才被诱导表达。这类只有在细菌侵入宿主体内才诱导表达的基因,称为**体内诱导基因**(in vivo induced gene,IVIG)。由体内诱导基因编码的抗原称为**体内诱生抗原**(in vivo induced antigen,IVIAg)。体内诱生抗原通常与致病菌在体内的生存和致病密切相关。研究表明绝大多数病原菌都有体内诱导基因存在。目前,已建立了多种筛选体内诱导基因的技术方法,包括标记突变技术(signature tagged mutagenesis,STM)、体内表达技术(in vivo expression technology,IVET)、差异荧光诱导技术(differential fluorescence induction,DFI)和体内诱生抗原鉴定技术(in vivo induced antigen technology,IVIAT)等。应用这些技术已从鼠伤寒沙门菌、布鲁菌、霍乱弧菌、鼠疫耶尔森菌、大肠埃希菌、铜绿假单胞菌、变形杆菌等病原体中鉴定出多种体内诱导基因。

四、超抗原

超抗原(superantigen)是一类具有超强能力刺激淋巴细胞增殖和刺激产生过量 T 细胞及细胞因子的特殊抗原,其刺激淋巴细胞增殖的能力是植物凝集素的数千倍。某些细菌、病毒以及支原体等微生物等都能产生超抗原类活性物质。它们的特点有:①不经过抗原递呈细胞的处理,便能与 MHC-Ⅱ类分子结合,激活 T 细胞增殖并释放大量细胞因子,如 IL-1,IL-2,TNF-α 和 INF-γ 等;②一个超抗原分子能以不同的部位同时与 T 细胞的 TCR 和 APC 的 MHC-Ⅱ分子结合,大量活化 T 细胞。例如葡萄球菌肠毒素和毒性休克综合征毒素-1(TSST-1)、链球菌致热外毒素等都是超抗原,它们能引起毒素性休克综合征、猩红热等疾病。

五、免疫病理损伤

在微生物感染情况下,有些原本没有直接毒性的抗原物质,有可能通过激活机体的免疫应答,基于超敏反应的机制引起组织细胞的免疫病理损伤,最终导致疾病。例如长期或反复链球菌感染,可通过Ⅲ型超敏反应,由免疫复合物沉积于血管基底膜导致的肾小球肾炎、风湿性关节炎、风湿性心脏病等;由结核分枝杆菌引起的结核病变,通常认为与Ⅳ型超敏反应密切相关。

值得注意的是,通过免疫病理引起损伤的病例中,宿主的免疫状态是重要的因素。如同样的链球菌感染,却只有极少数人发生免疫复合物性疾病。可见,机体的过敏反应状态在其中起着重要作用。

第三节　宿主的抗感染免疫

宿主的免疫系统具有识别和清除致病菌感染的免疫防御功能。致病菌或其产物进入机体时,机体免疫系统首先对它们进行识别,进而通过**固有免疫**(innate immunity)机制和**适应性免疫**(adaptive immunity)机制清除这些外来异物,这个过程称为宿主的抗感染免疫。固有免疫也称**天然免疫**(inherent immunity),适应性免疫也称**获得性免疫**(acquired immunity)。

一、固有免疫

机体的固有免疫是在长期种系发育和进化过程中,逐渐建立起来的一系列防御病原微生物等的免疫功能。参与人体固有免疫的主要有屏障结构、吞噬细胞以及正常体液和组织的免疫成分等。

（一）屏障结构

1. **皮肤与黏膜**　皮肤与黏膜可发挥如下免疫功能:

（1）阻挡和排除作用:健康完整的皮肤和黏膜有阻挡和排除病原微生物的作用。体表上皮细胞的脱落与更新,可清除黏膜上的微生物。呼吸道黏膜上皮的纤毛运动,口腔吞咽和肠蠕动等,使致病菌难以定植而被排除。当皮肤受损,或黏膜屏障功能削弱时,就易受致病菌的感染。

（2）分泌杀菌物质:皮肤和黏膜可分泌多种杀菌物质。例如皮肤汗腺分泌的乳酸使汗液呈酸性(pH 5.2~5.8),不利于细菌生长。皮脂腺分泌的脂肪酸有杀细菌和真菌的作用。不同部位的黏膜能分泌不同的抗菌物质,如溶菌酶、抗菌肽、胃酸、蛋白酶等多种杀菌物质,对侵入的致病菌具有杀灭作用。

（3）正常菌群的拮抗作用:寄居在皮肤和黏膜表面的正常菌群构成了微生物屏障。它们可通过与致病菌竞争受体和营养物质以及产生抗菌物质等方式,阻止致病菌在上皮细胞表面的黏附和生长。

2. **血脑屏障**　人的血脑屏障由软脑膜、脉络膜、脑毛细血管和星状胶质细胞等组成。通过脑毛细血管内皮细胞层的紧密连接和吞饮作用,阻挡致病菌及其毒性产物从血流进入脑组织或脑脊液,从而保护中枢神经系统。婴幼儿因血脑屏障发育不完善,故易发生中枢神经系统感染。

3. **胎盘屏障**　由母体子宫内膜的基蜕膜和胎儿绒毛膜共同组成。此屏障可防止母体内的致病菌进入胎儿体内,保护胎儿免受感染。在妊娠 3 个月内,胎盘屏障尚未发育完善,此时若母体发生感染,致病菌则有可能通过胎盘侵犯胎儿,干扰其正常发育,造成畸形甚至死亡。药物也可通过不完善的胎盘影响胎儿。因此,在妊娠期间尤其是早期,应尽量防止感染并尽可能不用或少用副作用大的药物。

（二）吞噬细胞

病原菌突破皮肤或黏膜屏障侵入体内后,首先遭遇吞噬细胞的吞噬作用。吞噬细胞分为两大类,一类是小吞噬细胞,主要指血液中的中性粒细胞。另一类是大吞噬细胞,即单核吞噬细胞系统(mononuclear phagocyte system,MPS)细胞,包括血液中的单核细胞和各种组织器官中的巨噬细胞,可吞噬、杀伤和消化侵入的病原菌。

1. **吞噬细胞对病原菌的识别**　吞噬细胞对病原菌的识别是通过**模式识别**(pattern recognition)来实现的。模式识别理论认为,病原菌内存在一些进化上非常保守的与致病性相关的组分称为**病原体相关分子模式**(pathogen-associated molecular pattern,PAMP)。而在宿主的免疫活性细胞上存在一类识别 PAMP 并介导固有免疫启动的受体。Janeway 将其命名为**模式识别受体**(pattern recognition receptor,PRR),机体固有免疫系统的吞噬细胞通过 PRR 来感知 PAMP,从而识别入侵的病原体及其产物。

存在于细菌细胞壁的成分如肽聚糖(peptidoglycan,PGN)和脂多糖(LPS)、细菌蛋白、细菌脂类以及细菌和病毒的核酸残基等都可以是 PAMP。吞噬细胞依靠 PRR 可直接与致病菌的 PAMP 识别并结合。如 LPS 与血清中的 LBP 结合,再与吞噬细胞膜上的 CD14 分子结合,形成 LPS-LBP-CD14 复合物,可被吞噬细胞的 TLR4-MD2 所识别(图 6-4)。尽管微生物的种类繁多,它们的抗原分子更是千变万化、数不胜数,但若把微生物的抗原分子归纳为"分子模式",就可以把无限的抗原特异性种类归纳为有限的"分子模式",为机体通过 PRR 来识别外来抗原提供了可能。

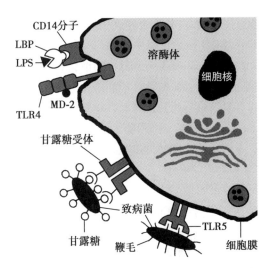

图6-4 吞噬细胞 PRR 识别并结合致病菌 PAMP 示意图

机体的 PRR 存在于血清、免疫细胞膜表面甚至细胞质内。PRR 在机体内的特异性种类是有限的,但 PRR 对抗原的识别不是严格一对一的"锁-钥"关系。只要两者在结合部位上基本适合,就可以结合且可通过分子振动提高结合的适合度,实现柔性结合。这种"模式识别"大大提高了机体识别外来异物的经济性。

2. 吞噬和杀菌过程 一般分为4个连续过程(图6-5)。

(1)趋化(chemotaxis):细菌感染时,入侵的致病菌可刺激吞噬细胞、内皮细胞等产生趋化因子(chemokine)。趋化因子的作用是吸引吞噬细胞穿过毛细血管壁,定向聚集到局部炎症部位。趋化因子的种类很多,除某些细胞因子外,补体活化产物 C5a、C3a、C567,细菌成分或代谢产物,炎症组织分解产物等都具有趋化作用。

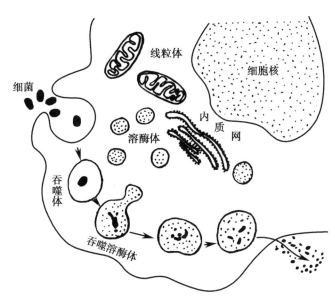

图6-5 吞噬细胞对致病菌的吞噬和消化过程示意图

(2)识别(recognition):吞噬细胞表面存在多种 PRR,如 CD14、TLR、β2-整合素、P-选择素、清道夫受体、**膜刺突蛋白**(moesin)和甘露糖受体等。这些 PRR 通过识别病原体的 PAMP,并与之结合,实现识别过程。血清中 LBP 能与 LPS 结合,这种 LPS-LBP 复合体通过 CD14 与吞噬细胞相结合可增强吞噬细胞的吞噬作用;中性粒细胞和单核巨噬细胞表面均具有抗体 IgG Fc 受体和补体 C3b 受体,借助于抗体和补体的调理作用,吞噬细胞的吞噬和杀伤效力明显增强。

(3)吞入(ingestion):吞噬细胞与病原体结合后,接触部位的细胞膜内陷,同时伸出伪足将病原体包围并摄入细胞质内,形成由部分胞膜包绕的**吞噬体**(phagosome),此过程称为**吞噬**(phagocytosis)。而对病毒等较小病原微生物,其附着处的细胞膜向细胞质内陷形成**吞饮体**(pinosome),将病毒等包裹在内,称为**吞饮**(pinocytosis)。

(4)杀灭与消化(killing and digestion):当吞噬体形成后,与吞噬细胞胞质中的溶酶体(lysosome)靠近并融合,形成**吞噬溶酶体**(phagolysosome)。此时,吞噬细胞从有氧呼吸转换为糖酵解作用,产生大量乳酸,使吞噬溶酶体内酸化(pH 3.5 ~ 4.0),抑制病原菌生长,并增强多种溶酶体酶的活性,借助于吞噬溶酶体内的依氧和非依氧两大杀菌系统杀灭病原菌。依氧杀菌系统通过氧化酶的作用,使分子氧活化成为多种**活性氧中介物**(reactive oxygen intermediate,ROI)和**活性氮中介物**(reactive nitrogen intermediate,RNI),直接作用于病原菌;或通过髓过氧化物酶(myeloperoxidase,MPO)和卤化物的协同而杀灭病原菌。非依氧杀菌系统不需要分子氧的参与,而是通过溶酶酶、酸性环境和杀菌性蛋白发挥作用。杀死的病原体进一步由蛋白酶、核酸酶、酯酶等降解、消化,最后将残渣排至吞噬细胞外。

3. 吞噬作用的后果　包括完全吞噬和不完全吞噬,同时还会造成组织损伤。

(1) 完全吞噬:病原体在吞噬溶酶体中被杀灭和消化,未消化的残渣被排出胞外,此即完全吞噬。如大多数化脓性球菌被中性粒细胞吞噬后,一般在 5~10 分钟死亡,30~60 分钟被破坏。

(2) 不完全吞噬:某些胞内寄生菌(如结核分枝杆菌、嗜肺军团菌)或病毒等病原体在免疫力低下的机体中,虽被吞噬却不被杀死,称为不完全吞噬。此种吞噬对机体不利,因病原体在吞噬细胞内得到保护,可以免受体液中的抗菌物质和抗菌药物等的作用。有的病原体甚至能在吞噬细胞内生长繁殖,导致吞噬细胞死亡,或随吞噬细胞游走,并经淋巴液或血液扩散到人体其他部位,引起感染扩散。

(3) 组织损伤:吞噬细胞在吞噬过程中,由溶酶体释放的多种蛋白水解酶以及杀菌因素,也能破坏邻近的正常组织细胞,造成组织损伤和炎症反应。

(4) 抗原提呈:巨噬细胞吞噬、消化处理病原体后,可将一些有效的抗原决定簇经过加工、处理,提呈给 T 淋巴细胞,启动机体的适应性免疫应答。

4. 自噬　自噬(autophagy)是指细胞内的双层膜结构包裹部分胞质和细胞内需降解的细胞器、蛋白质或外来异物形成**自噬体**(autophagosome),然后与溶酶体融合形成自噬溶酶体(autophagolysosome),利用溶酶体内的水解酶降解包裹内容物的过程。自噬既可以作为一种防御机制来抵御环境变化对细胞造成的损伤,又可作为一种死亡机制,诱导细胞发生不同于凋亡的自噬性细胞死亡(autophagic cell death),这种双重机制使其在抗感染时产生不同的作用,一方面宿主通过自噬清除细菌,同时细菌(如伤寒沙门菌)亦可通过某些机制逃避宿主细胞的自噬;另一方面,某些胞内菌(如结核分枝杆菌)可通过诱导宿主细胞的自噬而促进自身存活。自噬这把"双刃剑"的分界线尚不明了,就感染性疾病而言,可能与感染的时程和强度等因素有关。细胞不仅通过自噬/溶酶体途径发挥固有免疫应答效应,还通过自噬及其形成的自噬体参与抗原递呈过程。

(三) 体液因素

机体正常组织和体液中存在多种抗菌物质,常配合其他杀菌因素发挥作用。

1. 补体　补体(complement)是存在于正常体液中的一组球蛋白,由巨噬细胞、肠上皮细胞、肝和脾细胞等产生。补体系统经由经典途径和旁路途径被激活后,产生多种生物活性分子,通过不同的机制发挥抗感染免疫作用。例如补体活化产物 C3a、C5a 具有趋化作用,可吸引吞噬细胞到达炎症部位;C3b、C4b 具有调理作用,促进吞噬细胞的吞噬活性;膜攻击复合物 C3b-9 则能溶解破坏某些细菌和包膜病毒。在感染早期抗体出现前,补体可以通过旁路途径激活而发挥趋化、调理、溶菌、溶细胞等防御作用,是一种重要的抗感染固有免疫机制。

2. 溶菌酶　溶菌酶(lysozyme)为一种碱性蛋白,主要来源于吞噬细胞,广泛分布于血清、唾液、泪液、乳汁和黏膜分泌液中。作用于革兰阳性菌的胞壁肽聚糖,使之裂解而溶菌。革兰阴性菌对溶菌酶不敏感,但在特异性抗体参与下,溶菌酶也可破坏革兰阴性菌。

3. 抗微生物肽　抗微生物肽(antimicrobial peptide)是一类富含碱性氨基酸的小分子多肽,一般只有十多个到四十多个氨基酸。种类有数百种,文献中有抗菌肽、抗微生物肽、肽抗生素等不同称呼。它们几乎在各种组织细胞中都有表达,其杀菌机制是破坏细菌细胞膜的完整性,使菌细胞溶解死亡。

正常体液中尚有乙型溶素、吞噬细胞杀菌素、组蛋白、乳素、正常调理素等杀菌或抑菌免疫分子。

二、适应性免疫

适应性免疫主要包括体液免疫(humoral immunity)、细胞免疫(cellular immunity)和黏膜免疫(mucosal immunity）。

（一）体液免疫

体液免疫在抗微生物感染中占有极为重要的地位，主要针对胞外菌及其毒素。当机体受到致病菌感染后，在 CD4$^+$ Th2 细胞辅助下，B 淋巴细胞活化、增殖、分化为浆细胞，进而合成和分泌 IgG、IgM、IgA、IgD 和 IgE 等免疫球蛋白，也称抗体（antibody）。抗体是体液免疫的效应分子，其作用主要有以下几个方面：

1. 抑制致病菌黏附　黏附于上皮细胞是许多致病菌感染发生的第一步。血液中的抗黏附素或抗微生物表面 PAMP 的抗体，可发挥阻断细菌黏附细胞的作用。其作用机制是基于特异性抗体对病原体表面黏附相关分子的封闭作用。

2. 调理吞噬作用　抗体和补体增强吞噬细胞吞噬、杀灭病原体的作用称为调理吞噬作用（opsonization）。中性粒细胞和单核吞噬细胞上有抗体 IgG 的 Fc 受体和补体 C3b 受体。因而 IgG 抗体可通过其 Fab 段与病原体抗原结合，通过 Fc 段与吞噬细胞结合，这样抗体在病原体与吞噬细胞之间形成桥接，促使吞噬细胞对病原体的吞噬和杀灭。补体活化产物 C3b 等能非特异地覆盖于病原体表面，再通过 C3b 受体与吞噬细胞结合，从而起到调理作用。抗体与补体两者联合作用则效应更强。

3. 中和细菌毒素　机体产生的特异性针对毒素的抗体，称为**抗毒素**（antitoxin）。抗毒素能阻断外毒素与靶细胞上特异性受体结合，或者是封闭了毒素的活性部位，因而使毒素失去毒性作用。特异性抗体对外毒素、内毒素以及其他类型的毒素都有效，但必须基于特异性结合基础之上。

4. 抗体和补体的联合溶菌作用　抗体（IgG、IgM）与相应病原体或受病原体感染的靶细胞结合后，通过经典途径激活补体，最终由补体的攻膜复合体将细菌或受感染的靶细胞溶解。

5. 抗体依赖性细胞介导的细胞毒作用（antibody dependent cell mediated cytotoxicity, ADCC）　IgG 的 Fc 段与 NK 细胞上 Fc 受体结合，促进 NK 细胞的细胞毒作用，裂解致病菌入侵的靶细胞。

（二）细胞免疫

细胞免疫是 T 细胞介导的免疫应答。当病原体侵入机体后，经抗原提呈加工处理，形成抗原-MHC 分子复合物，提呈给 T 淋巴细胞识别。T 细胞受抗原刺激后，活化、增殖、分化为效应 T 细胞，主要是 CD8$^+$ **细胞毒性 T 细胞**（cytotoxic T lmphocyte, CTL）和 CD4$^+$ Th1 细胞。

1. CTL　CD8$^+$ CTL 是细胞免疫反应的重要效应细胞，可特异性直接杀伤靶细胞。杀伤机制主要有：①释放**穿孔素**（perforin）和**颗粒酶**（granzyme）等毒性分子导致靶细胞裂解；②CD8$^+$CTL 活化后膜表面表达 FasL，FasL 与靶细胞表面的 Fas 分子结合，导致靶细胞内在的自杀基因程序活化，引起靶**细胞凋亡**（apoptosis）。CTL 攻击靶细胞后，自身不受损伤，仍可与新的靶细胞结合发挥效应，也可通过非溶细胞机制，如分泌细胞因子 IFN-γ、TNF-α 等发挥抗感染作用。

2. Th1 细胞　CD4$^+$效应 Th1 细胞能分泌 IL-2、IFN-γ、TNF-α 等多种细胞因子，招募吞噬细胞和多种免疫活性细胞进入病原体侵入部位，围歼入侵病原体以及有微生物（细菌和病毒）寄生的感染细胞。IFN-γ 可活化巨噬细胞，增强对胞内微生物的杀灭作用。细胞因子还可增强 NK 细胞的杀伤作用、促进单核细胞向炎症局部浸润及促进 CTL 的分化成熟等，加强固有免疫和特异性免疫效应。

（三）黏膜免疫

人体与外界接触的黏膜表面，是病原体侵入的主要门户。分布在消化道、呼吸道及其他部位黏膜下的淋巴样组织，构成了机体局部黏膜防御系统，称为**黏膜免疫系统**（mucosal immune system, MIS）。

肠道中的肠壁集合淋巴结在诱导黏膜免疫应答中起重要作用。位于黏膜上皮中的 M 细胞（microfold cell）是启动黏膜免疫应答的关键细胞。当病原体侵入时，M 细胞可将抗原内吞，再将其转运到黏膜上皮下方的集合淋巴结中。抗原很快被抗原提呈细胞（APC）摄取，并提呈给 T、B 淋巴细胞，诱导产生特异性免疫应答。

MIS 的主要功能是产生具有局部免疫作用的保护性免疫分子，即分泌型 sIgA。sIgA 能阻止病原体自黏膜侵入。黏膜免疫系统不仅可刺激产生局部黏膜免疫应答,而且也可诱导全身系统免疫应答。如在口服灭活或减毒微生物疫苗时,除在肠道可检出特异性 sIgA 外,在呼吸道、泌尿生殖道以及泪液、乳汁中也有特异性 sIgA 的存在。黏膜免疫系统还可通过吞噬细胞、T 细胞发挥细胞免疫功能。

三、抗胞内菌免疫

细菌在人体内的寄居环境可分为细胞外环境与细胞内环境。绝大部分致病菌寄居在细胞外,如宿主细胞表面、组织间隙和血液、淋巴液、组织液等体液中,属于**胞外菌**(extracellular bacteria)感染。另有部分属于**胞内菌**(intracellular bacteria)感染。**兼性胞内菌**既可在宿主细胞内寄居,也可在细胞外环境中生长繁殖,如结核分枝杆菌、伤寒沙门菌等。**专性胞内菌**则必须在活细胞内生长繁殖,如立克次体、衣原体等。由于有宿主细胞的屏障作用,机体对胞内菌感染的免疫有其特殊性,主要表现为特异性抗体不能进入细胞内发挥作用,抗胞内菌感染主要依靠细胞免疫。

(一) 吞噬细胞对胞内菌的作用

胞内菌主要被单核巨噬细胞吞噬。但在特异性细胞免疫产生之前,未活化的单核巨噬细胞往往难以杀死吞入的细菌。被特异激活的单核巨噬细胞产生活性氧中介物(ROI)、活性氮中介物(RNI)的能力增强,尤其是大量一氧化氮(NO)的产生,能更有效地杀伤多种胞内菌。此外,中性粒细胞在感染早期有一定作用,NK 细胞可直接杀伤感染的靶细胞。

(二) 细胞免疫对胞内菌的作用

抗胞内菌感染的细胞免疫主要是通过 Th1 细胞和 CTL 细胞来完成的。CD4$^+$ Th1 可分泌多种细胞因子(IL-2、IFN-γ、TNF-α 等),激活并增强巨噬细胞对靶细胞的杀伤能力,引起迟发型超敏反应,有利于对胞内菌的清除。CTL 在抗某些胞内菌(如结核分枝杆菌)感染中可直接杀伤靶细胞。CTL 抗胞内菌感染的作用机制主要有:①通过毒性分子包括穿孔素、颗粒酶的介导发挥细胞毒性作用,破坏靶细胞,使病菌释放出,再由抗体等调理后被巨噬细胞吞噬消灭;②颗粒酶对胞内寄生菌的直接杀灭作用;③通过分泌 Th1 型细胞因子,如 IFN-γ 等,活化巨噬细胞,增强其杀伤能力。

(三) 特异性抗体对胞内菌的作用

如前所述,抗体无法进入细胞内发挥作用。但是抗体在细菌进入细胞之前,可以阻断细菌侵入细胞内。再者,胞内菌在细胞内大量繁殖后会导致宿主细胞破坏,释放出细菌,再感染其他细胞。这时抗体可在胞外阻断细菌对其他细胞的感染。因此,抗体对于阻断胞内菌的扩散是有积极作用的。

第四节　感染的发生与发展

根据病原体来源不同,感染可分为**外源性感染**(exogenous infection)和**内源性感染**(endogenous infection)。

一、感染源与传播

(一) 感染源

1. 外源性感染　外源性感染的感染源来自宿主体外,多由一些毒力较强的病原菌引起。外源性传染源多来自:

(1)病人:病人是主要的传染源。病人从潜伏期一直到病后的一段恢复期均有可能将感染源排出污染外环境,或通过接触传播给周围正常人。但一般在病人感染初期的传染性最强,因此及早对病人作出诊断并采取防治措施对控制外源性感染有重要意义。

(2)带菌者:有些人感染某些病原体后,不表现出任何临床症状或症状很轻,不被感染者自己发现,因而成为**带菌者**(carrier)。有些传染病(如流行性脑膜炎、伤寒、白喉等)病人恢复后在一段时间内仍继续带菌、排菌,成为带菌者。由于带菌者没有临床症状,不易被人们察觉,因此是很重要的传染源,其危害性往往超过病人。及时检出带菌者并进行治疗或隔离是必要的。

（3）病畜及带菌动物:某些细菌可引起人畜共患病,病畜或野外带菌动物的病原菌可传染给人,例如鼠疫、炭疽等。

2. 内源性感染　指由来自病人自身所带细菌引起的感染。引起内源性感染的病原体大多为正常菌群内的细菌,少数是以潜伏状态存在于体内的致病菌。临床治疗中大量使用抗生素导致菌群失调以及各种原因导致机体免疫功能下降,如老年人、癌症晚期病人、艾滋病病人、器官移植使用免疫抑制剂者均易发生内源性感染。

（二）传播途径

不同的感染源可经过不同的传播途径在人与人之间、人与环境之间或动物与人体之间引起传播。常见的传播途径有:

1. 呼吸道　许多病原菌可从病人、带菌者的痰液、唾液等分泌物,通过气溶胶、空气飞沫及沾染有病原菌的尘埃等方式进入呼吸道引起感染。如链球菌、结核分枝杆菌、嗜肺军团菌等均可经呼吸道途径感染和传播。

2. 消化道　某些病原菌从消化道进入,又从消化道排出,进而污染食品、饮水等,再通过污染的食品、饮水等又传入新的宿主,构成"粪-口传播途径"。这些病原菌都是能够抵抗胃酸和胆汁并在外界有一定存活能力的微生物,例如大肠埃希菌、沙门菌等。

3. 皮肤黏膜　皮肤黏膜的损伤、烧伤、动物咬伤等可导致病原菌入侵,如致病性葡萄球菌、链球菌等引起的化脓性感染。泥土、人和动物粪便中可有破伤风梭菌、产气荚膜梭菌的芽胞,当芽胞进入深部伤口会发芽繁殖,引起疾病。

4. 节肢动物媒介　如鼠蚤传播的鼠疫耶尔森菌;虱传播的流行性斑疹伤寒立克次体等都是经节肢动物媒介进行传播的。

5. 性传播　性传播主要是指通过人类性行为方式引起的传播,这些疾病称为**性传播疾病**(sexually transmitted diseases,STD)。除细菌外,一些病毒、支原体、衣原体、螺旋体等也能引起STD,是人类面临的重大公共卫生问题。

6. 多途径传播　某些细菌可经多途径传播引起感染,如结核分枝杆菌、炭疽芽胞杆菌等可经呼吸道、皮肤创伤、消化道等多途径感染。

二、感染的发生

感染是否发生以及发生后的转归取决于三方面的因素:一是机体的免疫状态;二是细菌因素,包括毒力、数量与侵入途径;三是环境、社会因素的影响。机体的免疫状态在上一节已介绍,下面介绍后两个方面的因素:

（一）细菌因素

就致病菌而言,是否引起感染,取决于三个方面:

1. 细菌的毒力　毒力越强,引起疾病的可能性越大,引起的疾病也越严重。

2. 细菌的侵入数量　侵入的细菌数量越大,引起疾病的可能性也越大。通常,细菌毒力越强,引起感染所需的细菌数量越少;反之,细菌的毒力越弱,引起疾病所需的细菌数量就越多。例如,毒力强大的鼠疫耶尔森菌可能只要数个细菌或数百个细菌就可引起感染;而毒力较弱的沙门菌,常需摄入数亿个细菌才引起急性胃肠炎。

3. 细菌的侵入门户与部位　各种致病菌都有其特定的侵入门户与部位,这与致病菌需要特定的生长繁殖的微环境有关。即使具有一定毒力且有足够数量的致病菌,若侵入易感机体的门户不对,仍然不能引起感染。例如痢疾志贺菌必须经口进入才能引起人体痢疾,而经皮肤伤口则不会引起疾病;脑膜炎奈瑟菌需通过呼吸道进入致病;破伤风梭菌需进入深部创伤,在厌氧环境中繁殖才能致病。也有一些致病菌的侵入途经不止一种,如结核分枝杆菌与炭疽芽胞杆菌,经呼吸道、消化道、皮肤创伤等部位都可以引起感染。

（二）社会和环境因素

社会因素对感染的发生和传染病的流行影响也很大。战争、灾荒、动乱等可促使传染病的发生和流行。若改善生活和劳动条件，开展防病的卫生运动，有利于提高人类健康水平，传染病的发病率会逐渐下降。

环境因素包括气候、季节、温度、湿度和地理条件等诸方面。例如季节不同，流行的传染病种类就不同。冬季易发生呼吸系统传染病，是因寒冷能降低呼吸道黏膜的抵抗力。同时，室内活动较多，门窗经常关闭，空气流动少，也增加与致病菌接触的机会。夏季气温高，利于苍蝇、蚊虫等孳生，增多传播机会。有些传染病有地区性，例如森林地区存在着野生动物和吸血昆虫，出现人兽共患传染病的机会较多。人口密度增加、人口流动增强会促使传染病的流行。若空气、水源发生污染，居住环境恶化，则易引起感染性疾病的发生。保护人类生存的环境，就是保护人类自己。

三、感染的类型

感染的发生、发展与结局，是宿主与病原菌在一定条件下相互作用和较量的过程。根据两者力量的对比，可以出现**隐性感染**（inapparent infection）、**显性感染**（apparent infection）和**带菌状态**（carrier state）等不同感染类型和临床表现，并可随着双方力量的增减而出现动态变化。

（一）隐性感染

当机体的抗感染免疫力较强，或侵入的病菌数量不多、毒力较弱，感染后对机体损害较轻，不出现或出现不明显的临床症状，称为隐性感染，或称**亚临床感染**（subclinical infection）。隐性感染后，机体常可获得足够的特异免疫力，能抗御相同致病菌的再次感染。在每次传染病流行中，隐性感染者一般约占人群的90%或更多。结核、白喉、伤寒等常有隐性感染。

（二）显性感染

当机体抗感染的免疫力较弱，或侵入的致病菌数量较多、毒力较强，以致机体的组织细胞受到不同程度的损害，生理功能也发生改变，并出现一系列的临床症状和体征，称为显性感染。由于不同个体抗病能力和入侵致病菌毒力等存在着差异，因此，显性感染可有轻、重、缓、急等不同模式。

1. 临床上按病情缓急不同可将显性感染分为急性感染和慢性感染

（1）急性感染（acute infection）：发作突然，病程较短，一般是数日至数周。病愈后，致病菌从宿主体内消失。急性感染的致病菌有脑膜炎奈瑟菌、霍乱弧菌、肠产毒素型大肠埃希菌等。

（2）慢性感染（chronic infection）：病程缓慢，常持续数月至数年。胞内菌往往引起慢性感染，例如结核分枝杆菌、麻风分枝杆菌等。

2. 临床上按感染的部位不同可将显性感染分为局部感染和全身感染

（1）局部感染（local infection）：致病菌侵入机体后，局限在一定部位生长繁殖并引起病变。例如化脓性球菌所致的疖、痈等。

（2）全身感染（generalized infection，systemic infection）：多由胞外菌感染引起，致病菌或其毒性代谢产物向全身播散引起全身性症状的一种感染类型。临床上常见的有下列几种情况：

1）毒血症（toxemia）：致病菌侵入宿主体内后，只在机体局部生长繁殖，不进入血液循环，但其产生的外毒素入血。外毒素经血到达易感的组织和细胞，引起特殊的毒性症状。例如白喉等。

2）内毒素血症（endotoxemia）：革兰阴性菌侵入血流，并在其中大量繁殖、崩解后释放出大量内毒素；也可由病灶内大量革兰阴性菌死亡、释放的内毒素入血所致。在严重革兰阴性菌感染时，常发生内毒素血症。

3）菌血症（bacteremia）：致病菌由局部侵入血流，但未在血流中生长繁殖，只是短暂的一过性通过血液循环到达体内适宜部位后再进行繁殖而致病。例如伤寒早期有菌血症期。

4）败血症（septicemia）：致病菌侵入血流后，在其中大量繁殖并产生毒性产物，引起全身性中毒症状,例如高热、皮肤和黏膜瘀斑、肝脾大等。鼠疫耶尔森菌、炭疽芽胞杆菌等可引起败血症。

5）脓毒血症（pyemia）:指化脓性病菌侵入血流后,在其中大量繁殖,并通过血流扩散至宿主体内的其他组织或器官,产生新的化脓性病灶。例如金黄色葡萄球菌的脓毒血症,常导致多发性肝脓肿、皮下脓肿和肾脓肿等。

（三）带菌状态

有时致病菌在显性或隐性感染后并未立即消失,在体内继续留存一定时间,与机体免疫力处于相对平衡状态,称为带菌状态,该宿主称为带菌者。带菌者没有临床症状但经常会间歇排出病菌,是感染性疾病中重要的传染源。伤寒、白喉等病后常可出现带菌状态。

第五节　医　院　感　染

医院感染（nosocomial infection）是指病人或医务人员在医院环境内发生的感染。医院感染是伴随着医院建立而发生的问题。近年来,随着医疗活动的复杂化,医院感染发生率高达 5% ~ 20%,已成为当今医院面临的一个突出的公共卫生问题。从医学微生物学的角度出发,提出对医院感染的监测、预防和控制措施,有着重要的临床实际意义。

一、医院感染的分类

根据引起感染的病原体来源不同,可将医院感染分为内源性和外源性医院感染两大类。

（一）内源性医院感染

内源性医院感染（endogenous nosocomial infection）亦称自身感染（self-infection）,是指病人在医院内由于某种原因,自身体内寄居的微生物（包括正常菌群和潜伏的致病性微生物）大量繁殖而导致的感染。内源性医院感染的病原体主要是正常菌群,它们因毒力很弱或无毒,一般不引起健康人感染。但当其发生寄居部位改变、菌群失调或机体免疫功能下降的特定条件下,正常菌群即可成为机会致病菌而引起各种内源性感染。

（二）外源性医院感染

外源性医院感染（exogenous nosocomial infection）是指病人在医院环境中遭受医院内非自身存在的病原体侵入而发生的感染。外源性医院感染又可分为:

1. 交叉感染　交叉感染（cross infection）是指病人之间或病人与医护人员之间通过咳嗽、交谈,特别是经手等方式密切接触而发生的直接感染,或通过生活用品等物质而发生的间接感染。

2. 环境感染　环境感染（environmental infection）是指在医院环境内,因吸入污染的空气、或接触到受污染的医院内设施而获得的感染。医院是一个人口密集、人员流动性大且疾病种类众多的公共场所。因此医院是一个容易发生污染的特殊环境,很容易造成病原体在人群中播散而导致感染。

3. 医源性感染　医源性感染（iatrogenic infection）指病人在医护人员进行治疗、诊断和预防过程中,由于所用器械消毒不严而造成的感染。如将被微生物尤其是细菌生物被膜污染的各种插入性诊治器材直接接触体内组织或无菌部位,可造成感染;微生物可污染输液用液体,引起输液反应,造成感染。

二、医院感染的微生态特征

（一）主要为机会致病菌

引起医院感染的病原体主要是条件致病菌,包括医院环境中的病原体和病人体内的机会致病菌。引起医院感染的病原体中,细菌约占 90% 以上,且以革兰阴性杆菌为主。此外,病毒、真菌、衣原体、支原体和原虫等亦有可能引起医院感染。引起医院感染的常见微生物见表6-5。

表 6-5　医院感染常见的微生物

感染类型	微生物名称
泌尿道感染	大肠埃希菌、克雷伯菌、沙雷菌、变形杆菌、铜绿假单胞菌、肠球菌、白假丝酵母菌等
呼吸道感染	流感嗜血杆菌、肺炎链球菌、分枝杆菌、鲍曼不动杆菌、呼吸道病毒等
伤口和皮肤脓毒症	金黄色葡萄球菌、链球菌、变形杆菌、厌氧菌、凝固酶阴性葡萄球菌等
胃肠道感染	沙门菌、宋内志贺菌、病毒等

（二）常具有耐药性

从医院感染病人分离的细菌,大多数具有耐药性,部分还是多重耐性。例如常引起医院感染的铜绿假单胞菌、肺炎克雷伯菌、鲍曼不动杆菌、金黄色葡萄球菌、白假丝酵母菌等都容易对多种抗生素耐药。

（三）常发生种类的变迁

医院感染的微生物种类常随着抗生素使用品种的不同而发生变迁。在 20 世纪 50～60 年代,世界范围内医院感染的主要病原菌为革兰阳性球菌。20 世纪 70～80 年代以后,国内外医院感染微生物均以革兰阴性杆菌为主。另外,目前白假丝酵母菌和鲍曼不动杆菌亦常引起医院感染。

三、医院感染的危险因素

（一）医院是医院感染易感对象的集中地

医院环境存在大量医院感染的易感对象。这些易感对象多与他们的年龄或基础疾病(原有疾病)有关。

1. 年龄因素　老年人和婴幼儿易发生医院感染。老年人随着年龄的增长、器官老化、功能衰退,免疫功能也随之降低,而且常伴有慢性疾病。婴幼儿因免疫器官发育欠成熟,功能未健全,从母亲获得的被动免疫力(IgG)逐渐消失。因此,这两类人群较易发生医院感染。

2. 基础疾病　住院病人常常患有一些基础性疾病,如免疫缺陷性疾病、代谢性疾病(如糖尿病)、内分泌功能失调、器官移植、恶性肿瘤、尿毒症等。他们的免疫功能常常出现紊乱或低下,这些病人很容易在住院期间发生医院感染。

（二）诊疗技术和侵入性检查与治疗易导致医院感染

1. 诊疗技术　易引起医院感染的诊疗技术主要包括两类。

（1）器官移植:医院感染是器官移植病人最常见的并发症,也是造成病人手术失败及死亡的主要原因。因病人术前常有基础疾病而免疫功能低下,加上手术创伤以及为防止排斥反应而采用免疫抑制剂等原因,导致免疫功能进一步降低。

（2）血液透析和腹膜透析:这是治疗病人肾功能不全、尿毒症的重要手段。此类病人已有基础疾病和免疫功能低下,再进行这种创伤性治疗操作,故病人极易医院感染。

2. 侵入性（介入性）检查与治疗

（1）侵入性检查:支气管镜、膀胱镜、胃镜等侵入性检查是引起病人医院感染的危险因素。一方面破坏了黏膜屏障,将这些部位正常菌群带入相应检查部位,另一方面因器械消毒灭菌不彻底,可将污染的微生物带入检查部位而造成感染。

（2）侵入性治疗:气管切口或气管插管、留置导尿管、大静脉插管、伤口引流管、心导管及人工心脏瓣膜等均属侵入性治疗用品,不仅破坏皮肤黏膜屏障引起感染,而且更重要的是,这些侵入性治疗所用的生物材料很容易引起细菌等的黏附。细菌黏附后通过产生分泌胞外多糖,细菌相互粘连形成**细菌生物被膜**,导致细菌对抗生素的敏感性显著下降,并能逃逸机体免疫系统的杀伤作用,故常导致医院感染,且常呈现慢性或反复发作特点。

3. 损害免疫系统的因素

（1）放射治疗:放射治疗对肿瘤组织无选择性作用,在损伤肿瘤组织的同时也破坏了正常组织,损害了免疫系统,降低了免疫功能。

(2)化学治疗:采用细胞毒药物治疗恶性肿瘤,这类化疗药物亦可作用于正常组织细胞,损伤和破坏免疫系统的功能。主要有烷化剂类、抗代谢类等药物。

(3)激素的应用:主要是肾上腺皮质激素,它具有抗炎作用、免疫抑制作用及抗休克作用,临床常用来治疗急危重病症、自身免疫病及过敏性反应等。但这类药物也是免疫抑制剂,使用不当或长期使用,也会引起医院感染。

4. 其他危险因素 抗生素使用不当,甚至滥用;进行外科手术及各种引流,以及住院时间过长,长期使用呼吸机等都是医院感染的危险因素。

四、医院感染的预防和控制

目前国际上普遍认为病原微生物、易感人群及环境是导致医院感染的主要因素。在一定意义上讲,控制医院感染危险因素是预防和控制医院感染最有效的措施。国内外预防和控制感染的具体作法主要是消毒灭菌、隔离、净化以及对媒介因素与易感人群等采取相应措施。为此,我国在预防控制医院感染方面制定和颁布了一系列法规,主要包括消毒灭菌、合理使用抗生素、医院重点部门管理的要求,以及一次性使用医用器具和消毒药械、污水及污物处理等管理措施。

(一)消毒灭菌

在医院的常规诊疗过程中,必须严格执行**无菌操作技术**,加强对中心供应室和临床科室的消毒,对污物和污水的处理要进行监管,其中尤其要注意:

1. 进入人体组织或无菌器官的医疗用品必须灭菌;接触皮肤黏膜的器械和用品必须消毒。提倡使用一次性注射器、输液器和血管内导管。

2. 污染医疗器材和物品,均应先消毒后清洗,再消毒或灭菌。

3. 医务人员要了解消毒剂的性能、作用以及使用方法。配制时,应注意有效浓度、作用时间及影响因素。要警惕有耐消毒剂的病原微生物存在。

4. 连续使用中的氧气湿化瓶、雾化器、呼吸机及其管道等,应定期消毒;湿化液应每日更换灭菌水;用毕需终末消毒,干燥保存。

5. 消毒灭菌后,应进行效果监测。

6. 强调经常洗手,注意手部皮肤清洁和消毒。接触传染是导致医院感染的最重要因素。不能因为医务人员的诊疗行为导致病人的医院感染。

(二)隔离预防

隔离预防是防止病原微生物从病人或带病原者传给其他人群的一种保护性措施。医院感染的隔离预防应以**切断感染的传播途径**作为制定措施的依据,同时考虑病原微生物和宿主因素的特点。

(三)合理使用抗菌药物

抗菌药物是医院内应用最广泛的一类药物。抗菌药物使用不当是造成医院感染的重要原因,**合理使用抗菌药物**是降低医院感染率的有效手段。

医院感染的预防及控制除采取上述措施外,还应对医院重点部门,如急诊室、重症监护室、治疗室、婴儿室、手术室、检验科、供应室等密切监测和预报。此外,一次性使用的医用器具、医院污物等应按照有关部门的规定和要求来规范化管理或毁坏处理,以期切断医院感染的传播途径,有效预防及控制医院感染。

(饶贤才)

第七章　细菌感染的检测方法
与防治原则

对病原微生物进行分离和准确的鉴定,必要时进行药物敏感试验和毒力检查等,有助于对感染性疾病进行病因学诊断、指导合理用药及观察治疗效果,也可为传染病的流行病学调查提供可靠的依据。细菌感染的实验室检查程序包括标本的正确采集、病原菌的分离培养、形态学检查、代谢产物和毒素测定、细菌抗原及其核酸检测、机体免疫应答产物(抗体)的检测等。在实际工作中,可根据具体情况选用相应的实验技术和方法。对细菌感染性疾病的特异性预防通过接种疫苗使机体获得特异性免疫力。用于人工免疫的疫苗、免疫血清、细胞制剂以及诊断用品(结核菌素、诊断血清、诊断菌液等)等生物性制剂统称为**生物制品**(bioproduct)。

第一节　细菌感染的实验室诊断

医生根据临床上诊断和治疗的需要选择不同的标本和检查方法进行实验室诊断(图 7-1),从而

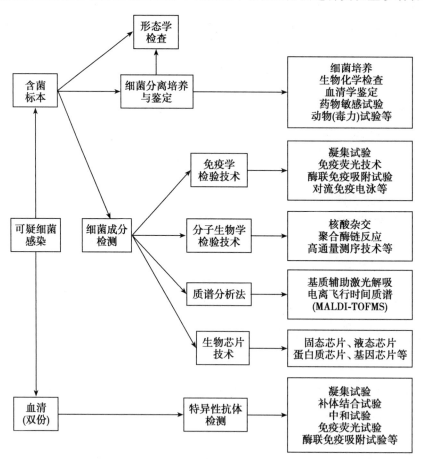

图 7-1　细菌感染的实验室检验方法

鉴定出感染的病原菌。实验室诊断主要包括以检测病原菌及其抗原、代谢产物或核酸为目的**细菌学诊断**（bacteriological diagnosis）和检测病人血清中特异性抗体的**血清学诊断**（serological diagnosis）。

一、临床标本的采集与运送原则

　　临床标本（specimens）的**采集与送检**方法的正确与否直接关系到检测结果的准确性。采集标本进行病原学和血清学检验，应注意以下原则：

　　1. **早期采集**　尽可能在疾病早期、急性期或症状典型时以及使用抗菌药物之前采集标本。

　　2. **无菌采集**　严格进行无菌操作，将采集的标本置于无菌容器中，避免标本被杂菌污染。

　　3. **采集适当标本**　根据不同疾病以及疾病的不同时期采集目的菌标本。例如流行性脑膜炎病人取脑脊液、血液或出血瘀斑；肠热症病人在病程 1~2 周内取血液，2~3 周时取粪便。

　　4. **采集双份血清**　检查病原体的特异性 IgG 抗体时，应采集急性期和恢复期双份血清，只有当恢复期血清抗体效价比急性期的效价明显升高达 4 倍或以上时，方有诊断价值。检测特异性抗体的血清标本应保存在–20℃冰箱。

　　5. **尽快送检**　大多数细菌标本可以冷藏送检，但对某些不耐寒冷的细菌，如淋病奈瑟菌、脑膜炎奈瑟菌送检中要注意保温，为提高该类致病菌的检出率，最好床旁接种。粪便标本中含杂菌多，常置于甘油缓冲盐水**保存液**中。因采集的标本存在病原菌或潜在病原菌，应放在密闭不易碎的容器内送检。

　　6. 标本做好标记，在相应化验单上详细填写标本种类、检验目的和临床诊断，以保证各环节准确无误。

二、细菌的形态学检查

　　形态学检查包括**不染色标本**和**染色标本**的检查法。

　　不染色标本主要用于检查在生活状态下细菌的动力及其运动情况，如疑似有霍乱弧菌或螺旋体的标本，常采用**压滴法**或**悬滴法**等，可用**暗视野显微镜**或**相差显微镜**观察。

　　对涂片标本染色后镜检可观察到菌体形态、大小、排列方式和染色性，并根据其染色性对细菌进行初步分类。细菌染色法有多种，**革兰染色法**是最常用的分类鉴别染色法。**抗酸染色法**是鉴别结核和麻风等分枝杆菌属细菌的重要方法。**荧光染色法**敏感性强，易对结果进行观察。主要用于结核分枝杆菌、麻风分枝杆菌和白喉棒状杆菌等的检测。如对痰标本片用金胺 O-罗丹明 B 法（也称荧光金胺 O 法）染色，在荧光显微镜下可观察到呈亮黄色的菌体，此法可提高结核分枝杆菌的检出率。另有检测荚膜、鞭毛、芽胞、异染颗粒等的特殊染色法。凡在形态、排列和染色性上具有特征的致病菌，经直接涂片染色后镜检可作出初步诊断。例如痰中查见抗酸性细长杆菌，脓液中发现革兰阳性葡萄串状球菌，或咽喉假膜中有异染颗粒的棒状杆菌时，可分别初步诊断为抗酸杆菌、葡萄球菌或白喉棒状杆菌。

　　虽然临床常采用标本直接涂片染色镜检，但该法对部分形态、染色性无特征的细菌无法区分和鉴别，如粪便标本中肠道致病性革兰阴性杆菌的形态和染色性缺乏明显特征，且种类繁多，不能仅凭形态学作出病原学诊断。

三、细菌的分离培养与鉴定

　　原则上所有送检标本均应作分离培养，以获得**纯培养物**后进一步鉴定。根据不同疾病采取不同标本如血、尿、粪便、咽拭子以及脑脊液等进行细菌的分离培养，观察细菌的菌落形态、生化反应、毒素的产生及血清学鉴定结果，是目前细菌感染性疾病实验室诊断的主要方法。

　　1. **细菌的分离培养**　细菌培养时应选择适宜的培养基，以便**提供特定细菌生长所需的必要条件**，例如，培养基的营养成分和 pH、培养的时间、温度等，应给厌氧菌提供一个厌氧环境。**通过分离培**

养获得单个菌落进行纯培养。根据菌落的大小、形态、颜色、表面性状、透明度和溶血性等对细菌作出初步的鉴别。如化脓性链球菌在血液琼脂平板上生长出小而透明的菌落,菌落周围有完全溶血环。肠道细菌在选择培养基上长出的菌落颜色、大小、透明度等有区别。但最终判断还须依据后续的生化反应和血清学鉴定等试验结果。

2. **生化试验** 细菌对糖类和蛋白质的分解产物不完全一样,故有关酶类和代谢产物可作为鉴别细菌的重要依据之一。例如肠道感染的细菌一般为革兰阴性菌,它们的染色性、镜下形态和菌落特征基本相同,但各种肠道致病菌对不同种类的**糖发酵**能力不同,可利用含不同糖的培养基进行**生化反应**,其结果可作为进一步鉴别的依据。

3. **血清学鉴定** 利用**已知的特异性抗体**检查未知的**纯培养细菌**,不仅能对分离培养的细菌进行种的鉴定,还可以进一步对细菌进行群和型的鉴别。如用志贺菌属、沙门菌属等的特异性多价、单价**诊断血清**,与分离的待检菌作玻片凝集试验,鉴定菌种和确定菌型,是细菌学检验的常规方法。

4. **动物试验** 一般不作为临床标本的细菌学常规检查技术,但对测定细菌的毒力或致病性有重要意义,故可选择敏感动物用于疑难的病原菌分离或微生物学的研究。

5. **抗菌药物敏感试验** 不同病原菌对抗菌药物的敏感性不同,即使同一种细菌的不同菌株对抗菌药物的敏感性也存在差别。**抗菌药物敏感试验**(antimicrobial susceptibility test)简称**药敏试验**,是测定抗菌药物在体外对病原微生物有无抑菌或杀菌作用的方法,对指导临床选择用药,及时控制感染有重要意义。常用的方法包括纸片扩散法、稀释法、抗生素浓度梯度法(E-test 法)和自动化仪器法。**纸片扩散法**是将含有定量抗生素的纸片贴在已接种待检病原菌的琼脂平板上,纸片上的抗生素向周围琼脂中扩散,形成了逐渐减小的药物浓度梯度。由于致病菌对各种抗生素的敏感程度不同,在药物纸片周围便出现抑制病原菌生长而形成的大小不同的**抑菌环**。根据抑菌环的有无和大小来判定试验菌对该抗菌药物耐药或敏感。**稀释法**是将抗生素在液体培养基或琼脂培养基中稀释,接种细菌进行培养,以抗菌药物的**最高稀释度**仍能抑制细菌生长或杀菌为终点,该培养基含药浓度即为试验菌的**最低抑菌浓度**(minimum inhibitory concentration,MIC)或**最低杀菌浓度**(minimum bactericidal concentration,MBC)。MIC 和 MBC 的值越低,表示细菌对该药越敏感。**E-test 法**是一种定量的抗生素药敏测定技术,是将稀释法和扩散法的原理相结合,使用预先设定的稳定且连续的抗菌药物浓度梯度,采用琼脂培养基培养以确定不同抗菌药物对细菌的最低抑菌浓度(MIC),结果更加精确,重复性更好。

6. **自动微生物鉴定和药敏分析系统** 随着现代化技术的发展,细菌检测的技术水平也不断地提高,正在逐步实现快速化、微量化、自动化和标准化。目前**自动微生物鉴定和药敏分析系统**已在世界范围内临床实验室中广泛应用。**微生物编码鉴定技术**是自动微生物鉴定系统的基础。该技术集数学、电子、信息及自动分析技术于一体,将细菌的生化反应模式转换为数学模式,给每种细菌的反应模式赋予一组数码,构建**数据库**。将培养基上分离的可疑致病菌配制成纯菌液,放入该系统中,计算机将待检标本中的未知细菌的生化反应结果转换成数字,与数据库中的**细菌条目**比对并计算出现频率的总和,将细菌鉴定到属、群、种和亚种或生物型。自动化抗生素敏感性分析采用的是**微型化的肉汤稀释试验**,观察细菌在各药物浓度下的生长情况,经回归分析得到最低抑菌浓度,并根据判断标准得出药物敏感结果。自动微生物鉴定及药敏分析系统包括测试卡(板)、菌液接种器、培养和监测系统以及数据管理系统,一般 24 小时内即可完成从微量培养细菌、自动监测、记录到打印出细菌鉴定和药敏结果的全过程,能准确鉴定出医院常见的致病菌,而且适用于难以培养细菌的鉴定以及药物敏感试验。

四、细菌成分的检测

(一)免疫学检验技术

多种免疫学检验技术可用于细菌抗原的检测,其原理是用已知的特异性抗体检测未知的细菌抗原成分,可直接使用临床标本或在细菌分离培养后进行。常用的方法有玻片凝集试验、协同凝集试验、间接血凝试验、乳胶凝集试验、对流免疫电泳、酶联免疫吸附试验（ELISA）和免疫荧光试验等。这些试验特异、敏感、简便，即使是在病人使用了抗生素后采集标本，对细菌的培养不易成功的情况下，细菌抗原仍能被检测出来。通过检出病原菌的抗原成分并结合临床表现可对细菌感染性疾病作出病原学诊断。

（二）分子生物学检验技术

不同种的细菌具有不同的基因组结构，可通过测定细菌的**特异基因序列**进行比较和鉴定。常用的方法有 PCR、核酸杂交、高通量测序和基因芯片等。

1. **聚合酶链式反应（PCR）** PCR 技术具有快速、灵敏和特异性强等特点，实时定量 PCR 技术（quantitative real-time PCR，qPCR）可以检测出病原菌核酸的拷贝数，从而进行**细菌定量**。PCR 方法可用于常规培养困难或耗时太长的病原体以及细菌毒素基因的检测，如结核分枝杆菌、淋病奈瑟菌、肠产毒素型大肠埃希菌和军团菌等的特异性 DNA 片段。

2. **核酸杂交技术** 核酸杂交技术（nucleic acid hybridization）可从标本中直接检出病原菌基因，不受标本中的杂质干扰，对尚不能或难以分离培养的病原菌尤为适用。现已将此技术应用于检测结核分枝杆菌、幽门螺杆菌、空肠弯曲菌和致病性大肠埃希菌等致病菌。

3. **高通量测序技术** 高通量测序技术（High-throughput sequencing）能一次对几十万到几百万条 DNA 分子进行序列测定。现已有不同的测试平台供选择使用。经样品核酸的提取、文库构建、测序反应、数据分析等流程获得有关生物物种特征核酸序列的丰富信息。运用高通量测序技术可对细菌全基因组测序和 16S rDNA 等目标区域测序。16S rDNA 是编码原核生物核糖体小亚基 rRNA（16S rRNA）的 DNA 序列，仅存在于细菌、衣原体、立克次体、支原体、螺旋体及放线菌等原核生物的染色体基因组中，不存在于病毒、真菌等非原核生物体内。该序列包括 10 个保守区和 9 个高变区。其中，保守区为所有细菌所共有，细菌之间无差别，可变区具有属或种的特异性。高通量测序技术具有通量高、自动化、灵敏度高、耗时短、费用相对低廉等特点。因此，不但可用于样本中病原菌的分类鉴定、菌群结构和物种多样性的分析及系统发育研究，还能对未知基因组从头测序，因此具有检测未知病原体的应用前景。

（三）质谱分析法

质谱分析法（mass spectrometry）将有机化合物的分子电离、碎裂，然后按照离子的质荷比（m/z）大小把生成的各种离子分离，检测其强度并排列成谱，这种研究物质的方法称作质谱法。

每种细菌都有自身独特的蛋白质组成，所以各菌种的蛋白质谱图不同。质谱分析法主要通过检测获得细菌的蛋白质质谱图，将得到的谱图与数据库中的细菌参考谱图比对，实现对细菌的属、种，甚至不同亚种进行鉴定与分类。目前检测细菌常用**基质辅助激光解吸电离飞行时间质谱**（matrix assisted laser desorption ionization time of flight mass spectrometry，MALDI-TOF MS）。该技术具有简便快速、准确度高、重复性好、低成本、自动化和高通量等特点，有可能取代现有的细菌和真菌鉴定方法，改变现在临床微生物实验室的工作模式或流程。目前，一些操作简易的商业化质谱仪已经走进临床微生物实验室，用于鉴定临床培养物中的细菌和真菌，并可对药物敏感性及耐药机制进行分析。

另外，将 PCR 技术与质谱分析方法相结合，可直接对临床标本中微生物核酸进行检测，而不必进行微生物培养。

（四）生物芯片技术

生物芯片（biochip）是指将核酸片段、蛋白质或酶、抗原或抗体、细胞及组织等生物样品有序地固定于硅片、尼龙膜等固相支持物上，在一定的条件下进行生化反应。如核酸杂交反应、抗原、抗体特异性反应等。反应结果用化学荧光法、酶标法或同位素法显示，通过特定的仪器，如共聚焦扫描仪或电荷偶联摄影像机（CCD）等光学仪器进行数据读取与收集，最后经专门的计算机软件进行数据分析，从而判断样品中靶分子的种类和数量。与传统的检测方法相比，生物芯片具有高通量、多样性、微型化、自动化等特点。

按生物芯片材料和支持物的类型可分为固态生物芯片和液态生物芯片等。生物芯片在医学微生物学中的应用包括：①微生物感染的快速诊断：对某些病原体，如细菌、真菌和病毒进行多重快速检查与鉴别；②微生物变异机制和耐药机制的研究；③微生物基因分型及分子流行病学的调查；④微生物基因组及后基因组的研究：可分析基因序列，研究病原体基因的转录表达及抗原的表达等；⑤抗微生物感染药物的研制等。

（五）其他检测法

噬菌体对细菌分型；细菌 L 型的检测；细菌其他代谢产物的检测，如**气相色谱法**鉴别厌氧细菌、^{13}C、^{14}C 呼吸试验检测幽门螺杆菌产生的尿素酶等。

五、细菌感染的血清学诊断

用已知的细菌或其特异性抗原检测病人血清或其他体液中的抗体及其**效价**的变化，可以作为感染性疾病的辅助诊断。由于多采取病人血清检测抗体，故常称为**血清学诊断**。血清学诊断一般适用于细菌抗原性较强、病程较长的感染性疾病；也可用于调查人群对某病原菌的免疫应答水平以及检测疫苗接种后的预防效果。在血清学诊断中，通常采取**双份血清**检测。因为在传染病流行区，健康人群由于某些病原菌的隐性感染或近期曾接受预防接种，其抗体水平普遍较高，单份血清往往不能区分现症感染或既往感染。如果**恢复期或一周后血清抗体效价比早期升高 4 倍以上（含 4 倍）时，则可确认为现症感染**。血清抗体效价受多种因素影响，如早期应用抗菌药物及年老、体弱、免疫功能低下等情况。此时感染后抗体效价可无明显升高，故抗体效价低时不要轻易否定。一般根据病原菌种类选择血清学诊断方法，常用的方法包括：①**凝集试验**，有诊断肠热症的肥达试验（直接凝集试验）、诊断梅毒的血凝试验、诊断钩体病的玻片凝集试验和间接凝集试验等；②**补体结合试验**，对诊断慢性布鲁菌病意义较大；③**中和试验**，如诊断风湿热的抗 O 试验等；④**免疫荧光试验**，常用于检测炭疽芽胞杆菌、嗜肺军团菌和肺炎嗜肺衣原体等的特异性抗体；⑤ELISA，已广泛应用于细菌、病毒等多种病原体的微生物学诊断和流行病学调查，具有技术简便、特异性强、敏感性高，重复性好、可检测大量标本、易于自动化操作等特点。

第二节   细菌感染的特异性防治

特异性防治是应用**获得性免疫**的原理，给机体注射或服用某种病原微生物抗原或注射特异性抗体，以达到防治感染性疾病的目的，这种方法称为**人工免疫**（artificial immunization），根据其免疫产生的方式进一步又分为**人工主动免疫**（artificial active immunization）和**人工被动免疫**（artificial passive immunization）。采用人工主动免疫方法通常称为**预防接种**（prophylactic inoculation）或**疫苗接种**（vaccination）。

一、人工主动免疫

人工主动免疫是将抗原性物质接种于人体，刺激机体免疫系统产生特异性免疫应答，从而特异性预防相应病原体感染的措施。

疫苗（vaccine）是以病原微生物或其组成成分、代谢产物为起始材料，采用生物技术制备而成，用于预防、治疗人类相应疾病的生物制品。疫苗的种类很多。按疫苗的来源可分为细菌性疫苗、类毒素疫苗、病毒性疫苗。按其生产技术，疫苗可分成采用传统技术制备的传统疫苗和采用现代生物技术制备的新型疫苗两类。

1. 死疫苗   死疫苗（killed vaccine）亦称**灭活疫苗**（inactivated vaccines），是用物理和（或）化学方法处理后，感染性被破坏而仍保持其免疫原性的病原微生物制备而成的一种生物制剂。常用的有预防伤寒、霍乱、百日咳、钩端螺旋体病等灭活疫苗。

2. **活疫苗**　活疫苗(living vaccine)亦称**减毒活疫苗**(attenuated vaccine),是通过自然筛选或人工方法获得的病原微生物的弱毒或无毒株经培养后制备而成。接种后在体内有生长繁殖能力,接近于自然感染,可激发机体对相应病原体比较持久的免疫力。如卡介苗、鼠疫耶尔森菌、炭疽芽胞杆菌等减毒活疫苗。

活疫苗和死疫苗各有优缺点,两者比较见表7-1。

表7-1　活疫苗与死疫苗的比较

区别点	活疫苗	死疫苗
制品特点	减毒或无毒的细菌,可在体内增殖	死菌,在体内不增殖,但仍保持免疫原性
制备方法	通过自然筛选/非正常培养得到减毒株	通过物理和(或)化学方法使病原体失活
接种次数和接种量	1次,量小	2~3次,量大
接种反应	类似轻型感染或隐性感染	可出现发热、全身或局部肿痛等反应
免疫应答的类型	体液免疫和细胞免疫	体液免疫
免疫维持时间	1~5年或更长	0.5~1年
毒力回升与安全性	有可能,对免疫缺陷者有风险	不可能,安全性好
疫苗的稳定性	相对不稳定	相对稳定
保存	不易保存,4℃存活2周,真空冻干可长期保存	易保存,4℃可保存1年以上

3. **类毒素**　类毒素(toxoid)是经0.3%~0.4%甲醛处理后,失去了毒性但仍保持免疫原性的外毒素制成的生物制品。加入吸附剂(佐剂)氢氧化铝后便制成精制类毒素。佐剂可延缓类毒素在体内的吸收时间,刺激机体产生足量的抗毒素。常用的有破伤风类毒素、白喉类毒素。

4. **多糖疫苗**　多糖疫苗(carbohydrate vaccine)是提取纯化细菌中能引起特异性保护作用的多糖成分制备而成。多糖疫苗与传统疫苗相比其成分单一,不存在易引起免疫副反应的物质,使得该类疫苗更为安全有效,已成为应用最多的疫苗之一。目前以荚膜多糖为靶抗原已成功制备了多种细菌疫苗,在临床上被广泛使用的**荚膜多糖疫苗**包括:肺炎链球菌、脑膜炎奈瑟菌、流感嗜血杆菌荚膜多糖疫苗等。

由于多糖是胸腺非依赖性抗原(TI-Ag),多糖疫苗进入机体后,不能活化辅助性T细胞,没有免疫记忆应答,免疫原性也较弱。**多糖结合疫苗**是将细菌的聚糖共价连接到适当的蛋白载体上,使多糖抗原由TI-Ag转变为胸腺依赖性抗原(TD-Ag),使多糖刺激产生的抗体IgM为主向IgG为主转变,产生的抗体亲和力更强,效价更高,持续时间也更长。目前上市的细菌多糖蛋白结合疫苗有b型流感嗜血杆菌多糖结合疫苗、脑膜炎球菌多糖结合疫苗和肺炎球菌多糖结合疫苗,在降低人群尤其是婴幼儿呼吸道传染病的发病率方面起到重要作用。

5. **联合疫苗**　联合疫苗(combined vaccines)指的是由不同抗原组分混合制成的疫苗,包括多联疫苗与多价疫苗。多联或多价疫苗能降低生产成本、简化免疫程序。其中,**多联疫苗**是由两种或两种以上疫苗原液按特定比例配合制成的具有**多种免疫原性**的疫苗,可同时预防多种疾病。最典型的就是百白破疫苗(DTP)。**多价疫苗**(divalent vaccines,polyvalent vaccines)则是由同一种细菌的不同亚型或不同血清型抗原合并组成的含多价抗原成分的一种疫苗,典型的如23价肺炎球菌多糖疫苗,包括了最常见的23个血清型,涵盖了国内90%的致病性肺炎链球菌菌型,能有效预防肺炎链球菌感染。

6. **基因工程疫苗**　基因工程疫苗(gene engineered vaccine)是利用**基因工程技术**将编码病原体保护性抗原表位的**目的基因**导入**原核或真核表达系统**中,利用表达的抗原产物或重组体本身制成的疫苗。基因工程疫苗包括:基因工程亚单位疫苗、基因工程载体疫苗、核酸疫苗及基因缺失活疫苗等。**基因工程亚单位疫苗**是利用基因工程方法,将微生物中编码保护性抗原肽段的基因与质粒等载体重组,导入受体菌(细菌、酵母)或细胞,使之高效表达,产生大量保护性肽段,提取后加入佐剂制成。例如:正在研制中的结核分枝杆菌的亚单位疫苗、重组亚单位防龋疫苗等。**基因工程载体疫苗**是将编码某一蛋白抗原的基因转入减毒的病毒或细菌而制成的疫苗。转入的目的基因可整合到载体基因组上或以质粒的形式存在。该疫苗在应用于人体后,会在体内增殖并表达出相应的蛋白质抗原,后者刺激人体发生免疫应答。**核酸疫苗**(nucleic acid vaccine)也称 DNA 疫苗。是将编码保护性抗原的基因重组到质粒载体上,经肌内注射或黏膜免疫等方法导入宿主体内,外源基因在体内所表达的抗原能刺激机体产生免疫应答。

二、人工被动免疫

人工被动免疫是输入含有特异性抗体的**免疫血清**、纯化**免疫球蛋白**等免疫制剂,使机体立即获得特异性免疫力的过程,可用于某些急性传染病的**紧急预防和治疗**。但因这些免疫物质不是病人自身体内产生,故维持时间较短。

1. **抗毒素**   用**类毒素**或**外毒素**对马进行多次免疫后,待马产生高效价**抗毒素**(antitoxin)后采血,分离血清,提取其免疫球蛋白即可精制成抗毒素制剂。抗毒素主要用于外毒素所致疾病的治疗和紧急预防。临床常用的有精制破伤风、白喉和肉毒抗毒素以及多价精制气性坏疽抗毒素等。使用这些异种抗毒素时应注意避免 I 型超敏反应的发生。

2. **丙种球蛋白**   血清丙种球蛋白(serum gammaglobulin)是从正常人血浆中提取的丙种球蛋白制剂。**胎盘丙种球蛋白**(placental gammaglobulin)是从健康产妇的胎盘或脐带血中提制而成。因为大多数成人患过多种感染性疾病、经历过隐性感染及疫苗接种,故血清中含有抗多种微生物的特异性抗体。主要用于对某些疾病的紧急预防及烧伤病人预防细菌感染。也可用于丙种球蛋白缺乏症病人,以及经长期化疗或放疗的肿瘤病人。

人工主动免疫和人工被动免疫方法的比较见表7-2。

表7-2   两种人工免疫方法的比较

区别点	人工主动免疫	人工被动免疫
免疫物质	抗原	抗体或细胞因子等
接种次数	1~3次	1次
免疫出现时间	慢(注射后2~4周)	快(注射后立即出现)
免疫维持时间	长(数月~数年)	短(2~3周)
用途	多用于预防	多用于治疗或紧急预防

3. **抗菌血清**   由于抗生素等抗菌药物的广泛应用,细菌性感染基本能得到控制。因细菌的菌型多,且**抗菌血清**(antisera)的制备技术较繁杂并可能会引起超敏反应等,故采用抗菌血清的治疗技术已基本被淘汰。对于由铜绿假单胞菌多重耐药菌株所引起的严重烧伤疾病感染的治疗,尚可以考虑试用。

第三节   细菌感染的抗菌药物治疗原则

主要采用抗菌药物来治疗细菌感染。抗菌药物一般是指具有杀菌或抑菌活性的药物以及由微生物合成的抗生素类药物。正确合理应用抗菌药物是提高疗效、降低不良反应发生率以及减少或减缓细菌耐药性发生的关键。抗菌药物治疗性应用的基本原则是:①诊断为细菌性感染者,方有指征应用抗菌药物;②尽早查明感染病原,根据病原种类及抗菌药物敏感试验结果选用抗菌药物;③按照药物的抗菌作用特点及其体内代谢过程特点选择用药;④抗菌药物治疗方案应综合病人病情、病原菌种类及抗菌药物特点制订。有关抗菌药物的分类及其抗菌药物的主要作用机制等,请参见第五章内容。

(张力平)

第八章 球 菌

球菌(coccus)是细菌中的一个大类,其中对人类有致病性的球菌包括葡萄球菌属、链球菌属、肠球菌属和奈瑟菌属四个属的一些细菌。根据革兰染色性的不同,球菌分成革兰阳性和革兰阴性两类。前者有葡萄球菌、链球菌、肺炎链球菌和肠球菌等;后者有脑膜炎奈瑟菌、淋病奈瑟菌等。通常把那些引起机体化脓性炎症的球菌又称为**化脓性球菌**(pyogenic coccus)。

第一节 葡萄球菌属

葡萄球菌属(Staphylococcus)细菌广泛分布于自然界,例如空气、土壤、物品、人和动物体表及与外界相通的腔道中。本属细菌种类很多,大部分是不会致人疾病的腐物寄生菌及属于人体正常菌群的**表皮葡萄球菌**(S. epidermidis)。对人类致病的主要是**金黄色葡萄球菌**(S. aureus)。

一、金黄色葡萄球菌

(一) 生物学性状

1. **形态与染色** 革兰阳性,球形,直径约1μm,**呈葡萄串状排列**(图8-1/文末彩图8-1)。无芽胞、无鞭毛,体外培养时一般不形成荚膜,但少数菌株的细胞壁外层可见有荚膜样黏液物质。在某些化学物质(如青霉素)作用下,可裂解或变成L型。葡萄球菌在衰老、死亡、陈旧培养物中或被中性粒细胞吞噬后的菌体常转为革兰阴性。

2. **培养特性** 需氧或兼性厌氧。营养要求不高,在普通培养基中,37℃生长良好。在普通琼脂平板上培养24~48小时后,形成圆形、隆起、表面光滑、湿润、边缘整齐、不透明的菌落,直径在2mm左右。属内不同菌种可产生金黄色、白色或柠檬色等不同颜色的**脂溶性色素**并使菌落着色。**致病性葡萄球菌菌落呈金黄色**,于血琼脂平板上生长后,在菌落周围还可见完全透明溶血环(β溶血)。

3. **生化反应** 多数菌株能分解葡萄糖、麦芽糖和蔗糖,产酸不产气。致病性菌株能分解甘露醇,产酸。触酶(过氧化氢酶)阳性,可与链球菌相区分。

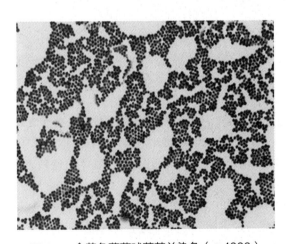
图8-1 金黄色葡萄球菌革兰染色(×1000)

4. **抗原** 种类多,结构复杂,已发现的抗原在30种以上,其化学组成有多糖抗原、蛋白质抗原和细胞壁成分抗原,其中以葡萄球菌A蛋白较为重要。

(1) 葡萄球菌A蛋白(staphylococcal protein A,SPA):90%以上金黄色葡萄球菌细胞壁表面存在SPA蛋白质。SPA为完全抗原,能与人及多种哺乳动物的IgG1、IgG2和IgG4分子Fc段非特异性结合,结合后的IgG分子Fab段仍能与抗原特异结合。利用此原理建立的**协同凝集试验**(coagglutination assay)已广泛应用于多种微生物抗原检测。在体内,SPA与IgG结合后所形成的复合物还具有**抗吞**

噬、促细胞分裂、引起超敏反应、损伤血小板等多种生物活性。

（2）荚膜多糖：宿主体内的大多数金黄色葡萄球菌表面存在有荚膜多糖抗原，它有利于细菌黏附到细胞或生物合成材料表面（如生物性瓣膜、导管、人工关节等）。

（3）多糖抗原：具有群特异性，存在于细胞壁。从金黄色葡萄球菌中可分离出 A 群的多糖抗原，其化学组成为磷壁酸中的 N-乙酰葡糖胺核糖醇残基。从表皮葡萄球菌可分离 B 群多糖抗原，其化学组成是磷壁酸中的 N-乙酰葡糖胺甘油残基。

5. 分类

（1）根据色素、生化反应等表型分类：按照传统分类，葡萄球菌属包括 30 多个种。其中，**金黄色葡萄球菌、表皮葡萄球菌、腐生葡萄球菌**（*S. saprophyticus*）3 个种分别代表了致病性、正常菌群或机会致病性以及非致病性葡萄球菌（表 8-1）。

表 8-1   三种葡萄球菌的主要性状比较

性 状	金黄色葡萄球菌	表皮葡萄球菌	腐生葡萄球菌
菌落色素	金黄色	白色	白色或柠檬色
血浆凝固酶	+	–	–
分解葡萄糖	+	+	–
甘露醇发酵	+	–	–
α 溶血素	+	–	–
耐热核酸酶	+	–	–
A 蛋白	+	–	–
磷壁酸类型	核糖醇型	甘油型	两者兼有
噬菌体分型	多数能	不能	不能
致病性	强	弱	无
新生霉素	敏感	敏感	耐药

（2）根据有无凝固酶分类：可分为**凝固酶阳性菌株**和**凝固酶阴性菌株**两大类。凝固酶阳性的葡萄球菌可被相应的噬菌体裂解，又分为 4 个噬菌体群和 23 个噬菌体型。葡萄球菌的噬菌体分型在流行病学调查、追查传染源和研究菌体分型与疾病类型间的关系均有重要作用。

（3）根据核酸分析的遗传学分类：随着分子生物学技术的发展，出现了 DNA 和 RNA 分析的遗传学分型方法，其特异性比表型分类法高。如 DNA 脉冲电泳和 PCR 法分型等方法。目前，依据 16S rRNA 不同，把葡萄球菌属又分为 40 个种和 24 个亚种。

6. **抵抗力**   金黄色葡萄球菌对外界理化因素的抵抗力较强。在干燥的脓汁或痰液中可存活 2 ～ 3 个月；加热 60℃ 1 小时或 80℃ 30 分钟才能将其杀死；耐盐，于 100 ～ 150g/L NaCl 培养基中仍能繁殖。对甲紫等某些染料较敏感，对青霉素、金霉素、红霉素和庆大霉素高度敏感，对链霉素中度敏感，对磺胺、氯霉素敏感性差。

7. **基因组特征**   金黄色葡萄球菌的全基因组序列和其 MRSA 耐药菌株序列的测定已经完成，基因组约 2.81Mb，32.8% 的 G+C 含量，有 2600 多个可读框，有较多插入序列和转座子，基因组内有两个"毒力岛"。生物信息学比较分析能够快速确定特异的、可移动性的、编码耐药基因及毒素基因的片段，如噬菌体、毒力岛、转座子和插入序列等。细菌有许多新的编码超抗原的重复序列。这些特点可能决定金黄色葡萄球菌可以感染各类有不同主要组织相容性抗原复合物（MHC）基因背景的人群。此外，还发现金黄色葡萄球菌基因组编码的 sRNA 与其致病性有关。

（二）致病性

葡萄球菌中金黄色葡萄球菌毒力最强，通过在宿主体内的增殖、扩散和产生有害的胞外物质（酶和毒素）引起宿主疾病。

1. **致病物质**   金黄色葡萄球菌的毒力因子包括：①细菌的一些**表面结构蛋白**，如黏附素、荚膜、胞壁肽聚糖和SPA等;②毒素:细胞溶素(α、β、γ、δ)、杀白细胞素、表皮剥脱毒素、毒性休克综合征毒素-1、肠毒素等;③酶类:凝固酶和其他酶(纤维蛋白溶酶、耐热核酸酶、透明质酸酶、脂酶等)(表8-2)。

表8-2　金黄色葡萄球菌的毒力因子及生物学活性

毒力因子	生物学活性
一、细胞表面结构	
荚膜/黏液层	抑制吞噬细胞及单核细胞的增殖,促进细菌黏附
肽聚糖	有毒素样活性,抑制机体炎性应答,抑制吞噬
磷壁酸	与纤连蛋白结合,介导细菌黏附
蛋白A(SPA)	与IgG的Fc区反应,抑制吞噬,抗补体
二、毒素	
溶素(α、β、γ、δ)	溶解细胞膜,具细胞毒作用
杀白细胞素(PVL)	破坏吞噬细胞,增强侵袭力
肠毒素	引起呕吐为主的食物中毒,具有超抗原作用
表皮剥脱毒素	引起表皮剥脱性皮炎
毒素休克综合征毒素-1	超抗原作用,引起多器官、多系统功能紊乱
三、酶类	
血浆凝固酶	使血浆纤维蛋白原转为纤维蛋白,使血浆凝固
耐热核酸酶	降解DNA和RNA,葡萄球菌致病性的重要指标
透明质酸酶(扩散因子)	溶解细胞间质中的透明质酸,利于细菌扩散
纤维蛋白溶酶(葡激酶)	溶解血浆纤维蛋白,利于细菌扩散
脂酶	分解脂肪和油脂,利于细菌入侵
触酶	分解H_2O_2,借以区别链球菌

(1)凝固酶(coagulase):多数致病菌株能产生凝固酶,该酶使加有抗凝剂的人或兔血浆凝固,可作为鉴定致病性葡萄球菌的重要指标。

凝固酶有两种:①游离凝固酶(free coagulase):是分泌至细菌体外的蛋白质,可被人或兔血浆中的协同因子(cofactor)激活,成为**凝血酶样物质**,从而使**液态的纤维蛋白原变成固态的纤维蛋白**,导致血浆凝固;②结合凝固酶(bound coagulase)或凝聚因子(clumping factor):可结合菌体表面并不释放,是该菌株表面的**纤维蛋白原受体**。

凝固酶和金黄色葡萄球菌的致病力关系密切。凝固酶阳性菌株进入机体后,使周围血液或血浆中的纤维蛋白等沉积于细菌表面,**阻碍吞噬细胞的吞噬或胞内消化作用**;还能保护病菌不受血清中杀菌物质的破坏。葡萄球菌繁殖引起的周围纤维蛋白沉积和凝固使**感染易于局限化**和**形成血栓**。凝固酶具有免疫原性,能刺激机体产生抗体,具有一定的保护作用。

其他酶类:①纤维蛋白溶酶(fibrinolysin)又称葡激酶(staphylokinase)。可激活血浆中的纤维蛋白酶原,使之成为纤维蛋白酶,导致血浆纤维蛋白的溶解,利于病菌的扩散。②**耐热核酸酶**(heat-stable nuclease)由致病性葡萄球菌产生,耐热,能较强的降解DNA和RNA。目前临床上已将耐热核酸酶作**为测定葡萄球菌有无致病性的重要指标之一**。③透明质酸酶(hyaluronidase)亦称扩散因子(spreading factor),能溶解细胞间质中的透明质酸,利于细菌的扩散。90%以上的金黄色葡萄球菌能产生该酶。④脂酶(lipase)能分解血浆和机体各部位表面的脂肪和油类,对细菌入侵皮肤和皮下组织非常重要。

(2)葡萄球菌溶素(staphylolysin):致病性葡萄球菌能产生多种抗原性不同的溶素,分为α、β、γ、δ等,对人类有致病作用的主要是α溶素。α溶素生物学活性广泛,对多种哺乳动物红细胞有溶血作用,对白细胞、血小板、肝细胞、皮肤细胞等有损伤破坏作用。α溶素为外毒素,抗原性好。其作用机制可能是毒素分子插入细胞膜疏水区,破坏膜的完整性导致细胞溶解。

（3）杀白细胞素（leukocidin）：又称 Panton-Valentine（PV）杀白细胞素（PVL）。此毒素分为快（F）和慢（S）两种组分，两者必须协同才有作用，都能与细胞膜受体结合，使细胞膜发生构型变化，膜通透性增高，细胞质内的颗粒排出，细胞死亡。杀白细胞素只攻击中性粒白细胞和巨噬细胞，白细胞的死亡成分可以形成脓栓，加重组织损伤。

（4）肠毒素（enterotoxin）：约50%临床分离的金黄色葡萄球菌可产生**肠毒素**，已确定的有9个血清型。肠毒素是一组**热稳定**的可溶性蛋白质，可抵抗胃肠液中蛋白酶的水解作用。产毒菌株可污染牛奶、肉类等食物，经10小时便产生大量肠毒素。肠毒素作用机制可能是毒素与肠道神经细胞受体作用，刺激呕吐中枢导致以呕吐为主要症状的**急性胃肠炎**，称为**食物中毒**。葡萄球菌肠毒素可用于生物战剂，其气雾剂吸入后造成多器官损伤，严重者可导致休克或死亡。

葡萄球菌肠毒素属于超抗原（superantigen），有类似丝裂原的作用，其刺激淋巴细胞增殖的能力比植物凝集素更强。肠毒素超抗原不经过抗原提呈细胞的处理，能非特异性激活T细胞增殖并释放过量细胞因子致病。金黄色葡萄球菌产生的肠毒素A、B、C、D、E、G以及毒性休克综合征毒素-1都具有超抗原活性，并参与免疫抑制和自身免疫性疾病的病理过程。

（5）表皮剥脱毒素（exfoliative toxin, exfoliatin）：又称表皮溶解毒素（epidermolytic toxin），为金黄色葡萄球菌质粒编码产生的一种蛋白质，有两个血清型：A型耐热；B型不耐热。在新生儿、幼儿和免疫功能低下的成人中，表皮剥脱毒素可引起**烫伤样皮肤综合征**（staphylococcal scalded skin syndrome, SSSS），又称**剥脱性皮炎**。病人皮肤呈弥漫性红斑和水疱，继以表皮上层大片脱落，受损部位的炎症反应轻微。

（6）毒性休克综合征毒素-1（toxic shock syndrome toxin-1, TSST-1）：引起**毒性休克综合征**（TSS）。TSST-1是金黄色葡萄球菌分泌的一种外毒素，可引起机体发热、休克及脱屑性皮疹。TSST-1能增加机体对内毒素的敏感性，感染产毒菌株后，可引起机体多个器官系统的功能紊乱或毒性休克综合征。

2. **所致疾病**　金黄色葡萄球菌所致人类疾病有**化脓性**和**毒素性**两种类型。

（1）化脓性感染（侵袭性疾病）：以脓肿形成为主的各种化脓性炎症，一般发生在皮肤组织，也可发生于深部组织器官，甚至波及全身。①皮肤化脓性感染：如毛囊炎、疖、痈、伤口化脓及脓肿等。亦可侵入呼吸道或血流引起感染。常见临床表现：**脓汁金黄而黏稠**、**病灶界限清楚**、多为局限性。②各种器官的化脓性感染：如气管炎、肺炎、脓胸、中耳炎、骨髓炎等。③全身感染：若皮肤原发化脓灶受到外力挤压或机体抵抗力下降，则会引起**败血症**、**脓毒血症**等。

（2）毒素性疾病：由外毒素引起的中毒性疾病：①食物中毒：摄入产生肠毒素的金黄色葡萄球菌污染的食物后，经1~6小时的潜伏期，可出现恶心、呕吐、腹泻等急性胃肠炎症状，即食物中毒。不伴有发热，一般1~2天内迅速恢复，少数严重者可发生虚脱或休克。**该菌引起的食物中毒是夏秋季节常见的胃肠道疾病**。②烫伤样皮肤综合征：**多见于婴幼儿和免疫力低下的成人**。开始皮肤出现红斑，1~2天表皮起皱，继而出现内含无菌、清亮液体的大疱，轻微触碰可破溃，最后表皮脱落。若得不到及时治疗，病死率可达20%。③毒性休克综合征（TSS）：病人表现为突然高热、呕吐、腹泻、弥漫性红疹，继而有脱皮（尤以掌及足底明显）、低血压、黏膜病变（口咽、阴道等），严重的病人还出现心、肾衰竭，甚至可发生休克。

（三）免疫性

人类对葡萄球菌有一定的天然免疫力。只有当皮肤黏膜受伤后，或患有慢性消耗性疾病如结核、糖尿病、肿瘤等以及其他病原体感染导致宿主免疫力降低时，才易引起葡萄球菌感染。患病恢复后，虽能获得一定的免疫力，但不强，难以防止再次感染。

（四）微生物学检查法

局部化脓性感染的微生物学检查意义不大，但在确定全身性感染病因或选择有效治疗药物上有一定价值。

1. **标本直接涂片镜检**　依据病情可采取脓汁、血液、脑脊液、尿液和骨髓穿刺液等。食物中毒取剩余食物、病人呕吐物、粪便等不同标本。取标本涂片,革兰染色后镜检。一般根据**细菌形态、排列**和**染色特性**可作出初步诊断。

2. 分离培养和鉴定　将标本接种至血琼脂平板,37℃培养18～24小时后挑选可疑菌落行涂片染色镜检。血液标本需经肉汤培养基增菌后,再接种到血琼脂平板。

致病性葡萄球菌的鉴定主要根据:①能产生金黄色色素;②有溶血性;③凝固酶试验阳性;④耐热核酸酶试验阳性;⑤能分解甘露醇产酸。由于凝固酶阴性菌株有时亦能致病,在最后判定时应结合临床病症。毒素鉴定多采用 ELISA 法。进一步的型别鉴定可以采用细菌核糖体基因分型法(ribotyping)、质粒指纹图谱法、荧光原位杂交和基因扩增等分型法。

3. 药敏实验　金黄色葡萄球菌易产生耐药性变异,约90%的菌株产生 β-内酰胺酶,成为青霉素的耐药菌株。对临床分离的菌株,必须做药物敏感试验,找到敏感药物。

4. 葡萄球菌肠毒素检查　取食物中毒病人的呕吐物、粪便或剩余食物作细菌分离培养和鉴定。ELISA 法可检测微量肠毒素,快速敏感。也可用特异的核酸杂交和 PCR 技术检测葡萄球菌是否为产肠毒素的菌株。

（五）防治原则

注意个人卫生、消毒隔离和防止医源性感染。要做到:①及时使用消毒药物处理皮肤创伤。②皮肤有化脓性感染者,未治愈前不宜从事食品制作或饮食服务行业。③**预防院内交叉感染**,因医务人员鼻咽部带菌率可高达70%(正常人带菌率为20%～50%),是医院内交叉感染的重要传染源。④**治疗应根据药物敏感试验结果**,防止耐药性菌株扩散。金黄色葡萄球菌易产生耐药性,近年来因抗生素的选择作用,耐药菌株逐年增多,对青霉素 G 的耐药菌株已达90%以上,尤其是**耐甲氧西林金黄色葡萄球菌**(methicillin-resistant S. aureus,MRSA),已经成为医院感染最常见的致病菌。耐药性的产生机制与细菌的质粒或与细菌细胞壁成分改变和合成的量有关。比较常见的机制是由质粒介导的能够水解β-内酰胺环的 β-内酰胺酶的产生。⑤反复发作的顽固性疖疮,宜采用**自身菌苗**或类毒素进行人工自动免疫,有一定疗效。

二、凝固酶阴性葡萄球菌

过去认为凝固酶阴性的葡萄球菌(coagulase negative staphylococcus,CNS)对人并不致病,但近年来临床和实验室检测结果证实 **CNS 已经成为医源性感染的常见重要病原菌**,其耐药菌株日渐增多,造成诊治困难,引起临床微生物学工作者关注。

（一）生物学性状

CNS 为革兰阳性菌,不产生血浆凝固酶、α 溶血素等毒性物质。最常见的 CNS 是**表皮葡萄球菌**和**腐生葡萄球菌**,其主要生物学性状见表 8-1。CNS 除表皮葡萄球菌和腐生葡萄球菌外,还包括溶血葡萄球菌(S. haemolyticus)、人葡萄球菌(S. hominis)、头葡萄球菌(S. capitis)等30多种。此外,某些凝固酶阳性的葡萄球菌在人体免疫功能或在抗生素的作用下,可以转变成为 CNS 或凝固酶弱阳性的葡萄球菌,但在体外放置数天后,又可回复成为凝固酶阳性葡萄球菌。

（二）致病性

CNS 是人体皮肤和黏膜的**正常菌群**,检出率约90%。当机体**免疫功能低下或进入非正常寄居部位时,CNS 可引起多种感染**,在各类感染中仅次于大肠埃希菌,居病原菌的第二位。CNS 致病机制主要是:①**细菌胞壁外黏质**(extracellular slime substance,ESS),ESS 化学成分为多糖,是一层黏液物质。ESS 在细菌黏附和抵抗宿主的免疫防御作用中有重要的致病作用。体外实验表明 ESS 可抑制机体免疫应答,阻碍抗生素向病灶渗透,阻止粒细胞的趋化和吞噬作用。②**溶血素**(β 溶血素、δ 溶血素),如溶血葡萄球菌的溶血性与其致病性有关。③腐生葡萄球菌能**选择性的吸附**在尿道上皮细胞,易于定植及引起感染。CNS 引起感染有以下几种:

1. 泌尿系统感染　为年轻妇女急性膀胱炎的主要致病菌,尿道感染仅次于大肠埃希菌。常见的是表皮葡萄球菌、人葡萄球菌和溶血葡萄球菌。

2. 细菌性心内膜炎　主要为心瓣膜修复术感染表皮葡萄球菌(特别是安装人工瓣膜者)。

3. 败血症　凝固酶阴性葡萄球菌引起的败血症仅次于大肠埃希菌和金黄色葡萄球菌,常见的是溶血葡萄球菌和人葡萄球菌。

4. 术后及植入医用器械引起的感染　创伤及外科手术后,植入医用器械如心脏起搏器安装、置换人工心瓣膜、长期腹膜透析、导管感染、人工关节感染、静脉滴注及脑脊液分流术等亦可造成凝固酶阴性葡萄球菌的感染。目前医院内耐甲氧西林的表皮葡萄球菌感染已成为瓣膜修复术或胸外科手术中的严重问题。

(三) 微生物检查法及防治原则

CNS 感染的诊断可依据凝固酶阴性、不能分解甘露醇及色素检查,把 CNS 和金黄色葡萄球菌感染相区别,有时尚需要把生化试验、质粒图谱、耐药谱结合起来加以鉴定。防治原则主要是选择对凝固酶阴性的葡萄球菌敏感的消毒剂,对术前、术后、医务人员及空气、环境的消毒、控制医院感染。治疗时因其易产生耐药性,应依据药敏实验选择敏感抗生素(如诺氟沙星和万古霉素等)。

第二节　链 球 菌 属

链球菌属(*Streptococcus*)细菌是化脓性球菌中的另一大类常见的革兰阳性球菌,排列呈双或长短不一的**链状**。目前有 69 个种和亚种,广泛分布于自然界、人及动物粪便和健康人的鼻咽部,大多数为正常菌群,并不致病。病原性链球菌主要引起人类的各种化脓性炎症,还可引起人类肺炎、猩红热等重要疾病。链球菌属中对人类致病的主要是 A 群链球菌和肺炎链球菌。

链球菌的分类常用下列三种原则:

1. 溶血现象分类　链球菌在血琼脂平板培养基上生长繁殖后,按产生溶血与否及其溶血现象分为 3 类。

(1)甲型溶血性链球菌(α-hemolytic streptococcus):菌落周围有 1~2mm 宽的草绿色溶血环,称**甲型溶血或 α 溶血**,因而这类细菌被称为**草绿色链球菌**(viridans streptococcus)。α-溶血环中的红细胞并未完全溶解,**这类链球菌多为机会致病菌**。

(2)乙型溶血性链球菌(β-hemolytic streptococcus):菌落周围形成一个 2~4mm 宽、界限分明、完全透明的无色溶血环,称**乙型溶血或 β 溶血**,β 溶血环中的红细胞完全溶解,因而这类链球菌亦称为**溶血性链球菌**(streptococcus hemolytic)。溶血性链球菌**致病力强**,常引起人类和动物的多种疾病。

(3)丙型链球菌(γ-streptococcus):**不产生溶血素,菌落周围无溶血环**,因而亦称不溶血性链球菌(streptococcus non-hemolytic)。一般不致病,常存在于乳类和粪便中。

2. 抗原结构分类　根据链球菌细胞壁中抗原结构(**C 多糖抗原**)的不同,运用血清学方法可分成 A~H、K~V 20 群。对人致病的链球菌菌株 90% 左右属 A 群,其他群少见(表 8-3)。同一群的链球菌又可分若干型。例如 A 群根据其 M 抗原不同,可分成 150 个型;B 群分 4 个型;C 群分 13 个型等。链球菌的群别与其溶血性之间无平行关系,但对人类致病的 A 群链球菌多数呈现乙型溶血。

表 8-3　医学常见链球菌

链球菌	血清群	溶血	诊断要点	引起常见疾病
化脓性链球菌	A 群	β 溶血	杆菌肽敏感	皮肤感染,咽炎,风湿热,肾炎
无乳链球菌	B 群	β 溶血	杆菌肽—,水解马尿酸盐	新生儿败血症和脑膜炎
牛链球菌	D 群	不溶血	不耐 6.5% NaCl	败血症,心内膜炎
肺炎链球菌	—	α 溶血	胆盐敏感	肺炎,脑膜炎,心内膜炎
草绿色链球菌	—	α 或不溶血	胆盐不敏感	龋齿,心内膜炎

3. 生化反应分类　对一些不具有群特异性的链球菌(如肺炎链球菌和草绿色链球菌等),需用生化反应、药物敏感性实验和对氧的需要进行分类。如按对氧的需要分为需氧、兼性厌氧和厌氧性链球菌三类,前两类对人有致病性,厌氧性链球菌主要为口、消化道、泌尿生殖道中的正常菌群,在特定条件下致病。

一、A群链球菌

A群链球菌(group A streptococcus)中与人类疾病密切相关的主要为**化脓性链球菌**(*Streptococcus pyogenes*),是人类常见的感染细菌,也是链球菌中对人致病作用最强的细菌。

(一) 生物学性状

1. 形态与染色　球形或椭圆形,直径0.6~1.0μm。**呈链状排列**,长短不一(图8-2/文末彩图8-2)。在液体培养基中形成长链,固体培养基上则为短链。无芽胞,无鞭毛。在培养早期(2~4小时)形成透明质酸的荚膜,随着培养时间的延长,细菌自身可产生透明质酸酶,使得荚膜消失。

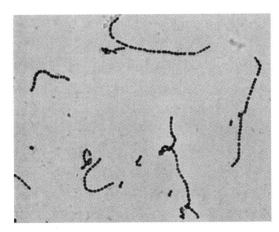

图8-2　链球菌革兰染色(×1000)

2. 培养特性　多数菌株兼性厌氧。**营养要求较高**,在含血液、血清、葡萄糖培养基上生长良好。在血清肉汤中易形成长链,管底呈絮状沉淀。在血琼脂平板上,形成灰白色、表面光滑、边缘整齐、直径0.5~0.75mm的细小菌落,多数菌株菌落周围形成较宽的透明溶血环(β溶血现象)。

3. 生化反应　分解葡萄糖,产酸不产气。链球菌一般**不分解菊糖**,**不被胆汁溶解**,可用这两个特性来鉴别甲型溶血性链球菌和肺炎链球菌。链球菌与葡萄球菌不同,不产生触酶。

4. 抗原结构　链球菌的抗原结构较复杂(图8-3),主要有3种:

(1) 多糖抗原或称C抗原:细胞壁的多糖组分,可用稀盐酸等提取。为群特异性抗原,是链球菌分群的依据。

(2) 表面抗原或称蛋白质抗原:细胞壁外的菌毛样结构含**M蛋白**,位于C抗原外层,具有型特异性,有近150种血清型。M抗原与致病性有关。

(3) P抗原或称核蛋白抗原:无特异性,各种链球菌均相同,并与葡萄球菌有交叉。

5. 抵抗力　一般链球菌均可在60℃被杀死,对常用消毒剂敏感。在干燥尘埃中生存数月。乙型链球菌对青霉素、红霉素,四环素、杆菌肽和磺胺类药物都很敏感。

(二) 致病性

1. 致病物质　A群链球菌有较强的侵袭力,除胞壁成分外,产生多种**外毒素和胞外酶**。

(1) 胞壁成分

1) 黏附素:细菌胞壁成分是A群链球菌重要的**黏附素**,包括**脂磷壁酸**(lipoteichoic acid,LTA)和**F蛋白**(protein F)。它们与细胞膜有高度亲和力,是该菌能定植在机体皮肤和呼吸道黏膜等表面的主要侵袭因素。脂磷壁酸围绕在M蛋白外层,与M蛋白共同组成A群链球菌的菌毛结构。人类多种细胞膜

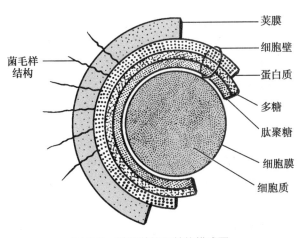

图8-3　链球菌抗原结构模式图

细胞壁外标注:荚膜、细胞壁、蛋白质、多糖、肽聚糖、细胞膜、细胞质
左侧标注:菌毛样结构

上均有受体,LTA 与细胞表面受体结合,增强细菌对细胞的黏附性。F 蛋白位于化脓性链球菌细胞壁内,其结合区暴露在菌体表面,是**纤维粘连蛋白**(fibronectin,FBP)的受体,使得链球菌黏附到上皮细胞表面,以利于细菌在宿主体内定植和繁殖。

2)M 蛋白(M protein):是 A 群链球菌的主要致病因子,含 M 蛋白的链球菌具有**抗吞噬**和抵抗吞噬细胞内杀菌作用的能力。此外,M 蛋白与心肌、肾小球基底膜有共同的抗原,可刺激机体产生特异性抗体,损害人类心血管等组织,故与某些超敏反应性疾病有关。

3)肽聚糖:A 群链球菌的肽聚糖具有致热、溶解血小板、提高血管通透性和诱发实验性关节炎等作用。

(2)外毒素类

1)致热外毒素(pyrogenic exotoxin):又称**红疹毒素**或**猩红热毒素**,是人类**猩红热**的主要毒性物质。由携带溶原性噬菌体的 A 群链球菌产生。化学组成为蛋白质,有 A、B、C 3 个血清型。致热外毒素抗原性强,**具有超抗原作用**,对兔有致热性和致死性。

2)链球菌溶素(streptolysin):有溶解红细胞、破坏白细胞和血小板的作用。根据对 O_2 的稳定性,A 族链球菌可产生两种溶血素(hemolysin)。**链球菌溶素 O**(streptolysin O,SLO)为含有—SH 基的蛋白质,**对 O_2 敏感**,遇 O_2 时,—SH 基被氧化为—S—S—基,失去溶血活性。若加入亚硫酸钠或半胱氨酸等还原剂,溶血作用可以逆转。SLO 对哺乳动物中性粒细胞、血小板、巨噬细胞、神经细胞等有毒性作用,对心肌也有急性毒性作用。SLO **抗原性强**,可刺激机体产生抗体。85%~90% 链球菌感染的病人,于感染后 2~3 周至病愈后数月到 1 年内可检出 SLO 抗体。**活动性风湿热病人**中的血清 SLO 抗体显著增高,其效价在 1:400 以上,可作为链球菌新近感染指标之一或风湿热及其活动性的辅助诊断。**链球菌溶素 S**(streptolysin S,SLS)是小分子的糖肽,**无免疫原性**,对 O_2 稳定。SLS 产生需要血清,链球菌在血琼脂平板上菌落周围的 β 溶血环是由 SLS 所致。对热和酸敏感,不易保存。SLS 对白细胞和多种组织细胞有破坏作用。

(3)侵袭性酶(invasive enzyme)类:A 群链球菌可产生多种侵袭酶,均是**扩散因子**(spreading factor),与致病性相关的有以下几种:

1)透明质酸酶(hyaluronidase):能分解细胞间质的透明质酸,使病菌易在组织中扩散。

2)链激酶(streptokinase,SK):亦称链球菌**溶纤维蛋白酶**(streptococcal fibrinolysase),与葡激酶类似,能使血液中**纤维蛋白酶原**变成**纤维蛋白酶**,可溶解血块或阻止血浆凝固,有利于病菌在组织中扩散。

3)链道酶(streptodornase,SD):亦称链球菌 **DNA 酶**(streptococcal deoxyribonuclease),主要由 A、C、G 群链球菌产生。能降解脓液中具有高度黏稠性的 DNA,使脓液稀薄,促进病菌扩散。由于 SD 和 SK 能致敏 T 细胞,故常进行皮肤试验,通过迟发型超敏反应原理测定受试者的细胞免疫功能,这项试验称为 SK-SD 皮试。此外,现已将 SK、SD 制成酶制剂,临床上用于液化脓性渗出液。

2. 所致疾病 A 群链球菌引起的疾病约占人类链球菌感染的 90%,其感染源为病人和带菌者。传播方式有空气飞沫传播、经皮肤伤口感染传播等途径。链球菌引起人类多种疾患,大致分为三种类型:

(1)化脓性感染:①皮肤和皮下组织感染:有淋巴管炎、淋巴结炎、蜂窝织炎、痈、脓疱疮等;②其他系统感染:有扁桃体炎、咽炎、咽峡炎、鼻窦炎、产褥感染、中耳炎、乳突炎等。

(2)毒素性疾病:猩红热、链球菌毒素休克综合征。

(3)超敏反应性疾病:风湿热和急性肾小球肾炎等。

(三)免疫性

A 群链球菌感染后,血清中出现多种抗体,机体可获得对同型链球菌的特异性免疫力。链球菌的型别多,各型之间无交叉免疫力,故常可反复感染。不同型 M 蛋白均可诱生 γ-干扰素,以增强吞噬功能。患过猩红热后可产生同型的致热外毒素抗体,能建立牢固的同型抗毒素免疫。

（四）微生物学检查法

1. **标本** 根据不同疾病采取相应标本。例如创伤感染的脓汁,咽喉、鼻腔等病灶的棉拭,败血症的血液等。风湿热病人可取血作抗链球菌溶素 O 的抗体测定。

2. **直接涂片镜检** 脓汁可直接涂片进行革兰染色,镜检发现有典型的链状排列球菌时,可作出初步诊断。

3. **分离培养与鉴定** 脓汁或棉拭直接接种在血琼脂平板,37℃孵育 24 小时后,如有 β 溶血菌落,应与葡萄球菌区别;若有 α 溶血菌落,要和肺炎链球菌鉴别。血液标本应先增菌后,再接种血琼脂平板。在心内膜炎病例,因甲型溶血性链球菌生长缓慢,孵育时间至少延长至 3 周才能判定结果。

4. **PYR 试验** L-吡咯酮 β 萘胺反应试验(PYR),用于特异性检测 A 群链球菌氨基肽酶,反应产物和试剂产生的产物显色或呈现荧光而快速诊断,其他溶血性链球菌则为阴性。

5. **血清学试验** **抗链球菌溶素 O 试验**(antistreptolysin O test, ASO test),简称**抗 O 试验**,常用于风湿热的辅助诊断。风湿热病人血清中抗 O 抗体比正常人显著增高,大多在 250 单位左右;活动性风湿热病人一般超过 400 单位。

（五）防治原则

链球菌感染主要通过飞沫传播,应对病人和带菌者及时治疗,以减少传染源。此外,还应注意对空气、器械和敷料等消毒。对急性咽喉炎和扁桃体炎病人,尤其是儿童,须治疗彻底,以防止急性肾小球肾炎、风湿热以及亚急性细菌性心内膜炎的发生。

治疗 A 群链球菌感染时,青霉素 G 为首选药物。预防感冒,避免链球菌感染,对减少风湿热和肾小球肾炎等变态反应性疾病的发生有较好效果。

二、肺炎链球菌

肺炎链球菌(*S. pneumoniae*)俗称肺炎球菌(pneumococcus)。常寄居于正常人的鼻咽腔中,多数不致病或致病力弱,仅少数有致病力,是细菌性大叶肺炎、脑膜炎、支气管炎的主要病原菌。

（一）生物学性状

1. **形态与染色** **革兰阳性**球菌,菌体呈矛头状,**多成双排列**,宽端相对,尖端向外,菌体周围显示有透明环(图 8-4)。在痰液、脓汁、肺组织病变中亦可呈单个或短链状。无鞭毛,无芽胞。在机体内或含血清的培养基中能形成荚膜,荚膜需特殊染色才可见。

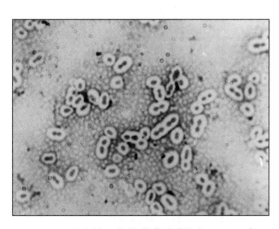

图 8-4 肺炎链球菌荚膜（荚膜染色 × 1500）

2. **培养特性** 营养要求较高,在含有血液或血清的培养基中才能生长。兼性厌氧。在血平板上的菌落细小、形成草绿色 α 溶血环。肺炎链球菌产生足量的自溶酶,自溶酶能破坏细胞壁,使菌溶解。平板培养菌落中的菌体溶解,菌落中央下陷呈肚脐状。在血清肉汤中孵育,初期呈混浊生长,稍久自溶酶使细菌自溶,培养液渐变澄清。自溶酶可被胆汁或胆盐等活性物质激活,从而促进培养物中菌体的溶解。

3. **生化反应** 肺炎链球菌分解葡萄糖、麦芽糖、乳糖、蔗糖,产酸不产气。可靠的鉴别法是胆汁溶菌试验。

4. **抗原结构与分类**

（1）荚膜多糖抗原:存在于肺炎链球菌荚膜中。根据抗原不同,肺炎链球菌可区分为 90 多个血清型。其中有 20 多个型可引起疾病。

（2）菌体抗原:①C 多糖:存在于肺炎链球菌的细胞壁中,一种具有种特异性的多糖,为各型菌株所共有。宿主血清中一种被称为 C 反应蛋白（C reactive protein，CRP）的 β 球蛋白可沉淀肺炎链球菌的 C 多糖。CRP 虽不是抗体，但在急性炎症时含量剧增，用 C 多糖来测定 CRP，对活动性风湿热等诊断有一定意义。②M 蛋白：具有型特异性，肺炎链球菌 M 蛋白与细菌的毒力无关，产生的抗体无保护作用。

5. 抵抗力　对理化因素抵抗力较弱，对一般消毒剂敏感，在 30g/L 苯酚溶液或 1g/L 升汞溶液中 1～2 分钟即死亡，对肥皂也很敏感。荚膜株抗干燥力较强，在干痰中可存活 1～2 个月。

（二）致病性

1. 致病物质

（1）荚膜：荚膜有抗吞噬作用，是肺炎链球菌的主要毒力因子。当有荚膜的光滑（S）型细菌失去荚膜成为粗糙（R）型时，其毒力减低或消失。

（2）肺炎链球菌溶素 O（pneumolysin O）：能与细胞膜上的胆固醇结合，导致膜上出现小孔，可溶解羊、兔、马和人的红细胞。此外，还能活化补体经典途径，引起发热、炎症及组织损伤等作用。

（3）脂磷壁酸：存在细胞壁表面，分子量为 37。在肺炎链球菌黏附到肺上皮细胞或血管内皮细胞的表面时起重要作用。

（4）神经氨酸酶：新分离的菌株中含有该酶，能分解细胞膜和糖脂的 N-乙酰神经氨酸，与肺炎链球菌在鼻咽部和支气管黏膜上的定植、繁殖和扩散有关。

2. 所致疾病　肺炎链球菌仅在感染、营养不良和抵抗力下降等因素致呼吸道异常或受损伤时才引起感染，**肺炎链球菌主要引起人类大叶性肺炎**，其次为支气管炎。成人肺炎多数由 1、2、3 型肺炎链球菌引起，3 型肺炎链球菌能产生大量荚膜物质，毒力强，病死率高。儿童的大叶性肺炎以第 14 型最常见。肺炎后可继发胸膜炎、脓胸，也可引起中耳炎、乳突炎、鼻窦炎、脑膜炎和败血症等。

（三）免疫性

肺炎链球菌感染后，可建立较牢固的型特异性免疫。其免疫机制主要是产生荚膜多糖型特异抗体，在发病后 5～6 天就可形成抗体，抗体起调理作用，增强吞噬功能。

（四）微生物学检查法

根据病变部位，采取痰液、脓汁、血液或脑脊液等。可直接涂片镜检，若发现典型的**革兰阳性、具有荚膜的双球菌存在**，即可作初步诊断。血液或脑脊液须先经血清肉汤增菌后，再在血平板上分离培养。血琼脂平板上，肺炎链球菌菌落周围有 α 草绿色溶血环。肺炎链球菌主要应与甲型溶血性链球菌鉴别，常用方法：

1. 胆汁溶菌试验　利用胆汁可激活肺炎链球菌的自溶酶加速菌体自溶的原理。菌液内加入胆汁或 100g/L 去氧胆酸钠，37℃ 10 分钟细菌溶解溶液变清为阳性。

2. Optochin 敏感试验　将待试细菌涂布于血琼脂平板表面，再取直径 6mm 无菌滤纸圆片在 1：2000 的 Optochin 溶液中浸湿，置于平板涂菌处；37℃ 48 小时后，观察抑菌圈的大小。肺炎链球菌的抑菌圈直径常在 20mm 以上，甲型溶血性链球菌（约 98%）小于 12mm。

3. 荚膜肿胀试验（quellung reaction）　肺炎链球菌和抗荚膜抗体反应后，显微镜下可见荚膜明显肿胀，可用于快速诊断。

4. 动物毒力试验　小鼠对肺炎链球菌高度易感。少量具有毒力的肺炎链球菌注入小鼠腹腔内，小鼠 24 小时内死亡。取心血或腹腔液培养可得肺炎链球菌纯培养。甲型溶血性链球菌感染的小鼠一般不死亡。

上述试验肺炎链球菌均为阳性，而甲型溶血性链球菌则为阴性。

（五）防治原则

多价肺炎链球菌荚膜多糖疫苗可用于预防儿童、老人和慢性病病人等肺炎链球菌性肺炎、败血症、脑膜炎等，有较好效果。美国已有 23 价荚膜多糖疫苗，在儿童和成人中使用。肺炎链球菌感染可用青霉素 G 治疗，并在治疗前作常规药物敏感试验。耐药者可选用万古霉素等敏感药物。

三、其他医学相关链球菌

（一）B 群链球菌

B 群链球菌(group B streptococcus,GBS)学名为无乳链球菌(*S. agalactiae*)，能引起牛乳房炎，严重危害畜牧业。现发现该菌也能感染人类，尤其是新生儿，可引起败血症、脑膜炎、肺炎等，死亡率极高，并可产生神经系统后遗症，被医学界重视。

GBS 正常寄居于下呼吸道、泌尿生殖道和直肠，带菌率达 30% 左右。健康人的鼻咽部也可分离到 GBS。新生儿感染同母体带菌有密切关系，分娩时胎儿可经带菌产道受染；也可由医护人员呼吸道所带病菌传播引起。

新生儿 GBS 感染有两种类型：①早期发病的暴发性败血症。常见于 **1 周内的婴儿**，具有败血症的一般表现，伴呼吸窘迫。约 1/3 病儿有脑膜炎，亦称新生儿呼吸窘迫症或新生儿休克综合征。病情凶险，1~2 天死亡，死亡率高达 50%~70%。此类感染主要来自带菌的产妇，GBS 血清型可为Ⅰ、Ⅱ或Ⅲ型。②晚期发病的化脓性脑膜炎。发病年龄 1 周~3 个月，平均 4 周。呼吸道症状不多见，多伴有败血症。病死率约 15%，但存活者可发生痴呆、脑积水等后遗症。此类感染一般系医院感染，细菌血清型主要是Ⅲ型。

（二）D 群链球菌

D 群链球菌主要有牛链球菌(*S. bovis*)和马肠链球菌(*S. equinus*)。

菌体形态为圆形或椭圆形，成双或短链状排列。少数菌株有荚膜。和大多数链球菌不同，营养要求低，在普通琼脂平板上菌落较大，直径 1~2mm。血平板上多数呈 α 溶血或不溶血。牛链球菌在含 65g/L NaCl 肉汤培养基中不能生长，偶尔引起心肌炎，临床上与结肠癌病人发生的败血症有关。D 群链球菌遗传学上与其他链球菌相关性较低。

D 群链球菌正常寄居在皮肤、上呼吸道、消化道和泌尿生殖道。**D 群链球菌感染者**多为老年人、中青年女性、衰弱或肿瘤病人。败血症多继发于生殖泌尿道感染，皮肤、胆道、肠道等感染也可作为原发病灶。D 群链球菌对青霉素的敏感性较低，耐药菌株不断增加。

（三）甲型溶血性链球菌

甲型溶血性链球菌亦称**草绿色链球菌**(viridans streptococcus)，排列多成双或短链状。血平板上菌落周边呈 α 溶血。常寄居于上呼吸道、口腔、消化道、女性生殖道，偶见于皮肤。对人类致病的有**变异链球菌**(*S. mutans*)、唾液链球菌(*S. salivarius*)、缓症链球菌(*S. mitis*)和血链球菌(*S. sanguis*)等菌种。甲型溶血性链球菌不被胆汁溶菌并且 Optochin 试验阴性。

甲型溶血性链球菌是感染性心内膜炎最常见的致病菌，也可成为脑、肝和腹腔内感染的病原菌。当拔牙或摘除扁桃体时，寄居在口腔、龈隙中的这类细菌可侵入血流引起菌血症。一般情况下，少量菌很快被肝、脾、淋巴结和骨髓中的吞噬细胞清除。但在心瓣膜有病损或人工瓣膜病人，细菌就可停留繁殖，引起**亚急性细菌性心内膜炎**。

变异链球菌与龋齿关系密切。根据细胞壁多糖抗原分为 a、b、c、d、e、f、g 和 h 八个血清型。从牙菌斑和龋齿病变中分离出的菌株以 c 型最多，约占 80%，其致病机制为该菌的**葡糖基转移酶**(glucosyl transferase,GTF)能分解**蔗糖**使其产生高分子量、黏性大的不溶性**葡聚糖**，借此将口腔中数量众多的菌群黏附于牙面形成菌斑。这些菌群，尤其是其中的乳杆菌能发酵多种糖类产生大量的酸，使局部 pH 降达 4.5 左右，导致牙釉质及牙质脱钙，造成龋损。

第三节　肠球菌属

肠球菌属(*Enterococcus*)现属肠球菌科，有 29 个种和亚种。肠球菌是人类和动物肠道正常菌群的一部分，在外界环境中亦存在。近年的研究证实肠球菌具有致病性，**是医院感染的重要病原菌**。

一、生物学性状

（一）分类

最初认为肠球菌属肠内的革兰阳性球菌,归入链球菌属,随着血清分型系统的建立,肠球菌又被划为 D 群链球菌。后来发现肠球菌在生理、生化特性方面不同于非肠球菌 D 群链球菌(牛链球菌),如肠球菌能在高盐和胆汁培养基中生长,可耐受 60℃ 30 分钟。结合 DNA 杂交分析,现已将肠球菌从链球菌属中分离出来,建立了肠球菌科肠球菌属。肠球菌属由**粪肠球菌**(*E. faecalis*)、**屎肠球菌**(*E. faecium*)和坚韧肠球菌(*E. durans*)等 29 个种组成。其中**对人类致病者主要为粪肠球菌和屎肠球菌**。在临床分离菌中粪肠球菌占 85% ~95%、屎肠球菌占 5% ~10%,其余少数为坚韧肠球菌和其他肠球菌。

（二）形态与染色

肠球菌为圆形或椭圆形、**呈链状排列的革兰阳性球菌**,无芽胞,无鞭毛,为需氧或兼性厌氧菌,触酶阴性。本菌对营养的要求较高,在含有血清的培养基上生长良好。在血平板上经 37℃ 培养 18 小时后,可形成灰白色、不透明、表面光滑、直径 0.5 ~1mm 大小的圆形菌落。不同的菌株表现为不同的溶血现象,典型菌落为不溶血性,但也可出现 α 型溶血或 β 型溶血。与链球菌显著不同的是它能在 pH 9.6、65g/L NaCl 和 400g/L 胆盐中生长,并对许多抗菌药物表现为固有耐药。

二、致病性

肠球菌的毒力不强,肠球菌并不会产生毒素或水解酶,很少引起蜂窝织炎和呼吸道感染。肠球菌只有在一定的条件下(如必须在宿主组织定植并能抵抗机体的免疫防御机制后)才引起组织病理改变,导致感染。

（一）致病物质

1. **碳水化合物黏附素**（carbohydrate adhesins） 肠球菌可通过表面的黏附素吸附至肠道、尿路上皮细胞及心脏细胞。这些黏附素的表达受细菌生长环境的影响。

2. **聚合物**（aggregation substance）**因子** 肠球菌可产生一种表面蛋白,能聚集供体与受体菌,以利质粒转移,在体外增强其对肾小管上皮细胞的黏附。

3. **细胞溶素**（cytolysin） 肠球菌质粒编码产生,可加重感染的严重程度。

4. **多形核白细胞趋化因子** 粪肠球菌产生的该因子可介导与肠球菌感染有关的炎症反应。

肠球菌还能诱发血小板聚集及细胞因子依赖纤维蛋白的产生,这与肠球菌心内膜炎的发病机制有关。此外,细菌的生长环境亦可影响肠球菌与多形核白细胞反应。最初认为肠球菌感染为内源性感染,归因于病人自身的肠道菌群。最近研究显示耐药肠球菌可在医院内病人之间传播,而且这些菌株可在护士及其他医务工作者身上寄生和繁殖,造成医院感染。

（二）肠球菌的耐药性

肠球菌的耐药性及医院感染已引起广泛关注。**肠球菌是医院感染重要的致病菌**,随着抗菌药物的广泛应用,**肠球菌耐药现象日益严重**,特别是携带万古霉素耐药基因质粒的传播,引起难治性感染。肠球菌细胞壁坚厚,对许多抗生素表现为固有耐药,屎肠球菌比粪肠球菌更易耐药。

1. **对青霉素耐药机制** 肠球菌能产生特殊的青霉素结合蛋白（PBP）,一般对青霉素敏感,当其与青霉素的亲和力减低,可导致耐药,以屎肠球菌多见。青霉素不能致肠球菌自溶,青霉素对肠球菌只起抑菌作用,而非杀菌作用。少数情况下,细菌可产生大量青霉素酶而引起耐药。

2. **对氨基糖苷类的耐药性** 肠球菌细胞壁渗透障碍可导致中度耐药,细菌质粒介导的氨基糖苷类钝化酶则导致高度耐药。高度耐药使青霉素或糖肽类与氨基糖苷类的协同作用消失。测定氨基糖苷类的耐药程度,对治疗有重要意义。

3. **对万古霉素的耐药性** 肠球菌含有抗万古霉素的基因,分为 Van A ~ E 5 个型,*vanA* 基因位于转座子上,有高度抗药性,可转移到其他菌种。其他的抗药基因位于染色体上。

肠球菌在体内可利用外源叶酸,使磺胺甲唑-甲氧苄啶类药物失去抗菌作用。

（三）所致疾病

肠球菌是医院感染的重要病原菌。容易在年老及虚弱、表皮黏膜破损以及因为使用抗生素而使正常菌落平衡改变的病患身上产生感染。

1. 尿路感染　为粪肠球菌所致感染中最为常见的,绝大部分为医院感染。肠球菌的医院内尿路感染仅次于大肠埃希菌。其发生多与留置导尿管、其他器械操作和尿路结构异常有关。一般表现为膀胱炎、肾盂肾炎,少数表现为肾周围脓肿等。

2. 腹腔、盆腔感染　肠球菌感染居第2位。

3. 败血症　肠球菌感染居第3位,低于凝固酶阴性葡萄球菌和金黄色葡萄球菌的感染。87%为粪肠球菌,其次为屎肠球菌和坚韧肠球菌。入侵途径多为中心静脉导管、腹腔、盆腔化脓性感染、泌尿生殖道感染、胆道感染和烧伤创面感染等。病人多为老年人、中青年女性、衰弱或肿瘤病人。

4. 心内膜炎　约5%～20%的心内膜炎由肠球菌引起。

肠球菌还可引起外科伤口、烧伤创面、皮肤软组织及骨关节感染。该菌很少引起呼吸道感染和原发性蜂窝织炎。

三、防治原则

病人防御机制正常时,大部分肠球菌感染经治疗可获痊愈。尿路感染病原菌为非产酶株,可单独应用青霉素、氨苄西林或万古霉素。大部分肠球菌对呋喃妥因敏感,已成功用于尿路感染。肠球菌引起的心内膜炎、脑膜炎等感染的治疗需选择杀菌作用的抗生素,常用青霉素或氨苄西林与氨基糖苷类药物联合用药抗菌治疗。控制耐万古霉素的肠球菌感染在于依据药敏试验和临床效果,调整用药。对耐万古霉素肠球菌感染的散布要实施严格的隔离及合理、谨慎使用万古霉素。

第四节　奈瑟菌属

奈瑟菌属(*Neisseria*)是一群**革兰阴性球菌**,常成双排列。无鞭毛,无芽胞,有荚膜和菌毛。**专性需氧**,能产生氧化酶和触酶。此菌属细菌常可发酵多种糖类,产酸,不产气。糖发酵实验可用来鉴别奈瑟菌。

奈瑟菌属包括**脑膜炎奈瑟菌**(*N. meningitidis*)、**淋病奈瑟菌**(*N. gonorrhoeae*)、黏液奈瑟菌等23个种和亚种。人类是奈瑟菌属细菌的自然宿主,对人致病的只有脑膜炎奈瑟菌和淋病奈瑟菌,其余均为鼻、咽喉和口腔黏膜的正常菌群。

一、脑膜炎奈瑟菌

脑膜炎奈瑟菌俗称脑膜炎球菌(meningococcus),是流行性脑脊髓膜炎(流脑)的病原菌。

（一）生物学性状

1. 形态与染色　肾形或豆形革兰阴性双球菌,两菌的接触面较平坦或略向内陷,直径0.6～0.8μm。排列较不规则,单个、成双或4个相连等。在病人脑脊液中,多位于中性粒细胞内,形态典型(图8-5)。新分离菌株大多有荚膜和菌毛。

2. 培养特性　营养要求较高,需在含有血清、血液等培养基中方能生长。常用经80℃以上加温的血琼脂平板;色似巧克力,故名**巧克力(色)培养基**,专性需氧,在5% CO_2条件下生长更佳。最适pH为7.4～7.6。最适生长温度37℃,培养24小时后形成直径1.0～1.5mm的无色、圆形、光滑、透明,似露滴状的菌落。在血琼脂平板上不溶血。在血清肉汤中呈混浊生长。产生自溶酶,人工培养物超过48小时常死亡。自溶酶经60℃ 30分钟或甲醛液处理均可使之破坏。

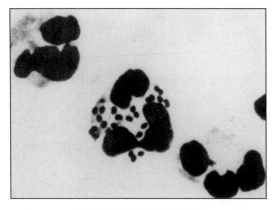

图 8-5 脑膜炎奈瑟菌（脑脊液涂片 × 1500）

3. 生化反应 大多数脑膜炎奈瑟菌分解葡萄糖和麦芽糖,产酸,不产气。

4. 抗原结构与分类 脑膜炎奈瑟菌的主要表层抗原有三种。

（1）荚膜多糖群特异性抗原:目前国外已分成 A、B、C、D、H、I、K、X、Y、Z、29E、W135 和 L 等 13 个血清群,以 C 群致病力最强。对人类致病的多为 A、B、C 群,**我国 95% 以上为 A 群**,近些年发现 B 和 C 群的感染。

（2）外膜蛋白型特异性抗原:根据细菌外膜蛋白组分的不同,脑膜炎奈瑟菌的各血清群又可分为若干血清型,但 A 群所有菌株的外膜蛋白相同。

（3）脂寡糖抗原:由外膜上糖脂组成,具有抗原性。可据 LOS 进行免疫学分型,我国把 A 群分为 L9、L10 和 L11 三型。

5. 抵抗力 对理化因素的抵抗力很弱。对干燥、热力、消毒剂等均敏感。

（二）致病性

1. 致病物质

（1）荚膜:新分离的脑膜炎奈瑟菌有荚膜,荚膜有抗吞噬作用,能增强细菌的侵袭力。

（2）菌毛:可黏附至咽部黏膜上皮细胞的表面,利于进一步侵入。

（3）IgA1 蛋白酶:脑膜炎奈瑟菌产生的 IgA1 蛋白酶破坏 IgA1,帮助细菌黏附于细胞黏膜。

（4）脂寡糖:脂寡糖(lipooligosaccharide,LOS)**是脑膜炎奈瑟菌的主要致病物质**,其作用与 LPS 相似。病菌侵入机体繁殖后,因自溶或死亡而释放出 LOS。LOS 作用于小血管和毛细血管,引起坏死、出血,导致皮肤瘀斑和微循环障碍。严重败血症时,引起肾上腺出血,并因大量 LOS 释放可造成 DIC 及中毒性休克。

2. 所致疾病 脑膜炎奈瑟菌是**流行性脑脊髓膜炎**(流脑)的病原菌,人类是其唯一易感宿主。传染源是病人和带菌者。在流行期间,正常人群带菌率达 70% 以上,是重要的传染源。成人的抵抗力强,6 个月至 2 岁儿童因免疫力弱,是易感人群,发病率较高。

病菌主要经**飞沫传播**方式侵入人体的鼻咽部,并在局部繁殖。潜伏期 2~3 天,长可达 10 天。按病菌毒力、数量和机体免疫力高低,流脑病情复杂多变、轻重不一。一般表现为 3 种临床类型,即**普通型**、**暴发型**和**慢性败血症型**。普通型占 90% 左右。病人先有上呼吸道炎症,继而大量繁殖的病菌从鼻咽部黏膜进入血流,引起菌血症或败血症。引起突发寒战高热、恶心和出血性皮疹。细菌到达中枢神经系统主要侵犯脑脊髓膜,引起化脓性炎症,产生剧烈头疼、喷射性呕吐、颈项强直等脑膜刺激症状。细菌可引起细小血管栓塞,导致皮肤出现瘀斑。

（三）免疫性

机体对脑膜炎奈瑟菌的免疫性**以体液免疫为主**。显性、隐性感染和疫苗接种后两周,血清中群特异多糖抗体 IgG、IgM 和 IgA 水平升高。血清中群特异多糖抗体和型特异外膜蛋白抗体在补体存在下能杀伤脑膜炎奈瑟菌。人类可从正常寄居于鼻咽部的、不致病脑膜炎奈瑟菌间的交叉抗原而获得一定的免疫性。6 个月婴儿可通过母体获得抗体,产生自然被动免疫。

（四）微生物学检查法

采集病人的脑脊液、血液或刺破出血斑取出的渗出物,直接涂片染色后镜检,**如发现中性粒细胞内、外有革兰阴性双球菌,可作出初步诊断**。脑膜炎奈瑟菌对低温和干燥极敏感,标本采取后应注意保暖、保湿并立即送检。血液或脑脊液先接种至血清肉汤培养基增菌,阳性者作生化反应和玻片凝集试验鉴定。脑膜炎奈瑟菌很容易自溶,可用敏感、特异的对流免疫电泳、SPA 协同凝集试验和 ELISA

等方法快速诊断血液或脑脊液中的**可溶性抗原**。

（五）防治原则

关键是尽快控制传染源、切断传播途径和提高人群免疫力。做到早发现、早诊断、早治疗和早防控。对儿童注射**流脑荚膜多糖疫苗**进行特异性预防,常用 A、C 二价或 A、C、Y 和 W135 四价混合多糖疫苗。流行期间儿童可口服磺胺药物等预防。治疗首选药物为青霉素 G,剂量要大,对过敏者可选用红霉素。

二、淋病奈瑟菌

淋病奈瑟菌俗称淋球菌(gonococcus),是引起人类泌尿生殖系统黏膜化脓性感染(淋病)的病原菌。淋病也是我国目前流行的发病率最高的性传播疾病。

（一）生物学性状

1. **形态与染色** 革兰染色阴性球菌,直径 $0.6 \sim 0.8 \mu m$。常**成双排列**,两菌接触面平坦,似一对咖啡豆。脓汁标本中,大多数淋病奈瑟菌常位于中性粒细胞内。但慢性淋病病人的淋病奈瑟菌多分布在细胞外。无鞭毛,有荚膜和菌毛。用碱性亚甲蓝液染色时,菌体呈深蓝色。

2. **培养特性** **专性需氧**,初次分离培养时须供给 5% CO_2。营养要求高,**巧克力(色)血琼脂平板**是适宜培养基。最适生长温度为 $35 \sim 36℃$,培养 48 小时后,形成凸起、圆形、灰白色、直径 $0.5 \sim 1.0mm$ 的光滑型菌落。根据菌落大小、色泽分为 T1 ~ T5 五种类型,新分离株为 T1、T2 型,菌落小,有菌毛。淋病奈瑟菌抵抗力弱,对热、冷、干燥和消毒剂极度敏感,与脑膜炎奈瑟菌相似。只分解葡萄糖,产酸不产气,不分解其他糖类。氧化酶试验阳性。

3. **抗原结构与分类** 淋病奈瑟菌的表层抗原至少可以分为三类。

（1）菌毛蛋白抗原:有毒菌株有**菌毛**,有利于黏附在细胞表面,可抵抗中性粒细胞的杀菌作用。由于不同菌株的菌毛抗原性变异较大,有利于逃逸机体的免疫力。

（2）脂寡糖抗原(LOS):由脂质 A 和核心寡糖组成,与其他革兰阴性菌的 LPS 相似,具有内毒素活性,易发生变异。

（3）外膜蛋白抗原:包括 PⅠ、PⅡ和 PⅢ。PⅠ是主要的外膜蛋白,占淋病奈瑟菌外膜总重量的 60% 以上,是淋病奈瑟菌分型的主要依据,至少分为 18 个不同血清型,有助于流行病学调查。

（二）致病性

1. **致病物质**

（1）菌毛:淋病奈瑟菌进入尿道后,通过**菌毛**黏附到柱状上皮细胞表面,在局部形成小菌落后;再侵入细胞增殖。T1、T2 型的淋病奈瑟菌对人类有毒力,T3 ~ T5 型则无;其差异在于前一类细菌有菌毛,后一类则无。**有菌毛的细菌可黏附至人类尿道黏膜上,不易被尿液冲掉;抗吞噬作用明显**,被吞噬后仍可在吞噬细胞内寄生。

（2）外膜蛋白:PⅠ可直接插入中性粒细胞的膜上,严重破坏膜结构的完整性导致膜损伤。PⅡ分子参与淋病奈瑟菌间以及菌体与一些宿主细胞间的黏附作用。PⅢ则可阻抑杀菌抗体的活性。

（3）脂寡糖:淋病奈瑟菌的胞壁脂寡糖(即内毒素)与补体、IgM 等共同作用,在局部形成炎症反应。此外,淋病奈瑟菌的胞壁脂多糖与人类细胞表面糖脂分子结构相似,可逃避机体免疫系统的识别。

（4）IgA1 蛋白酶:淋病奈瑟菌产生 IgA1 蛋白酶,能破坏黏膜表面存在的特异性 IgA1 抗体,使细菌仍能黏附至黏膜表面。

2. **所致疾病** 人类是淋病奈瑟菌的唯一宿主。人类**淋病**主要通过**性接触**,淋病奈瑟菌侵入尿道和生殖道而感染,其潜伏期为 2 ~ 5 天。当母体患有淋菌性阴道炎或子宫颈炎时,婴儿出生时易患上**淋球菌性结膜炎**。成人感染初期,一般引起男性前尿道炎,女性尿道炎与子宫颈炎。病人症状为:尿痛、尿频、尿道流脓、宫颈可见脓性分泌物等。如进一步扩散到生殖系统,引起慢性感染,男性发生前列腺炎、精囊精索炎和附睾炎；女性出现前庭大腺炎和盆腔炎等，是导致不育的原因之一。

（三）免疫性

人类对淋病奈瑟菌的感染无天然抵抗力。多数病人可以自愈；并出现特异性 IgM、IgG 和分泌型 IgA 抗体，但免疫不持久，再感染和慢性病人较普遍存在。

（四）微生物学检查法

取泌尿生殖道脓性分泌物或子宫颈口表面分泌物直接涂片，革兰染色后镜检。在中性粒细胞内发现革兰阴性双球菌，有诊断价值。淋病奈瑟菌抵抗力弱，标本采集后应注意保暖保湿，立即送检接种。为抑制杂菌生长，可在培养基中加入抗生素如多黏菌素 B 和万古霉素。可提高咽部、直肠部位或宫颈标本的淋病奈瑟菌检出率。标本接种在预先加温的巧克力（色）血琼脂平板或 Thayer-Martin（T-M）培养基，培养的最适温度为 35～36℃，在 5% CO_2 下培养 36～48 小时，菌落涂片、染色，镜下呈现革兰阴性双球菌即可诊断。还可挑取可疑菌落进一步作氧化酶试验、糖发酵试验或直接免疫荧光试验等确证。此外，亦可采用核酸杂交技术或核酸扩增技术检测淋病奈瑟菌，但要求设备条件高，且难以确定淋病奈瑟菌对抗生素的敏感性，故基层推广尚有困难。

（五）防治原则

淋病是一种性传播疾病，是一个社会问题。成人淋病基本上是通过性交传染，污染的毛巾、衣裤、被褥等也起一定传播作用。开展防治性病的知识教育、禁止卖淫嫖娼以及防止不正当的两性关系是非常重要的环节。治疗可选用青霉素、新青霉素及博来霉素等药物。近年来发现耐药菌株不断增加，给防治多重耐药的淋病奈瑟菌性病带来困难，除做药物敏感试验指导合理选择药物外，还应治疗与淋病病人性接触者。目前尚无有效的疫苗供特异性预防。婴儿出生时，不论母亲有无淋病，都应以氯霉素链霉素合剂滴入双眼，预防新生儿淋球菌性结膜炎的发生。

三、其他医学相关奈瑟菌

奈瑟菌属的细菌除淋病奈瑟菌和脑膜炎奈瑟菌是致病菌外，其他奈瑟菌均可从人体分离得到，多属人类呼吸道的正常菌群。

与医学相关其他奈瑟菌有：

1. 干燥奈瑟菌（*N. Sicca*）　在血琼脂干板上菌落形态可变，在盐水中自凝，与黏液奈瑟菌在血清学上关系密切。发现在人鼻咽部、唾液和痰中。

2. 金黄奈瑟菌（*N. Flavescens*）　菌落光滑、透明、产生叶黄素，生长需要复杂营养，发现于流行性脑脊髓膜炎病人的脑脊液及败血症病人的血液中。为罕见菌种。

3. 浅黄奈瑟菌（*N. Subflava*）　菌落圆形、光滑、半透明、黏，有些菌株能产生淡黄色色素，在生理盐水中常自凝。发现在人鼻咽部的分泌物中，罕见于流行性脑脊髓膜炎病人的脑脊液中。

4. 黏膜奈瑟菌（*N. mucosa*）　菌落圆形、黏，绝大部分菌株不产生色素，培养基中含血清、血液及环境中保持一定湿度有利该菌生长。发现于人的咽部。偶尔对人致病，引起肺炎。

5. 乳糖发酵奈瑟菌（*N. lactamica*）　简称乳糖发酵菌，菌落圆形、光滑、半透明，似奶油状，常为淡黄色，比脑膜炎球菌的菌落小，无光泽。乳糖发酵菌不致病，可寄生在婴儿和儿童鼻咽部成为带菌菌株。是人类咽部的长驻菌。乳糖发酵菌与脑膜炎球菌的 DNA 序列大部分相同，带此菌者可以产生抗 A 群脑膜炎球菌的交叉抗体，可能有抗脑膜炎感染的作用。

6. 灰色奈瑟菌（*N. Cinerea*）　菌落淡灰或白色，能产生碳酸脱水酶。发现于人的鼻咽部。

（徐纪茹）

第九章　肠杆菌科

肠杆菌科（*Enterobacteriaceae*）细菌是一大群生物学性状相似的革兰阴性杆菌,常寄居在人及动物的肠道内,亦存在于土壤、水和腐物中。肠杆菌科细菌种类繁多,根据生化反应、抗原结构、核酸序列分析,目前确定的有44个属,170多个种。尽管种属复杂,但该科经常引起人类感染的种却不到30个（表9-1）,临床标本中约有40个种可以检出。

表 9-1　常见的引起人类感染的肠杆菌科细菌

属	种
枸橼酸杆菌属（*Citrobacter*）	弗劳地枸橼酸杆菌（*C. freundii*）、柯塞枸橼酸杆菌（*C. koseri*）
克洛诺杆菌属（*Cronobacter*）	阪崎克洛诺杆菌（*C. sakazakii*）
爱德华菌属（*Edwardsiella*）	迟钝爱德华菌（*E. tarda*）
埃希菌属（*Escherichia*）	大肠埃希菌（*E. coli*）
肠杆菌属（*Enterobacter*）	产气肠杆菌（*E. aerogenes*）、阴沟肠杆菌（*E. cloacae*）
克雷伯菌属（*Klebsiella*）	肺炎克雷伯菌肺炎亚种（*K. pneumoniae subsp. pneumoniae*）、催娩克雷伯菌（*K. oxytoca*）
摩根菌属（*Morganella*）	摩根摩根菌摩根亚种（*M. morganii subsp. morganii*）
泛菌属（*Pantoea*）	成团泛菌（*P. agglomerans*）
邻单胞菌（*Plesiomonas*）	类志贺邻单胞菌（*P. shigelloides*）
变形杆菌属（*Proteus*）	奇异变形杆菌（*P. mirabilis*）、普通变形杆菌（*P. vulgaris*）
普罗威登斯菌属（*Providencia*）	产碱普罗威登斯菌（*P. alcalifaciens*）
沙门菌属（*Salmonella*）	肠道沙门菌肠道亚种（*S. enterica subsp. enterica*）
沙雷菌属（*Serratia*）	黏质沙雷菌黏质亚种（*S. marcescens subsp. marcescens*）
志贺菌属（*Shigella*）	宋内志贺菌（*S. sonnei*）、福氏志贺菌（*S. flexneri*）、痢疾志贺菌（*S. dysenteriae*）、鲍氏志贺菌（*S. boydii*）
耶尔森菌属（*Yersinia*）	鼠疫耶尔森菌（*Y. pestis*）、小肠结肠炎耶尔森菌小肠结肠炎亚种（*Y. enterocolitica subsp. enterocolitica*）、假结核耶尔森菌假结核亚种（*Y. pseudotuberculosis subsp. pseudotuberculosis*）

肠杆菌科的细菌与医学的关系大致可分为三种情况:①致病菌:有少数细菌易于引起人类疾病,如伤寒沙门菌、志贺菌、鼠疫耶尔森菌等;②机会致病菌:一部分细菌属于正常菌群,但当宿主免疫力降低或细菌移位至肠道以外部位时,即可引起机会性感染,如大肠埃希菌、肺炎克雷伯菌、奇异变形杆菌等;③由正常菌群转变而来的致病菌:如引起胃肠炎的大肠埃希菌即是由于获得位于质粒、噬菌体或毒力岛上的毒力因子基因而成为致病菌。

肠杆菌科细菌的感染可累及身体的任何部位。其传染源可能来自于动物宿主（如大多数沙门菌感染、耶尔森菌感染等）;来自于带菌者（志贺菌感染、伤寒沙门菌感染等）;或来自于细菌的内源性播散（如大肠埃希菌的机会性感染）。

肠杆菌科细菌具有下列共同生物学特性:

1. **形态与结构** 为中等大小(0.3~1.0)μm×(1~6)μm 的革兰阴性杆菌,**大多有菌毛,多数有周鞭毛,少数有荚膜,全部不产生芽胞。**

2. **培养特征** 兼性厌氧或需氧。营养要求不高,在普通琼脂平板上可形成直径 2~3mm、湿润、光滑、灰白色的中等大小菌落;在血琼脂平板上有些菌落可产生溶血环;液体培养基中呈均匀混浊生长。

3. **生化反应** 过氧化氢酶阳性,能还原硝酸盐为亚硝酸盐,氧化酶阴性,后者在鉴别肠道杆菌和其他革兰阴性杆菌上有重要价值。乳糖发酵试验可初步用于鉴别志贺菌、沙门菌等致病菌和其他大部分非致病肠道杆菌,前两者不发酵乳糖。

4. **抗原结构** 主要有菌体 O 抗原、鞭毛 H 抗原和荚膜抗原。其他还有菌毛抗原。

(1) O 抗原:存在于细胞壁脂多糖(LPS)的最外层,具有种属特异性。脂多糖的核心多糖为肠杆菌科的共同抗原。O 抗原耐热,100℃ 不被破坏。细菌若失去 O 特异性多糖,菌落由光滑型(S)转变为粗糙型(R),为 S-R 变异。O 抗原主要引起 IgM 型抗体。

(2) H 抗原:存在于鞭毛蛋白,不耐热,60℃ 30 分钟即被破坏。细菌失去鞭毛后,O 抗原外露,是为 H-O 变异,H 抗原主要引起 IgG 型抗体。

(3) 荚膜抗原:具有型特异性。存在于 O 抗原外围的多糖,能阻止 O 抗原凝集现象,但 60℃ 30 分钟可去除。重要的有伤寒沙门菌的 Vi 抗原,大肠埃希菌的 K 抗原等。

5. **抵抗力** 因无芽胞,对理化因素抵抗力不强。60℃ 30 分钟即死亡。易被一般化学消毒剂杀灭。常用氯进行饮水消毒。胆盐、煌绿等染料对非致病性肠杆菌科细菌有抑制作用,借以制备选择培养基来分离有关病原菌。

6. **变异** 肠杆菌科细菌易出现变异菌株,除自发突变外,经噬菌体、质粒、转座子和毒力岛等的介导,通过转导、接合、转化等基因转移和重组方式,使受体菌获得新的性状而导致变异。其中最常见的是耐药性变异,此外尚有毒素产生、生化反应、抗原性等特性的改变。

第一节 埃 希 菌 属

临床标本中分离到的**埃希菌属**(*Escherichia*)有 6 个种,其中**大肠埃希菌**(*E. coli*)(图 9-1)是临床最常见、最重要的一个种,主要表现在:①大肠埃希菌是肠道中重要的正常菌群,并能为宿主提供一些具有营养作用的合成代谢产物;②在宿主免疫力下降或细菌侵入肠道外组织器官后,即可成为机会致病菌,引起肠道外感染;③有一些血清型的大肠埃希菌具有致病性,能导致人类胃肠炎;④大肠埃希菌在环境卫生和食品卫生学中,常被用作粪便污染的卫生学检测指标。本节以大肠埃希菌为代表进行介绍。

一、生物学性状

大小为(0.4~0.7)μm×(1~3)μm 的革兰阴性杆菌。多数菌株有周身鞭毛,有菌毛,无芽胞。不同菌株基因组大小差异较大,如 O157:H7 EDL933 株染色体大小为 5.4Mb,含有 2 个质粒。而 K12 株染色体大小为 4.6Mb,不含质粒。

兼性厌氧,在液体培养基中呈均匀混浊生长。营养要求不高,在普通琼脂平板 37℃ 培养 24 小时后,形成直径 2~3mm 的圆形、凸起、灰白色 S 型菌落。但在人和动物肠道中繁殖速度要慢得多,倍增时间为一天。在肥沃的土壤表层可存活数月。

能发酵葡萄糖等多种糖类,产酸并产气。绝大多数菌株发酵乳糖。在克氏双糖管中,斜面和底层均产酸产气。硫化氢试验阴性,动力试验阳性,可同沙门菌、志贺菌等区别。IMViC 试验(即吲哚、甲

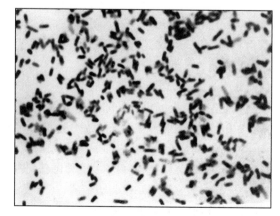

图 9-1 大肠埃希菌的形态图

基红、VP、枸橼酸盐试验)结果为"++--"。

大肠埃希菌有 O、H 和 K 三种抗原,是血清学分型的基础。O 抗原超过 170 种。与其他属细菌可有交叉,某些型别 O 抗原与腹泻和泌尿道感染密切相关,H 抗原超过 50 种。与其他肠道菌基本无交叉反应。K 抗原在 100 种以上,多糖性质,可分为 2 组(组 1 和组 2)。

大肠埃希菌能产生**大肠菌素**(colicin),大肠菌素产生菌株对自身的细菌素有抗性,可用于大肠埃希菌的分型。

二、致病性和免疫性

(一)致病物质

1. **黏附素**(adhesin) 大肠埃希菌的黏附素能使细菌紧密黏着在泌尿道和肠道的上皮细胞上,避免因排尿时尿液的冲刷和肠道的蠕动作用而被排除。大肠埃希菌黏附素的特点是特异性高。它们包括**定植因子抗原 I,Ⅱ,Ⅲ**(colonization factor antigen,CFA/I,CFA/Ⅱ,CFA/Ⅲ);**集聚黏附菌毛 I 和 Ⅲ**(aggregative adherence fimbriae,AAF/I,AAF/Ⅲ);**束形成菌毛**(bundle forming pili,Bfp);**紧密黏附素**(intimin);P 菌毛(因能与 P 血型抗原结合而命名);Dr 菌毛(能与 Dr 血型抗原结合);I 型菌毛(其受体含有 D-甘露糖)和**侵袭质粒抗原**(invasion plasmid antigen,Ipa)蛋白等。

2. **外毒素** 大肠埃希菌能产生多种类型的外毒素。它们是**志贺毒素 I 和 Ⅱ**(shiga toxins,Stx-1,Stx-2);**耐热肠毒素 a 和 b**(heat stable enterotoxin,STa,STb);**不耐热肠毒素 I 和 Ⅱ**(heat labile enterotoxin,LT-I,LT-Ⅱ);**溶血素 A**(hemolysin,HlyA)等。后者在**尿路致病性大肠埃希菌**(uropathogenic *E. coli*,UPEC)致病中有重要作用。

此外,还有内毒素、荚膜、载铁蛋白和**Ⅲ型分泌系统**(type Ⅲ secretion system)等。载铁蛋白可通过获取铁离子而导致宿主损伤;Ⅲ型分泌系统犹如分子注射器,在细菌接触宿主细胞后,能向宿主细胞内输送毒性基因产物的细菌效应蛋白分泌系统,约由 20 余种蛋白组成。

(二)所致疾病

1. **肠道外感染** 多数大肠埃希菌在肠道内不致病,但如移位至肠道外的组织或器官则可引起肠外感染。肠道外感染以化脓性感染和泌尿道感染最为常见。化脓性感染如腹膜炎、阑尾炎、手术创口感染、败血症和新生儿脑膜炎;泌尿道感染如尿道炎、膀胱炎、肾盂肾炎常见。大肠埃希菌常来源于病人肠道,为内源性感染(新生儿脑膜炎例外)。

(1)败血症:大肠埃希菌是从败血症病人中分离到的最常见的革兰阴性菌(占 45%)。大肠埃希菌败血症常由大肠埃希菌性尿道和胃肠道感染引起,如肠穿孔导致的伴有败血症的腹腔内感染。大肠埃希菌败血症具有很高的死亡率,尤其对婴儿、老人或免疫功能低下者或原发感染为腹腔或中枢神经系统的病人。

(2)新生儿脑膜炎:大肠埃希菌是小于 1 岁婴儿中枢神经系统感染的主要病原体之一。

(3)泌尿道感染:引起泌尿道感染的大肠埃希菌大多来源于结肠,污染尿道,上行至膀胱,甚至肾脏和前列腺,为上行性感染。女性泌尿道感染率比男性高。性行为、怀孕、男性前列腺肥大等为危险因素。插管和膀胱镜也有可能带进细菌,造成感染的危险。尿道感染的临床症状主要有尿频、排尿困难、血尿和脓尿等。虽然大多数大肠埃希菌菌株都能引起泌尿道感染,但由某些特殊的血清型引起的感染最为常见,这些能引起泌尿系统感染的特殊的血清型统称为**尿路致病性大肠埃希菌**,常见的有 O1、O2、O4、O6、O7、O16、O18、O75 等。这些血清型能产生特别的毒力物质,如 P 菌毛,AAF/I,AAF/Ⅱ 和 Dr 菌毛等黏附素和溶血素 HlyA,后者能溶解红细胞和其他一些类型细胞,导致细胞因子的释放和炎症反应。

2. **胃肠炎** 大肠埃希菌某些血清型可引起人类胃肠炎,与食入污染的食品和饮水有关,为外源性感染,根据其致病机制不同,主要有五种类型(表 9-2)。

表 9-2 引起胃肠炎的大肠埃希菌

菌株	作用部位	疾病与症状	致病机制	常见 O 血清型
ETEC	小肠	旅行者腹泻;婴幼儿腹泻;水样便,恶心,呕吐,腹痛,低热	质粒介导 LT 和 ST 肠毒素,大量分泌液体和电解质;黏附素	6、8、15、25、27、63、119、125、126、127、128、142
EIEC	大肠	水样便,继以少量血便,腹痛,发热	质粒介导侵袭和破坏结肠黏膜上皮细胞	78、115、148、153、159、167
EPEC	小肠	婴儿腹泻;水样便,恶心,呕吐,发热	质粒介导 A/E 组织病理变化,伴上皮细胞绒毛结构破坏,导致吸收受损和腹泻	26、55、86、111、114、125、126、127、128、142
EHEC	大肠	水样便,继以大量出血,剧烈腹痛,低热或无,可并发 HUS、血小板减少性紫癜	溶原性噬菌体编码 Stx-Ⅰ 或 Stx-Ⅱ,中断蛋白质合成;A/E 损伤,伴小肠绒毛结构破坏,导致吸收受损	157、26、28ac、111、112ac、124、136、143、144、152、164
EAEC	小肠	婴儿腹泻;持续性水样便,呕吐,脱水,低热	质粒介导集聚性黏附上皮细胞,伴绒毛变短,单核细胞浸润和出血,液体吸收下降	>50 个 O 血清型

（1）肠产毒素性大肠埃希菌（enterotoxigenic *E.coli*,ETEC）:ETEC 是 5 岁以下婴幼儿和旅游者腹泻的重要病原菌。在发展中国家极为常见。污染的水源和食物在疾病传播中有重要作用。人与人之间不传播。临床症状可从轻度腹泻至严重的霍乱样腹泻,平均病程 3~4 天。致病物质主要是肠毒素和定植因子。

ETEC 的肠毒素有不耐热和耐热两种,均由质粒编码。**不耐热肠毒素 Ⅱ**（heat labile enterotoxin,LT-Ⅱ）与人类疾病无关。LT-Ⅰ 是引起人类胃肠炎的致病物质,在结构和功能上与霍乱弧菌产生的肠毒素密切相关,对热不稳定,65℃ 30 分钟可被破坏。LT-Ⅰ 由 1 个 A 亚单位和 5 个 B 亚单位组成。A 亚单位是毒素的活性部位。B 亚单位与肠黏膜上皮细胞表面的 GM1 **神经节苷脂**（ganglioside）结合后,使 A 亚单位穿越细胞膜**与腺苷环化酶**（adenylyl cyclase）作用,令胞内 ATP 转化为 cAMP。胞质内 cAMP 水平增高后,导致肠黏膜细胞内水、氯和碳酸氢钾等过度分泌至肠腔,同时钠的再吸收减少,导致可持续几天的腹泻。毒素还可刺激前列腺素的释放和炎症因子的产生,进一步导致水分的丧失。LT 与霍乱肠毒素两者间的氨基酸组成同源性达 75% 左右;它们的抗原性高度交叉;两者 B 亚单位的肠黏膜结合受体都是同一个 GM1 神经节苷脂。LT-Ⅰ 可刺激机体产生相应中和抗体,有保护作用。

ETEC 的耐热肠毒素（heat stable enterotoxin,ST）可分 STa 和 STb 两型。STb 与人类疾病无关,STa 为低分子量多肽（MW 1500~4000）,对热稳定,100℃ 加热 20 分钟仍不失去活性,免疫原性差。STa 的作用机制与 LT-Ⅰ 不同,其引起腹泻是通过激活肠黏膜细胞上的**鸟苷环化酶**（guanylyl cyclase）,使胞内 cGMP 量增多而导致腹泻。

编码 LT-Ⅰ 和 STa 的基因存在于一个转移性质粒上,该质粒也同时携带编码黏附素（CFA/Ⅰ,CFA/Ⅱ,CFA/Ⅲ）的基因。黏附素是 ETEC 致病的另一重要因素。已经证实大肠埃希菌失去定植因子 K88 就丧失了致猪腹泻的能力。

（2）肠侵袭性大肠埃希菌（enteroinvasive *E.coli*,EIEC）:EIEC 在表型和致病性方面与志贺菌密切相关。主要侵犯较大儿童和成人。所致疾病很像菌痢,有发热、腹痛、腹泻、脓血便及里急后重等症状。EIEC 不产生肠毒素,能侵袭结肠黏膜上皮细胞并在其中生长繁殖,最后杀死感染细胞,再扩散到邻近正常细胞,导致组织破坏和炎症发生。EIEC 的侵袭结肠黏膜上皮细胞的能力与其质粒上携带的一系列侵袭性基因有关。

（3）肠致病性大肠埃希菌（enteropathogenic *E.coli*,EPEC）:是最早发现的引起腹泻的大肠埃希菌,是婴幼儿腹泻的主要病原菌,严重者可致死。该菌在较大儿童和成人的感染少见,可能与产生的保护性免疫有关。EPEC 不产生肠毒素及其他外毒素,无侵袭力。病菌先黏附于小肠上皮细胞,随后破坏刷状缘、导致**微绒毛**(microvilli)萎缩、变平,即 A/E(attachment/effacement)组织病理损伤,造成严重水样腹泻。导致 A/E 损伤的基因位于染色体毒力岛"肠细胞刷平位点"内,有 40 多个。

EPEC 黏附和破坏肠黏膜结构的过程是 **Bfp**(bundle forming pili)首先介导细菌与细胞的疏松黏附;随后细菌的Ⅲ型分泌系统主动分泌某些蛋白质进入宿主上皮细胞,其中有一种蛋白,称之为**转位紧密素受体**(translocated intimin receptor,Tir),就被插入到上皮细胞膜中,作为细菌的一种外膜蛋白黏附素即紧密黏附素(intimin)的受体,介导细菌与细胞的紧密结合。细胞内肌动蛋白重排,导致微绒毛的破坏。严重干扰对肠道中液体等的吸收功能。

(4)肠出血性大肠埃希菌(enterohemorrhagic E. coli,EHEC):为出血性结肠炎和**溶血性尿毒综合征**(hemolytic uremic syndrome,HUS)的病原体。1982 年首先在美国发现,血清型主要为 O157:H7。1996 年日本大阪地区发生流行,病人逾万人,死亡 11 人。2011 年在欧洲爆发,造成极大的社会和经济问题。5 岁以下儿童易感染,感染菌量可低于 100 个,夏季多见,症状轻重不一,可为轻度水泻至伴剧烈腹痛的血便。约 10% 小于 10 岁患儿可并发急性肾衰竭、血小板减少、溶血性贫血的溶血性尿毒综合征,死亡率达 3%~5%。污染食品是 EHEC 感染的重要传染源,如未煮透牛排和其他肉类制品、水、未经巴氏消毒过的牛奶、果汁和生的蔬菜和水果。牛可能是 O157:H7 的主要储存宿主。

EHEC 菌株表达志贺毒素(曾称 Vero 毒素或志贺样毒素),即 Stx-Ⅰ或 Stx-Ⅱ,引起上皮细胞微绒毛的 A/E 损伤。EHEC 菌株还具有携带多种其他毒性因子的质粒。Stx-Ⅰ与痢疾志贺菌产生的志贺毒素基本相同,Stx-Ⅱ与 Stx-Ⅰ有 60% 的同源,两型毒素均由溶原性噬菌体编码。Stx 由 1 个 A 亚单位和 5 个 B 亚单位组成,B 亚单位与宿主细胞特异糖脂受体(Gb3)结合,肠绒毛和肾上皮细胞有高浓度的糖脂受体。A 亚单位内在化后可裂解 60S 核糖体亚单位的 28S rRNA,阻止其与氨酰 tRNA 的结合,终止蛋白质合成,肠绒毛结构的破坏引起吸收减低和液体分泌的相对增加。HUS 的发生在表达 Stx-Ⅱ的 EHEC 中较多见,因 Stx-Ⅱ能选择性地破坏肾小球内皮细胞。这种破坏引起肾小球滤过减少和急性肾衰竭。Stx 还能刺激炎症细胞因子(TNF-α,IL-6)的表达,除其他效应外,还可加强糖脂受体的表达。

EHEC 已分离到 50 多个血清型,但引起人类疾病的主要是 O157:H7 血清型。但不同国家的流行株可以不相同,比如 2011 年在欧洲爆发的 EHEC 血清型为 O104。

(5)肠聚集性大肠埃希菌(enteroaggregative E. coli,EAEC):EAEC 引起婴儿和旅行者持续性水样腹泻,伴脱水,偶有血便。不侵袭细胞。这类细菌的特点是能在细胞表面自动聚集,形成砖状排列。感染导致微绒毛变短,单核细胞浸润和出血。控制这种排列的是由质粒编码的 Bfp、AAF/Ⅰ和 AAF/Ⅱ因子。EAEC 还能刺激黏液的分泌,促使细菌形成生物被膜覆盖在小肠的上皮上。此外致病物质可能还包括毒素。

三、微生物学检查法

(一)临床标本的检查

1. 标本 肠外感染采取中段尿、血液、脓液、脑脊液等;胃肠炎则取粪便。

2. 分离培养与鉴定

(1)肠道外感染:除血液标本外,均需作涂片染色检查。分离培养时血液接种肉汤增菌,待生长后再移种血琼脂平板。体液标本的离心沉淀物和其他标本直接划线分离于血琼脂平板,35~37℃孵育 18~24 小时后观察菌落形态。初步鉴定根据 IMViC(++--)试验,最后鉴定根据系列生化反应。尿路感染尚需计数菌落量,每毫升≥10 万才有诊断价值。

(2)肠道内感染:将粪便标本接种于鉴别培养基,挑选可疑菌落并鉴定为大肠埃希菌后,再分别用 ELISA、核酸杂交、PCR 等方法检测不同类型致胃肠炎大肠埃希菌的肠毒素、毒力因子和血清型等特征。

（二）卫生细菌学检查

寄居于肠道中的大肠埃希菌不断随粪便排出体外,可污染周围环境、水源、饮料及食品。样品中检出大肠埃希菌愈多,表示被粪便污染愈严重,也间接表明可能有肠道致病菌污染。因此,卫生细菌学以"大肠菌群数"作为饮水、食品等粪便污染的指标之一。

大肠菌群系指在37℃ 24 小时内发酵乳糖产酸产气的肠道杆菌,包括埃希菌属、枸橼酸杆菌属、克雷伯菌属及肠杆菌属等。我国《生活饮用水卫生标准》（GB 5749—2006）规定,在100ml 饮用水中不得检出大肠菌群。

四、防治原则

使用人工合成的 ST 产物与 LT B 亚单位交联的疫苗可以预防人类 ETEC 感染。运用 O157 LPS 抗原作为主要的疫苗成分预防 O157 感染的疫苗也在研究中。

大肠埃希菌很多菌株都已获得耐一种或几种抗生素的质粒,耐药性非常普遍。因此抗生素治疗应在药物敏感试验的指导下进行,特别是细菌性脑膜炎。

尿道插管和膀胱镜检查应严格无菌操作。对腹泻病人应进行隔离治疗,及时纠正水和电解质平衡,采取各种适宜的措施减少医院感染。

污染的水和食品是 ETEC 最重要的传染媒介,EHEC 则常由污染的肉类和未消毒的牛奶引起,充分的烹饪可减少 ETEC 和 EHEC 感染的危险。

第二节　志　贺　菌　属

志贺菌属（*Shigella*）是人类细菌性痢疾的病原菌,俗称**痢疾杆菌**（dysentery bacterium）。此外,灵长类动物（primate）也是其天然宿主。细菌性痢疾是一种常见病,主要流行于发展中国家,全世界年病例数超过 2 亿例,其中 500 万例需住院治疗,年死亡病例达 65 万例。

一、生物学性状

大小为（0.5～0.7）μm ×（2～3）μm 的革兰阴性短小杆菌。无芽胞,无鞭毛,无荚膜,有菌毛（图 9-2）。染色体 DNA 大小介于 4.6～5.0Mb 之间,并含有 0～5 个质粒。我国细菌性痢疾的优势流行株福氏志贺菌 2a 型 301 株基因组包括一条由 4.6Mb 的环状染色体,一个含 221kb 的侵袭性大质粒 pCP301,以及另外两个小质粒。

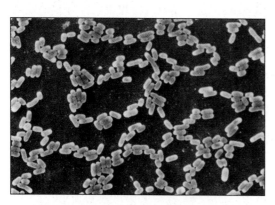

图9-2　福氏志贺菌（扫描电镜×2400）

营养要求不高,在普通琼脂平板上经过 24 小时生长,形成直径达 2mm 大小、半透明的光滑型菌落。志贺菌属中的宋内志贺菌通常出现扁平的粗糙型菌落。

分解葡萄糖,产酸不产气。除宋内志贺菌个别菌株迟缓发酵乳糖（一般需 3～4 天）外,均不发酵乳糖。故在 SS（Salmonella-Shigella）等选择培养基上,呈无色半透明菌落。在克氏双糖管中,斜面不发酵,底层产酸不产气,硫化氢试验阴性,动力试验阴性,可同沙门菌、大肠埃希菌等区别。

志贺菌属细菌有 O 和 K 两种抗原。O 抗原是分类的依据,分群特异抗原和型特异抗原 2 种,借以将志贺菌属分为 4 群和 40 余血清型（包括亚型）。从生化特性看,除 A 群外,B、C、D 群志贺菌均能发酵甘露醇（mannitol）;除 D 群外,A、B、C 群志贺菌均无鸟氨酸脱羧酶（表 9-3）。

表 9-3 志贺菌属的分类

菌种	群	型	亚型	甘露醇	鸟氨酸脱羧酶
痢疾志贺菌	A	1~10	8a,8b,8c	−	−
福氏志贺菌	B	1~6,x,y 变型	1a,1b,2a,2b,3a,3b,4a,4b	+	−
鲍氏志贺菌	C	1~18		+	−
宋内志贺菌	D	1		+	+

A 群即**痢疾志贺菌**(*S. dysenteriae*),有 10 个血清型,其中 8 型尚可分为 3 个亚型,是唯一不能发酵甘露醇的一群志贺菌。

B 群即**福氏志贺菌**(*S. flexneri*),有 13 个血清型(包括变型和亚型),各型间有交叉反应。

C 群即**鲍氏志贺菌**(*S. boydii*),有 18 个血清型。

D 群**宋内志贺菌**(*S. sonnei*),抗原单一,只有一个血清型,是唯一具有鸟氨酸脱羧酶的一群志贺菌。宋内志贺菌有Ⅰ相和Ⅱ相两个交叉变异相。Ⅰ相呈 S 型菌落,对小鼠有致病力,多自急性期感染病人标本中分离而得。Ⅱ相为 R 型菌落,对小鼠不致病,常从慢性病人或带菌者检出。

志贺菌的抵抗力比其他肠道杆菌弱,加热 60℃ 10 分钟可被杀死。对酸和一般消毒剂敏感。在粪便中,由于其他肠道菌产酸或噬菌体的作用常使本菌在数小时内死亡,故粪便标本应迅速送检。但在污染物品及瓜果、蔬菜上,志贺菌可存活 10~20 天。在适宜的温度下,可在水及食品中繁殖,引起水源或食物型的暴发流行。由于磺胺及抗生素的广泛运用,志贺菌的多重耐药性问题日趋严重,即使在边远地区分离的志贺菌也常见 4~8 种抗药谱,极大影响临床疗效。

二、致病性和免疫性

(一)致病物质

包括侵袭力和内毒素,有的菌株尚能产生外毒素。

1. **侵袭力** 志贺菌侵袭和生长繁殖的靶细胞是回肠末端和结肠部位的黏膜上皮细胞。结构基因编码的蛋白介导了志贺菌黏附、侵入细胞内繁殖及细胞到细胞的传播。这些基因都位于 100~200kb 质粒上,但它们的表达却由染色体基因调节。因此,仅有质粒的存在还不足以保证功能性基因的活性。

志贺菌不是黏附于分化的黏膜细胞,而是先黏附并侵入位于**派尔集合淋巴结**(Peyer's patch)的 M 细胞。细菌黏附后,通过Ⅲ型分泌系统向上皮细胞和巨噬细胞分泌 4 种蛋白(IpaA、IpaB、IpaC、IpaD),这些蛋白诱导细胞膜凹陷,导致细菌的内吞。志贺菌能溶解吞噬小泡,进入细胞质内生长繁殖。通过宿主细胞内肌动纤维的重排,推动细菌进入毗邻细胞,开始细胞到细胞的传播。这样,细菌逃避了免疫的清除作用而得到了自身保护,并通过诱导细胞程序性死亡从吞噬中得到了存活。在这过程中,引起 IL-1β 的释放,吸引多形核白细胞到感染组织,致使肠壁的完整性遭到破坏,细菌从而得以到达较深层的上皮细胞,加速了细菌的扩散。坏死的黏膜、死亡的白细胞、细胞碎片、纤维蛋白和血液构成脓血黏液便。

2. **内毒素** 志贺菌所有菌株都有强烈的内毒素。内毒素作用于肠黏膜,使其通透性增高,进一步促进对内毒素的吸收,引起发热、神智障碍,甚至中毒性休克等一系列症状。内毒素亦可破坏肠黏膜,促进炎症、溃疡、坏死和出血。内毒素尚能作用于肠壁自主神经系统,使肠功能发生紊乱,肠蠕动失调和痉挛,尤其是直肠括约肌痉挛最明显,因而出现腹痛、里急后重等症状。

3. **外毒素** A 群志贺菌Ⅰ型和Ⅱ型能产生一种外毒素,成为**志贺毒素**(shiga toxin,Stx)。其与 EHEC 产生的毒素相同,亦由 1 个 A 亚单位和 5 个 B 亚单位组成。B 亚单位与宿主细胞糖脂受体(Gb3)结合,导入细胞内的 A 亚单位可裂解 60S 核糖体亚单位的 28S rRNA,阻止其与氨酰 tRNA 的结合,致使蛋白质合成中断。毒素作用的基本表现是上皮细胞的损伤,但在小部分病人志贺毒素可介导肾小球内皮细胞的损伤,导致溶血性尿毒综合征。

(二) 所致疾病

志贺菌引起细菌性痢疾。痢疾志贺菌感染病人病情较重,易引起小儿急性中毒性菌痢和溶血性尿毒综合征以及痢疾的流行。宋内志贺菌多引起轻型感染,福氏志贺菌感染易转变为慢性,病程迁延。我国常见的流行型别主要为福氏志贺菌和宋内志贺菌。

传染源是病人和带菌者。急性期病人排菌量大,每克粪便可有 $10^5 \sim 10^8$ 个菌体,传染性强;慢性病例排菌时间长,可长期储存病原体;恢复期病人带菌可达 2~3 周,有的可达数月。传播途径主要通过粪—口途径,志贺菌随饮食进入肠道。研究表明,人类对志贺菌较易感,10~150 个志贺菌即可引起典型的细菌性痢疾感染。

志贺菌感染几乎只局限于肠道,一般不入侵血液。

志贺菌感染有急性和慢性两种类型,典型的急性细菌性痢疾经过 1~3 天的潜伏期后,突然发病。常有发热、腹痛和水样腹泻,约 1 天,腹泻次数增多(每天十多次至数十次),并由水样腹泻转变为脓血黏液便,伴有**里急后重**(tenesmus)、下腹部疼痛等症状。50% 以上的病例在 2~5 天内,发热和腹泻可自发消退。若及时治疗,预后良好。但在体弱儿童和老人,水分和电解质的丧失,可导致失水、酸中毒,在不少病例中还可引起溶血性尿毒综合征,甚至死亡。痢疾志贺菌引起的细菌性痢疾特别严重,死亡率可高达 20%。

急性中毒性痢疾多见于小儿,各型志贺菌都有可能引起。常无明显的消化道症状而表现为全身中毒症状。原因是内毒素致使微血管痉挛、缺血和缺氧,导致弥散性血管内凝血(disseminated intravascular coagulation,DIC)、多器官衰竭和脑水肿。临床主要以高热、休克、中毒性脑病为表现。可迅速发生循环及呼吸衰竭,若抢救不及时,往往造成死亡。

急性细菌性痢疾如治疗不彻底,可造成反复发作,迁延不愈,病程在 2 个月以上者则属慢性。有 10%~20% 的病人可转为慢性。其症状不典型者,易被误诊,而影响治疗。

在少数人,细菌可在结肠形成无症状的定植,成为持续的传染源。

(三) 免疫性

志贺菌感染恢复后,大多数人在血液中可产生循环抗体,但此种抗体无保护作用。抗感染免疫主要是消化道黏膜表面的分泌型 IgA(sIgA)。病后免疫期短暂,也不巩固,除因细菌感染只停留在肠壁局部外,其型别多也是原因之一。

三、微生物学检查法

(一) 标本

采样应挑取粪便的脓血或黏液部分,避免与尿混合。应在使用抗生素之前采样,标本应新鲜,若不能及时送检,宜将标本保存于 30% 甘油缓冲盐水或专门送检的培养基内。中毒性痢疾病人可取肛拭子。

(二) 分离培养与鉴定

标本接种于肠道选择性培养基上,37℃ 孵育 18~24 小时。挑取无色半透明可疑菌落,作生化反应和血清学试验,以确定其菌群(种)和菌型。

(三) 毒力试验

测定志贺菌的侵袭力可用 Sereny 试验。系将受试菌 18~24 小时的固体培养物,以生理盐水制成 9×10^9 CFU/ml 菌悬液,接种于豚鼠眼结膜囊内。若发生角膜结膜炎,则 Sereny 试验阳性,表明受试菌有侵袭力。志贺菌 ST 的测定,可用 HeLa 细胞或 Vero 细胞,也可用 PCR 技术直接检测其产毒基因 *stxA*、*stxB*。

(四) 快速诊断法

1. **免疫染色法** 将粪便标本与志贺菌抗血清混匀,在光镜下观察有无凝集现象。

2. **免疫荧光菌球法** 将标本接种于含有荧光素标记的志贺菌免疫血清液体培养基中,37℃孵育4~8小时。若标本中含有相应型别的志贺菌,则生长繁殖后与荧光抗体凝集成小球,在荧光显微镜下易被检出。

3. **协同凝集试验** 以志贺菌 IgG 抗体与 Cowan I 葡萄球菌结合成为检测试剂,用来检测病人粪便中有无志贺菌可溶性抗原。

4. **胶乳凝集试验** 用志贺菌抗血清致敏胶乳,使其与粪便中的志贺菌抗原起凝集反应。也可用志贺菌抗原致敏胶乳,来诊断粪便中有无志贺菌抗体。

5. **分子生物学方法** PCR 技术检测大质粒等。

四、防治原则

由于人类是志贺菌主要的宿主,因此,非特异性预防应以人为中心,努力防治人的感染和传播,其措施包括水、食物和牛奶的卫生学监测,垃圾处理和灭蝇;隔离病人和消毒排泄物;检测发现亚临床病例和带菌者,特别是饮食从业人员;抗生素治疗感染个体。但此菌很易出现**多重耐药**(multiple drug resistance)菌株。同一菌株可对 5~6 种甚至更多药物耐药,给防治工作带来很大困难。

鉴于志贺菌的免疫防御机制主要是分泌至肠黏膜表面的 sIgA,而 sIgA 需由活菌作用于黏膜局部才能诱发。因此,接种死疫苗防御志贺菌感染的试验已经放弃,现致力于活疫苗的研究。主要分为 3 类,即减毒突变株、用不同载体菌构建的杂交株以及营养缺陷减毒株。例如**链霉素依赖株**(Streptomycin dependent strain,Sd)活疫苗是一种减毒突变株,当环境中存在链霉素时能生长繁殖。将其制成活疫苗给志愿者口服后,因正常人体内不存在链霉素,该 Sd 株不能生长繁殖,但也不立即死亡,且有一定程度的侵袭肠黏膜的能力,因而可激发局部免疫应答,产生保护性 sIgA。Sd 活疫苗的免疫保护具有特异性。目前已能生产多价志贺菌 Sd 活疫苗。现在多重杂交株活疫苗也在研究之中,如将志贺菌的大质粒导入另一弱毒或无毒菌株,形成二价减毒活疫苗。曾被选为研究对象的有宋内志贺菌与伤寒沙门菌 Ty21a 的杂交疫苗等。

第三节 沙门菌属

沙门菌属(*Salmonella*)细菌的血清型现已达 2500 多种。根据 DNA 同源性,沙门菌属分两个种,即**肠道沙门菌**(*S. enterica*)和**邦戈沙门菌**(*S. bongori*)。肠道沙门菌又分为 6 个亚种,能感染人类的沙门菌血清型,约 1400 多种,主要在第一亚种,即**肠道沙门菌肠道亚种**(*S. enterica* subsp. *enterica*)中。长期以来,沙门菌血清型的命名方式犹如拉丁双命名法,由属和种构成,如伤寒沙门菌(*Salmonella typhi*)。正确的命名是**肠道沙门菌肠道亚种伤寒血清型**(*Salmonella enterica subsp.* enterica serotype Typhi),并可缩写为伤寒血清型沙门菌(*Salmonella* Typhi,属名用斜体字,血清型用罗马字型)。

沙门菌属中少数血清型如**伤寒沙门菌、甲型副伤寒沙门菌、肖氏沙门菌和希氏沙门菌是人的病原菌**,对人类有直接的致病作用,引起肠热症,对非人类宿主不治病。绝大多数血清型宿主范围广泛,家畜、家禽、野生脊椎动物以及冷血动物、软体动物、环形动物、节肢动物(包括苍蝇)等均可带菌,其中部分沙门菌是人畜共患病的病原菌,可引起人类食物中毒或败血症。动物感染大多无症状或为自限性胃肠炎。

一、生物学性状

(一)形态与染色

革兰阴性杆菌,大小(0.6~1.0)μm×(2~4)μm。有菌毛。除鸡沙门菌和雏鸭沙门菌等个别例外,都有周身鞭毛。一般无荚膜,均无芽胞。

（二）基因组特征

沙门菌基因组大小与大肠埃希菌相近,包含多个**致病岛**(Salmonella pathogenicity island,SPI)以及大量前噬菌体。其中 SPI-Ⅰ 和 SPI-Ⅱ 与Ⅲ型分泌系统有关。

（三）生化反应与培养特性

兼性厌氧菌,营养要求不高,在普通琼脂平板上可生长,在 SS 选择鉴别培养基上形成中等大小、无色、半透明的 S 型菌落。

不发酵乳糖或蔗糖。对葡萄糖、麦芽糖和甘露糖发酵,除伤寒沙门菌产酸不产气外,其他沙门菌均产酸产气。沙门菌在克氏双糖管中,斜面不发酵和底层产酸产气(**但伤寒沙门菌产酸不产气**),硫化氢阳性或阴性,**动力阳性**。可同大肠埃希菌、志贺菌等区别;在此基础上,利用尿素酶试验可同变形杆菌相区别。生化反应对沙门菌属各菌的鉴定有重要意义(表9-4)。

表9-4　主要沙门菌的生化特性

菌名	葡萄糖	乳糖	H₂S	枸橼酸盐	动力
甲型副伤寒沙门菌	⊕	−	−/+	+	+
肖氏沙门菌	⊕	−	+++	+/−	+
鼠伤寒沙门菌	⊕	−	+++	+	+
希氏沙门菌	⊕	−	+	+	+
猪霍乱沙门菌	⊕	−	+/−	+	+
伤寒沙门菌	+	−	−/+	−	+
肠炎沙门菌	⊕	−	+++	−	+

注:+阳性或产酸;⊕产酸产气;−阴性

（四）抗原构造

沙门菌属细菌主要有 O 和 H 两种抗原,少数菌中尚有一种表面抗原,功能上与大肠埃希菌的 K 抗原类同。一般认为它与**毒力**(virulence)有关,故称 Vi 抗原(表9-5)。

表9-5　常见沙门菌的抗原组成

组	菌名	O 抗原	H 抗原 第Ⅰ相	H 抗原 第Ⅱ相
A 组	甲型副伤寒沙门菌(S. Paratyphi A)	1,2,12	a	−
B 组	肖氏沙门菌(S. Schottmuelleri)	1,4,5,12	b	1,2
	鼠伤寒沙门菌(S. Typhimurium)	1,4,5,12	i	1,2
C 组	希氏沙门菌(S. Hirschfeldii)	6,7,Vi	c	1,5
	猪霍乱沙门菌(S. Cholerae-suis)	6,7	c	1,5
D 组	伤寒沙门菌(S. Typhi)	9,12,Vi	d	−
	肠炎沙门菌(S. Enteritidis)	1,9,12	g,m	−

沙门菌 O 抗原为细菌细胞壁脂多糖中特异性多糖部分,以阿拉伯数字顺序排列。每个沙门菌血清型含一种或多种 O 抗原。凡含有相同抗原组分的归为一个组,引起人类疾病的沙门菌大多数在 A～E 组。

沙门菌 H 抗原分第Ⅰ相和第Ⅱ相两种。第Ⅰ相特异性高,以 a,b,c⋯⋯表示。第Ⅱ相特异性低,可为多种沙门菌共有,以 1,2,3⋯⋯表示。一个菌株同时有第Ⅰ相和第Ⅱ相 H 抗原的称双相菌。每一组沙门菌根据 H 抗原不同,可进一步将组内沙门菌分为不同菌型。

沙门菌的表面抗原主要是 Vi 抗原,新分离的伤寒沙门菌和希氏沙门菌(原称丙型副伤寒沙门菌)

有 Vi 抗原。Vi 抗原不稳定,经 60℃ 加热、苯酚处理或传代培养后易消失。Vi 抗原存在于菌表面,可阻止 O 抗原与其相应抗体的凝集反应。

(五) 抵抗力

沙门菌对理化因素的抵抗力较差,湿热 65℃ 15～30 分钟即被杀死。对一般消毒剂敏感,但对某些化学物质如胆盐、煌绿等的耐受性较其他肠道菌强,故用作沙门菌选择培养基的成分。本菌在水中能存活 2～3 周,粪便中可存活 1～2 个月,在冰中能存活更长时间。

二、致病性和免疫性

(一) 致病物质

沙门菌感染须经口进入足够量的细菌,才能克服机体防护屏障,如肠道正常菌群和胃酸的作用、局部肠道免疫等,只有到达并定植于小肠,才能引发疾病的产生。根据志愿者研究结果,大多血清型,半数感染量在 10^5～10^8 个之间,伤寒沙门菌可少至 10^3 个。但在暴发流行时的自然感染中,感染剂量一般都低于 10^3 个细菌,有时甚至少于 100 个细菌。

沙门菌有较强的内毒素,并有一定的侵袭力。个别菌型尚能产生肠毒素。

1. **侵袭力**　沙门菌有毒株能侵袭小肠黏膜。当细菌被摄入并通过胃后,细菌先侵入小肠末端位于派伊尔淋巴结的 M 细胞并在其中生长繁殖。M 细胞的主要功能是输送外源性抗原至其下方的巨噬细胞供吞噬和清除。有 2 个 III 型分泌系统(由 SPI-I 和 SPI-II 编码)介导细菌最初的对肠黏膜的侵入(SPI-I)和随后的全身性疾病(SPI-II)。沙门菌通过种特异性的菌毛先与 M 细胞结合,接着 SPI-I 分泌系统向 M 细胞中输入沙门菌分泌侵袭蛋白(salmonella-secreted invasion protein,Sips),引发宿主细胞内肌动纤维的重排,诱导细胞膜内陷,导致细菌的内吞。沙门菌在吞噬小泡内生长繁殖,导致宿主细胞死亡,细菌扩散并进入毗邻细胞淋巴组织。

沙门菌还具有一种耐酸应答基因(acid tolerance response,ATR),可使细菌在胃和吞噬体的酸性环境下得到保护。氧化酶、超氧化物歧化酶和因子亦可保护细菌不被胞内杀菌因素杀伤。

伤寒沙门菌和希氏沙门菌在宿主体内可以形成 Vi 抗原,该抗原具有微荚膜功能,能抗御吞噬细胞的吞噬和杀伤,并阻挡抗体、补体等破坏菌体作用。

2. **内毒素**　沙门菌死亡后释放出的内毒素,可引起宿主体温升高、白细胞数下降,大剂量时导致中毒症状和休克。这些与内毒素激活补体替代途径产生 C3a、C5a 等以及诱发免疫细胞分泌 TNF-α、IL-1、IFN-γ 等细胞因子有关。

3. **肠毒素**　个别沙门菌如鼠伤寒沙门菌可产生肠毒素,其性质类似 ETEC 产生的肠毒素。

(二) 所致疾病

传染源为病人和带菌者,后者在沙门菌感染中的作用更为重要。约有 1%～5% 的伤寒或副伤寒病人,在症状消失后 1 年仍可在其粪便中检出有相应沙门菌,转变为无症状(健康)带菌者。无症状带菌也可能是感染后唯一的临床表现。这些细菌留在胆囊中,有时也可在尿道中,成为人类伤寒和副伤寒病原菌的储存场所和重要传染源。年龄和性别与无症状带菌关系密切。20 岁以下,无症状带菌率常小于 1%,而 50 岁以上者,可达 10% 以上。女性转变为无症状带菌状态是男性的 2 倍。其他沙门菌感染,50% 病人在 5 周内停止排菌,90% 在感染后 9 周培养阴性,转变为无症状带菌者很少,不到 1%,在人类的感染中不是主要的传染源。来自于感染动物或被污染或消毒不当的奶和奶制品、肉和肉类制品、冷藏蛋类和蛋粉都可引起沙门菌病。由于喂饲动物所用含有抗生素饲料的增多,使耐药的沙门菌菌株增加,对人造成了更大的潜在性危害。

1. **肠热症 (enteric fever,typhoid fever)**　包括**伤寒沙门菌引起的伤寒,**以及**甲型副伤寒沙门菌、肖氏沙门菌(原称乙型副伤寒沙门菌)、希氏沙门菌引起的副伤寒。**伤寒和副伤寒的致病机制和临床症状基本相似,只是副伤寒的病情较轻,病程较短。据统计全球每年有 2100 万例伤寒病例,其中死亡病例为 20 万例。**沙门菌是胞内寄生菌。**当细菌被摄入并通过胃后,细菌经 M 细胞被吞噬细胞吞噬,部分细菌经淋巴液到达肠系膜淋巴结大量繁殖,经胸导管进入血流引起第一次菌血症,细菌随血流进入肝、脾、肾、胆囊等器官。病人出现发热、不适、全身疼痛等前驱症状。从病菌经口进入人体到疾病发作的时间与感染剂量,短则3天,长者可达50天,通常潜伏期为2周。病菌在上述器官繁殖后,再次入血造成第二次菌血症。在未经治疗的病例,该时段症状明显,体温先呈阶梯式上升,持续1周,然后高热(39~40℃)保持7~10天,同时出现缓脉,肝脾大,全身中毒症状显著,皮肤出现玫瑰疹,外周白细胞明显下降。胆囊中的细菌随胆汁进入肠道,一部分随粪便排出体外,另一部分再次侵入肠壁淋巴组织,使已致敏的组织发生超敏反应,导致局部坏死和溃疡,严重者有出血或肠穿孔等并发症。肾脏中的细菌可随尿排出。以上病变在疾病的第2~3周出现,若无并发症,自3~4周后病情开始好转。

在5%~10%未经治疗的病人,可出现复发。但与初始疾病相比,病程一般较短,病情较轻,但也有严重病例,甚至死亡者。未经治疗的典型伤寒病人死亡率约为20%。

2. **胃肠炎（enterocolitis）**　是最常见的沙门菌感染,约占70%。由摄入大量(>10^8)被鼠伤寒沙门菌、猪霍乱沙门菌、肠炎沙门菌等污染食品引起。常见的食物主要为畜、禽肉类食品,其次为蛋类、奶和奶制品,系动物生前感染或加工处理过程污染所致。细菌对肠黏膜的侵袭以及细菌释放的内毒素可能是主要的致病机制。该病潜伏期为6~24小时。起病急,主要临床症状为发热、恶寒、呕吐、腹痛、水样腹泻,偶有黏液或脓性腹泻。严重者可伴有迅速脱水,导致休克、肾衰竭而死亡。死亡率可达2%,多见于老人、婴儿和体弱者。一般沙门菌胃肠炎多在2~3天自愈。

3. **败血症（septicemia）**　病菌以猪霍乱沙门菌、希氏沙门菌、鼠伤寒沙门菌、肠炎沙门菌等常见。病人多见于儿童和免疫力低下的成人。经口感染后,病菌早期即进入血液循环。败血症症状严重,有高热、寒战、厌食和贫血等,但肠道症状较少见。在10%的病人,因细菌的血流播散,可出现局部化脓性感染,如脑膜炎、骨髓炎、胆囊炎、心内膜炎、关节炎等。

（三）免疫性

肠热症后可获得一定程度的免疫性。恢复后2~3周复发的情况存在,但比首次感染要轻得多。沙门菌侵入宿主之后,主要在细菌内生长繁殖,要彻底杀灭这类胞内寄生菌,**特异性细胞免疫是主要防御机制**。在致病过程中,沙门菌亦可有存在于血流和细胞外的阶段,故特异性体液抗体也有辅助杀菌作用。胃肠炎的恢复与肠道局部生成sIgA有关。

三、微生物学检查法

（一）标本

肠热症随病程的进展,细菌出现的主要部位不同,因而应根据不同的病程采取不同标本。**第1周取外周血,第2周起取粪便,第3周起还可取尿液,从第1周至第3周均可取骨髓液**(图9-3)。副伤寒病程较短,因此采样时间可相对提前。胃肠炎取粪便和可疑食物。败血症取血液。胆道带菌者可取十二指肠引流液。

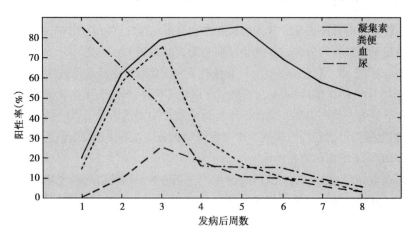

图9-3　伤寒病人不同病期血、粪、尿中病原菌和特异凝集素检出阳性率

（二）分离培养和鉴定

血液和骨髓液需要增菌，然后再划种于肠道选择鉴别培养基；粪便和经离心的尿沉淀物等直接接种于 SS 选择鉴别培养基或者其他肠道鉴别培养基。37℃ 孵育 24 小时后，挑取无色半透明的乳糖不发酵菌落接种至双糖或三糖铁培养基。若疑为沙门菌，再继续做系列生化反应，并用沙门菌多价抗血清做玻片凝集试验予以确定。

有学者采用 SPA 协同凝集试验、对流免疫电泳、乳胶凝集试验和 ELISA 法等，来快速早期诊断粪便、血清或尿液中的沙门菌等可溶性抗原。PCR 法等分子生物学技术也可用于沙门菌感染的快速诊断。

在流行病学调查和传染源追踪中，Vi 噬菌体分型也是一种常用方法。标准 Vi 噬菌体有 33 个型，其特异性比血清学分型更为专一。

（三）血清学诊断

肠热症病程长，因目前抗生素使用普遍，肠热症的症状常不典型，临床标本阳性分离率低，故血清学试验仍有协助诊断的意义。用于肠热症的血清学试验有**肥达试验**（Widal test）、间接血凝法、EIA 法等，其中肥达试验仍较普及。

肥达试验是用已知伤寒沙门菌菌体 O 抗原和鞭毛 H 抗原，以及引起副伤寒的甲型副伤寒沙门菌、肖氏沙门菌和希氏沙门菌鞭毛 H 抗原的诊断菌液与受检血清做试管或微孔板定量凝集试验，测定受检血清中有无相应抗体及其效价的试验。

肥达试验结果的解释必须结合临床表现、病程、病史以及地区流行病学情况。

1. **正常值**　人们因沙门菌隐形感染或预防接种，血清中含有一定量的有关抗体，且其效价随地区而有差异。一般是伤寒沙门菌 O 凝集效价小于 1:80，H 凝集效价小于 1:160，引起副伤寒的沙门菌 H 凝集效价小于 1:80。只有当检测结果等于或大于上述相应数值时才有诊断价值。

2. **动态观察**　有时单次效价测定不能定论，可在病程中逐周复查。若效价逐次递增或恢复期效价比初次效价≥4 倍者即有诊断意义。

3. **O 与 H 抗体的诊断意义**　患伤寒或副伤寒后，O 与 H 在体内的消长情况不同。IgM 类 O 抗体出现较早，持续约半年，消退后不易受非伤寒沙门菌等病原体的非特异刺激而重现。IgG 类 H 抗体则出现较晚，持续时间长达数年，消失后易非特异性病原刺激而能短暂地重新出现。因此，O、H 凝集效价均超过正常值，则肠热症的可能性大；如两者均低，病人可能性小；若 O 不高 H 高，有可能是预防接种或非特异性回忆反应；如 O 高 H 不高，则可能是感染早期或与伤寒沙门菌 O 抗原有交叉反应的其他沙门菌（如肠炎沙门菌）感染。

4. **其他**　有少数病例，在整个病程中，肥达试验始终在正常范围内。其原因可能由于早期使用抗生素治疗，或病人免疫功能低下等所致。

（四）伤寒带菌者的检出

最可靠的诊断方法是分离出病原菌。分离标本来自可疑带菌者的粪便、胆汁或尿液，但通常分离检出率不高。因此，一般先用血清学方法检测可疑者 Vi 抗体进行筛选，若效价≥1:10 时，再反复取粪便等进行分离培养，以确定是否为伤寒带菌者。

四、防治原则

做好水源和食品的卫生管理，防止被沙门菌感染的人和动物的粪便污染。感染动物的肉类、蛋等制品要彻底烹饪。

发现、确诊和治疗带菌者。带菌期间不能从事食品行业的工作，并严格遵循卫生注意事项。

伤寒、副伤寒的免疫预防，过去一直沿用皮下接种死疫苗。虽有一定的保护作用，但效果差、不良反应大，不够理想。

目前国际上公认的新一代疫苗是伤寒 Vi 荚膜多糖疫苗，已有很多资料表明 Vi 抗原是一种保护性抗原。在法国、墨西哥已获准生产，我国也已正式批准使用。与注射灭活疫苗相比，该疫苗安全，较少不良反应，但免疫预防效果却大致相同；且易于制造保存，运输方便；注射一针即可具有一定的保护力，免疫持久，有效期至少 3 年。

肠热症的治疗早期（1948 年开始）使用的是氯霉素，使原来死亡率达 20%，持续几周，且危及生命的严重疾病成为短期的热性疾病，死亡率降低到 2% 以下。但由于氯霉素对骨髓有毒性作用，同时，20 世纪 70 年代世界各地也广泛出现了质粒介导的氯霉素抗性菌株，因此临床治疗开始使用其他替代药物，主要是功效与氯霉素相当的氨苄西林和复方三甲氧烯胺。然而自 1989 年起，多重耐上述药物的菌株在世界很多地方又出现，目前使用的有效药物主要是环丙沙星。

第四节　克雷伯菌属

克雷伯菌属（*Klebsiella*）广泛分布于自然界如土壤、水、农产品和林产品中，在人和动物的呼吸道及肠道内也常见，是典型的条件致病菌，常于宿主机体抵抗力下降时引起感染或暴发性流行。克雷伯菌属共有 7 个种，其中**肺炎克雷伯菌肺炎亚种**（*K. pneumoniae subsp. pneumonoiae*）、鼻炎克雷伯菌臭鼻亚种（*K. ozaenae subsp. ozaenae*）、鼻硬结克雷伯菌硬结亚种（*K. rhinoscleromatis subso. rhinoscleromatis*）与人类关系密切，其中肺炎克雷伯菌肺炎亚种所致疾病占克雷伯菌属感染的 95% 以上。

一、生物学性状

革兰阴性杆菌，大小（0.5 ~ 0.8）μm ×（1 ~ 2）μm，单独、成双或短链状排列。无鞭毛，无芽胞，多数菌株有菌毛。与其他肠杆菌科的细菌相比，最显著的特点是有较厚的荚膜。

兼性厌氧，营养要求不高，在普通琼脂培养基上形成较大的灰白色黏液菌落，呈黏液型菌落，以接种环挑之易拉成丝，此特征有鉴别意义。

能发酵乳糖、葡萄糖、蔗糖等多种糖类。硫化氢试验阴性；动力试验阴性；肺炎亚种 IMViC 试验结果为"--++"，臭鼻亚种为"-+-+/-"，鼻硬结亚种为"-+--"。氧化酶试验阴性；尿素酶试验阳性。

克雷伯菌属具有 O 和 K 两种抗原。利用荚膜肿胀试验，本属 K 抗原可分为 78 个血清型。肺炎克雷伯菌肺炎亚种大多属 3 型和 12 型，臭鼻亚种主要属 4 型，鼻硬结亚种一般属 3 型，但并非所有 3 型均为该菌。

二、致病性与免疫性

（一）致病物质

（1）荚膜：荚膜与肺炎克雷伯菌毒力有关，大量荚膜多糖的存在使肺炎克雷伯菌具有较强的抗中性粒细胞吞噬作用以及抵抗血清补体杀菌活性，从而促进炎症反应和感染播散。

（2）荚膜合成相关基因：黏液表型调控基因 A（regulator of mucoid phenotype gene A，*rmpA*）是调控荚膜多糖合成的基因，包括染色体或质粒编码的 *rmpA1* 基因和质粒编码的 *rmpA2* 基因，共同辅助荚膜合成。*rmpA* 缺陷以后，肺炎克雷伯菌毒力明显减弱。

（3）气杆菌素：铁离子促进细菌的生长和繁殖，细菌通过铁载体来获取铁离子。肺炎克雷伯菌能分泌气杆菌素。气杆菌素是肺炎克雷伯菌分泌的最重要的铁载体，也是其重要的毒力因子，可使肺炎克雷伯菌毒力增强 100 倍。

（二）所致疾病

肺炎克雷伯菌的易感者有糖尿病和恶性肿瘤病人、全身麻醉者、抗生素应用者、年老体弱者和婴幼儿等。尤其是新生儿，因免疫力低下有更高的危险性。新生儿的感染可来自产道，也可以是外源性。肺炎克雷伯菌肺炎亚种可引起重症肺炎、支气管炎，还能引起各种肺外感染，包括肠炎、婴幼儿脑膜炎、泌尿系统感染、创伤感染和败血症等。其中高毒力肺炎克雷伯菌（hyper-virulent *Klebsiella pneumoniae*，hvKP）

是社区获得性肝脓肿的重要病原,好发于亚洲中老年男性。

鼻炎克雷伯菌臭鼻亚种经常可从萎缩性鼻炎和鼻黏膜的化脓性感染标本中分离到。鼻硬结克雷伯菌硬结亚种引起呼吸道黏膜、口咽部、鼻和鼻旁窦感染,导致肉芽肿性病变和硬结形成。

（三）免疫性

肺炎克雷伯菌感染后,机体可获得较牢固的特异性免疫力。免疫机制主要是产生荚膜多糖型特异性抗体,抗体起调理作用,增强吞噬细胞吞噬功能。

三、微生物学检查法

（一）标本

根据病变部位,采取痰液、脓汁、粪便脓血或黏液、尿液、血液等,显微镜检查为革兰阴性杆菌,负染色法染色后可见明显荚膜。

（二）分离培养与鉴定

采用血琼脂培养基和（或）SS 选择鉴别培养基划线接种,37℃孵育 24 小时后,挑取可疑菌落,血琼脂培养基上菌落呈灰白色、大而黏、光亮且可以拉丝,SS 培养基上呈红色或具有粉红色中心的无色菌落。若疑为肺炎克雷伯菌,再继续做生化反应和血清学试验,进一步鉴定到属和种。

（三）血清学鉴定

利用荚膜肿胀试验加以鉴定。将肺炎克雷伯菌与抗荚膜特异性抗血清混合后,显微镜下可见在菌体周围出现较大的空白圈者判为阳性。

四、防治原则

肺炎克雷伯菌是医院获得性感染最常见的病原菌之一。肺炎克雷伯菌可产生**超广谱 β-内酰胺酶**（extended spectrum betalactamases,ESBLs）,ESBLs 能水解绝大多数的头孢菌素类、青霉素和单酰胺类抗生素,而且使得产 ESBLs 的细菌对氨基糖苷类、氟喹诺酮类和磺胺类交叉耐药。肺炎克雷伯菌还通过质粒介导的 AmpC 酶（亦称诱导酶或 C 类头孢菌素酶）、碳青霉烯酶、氨基糖苷钝化酶等产生多重耐药。所以临床应严格控制广谱抗生素的使用。尽量缩短住院时间。加强细菌耐药性监测,分析总结其耐药规律和特点,以控制和减少多重耐药菌株的产生与传播。

为避免交叉传播,临床操作应严格进行无菌操作,认真落实临床消毒、隔离制度,医务人员勤洗手。增强病人机体抵抗力。

第五节 其他菌属

一、变形杆菌属

变形杆菌属（*Proteus*）有 8 个种。其中**奇异变形杆菌**（*P. mirabilis*）和**普通变形杆菌**（*P. vulgaris*）2 个种与医学关系最为密切。

革兰阴性,大小（0.4 ~ 0.6）μm ×（1 ~ 3）μm,有明显多形性,无荚膜,有周身鞭毛,运动活泼,有菌毛,营养要求不高。在固体培养基上呈扩散性生长,形成以菌接种部位为中心的厚薄交替、同心圆形的层层波状菌苔,称为**迁徙生长现象**（swarming growth phenomenon）。若在培养基中加入 0.1% 苯酚等则鞭毛生长受抑制,迁徙现象消失。具有尿素酶（urease）,能迅速分解尿素,是本菌属的一个重要特征。不发酵乳糖,在 SS 平板上的菌落形态和在双糖管中的生化反应模式与沙门菌属十分相似,可用尿素酶试验加以区别。

普通变形杆菌 X19、X2 和 Xk 菌株的菌体 O 抗原与斑疹伤寒立克次体和恙虫病立克次体有共同抗原,故可用 OX19、OX2 和 OXk 代替立克次体作为抗原与相应病人血清进行交叉凝集反应。此为**外斐试验**（Weil-Felix test）,以辅助诊断立克次体病。

奇异变形杆菌和普通变形杆菌引起人的原发和继发感染,只有离开肠道后才能引起,是仅次于大肠埃希菌的泌尿道感染的主要病原菌。其尿素酶可分解尿素产氨,使尿液 pH 增高,以利于变形杆菌的生长。碱性环境亦可促进肾结石和膀胱结石的形成。同时,高碱性尿液对尿道上皮也有毒性作用。变形杆菌高度的运动能力与其对泌尿系统的侵袭有关。此外,有的变形杆菌菌株尚可引起脑膜炎、腹膜炎、败血症和食物中毒等疾病,亦是医院感染的重要病原菌。

二、肠杆菌属

肠杆菌属(*Enterobacter*)有 14 个种。产气肠杆菌(*E. aerogenes*)和阴沟肠杆菌(*E. cloacae*)常可从临床标本中分离到,为条件致病菌,与泌尿道、呼吸道和伤口感染有关,偶引起败血症和脑膜炎。杰高维肠杆菌可引起泌尿道感染,从呼吸道和血液中亦曾分离出。坂崎肠杆菌引起的新生儿脑膜炎和败血症,死亡率可高达 75% 左右。阿氏肠杆菌亦曾从血液、粪便、尿液、呼吸道分泌液和伤口渗出液等标本中分离到。肠杆菌属细菌的致病物质有 I 型和 III 型菌毛,大多数菌株还表达产气菌素介导的铁摄取系统、溶菌素等。阴沟肠杆菌的外膜蛋白 OmpX 能减少孔蛋白的产生,使其对 β-内酰胺抗生素的敏感性下降以及发挥对宿主的侵袭作用。

三、沙雷菌属

沙雷菌属(*Serratia*)有 13 个种,革兰阴性小杆菌,周身鞭毛,一般不形成荚膜,但在通气好、低氮和磷的培养基上可形成荚膜,无芽胞。室温下可以生长,营养要求不高。菌落不透明,白色、红色或粉红色。沙雷菌可自土壤、水、偶从人的粪便中分离到。

黏质沙雷菌黏质亚种可在住院病人中引起感染,如泌尿道和呼吸道感染、脑膜炎、败血症、心内膜炎以及外科术后感染;此外,黏质沙雷菌是细菌中最小的,常用于检查滤菌器的除菌效果。其他沙雷菌可通过输液直接进入血流,引起败血症。沙雷菌的主要致病机制有菌毛血凝素,肠杆菌素介导的和产气菌素介导的铁摄取系统,胞外酶和志贺毒素等。

四、枸橼酸杆菌属

枸橼酸杆菌属(*Citrobacter*)有 12 个种,是机会致病菌。弗劳地枸橼酸杆菌引起胃肠道感染,并有溶血性尿毒综合征(HUS)并发。柯塞枸橼酸杆菌可引起新生儿脑膜炎和脑脓肿。无丙二酸盐枸橼酸杆菌偶可自粪便标本中分离到。有时枸橼酸杆菌与产黑色素类杆菌等革兰阴性无芽胞厌氧菌合并感染。

五、摩根菌属

摩根菌属(*Morganella*)只有一个种,含 2 个亚种,摩根摩根菌摩根亚种(*M. morganii subsp. morganii*)和摩根摩根菌西伯尼亚种(*M. morganii subsp. siboniii*)。摩根菌形态、染色和生化反应特征与变形杆菌相似,但无迁徙现象。以枸橼酸盐阴性、硫化氢阴性和鸟氨酸脱羧酶阳性为其特征。摩根摩根菌摩根亚种可致住院病人和免疫低下病人泌尿道感染和伤口感染,有时可引起腹泻。

(郭晓奎)

第十章 弧 菌 属

弧菌属(*Vibrio*)细菌是一大群菌体短小,弯曲成弧形的革兰阴性菌,广泛分布于自然界,以水表面最多。有 119 个种,其中至少有 12 个种与人类感染有关,尤以霍乱弧菌和副溶血性弧菌最为重要,分别可以引起霍乱和食物中毒。

第一节 霍 乱 弧 菌

霍乱弧菌(*V. cholerae*)是引起霍乱的病原体。霍乱发病急,传播迅速,为我国法定的**甲类传染病**。自 1817 年以来,已发生过 7 次世界性霍乱大流行。1883 年,Koch 从病人粪便中分离出古典生物型霍乱弧菌,该型引发前六次霍乱大流行。1905 年,从埃及西奈半岛 El Tor 检疫站分离出 El Tor 生物型霍乱弧菌,该型引发第七次霍乱大流行。1992 年,一个新的流行株 O139 群在印度和孟加拉一些城市出现,波及亚洲的多个国家和地区,这是首次由非 O1 群霍乱弧菌引起的流行。

一、生物学性状

(一)形态与染色

霍乱弧菌大小为(0.5~0.8)μm×(1.5~3)μm。从病人体内新分离出的细菌形态典型,呈弧形或**逗点状**,但经人工培养后常呈杆状。**革兰染色阴性**。粪便直接涂片染色镜检,可见其排列如"**鱼群**"状。菌体一端有**单鞭毛**(图 10-1),**运动活泼**,取病人"米泔水"样粪便或培养物作悬滴观察,细菌呈快速飞镖样或流星样运动。有菌毛,无芽胞,有些菌株(O139 群)有荚膜。

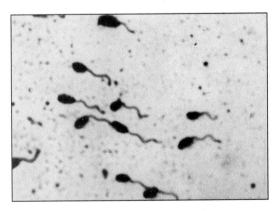

图 10-1 霍乱弧菌及其鞭毛(鞭毛染色)

(二)基因组特征

基因组由 2 条环状染色体组成。大染色体约 2.96Mb,携带 2690 个基因;小染色体约 1.07Mb,携带 1003 个基因。产生霍乱毒素的霍乱弧菌基因组**含有前噬菌体 CTXΦ 基因组**,该基因组携带 10 个基因(*rstR*、*rstA*、*rstB*、*psh*、*cep*、*orfU*、*ace*、*zot*、*ctxA* 和 *ctxB*),其中编码产物 Ace 和 Zot 有肠毒素活性;CtxA 和 CtxB 是霍乱毒素。

(三)培养特性与生化反应

兼性厌氧,在氧气充分的条件下生长更好,营养要求不高。生长的温度范围广(18~37℃)。**耐碱不耐酸**,在 pH 8.8~9.0 的碱性蛋白胨水中或碱性琼脂平板上生长良好,因其他细菌在此 pH 中不易生长,故初次分离霍乱弧菌常用碱性蛋白胨水增菌。可在普通盐浓度培养基中生长。在碱性琼脂平板上培养 24 小时后,形成圆形、透明或半透明 S 型、无色、扁平菌落。在 TCBS(thiosulfate-citrate-bile-sucrose)培养基上因可分解培养基中的蔗糖,菌落呈黄色,培养基呈暗绿色。

氧化酶和触酶试验阳性;能发酵葡萄糖、蔗糖和甘露醇等糖和醇,产酸不产气,不分解阿拉伯糖;能还原硝酸盐;吲哚试验阳性。

（四）抗原构造与分型

有耐热的 O 抗原和不耐热的 H 抗原。H 抗原无特异性。根据 O 抗原不同可进行分群,已发现超过 200 个血清群。其中 O1 群和 O139 群能产生**霍乱毒素**,非 O1 群和 O139 群不产生霍乱毒素。

O1 群根据表型和遗传差异,可分为 2 个生物型,即**古典生物型**(classical biotype)和 **El Tor 生物型**(El Tor biotype)。古典生物型不溶解羊红细胞,不凝集鸡红细胞,对 50U 的多黏菌素 B 敏感,可被第Ⅳ群噬菌体裂解,而 El Tor 生物型则完全相反。两种生物型菌株的差异在于 20 000 个单核苷酸多态性(SNPs)和几个生物特异性基因组岛。

O1 群根据 O 抗原的 3 种抗原因子 A、B、C 组成,可分为小川型(Ogawa)(AB)、稻叶型(Inaba)(AC)和彦岛型(Hikojima)(ABC)3 个血清型。小川型和稻叶型多见且可以互变,形成拥有两者抗原特性的彦岛型,该型为中间过渡型且不稳定。

O139 群在抗原性方面与 O1 群无交叉,序列分析发现 O139 群失去了 O1 群的 O 抗原基因,出现了一个约 36kb 的新基因,编码与 O1 群不同的脂多糖抗原和荚膜多糖抗原,但与 O22 和 O155 等群可产生抗原性交叉。遗传学追踪发现,O139 群起源于 El Tor 生物型。

（五）抵抗力

El Tor 生物型和其他非 O1 群霍乱弧菌在外环境中的生存力较古典生物型强,在河水、井水及海水中可存活 1~3 周。黏附于藻类或甲壳类动物形成生物膜样结构后存活期延长。本菌**对热、酸和一般消毒剂敏感**,100℃煮沸 1~2 分钟即死亡;不耐酸,在正常胃酸中仅能存活 4 分钟。对含氯消毒剂敏感,0.5ppm 氯 15 分钟能杀灭;以 1∶4 比例加漂白粉处理病人排泄物或呕吐物,经 1 小时可达到消毒目的。

二、致病性与免疫性

（一）致病物质

1. 霍乱毒素　霍乱毒素(cholera toxin)是霍乱弧菌产生的主要致病物质,由前噬菌体 CTXΦ 携带的 *ctxA* 和 *ctxB* 编码,是目前已知的**致泻毒素中最为强烈的毒素**,是肠毒素的典型代表。分子量为 84kD,由一个 28kD 的 A 亚单位和 5 个相同的 B 亚单位(每个亚单位分子量为 11.6kD)构成的热不稳定多聚体蛋白。**B 亚单位**可与小肠黏膜上皮细胞的 GM1 神经节苷脂受体结合,介导 **A 亚单位**进入细胞,A 亚单位在发挥毒性作用前须经蛋白酶作用裂解为 A1 和 A2 两条多肽。A1 作为腺苷二磷酸核糖基转移酶可使 NAD(辅酶Ⅰ)上的腺苷二磷酸核糖转移到 G 蛋白上,导致**腺苷酸环化酶**的持续活化,使细胞内 ATP 不断转化成为 cAMP,细胞内 cAMP 水平的升高,刺激肠黏膜隐窝细胞主动分泌 Cl^- 和 HCO_3^-,抑制肠绒毛细胞对 Na^+ 的摄入,同时,水伴随离子大量丢失,导致**病人出现严重腹泻与呕吐**。

2. 与定植有关的因素

（1）毒素共调节菌毛 A(toxin coregulated pilus A,TcpA):由存在于弧菌致病岛(VPI-1)上的 *tcpA* 编码,**介导细菌黏附于小肠黏膜上皮细胞表面**。TcpA 可充当 CTXΦ 受体,有助于噬菌体的感染和整合。

（2）HapA:一种可溶的血凝素/蛋白酶,有助于细菌穿透至小肠黏膜层。

（3）趋化蛋白:由 *cep* 编码的黏附因子。

（4）鞭毛:活泼的鞭毛运动有助于细菌穿过肠黏膜表面黏液层而接近上皮细胞。

（5）形成生物膜:霍乱弧菌可在肠黏膜表面聚集,形成微菌落和生物膜,在定植致病和传播中发挥重要作用。

3. 其他致病物质　霍乱弧菌前噬菌体基因组携带的 *ace* 能编码副霍乱肠毒素,可增加小肠液体分泌,促进腹泻发生;*zot* 编码的紧密连接毒素能松解小肠黏膜细胞的紧密连接,增加黏膜的渗透性。产生的神经氨酸酶能修饰细胞表面以增加霍乱毒素的 GM1 结合位点;溶血毒素、空泡毒素等可产生细胞毒作用。

O139 群还存在多糖荚膜和特殊 LPS 毒性决定簇,能抵抗杀菌物质的杀菌作用,并具有黏附作用。

（二）所致疾病

O1 群和 O139 群霍乱弧菌感染引起烈性肠道传染病霍乱,每年在全球造成近 10 万人死亡。非 O1 群和 O139 群霍乱弧菌致病力较弱,可引发轻症腹泻。

在自然情况下,人类是霍乱弧菌的唯一易感者。**病人和无症状带菌者是主要传染源。**霍乱弧菌以单独或生物膜形式存在于感染者粪便中。主要**通过污染的水源或食物经口感染**,日常生活接触以及苍蝇也可传播。霍乱弧菌对酸敏感,在正常胃酸条件下,需要摄入大量细菌（10^8 个）方能引起感染。服用抑制胃酸的药物、进食可中和胃酸的食物或大量饮水稀释胃酸均可能使感染的剂量降低,减少到 $10^3 \sim 10^5$ 个细菌。个人饮食卫生、自然因素（如泥石流、地震等）和社会经济发展水平等均可影响霍乱的流行,如 2010 年海地地震后出现霍乱大流行。

病菌到达小肠后,黏附于肠黏膜表面并迅速繁殖,产生霍乱毒素而致病,不侵入肠上皮细胞和肠腺。临床表现可从无症状或轻型腹泻到严重的致死性腹泻,严重腹泻占 5% ~ 10%。这与摄入的菌量、感染菌株的生物型,以及宿主的免疫力有关。O1 群古典生物型所致疾病较 El Tor 生物型严重。典型病例一般在摄入细菌 2 ~ 3 天后突然出现**剧烈腹泻和呕吐**,在疾病最严重时,每小时失液量可高达 1L,排出**"米泔水"样粪便**。由于大量水和电解质丧失,导致病人迅速发展为脱水、肌肉痉挛、低钾血症、代谢性酸中毒、低容量性休克、肾衰竭、意识障碍。如未经治疗,死亡率高达 60%,但若及时补充水和电解质,死亡率可小于 1%。O1 群霍乱弧菌流行高峰期,儿童病例约占 60%。O139 群感染比 O1 群严重,成人病例大于 70%,表现为严重脱水和高死亡率。

病愈后一些病人可短期带菌,一般不超过 2 周,个别 El Tor 型病例病后可带菌长达数月或数年之久。

（三）免疫性

霍乱弧菌感染后可刺激机体产生**牢固免疫力**,至少可维持 3 年以上。病人发病数月后,血液中和肠腔中可出现保护性**抗毒素及抗菌抗体**,包括肠黏膜表面的 sIgA 和血清中的 IgM 和 IgG,主要是 **sIgA** 发挥作用。抗毒素抗体主要针对霍乱毒素 B 亚单位,与 B 亚单位结合后,阻断毒素与小肠黏膜上皮细胞受体作用。抗菌抗体主要针对 O 抗原,肠腔中的 sIgA 可凝集黏膜表面的病菌,使其失去动力;可与菌毛等黏附因子结合而阻止黏附。

O139 群感染后的免疫应答机制与 O1 群基本一致,保护性免疫以针对脂多糖和荚膜多糖的抗菌免疫为主,抗毒素免疫为辅。O1 群获得的免疫不能交叉保护 O139 群的感染。

三、微生物学检查法

霍乱是甲类传染病,对首例病人的病原学诊断应快速、准确,并及时作出疫情报告。依据国家相关规定,霍乱弧菌属于病原微生物实验室**生物安全危害程度二类微生物**,标本处理、活菌培养和鉴定时需注意实验室生物安全。

（一）标本

取病人**"米泔水"样粪便、肛拭、呕吐物**;流行病学调查还包括水样。标本最好就地接种碱性蛋白胨水增菌;不能及时接种者置于 Cary-Blair 保存液中保存和运送。甘油盐水缓冲液不适宜保存和运送霍乱弧菌标本。

（二）快速诊断

1. 直接镜检　呈革兰染色阴性弧菌,悬滴法观察细菌**呈穿梭样运动**有助于诊断。

2. 免疫学快速诊断　用含霍乱弧菌多价诊断血清的制动试验、抗 O1 群和 O139 群的单克隆抗体凝集试验可进行快速诊断。

（三）分离培养和鉴定

标本先接种至碱性蛋白胨水增菌,37℃孵育 6 ~ 8 小时后直接镜检并作分离培养。目前常用的选择培养基为 TCBS,37℃培养 24 小时可**形成黄色菌落**。也可用 4 号琼脂或庆大霉素琼脂。挑选可疑菌落进行生化反应,与 O1 群和 O139 群多价和单价抗血清作玻片凝集,并与其他弧菌进行鉴定。

（四）分子生物学诊断

用 PCR 检测霍乱毒素基因 *ctxA*、O1 和 O139 特异 *rfb* 基因进行诊断。

四、防治原则

改善社区环境,加强食品和水源管理及粪便处理;培养良好个人卫生习惯,不生食贝壳类海产品等是预防霍乱弧菌感染和流行的重要措施。

肌内注射菌苗因保护力维持时间短已放弃。目前研制和使用的霍乱疫苗主要为口服菌苗,包括减毒活疫苗 CVD 103HgR,对旅游者的保护作用肯定。重组霍乱毒素 B 亚单位-全菌(O1 群 El Tor 和古典生物型)疫苗和灭活霍乱弧菌全菌疫苗(O1 群 El Tor 和古典生物型、O139 群)已被 WHO 批准,可用于流行地区人群的霍乱预防。

隔离治疗病人,严格消毒其排泄物;**及时补充水和电解质**,预防低血容量性休克和酸中毒是治疗霍乱的关键;使用抗菌药物可减少外毒素的产生,加速细菌的清除,可选用多西环素、红霉素、环丙沙星、呋喃唑酮和磺胺甲噁唑等。目前,带有多重耐药质粒的菌株在增加。

第二节　副溶血性弧菌

副溶血性弧菌(*V. parahaemolyticus*)于 1950 年从日本一次暴发性食物中毒中分离发现。自然界中,该菌主要在海洋和河口环境中温暖和盐度较低水域生长。可存在于鱼类、贝壳类等海产品中,引起**食物中毒**,感染分布于世界各地,是造成我国沿海地区微生物性食物中毒的首要因素。

一、生物学性状

副溶血性弧菌大多呈**弧状、棒状、卵圆状**等多形性,**革兰染色阴性**。可形成端鞭毛和侧鞭毛,无芽胞。基因组包括两个环状染色体,大小分别为 3.29Mb 和 1.88Mb,携带 4832 个编码蛋白的基因。

该菌为**嗜盐菌**,以含 35g/L 氯化钠的培养基最为适宜,**无盐不能生长**。在适宜条件下,繁殖速度快,代时为 8 ~ 12 分钟。在 TCBS 平板上可形成中等大小、圆形、不分解蔗糖的蓝绿色 S 型菌落。95%从腹泻病人中分离到的菌株在含高盐(7%)的人 O 型血或兔血及以 D-甘露醇作为碳源的我妻琼脂(Wagatsuma agar)平板上可产生完全透亮的 β 溶血,称为**神奈川现象**(Kanagawa phenomenon,KP),KP⁺菌株为致病性菌株。有 O 抗原和 K 抗原,可据此进行分群和型,O 抗原已发现 13 群,K 抗原有 69 型,血清型别按照 O:K 的顺序命名,如 O3:K6。

本菌在海水中可存活 47 天。不耐热,90℃ 1 分钟即被杀死;不耐酸,1% 醋酸或 50% 食醋作用 1 分钟死亡。

二、致病性

（一）致病物质

可产生侵袭力和毒素。侵袭力包括Ⅲ**型分泌系统**(T3SS)、**毒力岛、鞭毛、荚膜、生物膜和外膜蛋白**等。**耐热直接溶血素**(thermostable direct hemolysin, TDH)是主要致病物质。TDH 为耐热二聚体蛋白质,100℃ 10 分钟仍有活性,其基因为双拷贝(*tdh*1 和 *tdh*2),KP⁺菌株 *tdh*2 占优势,KP 中的溶血由 *tdh*2 位点决定。TDH 具有直接**溶血毒性和肠毒素活性**,通过增加肠黏膜细胞内的钙含量诱导细胞分泌氯离子而引发腹泻,存在于 88% ~ 96% 的临床标本中。另一种致病因子为耐热相关溶血素(thermostable related hemolysin, TRH),生物学功能与 TDH 相似,其基因与 *tdh* 同源性为 68%。

（二）所致疾病

进食烹饪不当的**污染本菌的海产品**（包括螃蟹、虾、贝类、牡蛎和蛤类等）、**盐腌制品以及因食物容器或砧板生熟不分污染本菌后**，均可经口感染致病；**引发食物中毒**，常年均可发生，是东南亚、日本以及**我国沿海和海岛地区细菌性胃肠炎的主要病因**。

潜伏期 5～72 小时，平均 17 小时，可从自限性腹泻至中度霍乱样病症，有恶心、呕吐、腹痛、腹泻和低热，粪便多为水样，少数为血水样。一般为自限性，平均 2～3 天，恢复较快。严重腹泻可致脱水和电解质紊乱。伤口接触副溶血性弧菌污染的海水亦可引发蜂窝织炎。严重感染或伴有肝病、糖尿病或酒精中毒者的病例，细菌可扩散至血液引发败血症。病后免疫力不强，可重复感染。

三、微生物学检查法

腹泻病人取粪便、肛拭或剩余食物，伤口感染者和败血症病人分别采集伤口分泌物和血液。标本接种于含 3% NaCl 的碱性蛋白胨水中增菌后，转种 TCBS 等鉴别培养基，如出现可疑菌落，进一步作嗜盐性试验与生化反应，最后用诊断血清进行鉴定。可用基因探针杂交及 PCR 检测 *tdh* 和 *trh* 基因进行快速诊断。

四、防治原则

加强海产品市场和食品加工过程的卫生监督管理；不生食牡蛎或其他贝类等海产品；伤口避免接触海水。目前尚无有效的疫苗可以预防。

副溶血性弧菌引发的急性胃肠炎病程较短，以对症治疗为主，严重病例需静脉补充水和电解质。严重胃肠炎、伤口感染和败血症病人可选用多西环素、米诺环素、第三代头孢菌素等抗菌药物进行治疗。

（韩　俭）

第十一章 螺杆菌属

螺杆菌属(*Helicobacter*)已有二十余种正式命名的螺杆菌,分为胃螺杆菌和肠肝螺杆菌两大类。**幽门螺杆菌**(*Helicobacter pylori*,*Hp*)是该菌属的代表性菌种。

幽门螺杆菌

1979 年澳大利亚珀斯皇家医院 42 岁的病理科医生罗宾·沃伦(Robin Warren)在一份胃黏膜活体标本中,意外地发现大量细菌黏附在胃黏膜上皮细胞,这一发现引起他的兴趣。1981 年该院消化科的年轻医生巴里·马歇尔(Barry Marshall)加入该菌的相关研究中,一年后他成功地从胃黏膜活检组织中分离培养出幽门螺杆菌,随后大量研究证实**幽门螺杆菌是慢性胃炎、胃溃疡和十二指肠溃疡的主要病因,**并与胃癌和胃黏膜相关淋巴组织淋巴瘤(mucosa-associated lymphoid tissue lymphoma,MALT lymphoma)**的发生密切相关**,1994 年世界卫生组织国际癌症研究机构将该菌列为一类致癌因子。为表彰巴里·马歇尔(Barry Marshall)和罗宾·沃伦(Robin Warren)的重要发现和贡献,2005 年 10 月 3 日瑞典卡罗林斯卡医学院宣布,将 2005 年诺贝尔生理学或医学奖授予这两位学者。

一、生物学性状

1. **形态与染色** 幽门螺杆菌是一种单极、多鞭毛、末端钝圆、螺旋形或弧形弯曲的细菌(图 11-1),菌体长 2~4μm,宽 0.5~1.0μm,运动活泼,革兰染色阴性,有菌毛。抗生素治疗或胃黏膜发生病理性改变时,幽门螺杆菌也可由螺杆状转变成圆球形(图 11-2)。

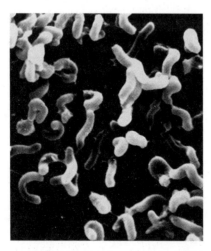

图 11-1 螺旋状幽门螺杆菌形态图(扫描电镜 × 5000)

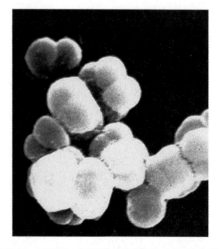

图 11-2 球形体幽门螺杆菌形态(扫描电镜 × 10 000)

2. **培养特性** 幽门螺杆菌是一种**微需氧菌**,生长时需 5%~10% 的 CO_2 和 5% 的 O_2,营养要求高,培养时需加入动物血清或血液,最适生长温度为 37℃,培养 2~6 天可见针尖状无色透明菌落。

3. **生化反应** 生化反应不活泼,不分解糖类。过氧化氢酶和氧化酶阳性,**尿素酶丰富,可迅速分**

解尿素释放氨,是鉴定该菌的主要依据之一。

二、致病性与免疫性

慢性胃炎、胃溃疡和十二指肠溃疡病人的胃黏膜中,幽门螺杆菌检出率可高达80% ~ 100%。流行病学资料显示,**幽门螺杆菌主要经口-口途径或粪-口途径在人与人之间传播**。幽门螺杆菌的主要致病物质为侵袭因子和毒素。与侵袭密切相关的物质为尿素酶、鞭毛和菌毛。在胃酸性环境中,幽门螺杆菌产生的尿素酶分解胃中尿素产生氨,菌体表面形成"氨云",中和胃酸,缓解局部胃酸的杀菌作用。幽门螺杆菌借助活泼的鞭毛运动穿过胃黏膜表面黏液层而到达胃黏膜上皮细胞表面,继而依靠菌毛定植于细胞表面,幽门螺杆菌通过招募免疫细胞至胃黏膜组织,启动免疫应答,促进胃部炎症发生。幽门螺杆菌可产生**空泡毒素 A**(vacuolating cytotoxin antigen,VacA)和**细胞毒素相关蛋白 A**(cytotoxin associated protein A,CagA)。VacA 可导致胃黏膜上皮细胞产生空泡样病变(图 11-3,图 11-4),CagA 通过细菌Ⅳ型分泌系统转移到胃黏膜上皮细胞内,激活细胞癌基因的表达,抑制抑癌基因的表达,诱发恶性转化。分子流行病学调查显示,CagA 阳性菌株感染明显增加了胃癌的发病风险。

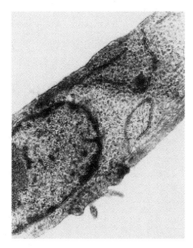

图 11-3　原代正常胃黏膜上皮细胞
胞内结构完整,胞质均质化　(透射电镜 ×4500)

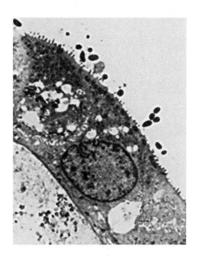

图 11-4　幽门螺杆菌感染人胃黏膜上皮细胞
与之相互作用后,导致细胞空泡病变　(透射电镜 ×5000)

幽门螺杆菌感染刺激机体产生 IgM、IgG 和 IgA 型抗体,在感染者血液、胃液和唾液中可检测出特异性 IgG 和 IgA 抗体。幽门螺杆菌感染可诱发一定程度的细胞免疫应答。然而,幽门螺杆菌感染激发的免疫应答难以有效清除该病原菌感染,机制还在进一步研究之中。

三、微生物学检查法

1. **直接镜检**　胃镜下取胃黏膜组织活检标本,涂片后作革兰染色,观察革兰阴性弯曲状或螺旋形细菌。

2. **快速尿素酶试验**　将胃黏膜活检组织加入以酚红为指示剂的尿素试剂中,如果试剂由黄变红则为阳性,提示胃黏膜组织中可能有活的幽门螺杆菌。

3. **分离培养**　将胃黏膜活检组织直接或磨碎后接种于含万古霉素、多黏菌素 B 等的 Skirrow 选择培养基,微需氧条件下培养 2 ~ 6 天后再进行鉴定。分离培养是诊断幽门螺杆菌感染的"金标准",然而,分离培养的敏感性受多种因素影响,如胃黏膜活检组织标本的采集部位、培养基抗生素的选择及含量和环境因素等。

4. ^{13}C 呼气试验　病人口服标有稳定性核素^{13}C 标记的尿素,如果感染了幽门螺杆菌,该菌的尿素酶分解尿素产生标有核素^{13}C 的 CO_2,后者在病人呼出的气体中大量存在,可利用同位素比值质谱仪检测出来。

5. **血清学检测**　收集血清,采用 ELISA 法检测幽门螺杆菌特异性抗体,可以反映一段时间内幽门螺杆菌的感染状况。血清抗体的检测不受近期用药和胃内局部病变的影响。

6. **粪便抗原检测**　采用特异性抗体检测粪便中幽门螺杆菌抗原。

7. **核酸检测**　用 PCR 直接检测胃液、粪便、齿斑和水源中的幽门螺杆菌,也可检测到耐药基因和 *CagA* 等毒力基因。

四、防治原则

幽门螺杆菌的治疗主要以胶体铋剂或质子泵抑制剂为基础,加阿莫西林、克拉霉素或甲硝唑等两种抗生素来联合治疗。由于抗生素的广泛应用,应注意幽门螺杆菌的耐药性。幽门螺杆菌的疫苗还在研制中。

（贾继辉）

第十二章　厌氧性细菌

厌氧性细菌(anaerobic bacterium),简称厌氧菌,是指一群只能在无氧或低氧条件下生长和繁殖,利用厌氧呼吸和发酵获取能量的细菌的总称。根据能否形成芽胞,可将厌氧菌分为两大类:有芽胞的**厌氧芽胞梭菌**和**无芽胞厌氧菌**。厌氧芽胞梭菌临床常见的病原菌仅见于梭菌属,如破伤风梭菌、产气荚膜梭菌、肉毒梭菌及艰难梭菌,引起外源性感染。无芽胞厌氧菌则包括多个属的球菌或杆菌,大多为人体正常菌群的成员,主要引起内源性感染;感染遍及全身各器官、系统,在临床上较为常见。

第一节　厌氧芽胞梭菌

梭菌属(*Clostridium*)是指一群**厌氧、革兰染色阳性、能形成芽胞的大杆菌**,由于芽胞直径比菌体宽,使菌体膨大呈梭形,故此得名。已报道 227 个种和亚种,多数为腐生菌,仅少数为病原菌;主要分布于土壤,人和动物肠道及粪便中;**芽胞对氧、热、干燥和消毒剂均有强大的抵抗力**,能够在体外环境生存;芽胞侵入机体后,在适宜条件下发芽形成繁殖体,可产生强烈的**外毒素**,引起人类和动物疾病。在人类主要引起破伤风、气性坏疽和肉毒中毒等严重疾病。此外,还与皮肤、软组织感染,医源性腹泻和肠炎等有关。该属绝大多数细菌均有周鞭毛,无荚膜,仅产气荚膜梭菌等极少数细菌例外;不同种细菌芽胞形态、大小及其在菌体中的位置各不相同,这些特点有助于菌种的鉴定。

一、破伤风梭菌

破伤风梭菌(*C. tetani*)广泛分布于土壤、人和动物的粪便中。破伤风梭菌芽胞感染伤口或脐带残端时,在特定条件下,芽胞发芽形成繁殖体,释放毒素,引起**破伤风**(tetanus)。发病后机体呈强直性痉挛(tetanic spasms)、外界刺激引起的手足抽搐,可因窒息或呼吸衰竭死亡。发病见于各年龄段人群;在发展中国家,新生儿破伤风(neonatal tetanus)最为常见和严重,是重要的公共卫生问题之一。

(一)生物学性状

菌体细长,$(0.5 \sim 2) \mu m \times (2 \sim 18) \mu m$,革兰染色阳性。有周鞭毛、无荚膜。**芽胞呈圆形,直径大于菌体**,位于菌体顶端,使细菌呈鼓槌状(drumstick),为该菌典型特征(图 12-1/文末彩图 12-1)。**严格厌氧**,对营养要求不高。在血平板上,37℃培养 48 小时,形成的菌落较大、扁平、边缘不整齐,似羽毛状,易在培养基表面迁徙扩散,有 β 溶血环。不发酵糖类,不分解蛋白质。通常 100℃ 1 小时,芽胞可被完全破坏;但**在干燥的土壤和尘埃中可存活数年**。

(二)致病性与免疫性

1. **致病条件**　破伤风梭菌芽胞由伤口或脐带残端侵入人体,其感染的重要条件是:**伤口局部需形成厌氧微环境**,以利于芽胞发芽形成繁殖体并在局部繁殖。易造成伤口局部厌氧微环境的因素有:伤口窄而深(如刺伤),伴有泥土或异物污染;大面

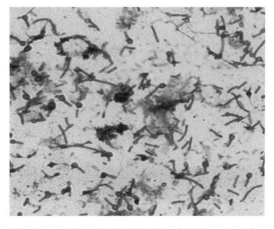

图 12-1　破伤风梭菌的革兰染色(光镜 ×1000)

积创伤、烧伤,坏死组织多,局部组织缺血;同时伴有需氧菌或兼性厌氧菌混合感染。

2. **致病物质**　破伤风梭菌仅在伤口局部繁殖,其致病作用主要依赖于该菌所产生的外毒素。破伤风梭菌能产生两种外毒素,并在细菌裂解时释放。一种是对氧敏感的**破伤风溶血毒素**(tetanolysin),其功能和抗原性与链球菌溶血素 O 相似,尚不清楚在致破伤风中的作用。另一种为质粒编码的**破伤风痉挛毒素**(tetanospasmin),是目前已知的引起破伤风的主要致病物质,该毒素入血经血液循环达到神经肌肉接点处而致病。破伤风痉挛毒素属**神经毒素**,毒性极强,仅次于肉毒毒素。腹腔注射入小鼠的半数致死量(LD_{50})为 0.015ng,对人的致死量小于 $1\mu g$。因化学性质为蛋白质,不耐热,65℃ 30 分钟即被破坏;亦可被肠道中存在的蛋白酶所破坏。细菌最初合成的痉挛毒素为分子量约 150kD 的单链蛋白,释放出菌体时,即被细菌或组织中的蛋白酶裂解为一条分子量约 50kD 的轻链(A 链)和一条 100kD 的重链(B 链);轻链和重链由二硫键连接。轻链为毒性部分,重链具有结合神经细胞、转运毒素和介导轻链从酸化内体进入细胞质的作用。

首先,重链羧基端与神经肌肉接点处运动神经元细胞膜上的受体结合,受体包括聚唾液酸神经节苷脂和邻近的糖蛋白;经受体介导的内吞作用、内化进入细胞质形成含毒素的突触小泡;小泡沿神经轴突逆行向上、转运毒素至脊髓前角的运动神经元细胞体中。然后,毒素经尚未知的机制汇聚于抑制性神经元细胞质的内体中;内体酸化、导致重链的氨基端介导轻链从内体进入抑制性神经元细胞质。轻链具有**锌内肽酶**(zinc endopeptidase)活性,可裂解储存有**抑制性神经递质**(γ-氨基丁酸和甘氨酸)的突触小泡上的膜蛋白,这些膜蛋白负责抑制性神经递质的释放。最后,轻链破坏小泡上的膜蛋白后,阻止了抑制性神经递质从抑制性神经元突触前膜释放。

在正常生理情况下,当机体屈肌的运动神经元受到刺激而兴奋时,同时兴奋抑制性神经元,使其释放出抑制性递质,以抑制支配同侧伸肌的运动神经元,因此,当屈肌收缩时而伸肌自然松弛,肢体屈伸动作十分协调。此外,屈肌运动神经元还受到抑制性神经元的反馈调节,使其兴奋程度受到控制、不致过高。破伤风痉挛毒素阻止抑制性神经递质从抑制性神经元突触前膜释放,导致屈肌、伸肌同时发生收缩,出现强直性痉挛。

3. **所致疾病**

(1) 破伤风:分为全身型和局限型,全身型是临床上最常见的类型,全球每年约 100 万病例。潜伏期一般 7～8 天,多数在**外伤后三周内**发病。潜伏期长短,与芽胞侵入部位距离中枢神经系统的远近有关。全身的肌肉群均可受累。早期典型的症状是咀嚼肌痉挛所造成的**苦笑面容和牙关紧闭**,逐步出现持续性背部肌肉痉挛、**角弓反张**。外界因素刺激可致手足抽搐,但神志清楚。重症病人可出现自主神经功能障碍,如血压波动、心律不齐和因大量出汗造成的脱水。死亡率高达 52%。局限型少见且症状相对较轻,仅以受伤部位或邻近肌肉持续性强直痉挛为主,预后较好。

(2) 新生儿破伤风:主要是因为**分娩时使用不洁器械剪断脐带或脐部消毒不严格**,破伤风梭菌芽胞侵入脐部所致。一般出生后 4～7 天发病,俗称"七日风""脐风"或"锁口风"。早期出现哭闹、张口和吃奶困难等症状,有助于诊断;进展的症状与全身型破伤风相同,死亡率 3%～88%。

4. **免疫性**　机体对破伤风的免疫主要依靠**体液免疫**,即抗毒素对毒素的中和作用。然而,破伤风痉挛毒素毒性很强,极少量毒素即可致病,但如此少量的毒素尚不足以刺激机体产生抗毒素,故病后一般不会获得牢固免疫力。获得有效抗毒素的途径是进行人工免疫。

(三) 微生物学检查法

一般不进行微生物学检查。临床上根据典型的症状和病史即可作出诊断。

(四) 防治原则

1. **治疗原则**　遵循中和毒素、清除细菌、控制症状和加强护理的原则,对降低死亡率极为重要。

(1) 中和毒素:一旦毒素与神经细胞受体结合,抗毒素就不能中和其毒性作用。因此,对已发病者,应早期、足量使用**人抗破伤风免疫球蛋白**(TIG),肌内注射 3000～10 000IU;或**破伤风抗毒素**(tetanus antitoxin,TAT),剂量为 2 万～5 万 IU,静脉滴注。TAT 是用破伤风类毒素免疫马所获得的马血清纯化制剂,注射前必须先作皮肤试验,测试有无超敏反应,必要时可采用脱敏注射法。

（2）清除细菌:抗菌治疗首选青霉素和甲硝唑,以杀灭破伤风梭菌的繁殖体。

（3）非特异性治疗:如控制痉挛,缓解疼痛,**保持呼吸道通畅**,注意水和电解质平衡等。

2. **预防措施**　破伤风是可预防的急性感染性疾病。预防措施主要包括以下几个方面:

（1）正确处理伤口:**伤口应及时清创和扩创**,清除坏死组织和异物,并用3%过氧化氢冲洗。

（2）人工主动免疫:我国采用含有白喉类毒素、百日咳死菌苗和破伤风类毒素的**白百破三联疫苗**（Diphtheria-Pertussis-Tetanus vaccine,DPT）制剂,对3~5个月的儿童进行免疫,可同时获得对这三种感染病的免疫力。计划免疫程序为婴儿出生后第3、4、5个月连续免疫3次,2岁、6岁时各加强一次,以建立**基础免疫**。易感成人或外伤后,在基础免疫基础上可再加强接种破伤风类毒素1次,血清中抗毒素滴度在3~7天内即可迅速升高。

（3）人工被动免疫:对伤口污染严重而又未经过基础免疫者,可**立即肌内注射 TAT 或 TIG** 作紧急预防。

二、产气荚膜梭菌

产气荚膜梭菌（*C. perfringens*）广泛存在于土壤、人和动物肠道中,既是人和动物的胃肠疾病最常见的病原菌,也是引起人类的严重创伤感染的重要病原菌。

（一）生物学性状

1. **形态与染色**　产气荚膜梭菌为两端略微钝圆的**革兰阳性粗大杆菌**,(0.6~2)μm×(1~19)μm。芽胞呈椭圆形,直径略小于菌体,位于次极端,但在组织中或体外培养物中均很少能观察到芽胞。无鞭毛。在被感染的人或动物体内能形成明显的**荚膜**(图12-2/文末彩图12-2)。

2. **培养特性**　厌氧,但不十分严格。20~50°C均能旺盛生长,在其最适生长温度42°C,此时该菌分裂繁殖周期仅为8分钟,易于分离培养。在**血琼脂平板**上形成中等大小的光滑型菌落,多数菌株有**双层溶血环**,内环是由θ毒素引起的完全溶血,外环是由α毒素引起的不完全溶血。在**卵黄琼脂平板**上,菌落周围出现**乳白色混浊圈**,是由细菌产生的α毒素分解卵磷脂所致;若在培养基中加入特异性抗血清,则不出现混浊,此现象称 **Nagler 反应**,为本菌的特点。本菌代谢十分活跃,可**分解多种常见的糖类,产酸产气**。在庖肉培养基中可分解肉渣中糖类而产生大量气体,肉渣呈淡粉红色,不被消化。在**牛乳培养基**中能分解乳糖产酸,使其中酪蛋白凝固;同时产生大量气体(H_2 和 CO_2),可将凝固的酪蛋白冲成蜂窝状,将液面封固的凡士林层上推,甚

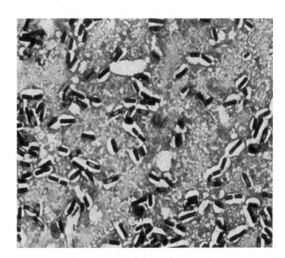

图12-2　产气荚膜梭菌的革兰染色（光镜 × 1000 ）

至冲走试管口棉塞,气势凶猛,称**"汹涌发酵"**（stormy fermentation）现象。

3. **分型**　根据产气荚膜梭菌的4种主要毒素（α、β、ε、ι）产生情况,可将其分为A、B、C、D 和 E 五个血清型。A 型在自然界广泛存在,如土壤、污水及人和动物的肠道内均可分离到。B~E 型在土壤中不能存活,但可寄生在动物肠道内,引起动物的胃肠疾病。对人致病的主要为 A 型,C 型是坏死性肠炎的病原菌。

（二）致病性

1. **致病物质**　产气荚膜梭菌至少能产生 12 种与致病性有关的外毒素和酶。

（1）α毒素（alpha toxin）:又称**磷酯酶 C**（phospholipase C）,是产气荚膜梭菌产生的毒性最强、最

重要的毒素。各型菌均能产生,以 A 型产量最大。α 毒素能分解细胞膜上磷脂和蛋白形成的复合物,造成红细胞、白细胞、血小板和内皮细胞溶解,引起溶血、血管通透性增加伴出血、组织坏死,肝脏毒性和心肌功能受损,在气性坏疽的形成中起主要作用。

（2）β 毒素（beta toxin）:C 型菌株产生,与肠黏膜损伤、坏死,进展为坏死性肠炎有关。

（3）ε 毒素（epsilon toxin）:B 型和 D 型菌株产生的一种毒素前体,被胰蛋白酶激活,增加胃肠壁血管的通透性。

（4）ι 毒素（iota toxin）:E 型菌株产生,导致坏死和增加血管壁的通透性。

（5）肠毒素:主要由 A 型菌株产生,为不耐热的蛋白质,100℃瞬时被破坏,毒性可被胰蛋白酶作用后增强。肠毒素与回肠和空肠上皮细胞刷状缘上的受体结合后,整段肠毒素肽链嵌入细胞膜,改变了细胞膜的通透性,导致细胞内液体和离子的丢失,引起腹泻。肠毒素还可作为超抗原,激活 T 淋巴细胞并释放各种细胞因子,参与致病作用。

2. 所致疾病

（1）气性坏疽:60% ~80% 的病例由 A 型引起。但除产气荚膜梭菌外,至少还有五种其他梭菌也能引起气性坏疽。该病多见于战伤和地震灾害,也可见于工伤、车祸等所致的大面积创伤。致病条件与破伤风梭菌相似。

气性坏疽潜伏期短,一般仅为 8 ~48 小时。病菌通过产生多种毒素和侵袭性酶,破坏组织细胞,发酵肌肉和组织中的糖类,产生大量气体,造成**气肿**;同时血管通透性增加,水分渗出,局部**水肿**;气水肿挤压软组织和血管,影响血液供应,造成组织**坏死**。严重病例表现为组织胀痛剧烈,水气夹杂,触摸有**捻发感**;最后产生大块组织坏死,伴有恶臭。毒素和组织坏死的毒性产物被吸收入血,引起毒血症、休克。病情进展和恶化快,死亡率40% ~100% 。

（2）食物中毒:主要因为食入大量（10^8 ~10^9）产肠毒素的 A 型细菌污染的食物（主要为肉类食品）引起,较多见。潜伏期短约 10 小时,临床表现为**腹痛、腹胀**和**水样腹泻**;无发热、无恶心和呕吐。1 ~2 天后自愈。如不进行细菌学检查,常难确诊。

（3）坏死性肠炎:由 C 型菌污染食物引起,累及空肠。临床表现为急性腹痛、呕吐、血样腹泻,肠壁溃疡、甚至穿孔导致腹膜炎和休克。

（三）微生物学检查法

主要针对气性坏疽。因气性坏疽一旦发生,病情凶险,需尽快作出诊断。

1. **直接涂片镜检**　这是极有价值的快速诊断法。从深部创口取材涂片,革兰染色,镜检见有**革兰阳性大杆菌、白细胞数量甚少且形态不典型**（因毒素作用,白细胞无趋化反应）、**伴有其他杂菌**等三个特点即可报告初步结果。早期诊断能避免截肢或死亡。

2. **分离培养与动物试验**　取坏死组织制成悬液,接种血平板或庖肉培养基,厌氧培养,观察生长和菌落特点;取培养物涂片镜检,并用生化反应鉴定。必要时可取细菌培养液 0.5 ~1ml 静脉注射小鼠,10 分钟后处死,置37℃经 5 ~8 小时后观察,如动物躯体膨胀,取肝或腹腔渗出液涂片镜检并分离培养。

疑为产气荚膜梭菌引起的食物中毒,在发病后一日内取剩余食物或粪便作细菌学检查,若检出大于10^5个病菌/克食品或10^6个病菌/克粪便可确诊;或采用免疫学方法检测粪便中的肠毒素。

（四）防治原则

对局部感染应尽早施行外科清创手术,切除感染和坏死组织,必要时截肢以防止病变扩散。使用大剂量的青霉素等抗生素以杀灭病原菌和其他细菌。有条件可使用**气性坏疽多价抗毒素**治疗和高压氧舱法,后者可使血液和组织中的氧含量提高 15 倍,能部分抑制厌氧菌的生长。无疫苗用于预防。

三、肉毒梭菌

肉毒梭菌（*C. botulinum*）主要存在于土壤中,在厌氧环境下能产生毒性极强的肉毒毒素

（botulinum toxin）而引起疾病,最常见的为食源性肉毒中毒和婴儿肉毒中毒。

（一）生物学特性

肉毒梭菌为**革兰阳性粗短杆菌**,1μm×(4~6)μm,芽胞呈椭圆形,直径大于菌体,位于次极端,使**细菌呈汤匙状或网球拍状**(图12-3/文末彩图12-3)。有鞭毛,无荚膜。**严格厌氧**,可在普通琼脂平板上生长;能产生脂酶,在卵黄培养基上,菌落周围出现混浊圈。根据产生毒素的抗原性分 A、B、C、D、E、F 和 G 七个型。大多数菌株只产生一种型别毒素;只有 C 型和 D 型毒素是由噬菌体感染肉毒梭菌经溶源性转换产生,其他型毒素均由染色体上的基因编码。对人致病的主要有 A、B 和 E 型,F 型极少见;我国报告大多为 A 型。产 C 型或 D 型毒素的菌株主要引起鸟类疾病。

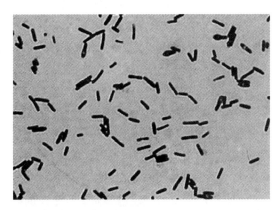

图12-3 肉毒梭菌的革兰染色（光镜 ×1000）

（二）致病性

1. **致病物质** 肉毒梭菌产生剧烈的**神经毒素——肉毒毒素。肉毒毒素是已知最剧烈的毒物。**毒性比氰化钾强 1 万倍,纯结晶的肉毒毒素 1mg 能杀死 2 亿只小鼠,对人的致死量约为 0.1μg。肉毒毒素**不耐热**,煮沸 1 分钟即可被破坏。肉毒毒素的结构、功能和致病机制与破伤风痉挛毒素非常相似,前体和裂解后片段的大小也相当。主要不同之处在于:肉毒毒素进入小肠后跨过黏膜层被吸收进入血液循环;肉毒毒素作用于外周胆碱能神经;重链羧基端结合神经元细胞膜表面的受体(唾液酸和糖蛋白),内化进入细胞质内形成含毒素的突触小泡,与破伤风痉挛毒素沿神经轴突上行不同的是,肉毒毒素保留在神经肌肉接点处,含毒素的突触小泡与内体融合、酸化,导致重链氨基端与轻链解离并释放轻链入细胞质中;轻链也具有锌内肽酶活性,可灭活神经元突触小泡内参与乙酰胆碱释放的膜蛋白,抑制神经肌肉接头处神经递质乙酰胆碱的释放,导致**弛缓性瘫痪**(flaccid paralysis)。

2. **所致疾病** 常依据毒素和(或)芽胞的侵入途径,分为以下类型:

（1）食源性肉毒中毒(food-borne botulism):因进食含肉毒毒素或肉毒梭菌芽胞的食物所引起。食源性肉毒中毒在我国十几个省、区均有发现,新疆较多。引起该病的食物,国外以罐头、香肠和腊肠等制品为主;国内据新疆统计,由发酵豆制品(臭豆腐、豆瓣酱等)引起的占 80% 以上,发酵面制品(甜面酱等)占 10% 左右。

该病的临床表现与其他食物中毒不同,**胃肠道症状很少见,以弛缓性瘫痪为主**。潜伏期可短至数小时,一般先有乏力、头痛等不典型症状,接着出现复视、斜视、眼睑下垂等眼肌麻痹症状;再是吞咽、咀嚼困难、口干、口齿不清等咽部肌肉麻痹症状;进而膈肌麻痹、呼吸困难,直至呼吸停止导致死亡。很少见肢体麻痹。不发热,神志清楚。完全康复需要几个月到几年,直到受累的神经末梢再生。

（2）婴儿肉毒中毒(infant botulism):常发生在 1 岁以下,尤其是 6 个月以内的婴儿。因为婴儿肠道的特殊环境及缺乏能拮抗肉毒梭菌的正常菌群,食入被肉毒梭菌芽胞污染的食品(如蜂蜜)后,芽胞能在肠道发芽、繁殖,产生的毒素经肠道吸收入血所致。早期症状是便闭,吮吸、啼哭无力,也可进展为弛缓性麻痹。死亡率低(1%~2%)。

（3）创伤、医源性或吸入性肉毒中毒:若伤口被肉毒梭菌芽胞污染后,芽胞在局部的厌氧环境中能发芽并释放出肉毒毒素,吸收后导致创伤肉毒中毒;因美容或治疗而应用肉毒毒素超过剂量,可导致医源性肉毒中毒;肉毒毒素还可被浓缩成气溶胶形式作为生物武器,经呼吸道导致吸入性肉毒中毒,病情进展快速、死亡率高。

（三）微生物学检查法

对临床上最常见类型如食源性肉毒中毒、婴儿肉毒中毒,可取病人的粪便、剩余食物分离病菌,同时检测粪便、病人血清或胃液中的毒素活性。粪便、食物等标本中的细菌检测,可先 80℃ 加热 10 分钟,杀死标本中所有的细菌繁殖体,再用加热标本进行厌氧培养分离本菌。可将培养物滤液或食物悬液上清液分成两份进行毒素检查,其中一份与抗毒素混合,然后分别注射小鼠腹腔,如果抗毒素处理小鼠得到保护表明有毒素存在。

（四）防治原则

对病人应根据症状尽早作出诊断。迅速注射 A、B、E 三型多价抗毒素中和血清中游离毒素;对症治疗,特别是维持呼吸功能,能显著降低死亡率;依据病原体的分离情况,选择甲硝唑或青霉素治疗。预防强调加强食品卫生管理和监督;食品应低温保存,防止芽胞发芽;食用前 80℃ 加热食品 20 分钟破坏毒素等。

四、艰难梭菌

艰难梭菌(*C. difficile*)广泛分布于土壤,多种家畜和野生动物、甚至人类的粪便中。1935 年 Hall 和 O'Toole 首次从新生儿粪便中分离到该菌。因该菌对氧气极为敏感,当时难以从粪便中分离和培养而命名。**艰难梭菌感染**(*C. difficile* infection,CDI)流行于世界各地,多数为无症状携带者,因此过去也错认为艰难梭菌是构成人类肠道正常菌群的成员。1978 年 Tedesco 首次鉴定产生毒素的艰难梭菌与林可霉素治疗后出现的假膜性结肠炎相关。目前,艰难梭菌已被公认为是**医源性腹泻最重要的病原体**,在美洲、欧洲和亚洲的发病率均较高,如感染老年人和接受抗生素治疗导致肠道菌群失调的人群,易致死亡,临床上受到高度重视。

（一）生物学特性

艰难梭菌为**革兰阳性粗长杆菌**,$(0.5 \sim 2)\,\mu m \times (3 \sim 17)\,\mu m$。芽胞呈卵圆形、芽胞直径比菌体略大、位于次极端。有周鞭毛。**严格厌氧**。血琼脂平板上形成直径较大、白色或淡黄色、不溶血的粗糙型菌落;在环丝氨酸-头孢西丁-果糖琼脂平板可产生黄色菌落,紫外线灯下可见黄绿色荧光。艰难梭菌的芽胞**对常用消毒剂、抗生素、高浓度氧或胃酸,均有很强的抵抗力**,但其繁殖体对这些因素较为敏感。

（二）致病性

1. 致病物质

（1）黏液层:疏松地附着在细菌表面,黏液层蛋白 A(SlpA)有利于艰难梭菌在肠道上皮细胞表面黏附和定植。

（2）细胞表面蛋白 84(cell surface protein84,Csp84):是细菌分泌的一种黏膜裂解酶,能导致结肠黏膜的降解。

（3）外毒素:多数致病性艰难梭菌菌株能产生**艰难梭菌毒素 A(Tcd A)和(或)艰难梭菌毒素 B(Tcd B)**。此外,部分菌株可产生**艰难梭菌转移酶**。这些毒素都是**细胞毒素**,但导致细胞死亡的机制有所不同。

TcdA 和 Tcd B 是由存在于不同菌株染色体上相同位置的一个长度为 19.6kb 的致病岛所编码,分子量分别为 308kD 和 270kD。两者的氨基酸序列具有同源性,均属于**葡糖基转移酶**(glucosyltransferases),可灭活上皮细胞内的 Rho 蛋白家族,导致细胞凋亡并产生细胞病变效应,**是艰难梭菌最重要的致病物质**,与 CDI 出现的临床症状密切相关。此外,大于 0.1nmol/L 的 Tcd B 还可增加细胞内活性氧中间物而促进细胞坏死。

艰难梭菌转移酶(CDT),又名二元毒素(binary toxin),由 CDTa 和 CDTb 两个成分组成,是部分致病菌株染色体上另一个长度为 6.2kb 的致病岛所编码。CDTb 结合细胞表面受体并介导毒性亚单位

CDTa 进入细胞质;CDTa 破坏细胞骨架,导致上皮细胞死亡。

2. 所致疾病　艰难梭菌经**粪-口途径传播**,所致疾病统称为艰难梭菌感染(CDI),包括无症状感染者、医源性腹泻和假膜性结肠炎等不同类型。

(1) 无症状携带者:**是重要的传染源**。已证实 60% ~70% 的新生儿,3% 的 3 岁以上的儿童,3% 的成人和 10% 的老年人,无症状携带艰难梭菌。新生儿和婴儿的肠道缺乏艰难梭菌产生的毒素的受体,常携带细菌而不致病。

(2) 医源性腹泻:曾经住院史、罹患基础疾病、老年人、抑酸剂的使用和曾接受过抗生素的治疗等是危险诱因。其中,抗生素治疗史是最重要的高危诱因,常在抗生素预防或治疗应用 5 ~10 天后,出现**水样腹泻**,传统上也称为**抗生素相关性腹泻**(antibiotic-associated diarrhea),占腹泻病例的 10%;20% ~30% 由艰难梭菌所致,其他如金黄色葡萄球菌和产气荚膜梭菌等也可导致。然而,超过 30% 的腹泻病例,未曾有抗生素治疗史,与住院史、病人的年龄或罹患基础疾病等相关。有报道在住院 1 周内,13% ~20% 的住院病人可检测到艰难梭菌,入院 4 周内的检出率可增加到 50%。

艰难梭菌经胃进入十二指肠后,芽胞受到来源于肝脏的初级胆汁酸的刺激开始发芽形成繁殖体。尽管所有抗生素、甚至抑酸剂治疗都与 CDI 相关,但林可霉素、头孢菌素和喹诺酮类抗生素是最常见的诱因;抗生素可破坏肠道的正常菌群,而正常菌群对艰难梭菌芽胞发芽形成繁殖体和毒素的产生,有显著的抑制作用。除抗生素的类型外,抗生素的作用时间、剂量和联合作用均是重要的影响因素。在结肠,次级胆汁酸抑制艰难梭菌的芽胞发芽、促进繁殖体形成芽胞并随粪便排出体外。

(3) 假膜性结肠炎(pseudomembranous colitis):5% 的 CDI 病人,可出现血水样腹泻,排出假膜,并伴有发热、白细胞增多等全身中毒表现,严重者可危及生命。

(三) 微生物学检查法

由于无症状携带者的比例较高,即使从粪便中分离培养到艰难梭菌也不能作为诊断疾病的依据。可分别采用免疫学方法或分子诊断方法,从有临床症状的病人的粪便标本中检测到细菌产生的毒素或毒素编码基因,以辅助诊断 CDI。

(四) 防治原则

治疗 CDI 的主要措施包括:立即停用相关抗生素,轻度腹泻症状即可缓解;较重的腹泻或结肠炎病人需要采用甲硝唑或万古霉素治疗;大约 20% ~30% 的病人会复发、甚至反复复发,主要原因是抗生素可杀灭细菌繁殖体但未杀灭芽胞,可尝试采用健康人的**粪菌移植**(faecal microbiota transplant, FMT)治疗。

因艰难梭菌在医疗环境和自然环境中广泛存在,预防 CDI 较为困难。医疗从业人员应重视手卫生并推荐使用含氯消毒剂,对芽胞污染的医疗环境可采用过氧化氢气化灭菌,合理使用抗生素等,仍可显著降低 CDI 的发病率。目前尚无疫苗用于预防。

第二节　无芽胞厌氧菌

与人类疾病有关的无芽胞厌氧菌,主要寄生于人和动物的体表及与外界相通的腔道黏膜表面,构成人体的正常菌群,包括革兰阳性和革兰阴性的球菌和杆菌。在**人体正常菌群中,无芽胞厌氧菌占有绝对优势**,是其他非厌氧性细菌(需氧菌和兼性厌氧菌)的 10 ~1000 倍。例如在肠道菌群中,厌氧菌占 99.9%,大肠埃希菌等只占 0.1%。皮肤、口腔、上呼吸道和泌尿生殖道黏膜的正常菌群中,80% ~90% 为无芽胞厌氧菌。一般情况下,它们对人体无害;但在某些特定条件下,这些厌氧菌作为机会致病菌可导致内源性感染。临床上以口腔、胸腔、腹腔和盆腔感染为多见,无芽胞厌氧菌占这些部位感染的 70% ~93%,且以混合感染为多见。

一、生物学性状

无芽胞厌氧菌有 30 多个菌属,200 余菌种,其中与人类疾病相关的主要有 10 个属(表 12-1)。

表 12-1　与人类疾病相关的主要无芽胞厌氧菌

革兰阴性				革兰阳性			
杆　菌		球　菌		杆　菌		球　菌	
类杆菌属 *Bacterioides*	口腔、直肠和阴道	韦荣菌属 *Veillonella*	口腔、咽部、胃肠道	丙酸杆菌属 *Propionibacterium*	皮肤	消化链球菌属 *Peptostreptococcus*	阴道
普雷沃菌属 *Prevotella*	口腔、阴道			双歧杆菌属 *Bifidobacterium*	肠道		
紫单胞菌属 *Porphyromonas*	口腔			真杆菌属 *Eubacterium*	口腔和肠道		
梭杆菌属 *Fusobacterium*	口腔、直肠和阴道			乳杆菌属 *Lactobacillus*	口腔、肠道和阴道		

1. **革兰阴性厌氧杆菌**　临床上最常见的革兰阴性厌氧杆菌中,以**类杆菌属**中的脆弱类杆菌(*B. fragilis*)最为重要。在无芽胞厌氧菌感染中,其占临床厌氧菌分离株的 25%,类杆菌分离株的 50%。该菌的形态特征为两端钝圆而浓染、中间着色浅似空泡状,有荚膜(图 12-4)。类杆菌有典型的革兰阴性菌细胞壁,但其脂多糖无内毒素活性,主要因为其氨基葡萄糖残基上缺乏磷酸基团且结合的脂肪酸较少。**梭杆菌属**细菌两端尖细、中间膨胀成梭形。其余菌属形态都非常小。除类杆菌在培养基上生长迅速外,其余均生长缓慢,需 3 天以上。

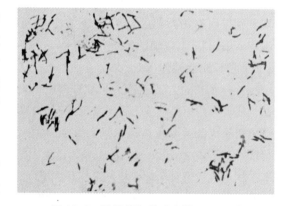

图 12-4　脆弱类杆菌(光镜 ×1000)

2. **革兰阴性厌氧球菌**　以**韦荣球菌属**最重要,其他革兰阴性球菌仍难以分离。韦荣球菌属细菌直径 0.3 ~ 0.5μm,常成对、成簇或短链状排列;在临床分离的厌氧菌标本中,分离率小于 1%,且为混合感染菌之一。

3. **革兰阳性厌氧杆菌**　在临床厌氧菌分离株中约占 22%,其中 57% 为**丙酸杆菌**,23% 为真杆菌。

(1)双歧杆菌属:菌体呈多形性,细菌单个或排列成 V 形、星形或棒状,染色不均匀。双歧杆菌在婴儿、成人肠道菌群中占很高比例,在婴儿尤为突出,构成体内的生物屏障并发挥生物拮抗作用,合成多种维生素、延缓衰老并增强机体免疫力。只有**齿双歧杆菌**(*B. dentium*)与龋齿和牙周炎有关,但其致病机制仍不明确。

(2)乳杆菌属:因发酵糖类产生大量乳酸而命名,寄居在口腔、肠道和阴道,对侵入这些部位的病原菌的繁殖有抑制作用。**嗜酸乳杆菌**(*L. acidophilus*)与龋齿密切有关。

(3)丙酸杆菌:因能发酵葡萄糖产生丙酸而命名。与人类疾病有关的有 3 个菌种,**痤疮丙酸杆菌**(*P. acnes*)最为常见,菌体微弯,呈棒状,一端钝圆、另一端尖细,经植入修复物或器械引起感染。

(4)真杆菌属:部分菌种与感染有关,但都出现在混合感染中,最常见的为迟钝真杆菌(*E. lentum*),

菌体细长,单个或排列呈 V、Y 或棒状,20% 胆汁可促进其生长,生化反应不活泼。

4. **革兰阳性厌氧球菌** 有临床意义的是**消化链球菌属**,菌体小,直径为 $0.5 \sim 0.6\mu m$,常成对或短链状排列。在血琼脂平板上形成灰白色、不溶血的光滑型小菌落。在临床厌氧菌分离株中,约占 20% ~ 35%,为第 2 位,仅次于脆弱类杆菌,但大多亦为混合感染。厌氧菌菌血症仅 1% 由革兰阳性球菌引起,主要为本菌属,常因女性生殖道感染而引起。

二、致病性

1. **致病条件** 无芽胞厌氧菌是寄生于人体体表及与外界相通腔道黏膜表面的正常菌群,当其寄居部位改变,宿主免疫力下降和菌群失调等情况下,**伴有局部厌氧微环境的形成**,如因烧伤、放化疗、肿瘤压迫等组织缺氧或氧化还原电势降低,易引起内源性感染。

2. **细菌毒力** 无芽胞厌氧菌的毒力主要表现在下列几方面:①通过菌毛、荚膜等表面结构吸附和侵入上皮细胞和各种组织;②产生多种毒素、胞外酶和可溶性代谢物,如脆弱类杆菌某些菌株产生的肠毒素、胶原酶、蛋白酶、纤溶酶、溶血素、DNA 酶和透明质酸酶等;③改变其对氧的耐受性,如类杆菌属很多菌种能产生出超氧化物歧化酶(SOD),使其对局部微环境中氧的耐受性增强,有利于该菌适应新的生态环境而致病。

3. **感染特征** ①**内源性感染**,为其主要感染形式,感染部位可遍及全身,多呈慢性过程;②**无特定病型**,大多为化脓性感染,形成局部脓肿或组织坏死,也可侵入血流形成败血症;③**分泌物或脓液黏稠**,乳白色、粉红色、血色或棕黑色,**有恶臭**,有时有气体;④使用氨基糖苷类抗生素(链霉素、卡那霉素和庆大霉素等)治疗无效;⑤分泌物直接涂片可见细菌,但**普通培养法无细菌生长**。

4. **所致疾病**

(1) 败血症:随着抗厌氧菌抗生素的广泛应用,近年来临床败血症标本中厌氧菌培养阳性率只有 5% 左右,多数为脆弱类杆菌,其次为革兰阳性厌氧球菌。原发病灶约 50% 来自胃肠道,20% 来自女性生殖道。病死率为 15% ~ 35%。

(2) 中枢神经系统感染:最常见的为脑脓肿,主要继发于中耳炎、乳突炎和鼻窦炎等邻近感染,亦可经直接扩散和转移而形成。分离的细菌种类与原发病灶有关,革兰阴性厌氧杆菌最为常见。

(3) 口腔感染:主要引起牙髓炎、牙周炎和牙龈脓肿等。常由革兰阴性厌氧杆菌引起,核梭杆菌(*F. nucleatum*)和普雷沃菌属占主导地位。

(4) 呼吸道感染:无芽胞厌氧菌可感染上、下呼吸道的任何部位,如扁桃体周围蜂窝织炎、吸入性肺炎、坏死性肺炎、肺脓肿和脓胸等。无芽胞厌氧菌的肺部感染发生率仅次于肺炎链球菌。呼吸道感染中分离最多的厌氧菌为普雷沃菌属、坏死梭杆菌(*F. necrophorum*)、核梭杆菌、消化链球菌和脆弱类杆菌等。

(5) 腹部感染:因手术、损伤、穿孔及其他异常导致肠内容物污染腹腔为常见,因肠道含有大量的厌氧菌,因此感染以混合感染为主,主要细菌为脆弱类杆菌。腹腔内感染早期表现为腹膜炎、腹腔脓肿,部分伴血症。40% ~ 60% 的肝脓肿为厌氧菌所致,主要为类杆菌、梭杆菌等。25% ~ 90% 的阑尾炎由脆弱类杆菌所致;因结石阻塞所致胆囊炎则以厌氧链球菌为主。

(6) 女性生殖道与盆腔感染:手术或其他并发症引起的女性生殖道一系列严重感染中,如盆腔脓肿、输卵管卵巢脓肿、子宫内膜炎、脓毒性流产等,无芽胞厌氧菌是主要病原体,脆弱类杆菌占病原菌的 60% 以上。因阻塞引起的泌尿道感染亦以无芽胞厌氧菌为主。

(7) 其他:尚可引起皮肤、软组织感染和心内膜炎等。

三、微生物学检查法

1. **标本采取** 对临床诊断非常关键。标本应注意避免局部环境中正常菌群的污染,且一切可能污染正常菌群的标本均不宜进行厌氧菌分离鉴定,如咽拭子、痰液和阴道分泌物等。最可靠的标本是血液、无菌切取或活检得到的组织标本、从感染深部吸取的渗出物或脓汁等。厌氧菌大多对氧敏感，标本采取后应立刻放入特制的厌氧标本瓶中，并迅速送检。

2. **直接涂片镜检**　脓液或穿刺液标本可直接涂片染色，观察细菌的形态特征、染色性及菌量多少，供初步判断结果时参考。

3. **分离培养与鉴定**　这是证实无芽胞厌氧菌感染的关键方法。标本应立即接种到营养丰富、新鲜，含有还原剂的培养基或特殊培养基、选择培养基中，最常用的培养基是牛心脑浸液为基础的血平板。接种最好在厌氧环境中进行(如厌氧手套箱等)。接种后置于37℃厌氧培养2～3天，如无菌生长，继续培养至1周。挑取生长菌落接种两只血平板，分别置于有氧和无氧环境中培养，在两种环境中都能生长的是兼性厌氧菌，只能在厌氧环境中生长的才是专性厌氧菌。获得纯培养后，再经生化反应等进行鉴定。

4. **分子诊断**　也是**快速鉴定方法**。常见如核酸杂交和PCR；或利用气相色谱检测细菌代谢终末产物，需氧菌和兼性厌氧菌只能产生乙酸，而检测出其他短链脂肪酸，如丁酸、丙酸则提示为厌氧菌。

四、防治原则

外科清创去除坏死组织和异物，维持局部良好的血液循环，预防局部出现厌氧微环境。要合理选用抗生素，对病人应在获得实验室结果前开展抗厌氧菌治疗。对不能立即清创或腹部贯穿性外伤并累及直肠等，可预防性应用抗厌氧菌药物。临床上95%以上的无芽胞厌氧菌包括脆弱类杆菌对甲硝唑、亚胺培南、哌拉西林和克林霉素等敏感；万古霉素适用于所有革兰阳性厌氧菌感染。无芽胞厌氧菌对氨基糖甙类抗生素具有抗性；最常见的脆弱类杆菌和其他种类常产生β-内酰胺酶，可破坏青霉素和头孢霉素；因此，对分离株要**进行抗生素敏感性测定**，以指导临床正确地选用抗生素用于治疗。

(范雄林)

第十三章 分枝杆菌属

分枝杆菌属(*Mycobacterium*)归属放线菌目、分枝杆菌科,是一类细长略弯曲的杆菌,因呈分枝状排列而命名。分枝杆菌属的细菌很多,根据其致病特点,大致可分为结核分枝杆菌复合群、麻风分枝杆菌和非结核分枝杆菌三类。结核分枝杆菌复合群引起人类或动物结核病;麻风分枝杆菌引起麻风病;非结核分枝杆菌大多不致病,有些为条件致病菌。

分枝杆菌属的共同特性为:①基因组中 G+C 的百分比高,介于 62% ~ 70%;②细胞壁中含有大量脂质,超过菌体干重的 20%,故生长形成粗糙的疏水性菌落,且细菌难以被一般染料染色,需用助染剂并加温使之着色,而着色后又不易以含有 3% HCl 的乙醇脱色,故也称为抗酸杆菌(acid-fast bacilli),是该属细菌与其他种属细菌的重要区别;③无鞭毛、无芽胞,也不产生内、外毒素,脂质是其主要致病物质;④生长缓慢,代时为 2 ~ 20 小时;⑤所致感染多为慢性感染过程,可形成特征性的肉芽肿。

第一节 结核分枝杆菌

结核分枝杆菌复合群(*Mycobacterium tuberculosis* complex)包括结核分枝杆菌、牛分枝杆菌、非洲分枝杆菌和田鼠分枝杆菌。结核分枝杆菌(*Mycobacterium tuberculosis*)是导致人类结核病(tuberculosis,TB)最重要和最常见的病原体,可侵犯全身各器官系统,以肺部感染最多见。牛分枝杆菌(*Mycobacterium bovis*)的形态、染色、菌体结构及毒力等与结核分枝杆菌相似,可引起牛、人及其他动物的结核病,其所致人类结核病约占总病例数的 6% ~ 11%。非洲分枝杆菌是一种在非洲热带国家引起人类结核病的病原。田鼠分枝杆菌可引起野鼠的全身性结核,以及豚鼠、兔子和牛的局部病变。

结核病是目前全球尤其是发展中国家危害最为严重的慢性传染病之一。据 WHO 报告,2016 年全球约有 1040 万新发病例,病死人数约 167 万;是全球前 10 位致死病因之一,也是细菌性疾病致死的首位原因。中国是全球 30 个结核病高负担国家之一。

一、生物学性状

(一)形态与染色

结核分枝杆菌菌体细长略弯曲,大小约 1 ~ 4μm×0.4μm,呈单个、分枝状或团束状排列,无鞭毛、无芽胞,有菌毛。在电镜下可看到菌体外有一层较厚的透明区,为微荚膜,在静置培养状态下和感染机体内容易形成。结核分枝杆菌为革兰阳性菌,但不易着色,一般常用齐-尼抗酸染色(Ziehl-Neelsen acid-fast staining):以 5% 苯酚复红糖以加温方式使细菌着色,然后用 3% 盐酸乙醇脱色,再用亚甲蓝复染。结核分枝杆菌可抵抗盐酸酒精的脱色作用而染成红色,而其他细菌及细胞被染成蓝色。

细胞壁结构较为复杂,含有大量脂质,可占细胞壁干重的 60% 以上,脂质大多与阿拉伯糖和甘露糖结合组成糖脂(glycolipid),形成可通透的疏水性屏障,与细菌抗药性及毒力密切相关。从内向外由肽聚糖-阿拉伯半乳聚糖-分枝菌酸组成复合物(mAGP),无革兰阳性菌的磷壁酸,而有与革兰阴性菌类似的外膜层。外膜内层为分枝菌酸,外层为不同类型的糖脂如海藻糖 6,6'-二分枝菌酸(TDM)和硫酸脑苷脂(sulfatide),或磷脂(phosphatide)等形成脂质双层结构。另外还有一些结合于细胞膜并延伸到细胞表面的脂甘露糖(lipomannan)及其修饰物,如脂阿拉伯甘露聚糖(lipoarabinomannan,LAM)、末端修饰甘露糖的脂阿拉伯甘露聚糖(ManLAM)和磷脂酰肌醇甘露糖苷(phosphatidyl-myo-inositol marmoside，PIM）。

（二）培养特性与生化反应

结核分枝杆菌为**专性需氧菌，营养要求高**。在含有蛋黄、马铃薯、甘油、无机盐、孔雀绿和天门冬酰胺等的改良罗氏培养基上生长良好。最适 pH 为 6.5 ~ 6.8，最适温度为 37℃，低于 30℃或高于 42℃不生长。该菌**生长缓慢**，约 12 ~ 24 小时繁殖一代，接种后培养 3 ~ 4 周才出现肉眼可见的菌落。菌落干燥、坚硬，表面呈颗粒状、乳酪色或黄色，形似菜花样。在液体培养基中呈菌膜、束状或团块状生长，若在液体培养基内加入水溶性脂肪酸，可降低结核分枝杆菌表面的疏水性，细菌呈均匀分散生长，有利于进行药物敏感试验等。

生化反应是鉴别分枝杆菌属菌种的关键。结核分枝杆菌可将硝酸盐还原成亚硝酸盐，合成烟酸，对吡嗪酰胺敏感，而对噻吩-2-羟酸酰肼不敏感；牛分枝杆菌不具备上述特性，但两者的中性红实验均为阳性。结核分枝杆菌的热触媒实验阴性，抗煮沸实验阳性，能耐煮沸 10 分钟，甚至高压灭菌亦不失去抗酸性；非结核分枝杆菌热触媒实验则为阳性，煮沸 1 分钟即失去抗酸性，且中性红实验阴性。

（三）抵抗力

结核分枝杆菌的脂类含量高，**对某些理化因素的抵抗力较强**。在干痰中可存活 6 ~ 8 个月，若黏附于尘埃上，可保持传染性 8 ~ 10 天。在 3% HCl、6% H_2SO_4 或 4% NaOH 溶液中能耐受 30 分钟，因而临床上常以酸碱处理严重污染的样本，杀死杂菌和消化黏稠物质，以提高检出率。但是其对湿热、紫外线、乙醇的抵抗力弱。在液体中加热 62 ~ 63℃ 15 分钟或煮沸、直射日光下 2 ~ 3 小时、75% 乙醇内数分钟即死亡。

（四）变异性

结核分枝杆菌可发生形态、菌落、毒力及耐药性等变异。在陈旧病灶和临床标本中的结核分枝杆菌形态常不典型，可呈颗粒状，串珠状，短棒状，长丝形等。结核分枝杆菌在一些抗生素、溶菌酶的作用下，可失去细胞壁结构而变为 L 型细菌，其菌落也可由粗糙型变成光滑型。结核分枝杆菌在人工培养基上长期连续传代，其毒力可减弱。

结核分枝杆菌对异烟肼、链霉素、利福平等药物较易产生**耐药性变异**；耐药类型可分为四类：单耐药（single drug-resistant tuberculosis，SDR-TB），对 1 种抗结核药物耐药；多耐药（polydrug-resistant tuberculosis，PDR-TB）对 1 种以上的抗结核药物耐药，不包括同时对异烟肼和利福平耐药；耐多药（multidrug-resistant tuberculosis，MDR-TB），至少对异烟肼和利福平耐药；广泛耐药（extensively drug-resistant tuberculosis，XDR-TB），耐多药且对任意 1 种喹诺酮类药物耐药和二线抗结核药物卷曲霉素、卡那霉素和阿米卡星注射剂中至少 1 种耐药。

二、致病性

结核分枝杆菌无内毒素，也不产生外毒素和侵袭性酶类，其致病作用与细菌在组织细胞内定居和顽强增殖，其菌体成分，尤其是细胞壁中的脂质和蛋白质等，能逃避固有免疫的清除，延缓抗感染细胞免疫应答的建立，引起炎症反应，以及诱导机体产生迟发型超敏反应导致的免疫病理损伤等有关。

（一）致病物质

1. 脂质（lipid）　是结核分枝杆菌的主要毒力因子，多呈糖脂或脂蛋白形式。糖脂种类多，与 C 型凝集素受体（C-type lectin receptors，CLR）结合，既具有佐剂活性、构成弗氏完全佐剂的重要部分，也是机体免疫反应的重要调节因素。**海藻糖6，6'-二分枝菌酸**（TDM）是一种可导致细菌在液体培养基中紧密黏成索状的物质，故也称为**索状因子**（cord factor），是结核分枝杆菌重要的致病因子。TDM 与巨噬细胞诱导型 C 型凝集素受体（Mincle）结合，诱导抗炎细胞因子如 IL-1 和 TNF-α 的产生，促进肉芽肿形成。TDM 还可促进抗原提呈细胞成熟，激活 Th1 和 Th17 反应，具有佐剂特性；但因细菌寄生在细胞内，相对于外环境胞内有丰富的葡萄糖，细菌会合成葡萄糖-单分枝菌酸（glucose monomycolate）取代 TDM，Mincle 识别该物质的能力较弱，是细菌免疫逃避的一种策略。此外，在潜伏感染状态下，细菌会优先合成甘油-单分枝菌酸(glycerolmonomycolate),诱导 Th2 型反应,从而有利于形成潜伏感染和细菌在人体内的长期存活。脂阿拉伯甘露糖(LAM)、脂阿拉伯甘露聚糖(ManLAM)和磷脂酰肌醇甘露糖苷(PIM)等**甘露糖脂**,可结合巨噬细胞甘露糖受体(mannose receptor),帮助细菌进入细胞内,抑制吞噬体成熟,阻止巨噬细胞的杀伤,并诱导抗炎细胞因子如 TNF-α 的产生,导致机体发热、消瘦、体重下降和组织坏死;或与树突状细胞表面的 DC-SIGN 结合,促进 IL-10 的表达,在感染早期可抑制致敏 T 细胞从淋巴结移行到肺脏的感染灶,有利于细菌在感染灶的繁殖。**硫酸脑苷脂**可抑制吞噬细胞中的吞噬体与溶酶体融合,使结核分枝杆菌在细胞内存活。**磷脂**能刺激单核细胞增生,促使病灶内的巨噬细胞转变为上皮样细胞而形成结核结节,并与干酪样坏死有关。

2. **蛋白质** 结核分枝杆菌标准株 H37Rv 的全基因组测序结果显示,其基因组大小为 4.38 ~ 4.42Mb,编码 3590 ~ 4189 个蛋白。多为脂蛋白或糖蛋白,致病作用较为广泛。如 ESX-1 型分泌系统是结核分枝杆菌和牛分枝杆菌特有的Ⅶ型分泌系统,以分泌**培养滤过性蛋白**(10kD culture filtrate protein,CFP-10)和**早期分泌抗原靶蛋白**(6kD early secretory antigenic target protein,ESAT-6)为特征,包括编码基因及十余种分泌调节基因。ESAT-6 和 CFP-10 形成复合物,与细菌免疫逃逸及诱导超敏反应有关。DosR-DosS 基因调节区编码 48 个蛋白质,与细菌适应肉芽肿内缺氧、低酸等条件下的生存有关。复苏促进因子(RPF)A ~ E 与潜伏感染后细菌的再激活有关。**结核菌素**(tuberculin)是将细菌接种于液体培养基培养,收集培养滤液制备,主要是细菌分泌的蛋白质且耐热的成分,与具有佐剂活性的糖脂结合,能引起较强的迟发型超敏反应。

3. **荚膜** 结核分枝杆菌荚膜的主要成分是多糖,包括葡聚糖、阿拉伯甘露聚糖、甘露糖等,还含有部分脂质和蛋白质。荚膜与细菌黏附与入侵细胞、抵抗吞噬及其他免疫因子杀伤、或耐受酸碱有关。

(二)所致疾病

人对结核分枝杆菌普遍易感,多数导致潜伏结核病感染(latent tuberculosis infection),只有很少一部分发展为结核病。结核分枝杆菌**主要经呼吸道进入机体**,也可经消化道和破损的皮肤黏膜侵入,**可侵犯全身各种组织器官**,引起相应器官的结核病,其中以**肺结核最为常见**。结核分枝杆菌感染的发生、发展及结局,受到细菌毒力和侵入数量、机体易感性和免疫状态等多种因素的影响。根据机体感染结核分枝杆菌时的状态、感染后免疫应答的特点等,可将其分为原发感染和原发后感染两大类。

1. **原发感染** 原发感染(primary infection)是指机体初次感染结核分枝杆菌,多发生于儿童;最常见于肺部感染。传染源是活动性肺结核病人,主要通过咳嗽、打喷嚏、大声说话和排痰等方式,产生含有结核分枝杆菌的 1 ~ 5μm 的飞沫核,被密切接触的易感者经呼吸道吸入到达肺泡后,主要被巨噬细胞吞噬,还可被树突状细胞、中性粒细胞、肺泡上皮细胞识别。细菌通过自身毒力因素的作用,既能逃避吞噬细胞的杀伤,也能在巨噬细胞内存活并大量繁殖;细胞死亡释放出的细菌在细胞外繁殖或再被细胞吞噬,反复发生上述过程,并引起渗出性炎症病灶,称为**原发灶**。原发灶内的结核分枝杆菌可经淋巴管扩散至肺门淋巴结,引起淋巴管炎和淋巴结肿大。在 X 线胸片中,原发病灶、淋巴管炎和淋巴结肿大显示哑铃状阴影,称为**原发综合征**(primary syndrome)或科恩综合征(Ghon complex)。原发结核病病人的临床症状体征多不明显,仅免疫学检查为阳性;少数病变较重者可出现乏力、食欲下降、潮热和盗汗等症状。感染大约 3 周后,局部淋巴结中细菌抗原激活的淋巴细胞到达感染部位,T 细胞释放大量细胞因子,尤其是 IFN-γ,可增强新移行来的未感染的巨噬细胞吞噬促其杀灭细菌,形成以被细菌感染的巨噬细胞为中心,周围聚集泡沫状巨噬细胞、T 细胞、B 细胞和成纤维细胞,最外层为胶原纤维包裹的**慢性肉芽肿**(tuberculous granuloma),其中心为包括死亡细胞和病原菌的干酪样坏死,为结核病的特征性病理改变,即**结核结节**(tubercle)。

随着感染的持续,机体抗结核免疫力逐渐建立,原发灶大多可纤维化和钙化而自愈。少数原发感染者体内的结核分枝杆菌可进一步经淋巴、血流播散至全身,如脑、肾、骨、关节、生殖器官等部位;极少数营养不良或患有其他传染病导致免疫力低下的儿童,可导致全身粟粒性结核或结核性脑膜炎。

原发灶内可长期潜伏少量结核分枝杆菌,不断刺激机体,强化已建立的抗结核免疫力。受结核结节中心的微环境如低 pH 和缺氧等影响,细菌不能繁殖或缓慢增殖,成为**持留菌**;也可代谢停止,形成**休眠菌**。原发灶内的残留菌是日后内源性感染的主要来源。

2. **原发后感染**　原发后感染(post-primary infection)指经历过初次感染后再次发生的结核分枝杆菌感染,也称为继发感染(secondary infection),多见于成年人,大多为内源性感染,少数由外源性感染所致。在某些因素的作用下,如机体免疫力降低时,原发灶内潜伏的结核分枝杆菌大量生长繁殖,造成感染,称为**复燃**(recrudescence)或**再激活**(reactivation)。由于机体已形成对结核分枝杆菌的适应性免疫,对再次感染的结核分枝杆菌有较强的局限能力,故原发后感染的特点是病灶局限,一般不累及邻近的淋巴结;由于迟发型超敏反应,病变发生迅速且剧烈。主要表现为慢性肉芽肿性炎症,形成结核结节,发生纤维化或干酪样坏死。X 线显示继发性肺结核病的肺部病变可以是增殖、浸润、干酪样坏死或空洞为主的多种改变,导致浸润型肺结核和慢性纤维空洞型肺结核等不同类型。

结核结节中心干酪样坏死液化后,有利于结核分枝杆菌生长繁殖。大量菌体成分引起迟发型超敏反应,导致附近支气管、血管和组织破坏,结核分枝杆菌可经血液、淋巴液扩散到肺外组织器官,引起相应的脏器结核,如脑、肾、骨、关节、生殖器官、皮肤等结核。痰菌被咽入消化道可引起肠结核、结核性腹膜炎等。艾滋病等免疫力极度低下者,严重时可造成全身播散性结核。

三、免疫性

人类对结核分枝杆菌的感染率很高,但发病率却较低,这表明人体的固有免疫和适应性免疫在抵抗结核分枝杆菌的感染中具有重要作用。

(一)固有免疫

固有免疫是机体抗结核分枝杆菌感染的第一步,参与其中的细胞主要是巨噬细胞、树突状细胞(DC)、中性粒细胞和自然杀伤细胞(NK)。这些固有免疫细胞通过表面**模式识别受体**(pattern recognition receptor, PRR)识别细菌,包括 Toll 样受体(Toll like receptor, TLR)、Nod 样受体(Nod like receptor, NLR)、C 型凝集素受体(CLR)、补体受体、清道夫受体等。PRR 激活后将不同信号传递到胞内,经级联放大,诱导细胞各种防御性固有免疫反应,如吞噬、自噬、凋亡和炎症小体的激活。另一方面,结核分枝杆菌也可通过自身的毒力抑制固有免疫应答,逃避固有免疫的杀伤。

(二)适应性免疫

结核分枝杆菌为兼性胞内寄生菌,**抗感染免疫主要依靠细胞免疫**;机体感染结核分枝杆菌后虽然可产生多种抗体,但这些抗体一般没有保护作用。由于细菌的毒力,感染 10 天后结核分枝杆菌感染的树突状细胞才移行到局部淋巴结致敏 T 细胞,感染后约 21 天,被细菌抗原激活的 CD4$^+$ Th1 型细胞才归巢到肺部感染灶并建立针对该菌的细胞免疫。CD4$^+$ Th1 型细胞释放大量细胞因子,如 IFN-γ、TNF-α 和 IL-2 等,不仅能吸引 T 细胞和巨噬细胞等聚集到炎症部位,还能增强这类细胞的直接或间接的杀菌活性;此外,其产生的 TNF-α 可诱导细胞凋亡,促进肉芽肿形成,使感染局限化。因此,CD4$^+$ Th1 型细胞在抗结核分枝杆菌感染中具有重要作用。CD8$^+$ T 细胞可诱导感染的巨噬细胞裂解或凋亡,或产生颗粒溶素直接杀死细菌,还可分泌 IFN-γ 和 TNF-α 等细胞因子发挥抗菌作用,在阻止结核分枝杆菌潜伏感染的再激活过程中发挥重要作用。

(三)超敏反应

机体获得对结核分枝杆菌免疫力的同时,细菌的部分蛋白质与糖脂等也可共同刺激 T 淋巴细胞,形成超敏状态。体内被致敏的 T 淋巴细胞再次遇到结核分枝杆菌时,即释放出淋巴因子,引起**强烈的迟发型超敏反应**,形成以单核细胞浸润为主的炎症反应,容易发生干酪样坏死,甚至液化形成空洞,常见于成人的原发后感染。在结核分枝杆菌感染时,细胞免疫与迟发型超敏反应同时存在。两种免疫反应由不同的结核分枝杆菌抗原诱导,并由不同的 T 淋巴细胞亚群介导,参与反应的淋巴因子也不同。迟发型超敏反应对机体抗感染免疫具有一定的积极作用,也与致病作用有关。

四、微生物学检查法

根据结核分枝杆菌感染的类型,采取病灶部位的适当样本,如肺结核采取咳痰(最好取早晨第一次咳痰,挑取带血或脓痰),肾或膀胱结核以无菌导尿或取中段尿液,肠结核采取粪便样本,结核性脑膜炎进行腰椎穿刺采取脑脊液,脓胸、肋膜炎、腹膜炎或骨髓结核等则穿刺取脓汁等。

(一) 直接涂片染色检查

咳痰可直接涂片。用**抗酸染色法**染色。若镜检找到抗酸性杆菌,通常应报告"查到抗酸性杆菌",因样本中可能混杂有非结核分枝杆菌。

如样本中结核分枝杆菌量少,直接涂片不易检出(一般需要每毫升痰液含有结核分枝杆菌10万个以上才能检出),可用金胺"O"染色后荧光显微镜观察结果;或**浓缩集菌**后,再涂片染色镜检,以提高阳性检出率。无菌采取的脑脊液、导尿或中段尿可直接用离心沉淀集菌。咳痰或粪便样本因含杂菌多,需先用4% NaOH或3% HCl或6% H_2SO_4处理,然后用离心沉淀法将细菌浓缩聚集于管底,再取沉淀物涂片染色法检查或分离培养。

(二) 分离培养

将待检样品经浓缩集菌后,接种于**改良罗氏固体培养基**,培养基所含的孔雀绿可抑制杂菌生长,37℃培养4~8周直至可见菌落生长。依据生长速度和菌落特点,可初步判定为结核分枝杆菌,再进一步用染色法和生化反应证实。

BacterTB-460系统是结核分枝杆菌快速培养系统:在结核分枝杆菌专用培养基中加入含有^{14}C的棕榈酸底物,样品接种后,如有结核分枝杆菌生长、繁殖,^{14}C棕榈酸降解后产生带有放射性的$^{14}CO_2$,经仪器检测显示结果。该法敏感性较常规法高10%左右,检出时间缩短到2~3周。

(三) 动物试验

常用豚鼠或地鼠鉴别疑似结核分枝杆菌的分离培养物以及进行毒力测定。取经浓缩集菌处理的样本1ml注射于豚鼠或地鼠腹股沟皮下,经3~4周饲养观察,如出现局部淋巴结肿大,消瘦或结核菌素试验阳性,可及时剖检;若观察6~8周后仍未见发病者,也要剖检。剖检时应注意观察淋巴结、肝、脾、肾等脏器有无结核病变,并可进行涂片染色镜检或分离培养鉴定。

(四) 药物敏感试验

结核分枝杆菌耐药性的自发突变率较高,临床上耐药菌株流行广泛。美国CDC推荐对所有病人的分离菌株进行药敏性试验,以便对化疗作出预期的效果评价。对涂片阳性病人的治疗持续3周以后,痰涂片仍为阳性者,需重复药敏试验。

(五) 基因检测

基因检测快速、标准化、高通量,且对实验室生物安全要求较低。PCR检测结核分枝杆菌DNA的灵敏度高,每毫升检材中含有10~100个活菌即可检出,因此可用于结核病的早期快速诊断。结核分枝杆菌耐药与基因突变密切相关,分子(基因型)诊断技术有助于耐药结核病检测。WHO推荐使用XpertMTB/RIF试验进行结核病快速诊断,该方法以全自动半巢氏实时PCR技术为基础,以 rpoB 基因为靶基因,可在2小时内同时检测结核分枝杆菌和利福平耐药。此外,分枝杆菌16S rRNA高变异区序列测定、限制性长度多态性分析(RELP)等分子生物学技术已成功用于分枝杆菌的鉴定。

(六) 免疫学检查

1. **结核菌素试验**　人感染结核分枝杆菌后,产生免疫力的同时也会发生迟发型超敏反应。结核菌素皮肤试验(tuberculin skin test,TST)就是根据这一原理设计而成。目前该试验采用的结核菌素为纯蛋白衍生物(purified protein derivative,PPD),是由旧结核菌素(old tuberculin,OT,为含有结核分枝杆菌的甘油肉汤培养物加热过滤液,主要成分是结核蛋白)经三氯醋酸沉淀后的纯化物;PPD有两种,即PPDC和BCGPPD,分别由结核分枝杆菌和卡介苗提取,因此TST也称为PPD试验。

取5单位PPD注入受试者左前臂掌侧前1/3中央皮内,72小时(48~96小时)后查验,注射部位红肿硬结直径<5mm 或无反应者为阴性;≥5mm 者为阳性;≥15mm 者或局部出现双圈、水泡、坏死及淋巴管炎者为强阳性。阳性反应表明卡介苗接种成功,或未接种卡介苗和非结核分枝杆菌流行地区结核分枝杆菌感染。强阳性反应则表明可能有活动性结核病,尤其是婴儿。需要注意的是,在原发感染早期、患严重的结核病或患其他严重疾病致细胞免疫功能低下者(如艾滋病病人、肿瘤病人或用过免疫抑制剂者),可能出现阴性反应。结核菌素试验可用于婴幼儿的结核病诊断、卡介苗接种效果测定和结核分枝杆菌感染的流行病学调查,还可用于肿瘤病人细胞免疫功能测定。

2. IFN-γ 释放试验   结核分枝杆菌感染后,体内存在抗原特异性的记忆性 T 细胞,当再次遇到抗原刺激时,能迅速活化增殖,产生多种细胞因子,其中 IFN-γ 是关键的细胞因子。IFN-γ 释放试验(interferon-gamma release assay,IGRA)是一种用于结核病体外免疫检测的新方法。该方法是以结核分枝杆菌与卡介苗的差异蛋白 ESAT-6 和 CFP-10 多肽刺激致敏的 T 淋巴细胞分泌 IFN-γ,通过酶联免疫斑点试验(enzyme linked immunospot assay,ELISPOT)进行检测,1 ~ 2 天即可获得结果,具有敏感度和特异度高的优点。IGRA 对鉴别潜伏结核病感染与卡介苗接种后反应和非结核分枝杆菌感染有重要价值,并可用于结核病尤其是肺外结核病的辅助诊断,但该技术操作要求高,试剂盒价格昂贵。

3. 抗体检测   结核分枝杆菌感染后产生多种抗体。用 ELISA 检测病人血清中特异性抗体,目前已有几种试剂盒在临床使用,但仍需进一步提高其敏感性和特异性。

五、防治原则

(一) 预防接种

1908 年,Calmette 和 Guérin 将牛分枝杆菌毒株接种于含胆汁、甘油、马铃薯的培养基中,经 230 次传代,历时 13 年,使其毒力发生变异,成为对人无致病性,而仍保持良好免疫原性的疫苗株,称为**卡介苗**(Bacille Calmette-Guérin,BCG)。**卡介苗是目前临床上唯一批准使用的结核病预防用减毒活疫苗**;全球现有 160 多个国家和地区接种卡介苗。我国规定新生儿出生后即接种卡介苗一次。卡介苗主要诱导产生 CD4$^+$ Th1 型免疫应答,而 CD8$^+$ T 细胞反应较弱,保护期 10 ~ 15 年;WHO 和我国均不推荐复种。

目前国内外正在研究的新型结核病疫苗多达数十种,包括亚单位疫苗、重组活疫苗、营养缺陷型活疫苗、DNA 疫苗等。

(二) 治疗

早期发现活动性肺结核病人,隔离并给予有效药物治疗是控制结核病流行的关键。全球许多国家推广的**"督导短程化疗"**策略(Directly Observed Treatment Short-Course,国内简称为 DOTS 策略),使结核病的发病率在数十年间首次出现下降。DOTS 策略包括五个基本要素,即:政府对结核病规划的承诺;通过痰涂片镜检发现病人;在正确的管理下,给予标准的短程化疗;建立正规的药物供应系统;建立对规划执行的监督、评价系统。DOTS 策略不仅是一项医疗措施,还是各种药物治疗与新的现代卫生管理系统相结合。标准化的 DOTS 治疗策略能够治愈 90% 以上的病人,其核心为抗结核药物化学治疗。

抗结核一线化疗药物有异烟肼(INH)、利福平(RFP)、链霉素(SM)、吡嗪酰胺(PZA)、乙胺丁醇(EMB)和氨硫脲(TB1),二线药物包括对氨基水杨酸钠(PAS)、阿米卡星(AKM)、卷曲霉素(CPM)、环丝氨酸(CS)等。对于潜伏感染者,WHO 推荐口服异烟肼,疗程 9 个月。对于耐药结核病病人,如MDR-TB 和 XDR-TB 病人,需要至少 4 种有效药物的联合治疗,疗程为培养转阴后至少治疗 18 个月。

一些耐多药肺结核及肺结核的并发症如支气管胸膜瘘、结核性支气管扩张等需外科手术切除部分肺组织,以最大可能保留正常肺组织,并降低体内细菌载量。

第二节   麻风分枝杆菌

麻风分枝杆菌(*Mycobacterium leprae*)是麻风病(leprosy)的病原体。麻风病是一种古老的慢性传染病,在世界各地均有流行,主要集中在非洲、亚洲和拉丁美洲。2012 年全球新发现麻风病例 232 857

例,主要分布在印度和巴西。1949 年至 2015 年,我国累计登记麻风病病人约 51 万,治愈近 40 万例。至 2015 年,我国尚有麻风病病人 3200 余例。全国以县(市)为单位,患病率低于万分之一,麻风病已不再是我国重大的公共卫生问题。麻风分枝杆菌**主要侵犯皮肤、黏膜和外周神经组织,晚期还可侵入深部组织和脏器,造成严重病损**。

一、生物学性状

麻风分枝杆菌的**形态和染色与结核分枝杆菌相似**,抗酸染色和革兰染色均为阳性,在细胞中可呈束状排列。该菌是典型的**胞内寄生菌**,病人的渗出物标本中可见有大量麻风分枝杆菌存在于细胞内,这种细胞的胞质呈泡沫状,称为**泡沫细胞**(foam cell)或**麻风细胞**(leprosy cell),这是与结核分枝杆菌感染的一个主要区别。麻风分枝杆菌至今仍不能人工培养。以麻风分枝杆菌感染小鼠足垫或接种犰狳可引起动物的进行性麻风感染,是研究麻风病的主要动物模型。麻风分枝杆菌的抵抗力较强,在干燥环境中可存活 7 天;60℃加热 1 小时或紫外线照射 2 小时可将其灭活。

二、致病性与免疫性

人是麻风分枝杆菌唯一的天然宿主。细菌主要经病人的鼻分泌物和破损的皮肤黏膜排出,乳汁、泪液、精液或阴道分泌物中也有少量细菌。**主要通过呼吸道、破损的皮肤黏膜和密切接触等方式传播**,以家庭内传播多见。流行地区的人群多为隐性感染,幼年最为敏感。潜伏期长,平均 2 ～ 5 年,长者可达数十年。发病缓慢,病程长,迁延不愈。根据临床表现、免疫病理变化、细菌检查结果等,可将大部分病人分为**瘤型麻风**(lepromatous type)和**结核样型麻风**(tuberculoid type)。少数介于两型之间的病例又可再分为两类,即**界线类**和**未定类**;两类可向两型转化。

机体对麻风分枝杆菌感染的免疫主要依靠细胞免疫,其特点与抗结核免疫相似。

(一)瘤型麻风

瘤型麻风为疾病的进行性和严重临床类型,传染性强;如不进行及时有效的治疗,往往发展至最终死亡。细菌主要侵犯皮肤、黏膜,严重时累及神经、眼及内脏,由于机体产生的自身抗体与破损组织抗原形成的免疫复合物沉积在皮肤或黏膜下,形成红斑或结节,称为**麻风结节**(leproma),面部的结节可融合呈"狮面容",是麻风的典型病征。该型麻风病人的 T 细胞免疫应答有所缺陷,超敏反应皮肤试验(麻风菌素试验)阴性。病变部位取材病理镜检,可见大量麻风细胞和肉芽肿。

(二)结核样型麻风

此型麻风常为自限性疾病,较稳定,损害可自行消退。细菌侵犯真皮浅层,病变主要在皮肤,早期病变为小血管周围淋巴细胞浸润,以后出现上皮样细胞和多核巨细胞浸润;也可累及神经,使受累处皮肤丧失感觉。病人体内不易检出麻风分枝杆菌,故传染性小。病人的细胞免疫正常,麻风菌素试验反应阳性。

(三)界线类麻风

兼有瘤型和结核样型麻风的特点,能向两型分化,麻风菌素试验常阴性。病变部位可找到含菌的麻风细胞。

(四)未定类麻风

属麻风病的前期病变,大多数病例可转变为结核样型。麻风菌素试验大多阳性。病灶中很少能找到麻风分枝杆菌。

三、微生物学检查法

麻风病的临床表现和类型多,易与其他类似疾病相混淆,所以实验诊断有实际意义。

(一)涂片染色镜检

可从病人的鼻黏膜或皮肤病变处刮取物涂片,抗酸染色法检查有无排列成束的抗酸性杆菌存在。一般瘤型和界线类病人标本在细胞内找到抗酸染色阳性杆菌有诊断意义,而结核样型病人标本中则很难找到抗酸阳性杆菌。也可以用金胺染色荧光显微镜检查以提高阳性率。病理活检也是较好的诊断方法。

(二) 麻风菌素试验

麻风菌素试验的应用原理与结核菌素试验相同。因麻风分枝杆菌至今不能人工培养,因此麻风菌素常由麻风结节病变组织制备。因为大多数正常人对麻风菌素呈阳性反应,此试验在诊断上意义不大,但可用于评价麻风病人的细胞免疫状态和分型。

四、防治原则

预防主要依靠早期发现、早期隔离及早期治疗病人,特别是对密切接触者要做定期检查。目前尚无特异性的疫苗。因麻风分枝杆菌与牛分枝杆菌有共同抗原,在某些麻风病高发国家和地区用卡介苗来预防麻风病,收到一定效果。

治疗麻风的药物首选氨苯砜,也可用苯丙砜、醋氨苯砜和氯法齐明等。利福平能快速杀灭麻风分枝杆菌。为防止耐药性产生,应采用多种药物联合治疗。

第三节　非结核分枝杆菌

非结核分枝杆菌(nontuberculous mycobacteria,NTM)是除结核分枝杆菌复合群和麻风分枝杆菌以外的分枝杆菌的统称,又称非典型分枝杆菌(atypical mycobacteria)。非结核分枝杆菌广泛存在于水、土壤等自然环境中,故亦称**环境分枝杆菌**(environmental mycobacteria),其**形态和染色特性酷似结核分枝杆菌**,但毒力较弱,生化反应各不相同。目前发现的非结核分枝杆菌种类很多,但**大多不致病**,属于腐生菌;少数种类的细菌可在肺部有基础疾病的情况下引起人类肺部的结核样病变、组织和脏器慢性感染,小儿淋巴结炎或皮肤创伤后脓肿等,在免疫力低下的人群还可导致播散性感染,属于**机会致病菌**。

1959 年 Runyon 根据培养产生色素情况和生长速度等特点,将非结核分枝杆菌分为 4 组:①光产色菌(photochromogen):生长缓慢,菌落光滑,在暗处菌落呈奶油色,接触光线 1 小时后菌落呈橘黄色。其中**堪萨斯分枝杆菌**(*M. kansas*)可引起人类肺结核样病变;海分枝杆菌(*M. marinum*)在水中可通过擦伤的皮肤黏膜引起人的手指、脚趾及鼻黏膜等感染,呈结节及溃疡病变。②暗产色菌(scotochromogen):生长缓慢,菌落光滑,在暗处培养时菌落呈橘黄色,长时间曝光培养呈赤橙色。其中**瘰疬分枝杆菌**(*M. scrofulaceum*)可引起儿童的颈部淋巴结炎。③不产色菌(nonchromogen):生长缓慢,通常不产生色素。其中对人类有致病性的是**鸟分枝杆菌复合体**(*M. avium* complex,MAC),常引起鸟、家禽等感染,也可引起免疫低下人群感染,是艾滋病病人常见的机会致病菌,偶见于健康人群感染。④快速生长菌(rapid growers):生长迅速,25～42℃均可生长,分离培养 5～7 天即可见到粗糙型菌落。其中**偶发分枝杆菌**(*M. fortuitum*)和**龟分枝杆菌**(*M. chelonae*)可引起皮肤创伤后脓肿;**溃疡分枝杆菌**(*M. ulcerans*)可引起人类皮肤无痛性坏死溃疡;耻垢分枝杆菌(*M. smegmatis*)不致病,常存在于阴部,查粪、尿标本中结核分枝杆菌时应加以区别。

我国的结核病流行病学调查资料显示,非结核分枝杆菌菌株的分离阳性率呈上升的趋势,从2000 年的 11.1% 上升至 2010 年的 21%,最常见的是鸟分枝杆菌,其次如偶发分枝杆菌和瘰疬分枝杆菌等。许多非结核分枝杆菌对常用的抗结核药物耐药,且菌种不同对抗菌药物的敏感性也有显著差异,应尽可能依据药敏结果和用药史,组合 5～6 种药物治疗至少两年。最常用的治疗药物是乙胺丁醇和利福霉素类。克拉霉素和阿奇霉素是治疗鸟-胞内分枝杆菌感染的首选药物。

(徐志凯)

第十四章　嗜血杆菌属

　　嗜血杆菌属(*Haemophilus*)是一类革兰阴性小杆菌,常呈多形态性,无鞭毛、无芽胞。该属细菌共有 21 个种。在人工培养时由于必须提供新鲜血液或血液成分才能生长,故名嗜血杆菌。对人具有致病性的嗜血杆菌主要为**流感嗜血杆菌**(*Haemophilus influenzae*,*H. influenzae*),可引起呼吸道等部位化脓性感染。

流感嗜血杆菌

　　流感嗜血杆菌俗称流感杆菌,是嗜血杆菌属中对人有致病性的最常见细菌。该菌是波兰细菌学家 Pfeiffer 于 1892 年流感世界大流行时,首次从流感病人鼻咽部分离获得,当时误认为该菌是流感的病原体,因此得名。直至 1933 年 Smith 成功分离出流感病毒,才明确了流感的真正病原体,但流感嗜血杆菌这一名称却仍沿用至今。该菌是流感时继发感染的常见细菌,还可引起小儿急性脑膜炎、鼻咽炎、中耳炎等化脓性疾病。

一、生物学性状

　　1. **形态结构**　革兰阴性小杆菌或球杆菌,大小为宽 0.3 ~ 0.4μm,长 1.0 ~ 1.5μm。无鞭毛,无芽胞,多数有菌毛。在新鲜的感染病灶标本中,形态呈一致性的小球杆状;在恢复期病灶或长期人工培养物中常呈球杆状、长杆状和丝状等多形态。菌体的形态与菌龄和培养基关系密切。有毒菌株在含脑心浸液的血琼脂培养基上生长 6 ~ 18 小时形成明显的荚膜,但在陈旧培养物中往往丧失荚膜。

　　2. **培养特性**　需氧或兼性厌氧,培养较困难,最适生长温度为 35 ~ 37℃。由于该菌氧化还原酶系统不完善,**生长时需要 X 因子和 V 因子辅助**。X 因子存在于血红蛋白中,是氧化高铁血红素,是细菌合成过氧化物酶、细胞色素氧化酶等呼吸酶的辅基,耐高温 120℃ 30 分钟不被破坏。V 因子存在血液中,是烟酰胺腺嘌呤二核苷酸(NAD),在细菌呼吸中起递氢体作用,120℃ 15 分钟可被破坏。流感嗜血杆菌在巧克力色血平板上生长良好,是因为在制备培养基加热时,红细胞膜上 V 因子抑制物被破坏,V 因子充分释放并发挥作用。培养 18 ~ 24 小时,可见无色微小菌落,透明似露珠,48 小时后形成灰白色较大的圆形、透明菌落,无溶血。如将流感嗜血杆菌与金黄色葡萄球菌于血平板上共同培养时,在金黄色葡萄球菌菌落周围的流感嗜血杆菌菌落较大,离金黄色葡萄球菌菌落越远的菌落越小,此现象称为"**卫星现象(satellite phenomenon)**"。这是由于金黄色葡萄球菌能合成较多的 V 因子,并弥散到培养基里,可促进流感嗜血杆菌生长。该现象有助于流感嗜血杆菌的鉴定。

　　3. **生化反应与抗原结构**　流感嗜血杆菌能分解葡萄糖、蔗糖,不发酵乳糖、甘露醇,对半乳糖、果糖和麦芽糖的发酵不稳定。流感嗜血杆菌主要抗原是荚膜多糖抗原和菌体抗原。**荚膜多糖抗原具有型特异性**,根据此抗原,可将流感嗜血杆菌分为 a ~ f 6 个血清型,其中 **b 型(Hib)致病力最强,是引起儿童感染最常见的菌型**。菌体抗原主要指外膜蛋白抗原,特异性不强。无荚膜株无法进行血清学分型。

　　4. **抵抗力**　流感嗜血杆菌抵抗力较弱,对热和干燥均敏感,56℃ 30 分钟可被杀死,在干燥痰中 48 小时内死亡。对常用消毒剂较敏感。

二、致病性与免疫性

流感嗜血杆菌的主要致病物质为荚膜、菌毛、IgA 蛋白酶等。**荚膜是主要毒力因子,具有抗吞噬作用**;菌毛黏附和定植于宿主细胞表面;IgA 蛋白酶水解 sIgA,降低黏膜局部免疫力。

流感嗜血杆菌所致疾病包括原发感染和继发感染。**原发性感染(外源性)多为有荚膜 b 型菌株(Hib)引起的急性化脓性感染**,如化脓性脑膜炎、鼻咽炎、咽喉会厌炎、肺炎、化脓性关节炎、心包炎、蜂窝组织炎等。**Hib 疾病主要表现为儿童脑膜炎和肺炎**,在尚未开展大规模 Hib 疫苗接种的地区,Hib 疾病是一个严重的公共卫生问题。**继发性感染(内源性)多由呼吸道寄居的正常菌群成员无荚膜流感嗜血杆菌菌株引起**,常继发于流感、麻疹、百日咳、结核病等,临床表现有慢性支气管炎、鼻窦炎、中耳炎等,以成人多见。

机体对流感嗜血杆菌以体液免疫为主。3 个月以内的婴儿由于从母体获得血清抗体而很少发生感染,随着月龄的增长抗体水平逐渐下降,感染发生的概率增高,通常表现为无症状,也可发展成呼吸道疾病或脑膜炎。荚膜多糖特异性抗体对机体有保护作用,可促进吞噬细胞的吞噬作用,能激活补体发挥溶菌作用。菌体外膜蛋白抗体也有促进补体介导的调理作用。

三、微生物学检查法

1. **直接检测**　根据临床症状采集相应标本,如脑脊液、鼻咽分泌物、痰、脓汁、血液及关节抽吸物等。直接涂片革兰染色镜检,发现革兰阴性小杆菌或球杆菌对脑膜炎、关节炎、下呼吸道感染有快速诊断价值。

2. **分离培养**　可将标本接种于巧克力色琼脂平板或含脑心浸液的血琼脂平板,35℃培养 24～48小时,根据培养特性、菌落形态、卫星现象、生化反应等进行鉴定。

3. **抗原检测**　通常检测体液或脓汁中的 b 型荚膜多糖抗原,有助于快速诊断,尤其针对已使用了抗生素治疗的病人标本。用包被兔抗体的乳胶微粒凝集反应鉴定 b 型抗原是常用方法,免疫荧光试验等可获得较高阳性结果。

4. **分子生物学技术**　PCR 技术或 DNA 杂交技术可用于鉴定临床标本中流感嗜血杆菌,并可用于分离株的鉴定试验。

四、防治原则

Hib 荚膜多糖疫苗具有较好的免疫效果,有效保护率可达 90% 左右,可将 Hib 荚膜多糖疫苗与破伤风类毒素或白喉类毒素等载体蛋白结合,制成结合疫苗用于特异性预防。Hib 结合疫苗还被推荐作为多价联合疫苗成分,如白喉、百日咳、破伤风、脊髓灰质炎和 Hib 五联疫苗,减少了接种次数,方便了患儿及家长。

治疗可选用磺胺、青霉素、链霉素、四环素、氨苄青霉素和氯霉素等抗生素。耐氨苄青霉素的菌株逐年增加,可根据药敏结果选用敏感抗生素。

(贾继辉)

第十五章　动物源性细菌

以动物作为传染源,能引起动物和人类发生**人畜共患病**(zoonosis)的病原菌称为**动物源性细菌**。动物源性细菌通常以家畜或野生动物作为储存宿主,人类因通过接触病畜及其污染物等途径感染而致病,主要包括有布鲁菌属、耶尔森菌属、芽胞杆菌属、柯克斯体属、巴通体属、弗朗西斯菌属和巴斯德菌属等。

第一节　布鲁菌属

布鲁菌属(*Brucella*)是一类人畜共患传染病的病原菌,有 6 个生物种、19 个生物型,最早由英国医师 David Bruce 首先分离出。本属使人致病的有**羊布鲁菌**(*B. melitensis*)、**牛布鲁菌**(*B. abortus*)、**猪布鲁菌**(*B. suis*)和**犬布鲁菌**(*B. canis*),在我国流行的主要是羊布鲁菌病,其次为牛布鲁菌病。

一、生物学性状

1. **形态与染色**　革兰阴性短小杆菌。大小为长 0.5 ~ 1.5 μm,宽 0.4 ~ 0.8 μm。无芽胞,无鞭毛,光滑型菌株有微荚膜。

2. **培养特性**　需氧菌,牛布鲁菌在初分离时需 5% ~ 10% CO_2。营养要求较高,在普通培养基上生长缓慢,若加入血清或肝浸液可促进生长。最适生长温度为 35 ~ 37℃,最适 pH 为 6.6 ~ 6.8。经 37℃培养 48 小时可长出微小、透明、无色的光滑型(S)菌落,经人工传代培养后可转变成粗糙型(R)菌落。布鲁菌在血琼脂平板上不溶血,在液体培养基中可形成轻度混浊并有沉淀。

3. **基因组特征**　布鲁菌属基因组是由 2 条独立且完整的环状 DNA 染色体组成,大小分别为 2.1Mb 和 1.2Mb,通常有 3200 ~ 3500 个可读框。

4. **生化反应**　大多能分解尿素和产生 H_2S。根据产生 H_2S 的量和在含碱性染料培养基中的生长情况,可鉴别羊、牛、猪等三种布鲁菌。

5. **抗原构造与分型**　布鲁菌含有两种抗原物质,即 M 抗原(羊布鲁菌菌体抗原)和 A 抗原(牛布鲁菌菌体抗原)。两种抗原在不同的布鲁菌中含量不同,根据两种抗原量的比例不同,可对菌种进行区别,如牛布鲁菌 A:M=20:1,而羊布鲁菌 A:M=1:20,猪布鲁菌 A:M=2:1。用 A 与 M 因子血清进行凝集试验可以鉴别三种布鲁菌(表 15-1)。

表 15-1　主要布鲁菌的特性与鉴别

菌种	CO_2 需要	尿酶 试验	H_2S 产生	含染料培养基中生长		凝集试验	
				复红 (1:50 000)	硫堇 (1:20 000)	抗 A 因子	抗 M 因子
羊布鲁菌	−	不定	−	+	+	−	+
牛布鲁菌	+	+	+	+	−	+	−
猪布鲁菌	−	+	+/−	−	+	+	+

6. **抵抗力**　抵抗力较强,在土壤、毛皮、病畜的脏器和分泌物、肉和乳制品中可生存数周至数月。但在湿热 60℃、20 分钟,日光直接照射下 20 分钟可死亡;对常用消毒剂和广谱抗生素均较敏感。牛

奶中的布鲁菌可用巴氏消毒法灭菌。

二、致病性与免疫性

1. **致病物质** 主要是**内毒素**。此外，**荚膜与侵袭性酶**（透明质酸酶、过氧化氢酶等）增强了该菌的侵袭力，使细菌能突破皮肤、黏膜的屏障作用进入宿主体内，并在机体脏器内大量繁殖和快速扩散入血流。

2. **所致疾病** 布鲁菌感染家畜引起**母畜流产**，病畜还可表现为睾丸炎、附睾炎、乳腺炎、子宫炎等，人类主要**通过接触病畜或被污染的畜产品**，经皮肤、黏膜、眼结膜、消化道、呼吸道等不同途径感染。

（1）急性期：布鲁菌侵入机体经 1～6 周的潜伏期，此期细菌被中性粒细胞和巨噬细胞吞噬，成为**胞内寄生菌**，随淋巴流到局部淋巴结生长繁殖并形成感染灶。当细菌繁殖达一定数量，突破淋巴结而侵入血流，出现**菌血症**。发热 2～3 周，随后细菌进入肝、脾、骨髓和淋巴结等脏器细胞，发热也渐消退，间歇数日。细菌在细胞内繁殖到一定程度可再度入血，又出现菌血症而致体温升高。如此反复形成的菌血症，使病人的热型呈波浪式，临床上称为**波浪热**。感染**易转为慢性**。

（2）慢性期：病程超过 1 年，全身各处引起迁徙性病变，伴随发热、关节痛和全身乏力等症状，体征有肝脾大、神经系统病变也常见，如周围神经炎、脑膜炎等。泌尿生殖系统病变也可见，如睾丸炎、卵巢炎等。

布鲁菌的致病过程与该菌引起的Ⅳ型超敏反应有关；菌体抗原成分与相应抗体形成的免疫复合物，可导致急性炎症和坏死，病灶中有大量中性粒细胞浸润，可能是一种Ⅲ型超敏反应（Arthus 反应）。

3. **免疫性** 机体感染布鲁菌后，以**细胞免疫**为主。病后机体产生的 IgM 和 IgG 型抗体，可发挥免疫调理作用。各菌种和生物型之间可出现交叉免疫。过去认为当机体内有布鲁菌存在时，对再次感染才有较强的免疫力。但近年来认为随着病程的延续和机体免疫力的增强，体内的布鲁菌不断被杀灭，因此体内可变为无菌免疫。

三、微生物学检查法

1. **标本采集** 常用血液标本，急性期血培养阳性率可高达 70%。在急性期、亚急性期病人可取骨髓分离。病畜的子宫分泌物、羊水，流产动物的肝、脾、骨髓等也可作为分离培养的标本。

2. **分离培养与鉴定** 将标本接种于双相肝浸液培养基，置 37℃、5%～10% CO_2 孵箱中培养。菌落大多在 4～7 天形成，若 30 天时仍无菌生长可报告为阴性。若有菌生长，可根据涂片染色镜检，CO_2 的要求，H_2S 产生，染料抑菌试验，玻片血清凝集等确定型别。

3. **血清学试验**

（1）凝集试验：发病 1～7 天后血清中开始出现 IgM 抗体，将病人血清作倍比稀释，标准菌量为 1×10^9 个/ml，进行玻片凝集试验，1:200 有诊断意义。用胶乳凝集试验可在 6 分钟内判定结果，方法简易可靠。

（2）补体结合试验：一般发病 3 周后出现 IgG 抗体，由于此抗体能维持较长时间，故对诊断慢性布鲁菌病意义较大。此试验特异性高，试验结果以 1:10 为阳性。

4. **皮肤试验** 取布鲁菌素（brucellin）或布鲁菌蛋白提取物 0.1ml 作皮内注射，24～48 小时后观察结果，局部红肿浸润直径 1～2cm 者为弱阳性，>2～3cm 为阳性，>3～6cm 为强阳性。若红肿在 4～6 天内消退者为假阳性。皮试阳性可诊断慢性或曾患过布鲁菌病。

四、防治原则

控制和消灭家畜布鲁菌病，切断传播途径和免疫接种是三项主要的预防措施。**免疫接种以畜群**

为主,疫区人群也应接种减毒活疫苗,有效期约一年。

治疗时,若是急性期和亚急性期病人,WHO 推荐的首选方案是利福平与多西环素联合使用,或四环素与利福平联用;神经系统受累者选用四环素合用链霉素。若是慢性期病人,除采用上述病原治疗外,尚需进行脱敏和对症治疗。

第二节　耶尔森菌属

耶尔森菌属(*Yersinia*)属于肠杆菌科,是一类革兰阴性小杆菌,现已知 13 个种和亚种。其中鼠疫耶尔森菌、小肠结肠炎耶尔森菌小肠结肠炎亚种和假结核耶尔森菌假结核亚种对人类的致病性已明确。本属细菌通常先引起啮齿动物、家畜和鸟类等动物感染,人类**通过接触已感染的动物、食入污染食物或节肢动物叮咬**等途径而被感染。

一、鼠疫耶尔森菌

鼠疫耶尔森菌(*Y. pestis*)俗称**鼠疫杆菌**,是**鼠疫**的病原菌。鼠疫是一种自然疫源性的烈性传染病,人类历史上曾发生过三次世界性大流行,每次大流行的菌种在代谢特点方面都有所差别,据此又分别命名为三种生物型,即古典型、中世纪型和东方型。**人类鼠疫是被染疫的鼠蚤叮咬而受染**或因直接接触、剥食了患有鼠疫的动物(旱獭、绵羊等)。1989—1998 年世界各地报告鼠疫病例共 5440 余例,死亡 681 人。1994 年印度也出现了鼠疫的暴发,死亡率高达 10% ~ 30%。鼠疫是我国重点监控的自然疫源性传染病,近数十年我国在防治鼠疫方面已经取得显著成绩,但一些局部地区尚有鼠疫的散在发生。

(一)生物学性状

1. **形态与染色**　为**两端钝圆,两极浓染的卵圆形短小杆菌**(图 15-1),**革兰染色阴性**。有荚膜,无鞭毛,无芽胞。在不同的检材标本或培养标本中,表现出不同形态。死于鼠疫的尸体或动物新鲜内脏制备的印片或涂片,形态典型。但在腐败材料、陈旧培养物或生长在含高盐的培养基上则呈**多形态性**,可见菌体膨大成球形、球杆形或哑铃状等,或见到着色极浅的细菌轮廓,称**菌影**(ghost)。

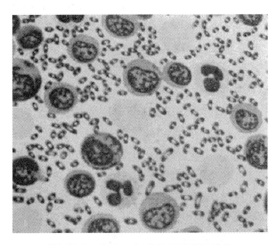

图 15-1　鼠疫耶尔森菌(两极浓染)

2. **培养特性**　兼性厌氧,最适生长温度为 27 ~ 30℃,pH 为 6.9 ~ 7.2。在含血液或组织液的培养基上生长,24 ~ 48 小时可形成细小、黏稠的粗糙型菌落。在肉汤培养管底部开始出现絮状沉淀物,48 小时肉汤表面形成**菌膜**,稍加摇动菌膜呈"钟乳石"状下沉,此特征有一定鉴别意义。

3. **基因组特征**　基因组全长 4.65Mb,约有 4000 个基因,G+C 含量为 47.6%,有 3 个质粒。

4. **抗原结构**　鼠疫耶尔森菌的抗原结构复杂,至少有 18 种抗原,重要的有 F1、V/W、外膜蛋白和鼠毒素等四种抗原(图 15-2)。

(1) F1(fraction 1)抗原:是鼠疫耶尔森菌的**荚膜抗原**,由 110kb 质粒 pMT 编码,具有抗吞噬的作用,故与其毒力相关。F1 抗原的抗原性强,其相应抗体有免疫保护作用。但 F1 抗原是一种不耐热的糖蛋白,100℃ 15 分钟即失去抗原性。

(2) V/W 抗原:由 70 ~ 75kb 的质粒 pLcr 编码。V 抗原存在于细胞质中,为可溶性蛋白。W 抗原位于菌体表面,是一种脂蛋白;两种抗原总是同时存在,具有**抗吞噬作用**,使细菌具有在细胞内存活的能力,与细菌毒力有关。

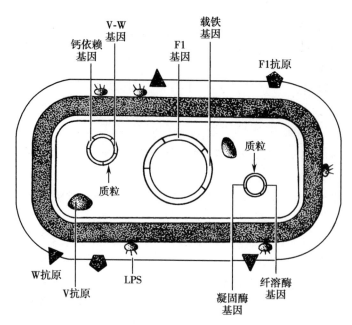

图 15-2   鼠疫耶尔森菌毒力因子的基因模式图

（3）外膜蛋白:其编码基因与 V/W 基因存在于 pLcr 质粒上,这些外膜蛋白能使细菌在突破宿主的防御机制,导致机体发病等方面具有重要作用。

（4）鼠毒素(murine toxin,MT):对鼠类有剧烈毒性的外毒素,由质粒 pMT 编码产生,为可溶性蛋白,1μg 即可使鼠致死,主要作用在心血管系统,引起毒血症、休克。但对人的致病作用尚不清楚。MT 具有良好的抗原性,经处理可制成类毒素,用于免疫动物制备抗毒素。

（5）内毒素:其性质与肠道杆菌内毒素相似,可致机体发热,产生休克和 DIC 等。

5. 抵抗力   对理化因素抵抗力弱。在湿热 70～80℃ 10 分钟或 100℃ 1 分钟死亡,10g/L 苯酚 20 分钟内可将痰液中病菌杀死,但在自然环境的痰液中能存活 36 天,在蚤粪和土壤中能存活 1 年左右。

6. 变异性   鼠疫耶尔森菌通过自发或诱发性突变及基因转移等机制发生变异,其生化特性、毒力、耐药性和抗原构造等均可出现变异菌株。与多数肠道菌光滑(S)型菌落致病性强的特征不同,野生菌株的菌落呈粗糙(R)型,毒力强。经人工传代培养后菌落逐渐转变为 S 型,其毒力也随之减弱。

（二）致病性与免疫性

1. 致病物质   鼠疫耶尔森菌的致病性主要与 F1 抗原、V/W 抗原、外膜抗原及鼠毒素等相关。鼠毒素主要对鼠类致病,但只有当细菌自溶裂解后才释放。鼠疫耶尔森菌的毒力很强,少量细菌即可使人致病。

2. 所致疾病   鼠疫是自然疫源性传染病。啮齿类动物(野鼠、家鼠、黄鼠等)是鼠疫耶尔森菌的贮存宿主,鼠蚤为其主要传播媒介。鼠疫一般先在鼠类间发病和流行,通过鼠蚤的叮咬而传染人类,当大批病鼠死亡后,失去宿主的鼠蚤转向人群或其他动物(如旱獭、绵羊等)。人患鼠疫后,又可通过人蚤或呼吸道等途径在人群间流行。临床常见有腺鼠疫、肺鼠疫和败血症型鼠疫。

（1）腺鼠疫:以急性淋巴结炎为特点。鼠疫耶尔森菌能在吞噬细胞内生长繁殖,沿淋巴流到达局部淋巴结,多在腹股沟和腋下引起严重的淋巴结炎,局部肿胀、化脓和坏死。

（2）肺鼠疫:吸入染菌的尘埃则引起原发性肺鼠疫,也可由腺鼠疫或败血症型鼠疫蔓延而致继发性肺鼠疫。病人高热寒战,咳嗽、胸痛、咯血、病人多因呼吸困难或心力衰竭而死亡。死亡病人的皮肤常呈黑紫色,故有"黑死病"之称。

（3）败血症型鼠疫:重症腺鼠疫或肺鼠疫病人的病原菌可侵入血流,导致败血症型鼠疫,体温升高至 39～40℃,发生休克和 DIC,皮肤黏膜见出血点及瘀斑,全身中毒症状和中枢神经系统症状明显,死亡率高。

3. **免疫性**　感染鼠疫耶尔森菌后能**获得牢固免疫力**,再次感染罕见。主要产生针对 F1 抗原、V/W 抗原的抗体等,具有调理促吞噬、凝集细菌及中和毒素等作用。

（三）　微生物学检查法

1. **标本的采集**　因鼠疫为**法定甲类传染病**,标本应送到有严格防护措施的专用实验室检测。对疑似鼠疫的病人,应在服用抗菌药物前,按不同症状或体征,可采取淋巴结穿刺液、痰、血液、咽喉分泌物等。人或动物尸体应取肝、脾、肺、淋巴结和心血等,分别装入无菌容器。腐败尸体需取骨髓。

2. **直接涂片镜检**　检材直接涂片或印片,进行革兰染色或亚甲蓝染色,镜检观察典型形态与染色性。免疫荧光试验可用于快速诊断。

3. **分离培养与鉴定**　将标本接种于血琼脂平板或 0.025% 亚硫酸钠琼脂平板等,根据菌落特征,挑取可疑菌落进行涂片镜检,生化试验,血清凝集试验等进一步鉴定。国内外学者还采用噬菌体裂解试验,毒力因子,菌体脂肪酸成分等分析方法,对鼠疫耶尔森菌进行菌株分型。

4. **血清学试验**　在不能获得鼠疫耶尔森菌的情况下,可检测人或动物血清中的鼠疫抗体滴度。同时,也可以采用反向间接血凝试验、ELISA 等方法,检查有无鼠疫耶尔森菌抗原的存在。

5. **检测核酸**　采用 PCR 技术检测鼠疫耶尔森菌核酸,具有快速、敏感的特点,可用于鼠疫的流行病学调查和紧急情况下的检测。

（四）　防治原则

灭鼠、灭蚤是切断鼠疫传播环节,消灭鼠疫源的根本措施。一旦发现病人应尽快隔离,以阻断人间鼠疫进一步流行。另外,警惕生物武器,加强国境、海关检疫。与病人接触者可口服磺胺嘧啶,对具有潜在感染可能性的人群进行预防接种。我国目前使用**无毒株 EV 活菌苗**,接种方法为皮上划痕、皮下注射或皮内注射。免疫力可持续 8 ~ 10 个月。

凡对可疑的鼠疫病例,不论何种临床病型,早期应用抗生素是降低病死率的关键。腺鼠疫常用链霉素加磺胺类药物治疗;肺鼠疫和败血症鼠疫常用链霉素或阿米卡星加四环素治疗。

二、小肠结肠炎耶尔森菌小肠结肠炎亚种

小肠结肠炎耶尔森菌小肠结肠炎亚种(*Y. enterocolitica subsp. enterocolitica*)是引起人类严重的**小肠结肠炎病原菌**。本菌天然定植在多种动物体内,如鼠、兔、猪等,通过污染食物(牛奶、肉类等)和水,**经粪-口途径感染或因接触染疫动物而感染**。近年来本菌中某些血清型引起的肠道感染正逐渐上升,受到世界各国的普遍重视。

革兰阴性球杆菌,偶见两端浓染。无芽胞、无荚膜,25℃培养时有周身鞭毛,但37℃培养时则很少或无鞭毛。营养要求不高,兼性厌氧。耐低温,在4℃能生长,但最适温度为20 ~ 28℃,最适 pH 7.6。在普通琼脂培养基上生长良好。在肠道菌选择培养基上培养可形成无色半透明、扁平的小菌落。根据菌体 O 抗原可将本菌分为50 多种血清型,但仅几种血清型与致病有关,且致病型别各地区也不同。我国主要为 O9、O8、O5 和 O3 等。此外有毒力菌株大都具有 V 和 W 抗原、外毒素蛋白等。

本菌为一种肠道致病菌,具有侵袭性及产毒素性。V-W 抗原具有抗吞噬作用。O3、O8、O9 等菌株产生耐热性肠毒素,与大肠埃希菌肠毒素 ST 相似。另外,某些菌株的 O 抗原与人体组织有共同抗原,可刺激机体产生自身抗体,引起自身免疫性疾病。

人类通过食用该菌污染的食物和水而受染,潜伏期3 ~ 7 天,以小肠、结肠炎为多见,临床表现以发热,腹痛和腹泻(水样便或血样便)为主,病程3 ~ 4 天,常呈自限性。而有些病人可发展为自身免疫并发症的肠道外感染,如关节炎、结节性红斑等。败血症非常少见,多见于糖尿病、艾滋病或肿瘤病等病人。

本菌引起的肠道感染常呈自限性,不需要做特殊治疗。但对于肠道外感染包括败血症病人的治疗,临床上常采用广谱的头孢菌素与氨基苷类联用,取得较好的疗效。

三、假结核耶尔森菌假结核亚种

假结核耶尔森菌假结核亚种（*Y. pseudotuberculosis subsp pseudotuberculosis*）存在于多种动物的肠道中，人类感染较少，主要通过食用患病动物污染的食物而感染。由于该菌在动物感染的脏器中形成**粟粒状结核结节**，在人的感染部位形成**结核样肉芽肿**，故称假结核耶尔森菌。

本菌为革兰阴性，无荚膜、无芽胞。本菌的生化反应与鼠疫耶尔森菌相似，根据菌体 O 抗原将细菌分为 6 个血清型，引起人类感染的主要是 O1 血清型。

假结核耶尔森菌对豚鼠、家兔、鼠类等有很强的致病性，患病动物的肝、脾、肺和淋巴结等可形成多发性粟粒状结核结节。人类感染多为胃肠炎，肠系膜淋巴结肉芽肿，回肠末端炎等，后者的症状与阑尾炎相似，多发生于 5～15 岁的学龄儿童，易发展为败血症。少数表现为高热、紫癜，并伴有肝脾大，类似肠伤寒的症状。也可发生呈结节性红斑等自身免疫病。

临床取粪便、血液等标本进行微生物学检查。多采用肠道选择性鉴别培养基进行分离培养，根据生化反应及动力等，作出初步判断，最后用血清学试验进行鉴定。治疗本菌感染可采用广谱抗生素。

第三节　芽胞杆菌属

芽胞杆菌属（*Bacillus*）是一群需氧，能形成芽胞的革兰阳性的大杆菌。其中炭疽芽胞杆菌是引起动物和人类**炭疽病**的病原菌，**蜡状芽胞杆菌**可产生肠毒素引起人**食物中毒**。其他大多为腐生菌，主要以芽胞形式存在于土壤、水和尘埃中，一般不致病，当机体免疫力低下时，如枯草芽胞杆菌等偶尔可引起结膜炎、虹膜炎及全眼炎等。此外，因芽胞对外环境抵抗力强，这些腐生菌也是实验室及制剂生产车间的常见污染菌。

一、炭疽芽胞杆菌

炭疽芽胞杆菌（*B. anthracis*）引起**炭疽病**（anthrax），是芽胞杆菌属中主要的致病菌，也是人类历史上第一个被发现的病原菌。**牛羊等食草动物的发病率最高，人可通过摄食或接触患炭疽病的动物及畜产品而感染。**

（一）生物学性状

1. **形态与染色**　致病菌中最大的**革兰阳性粗大杆菌**，宽 1～3μm，长 5～10μm。两端截平，无鞭毛。新鲜标本直接涂片时，常单个或呈短链；经培养后则形成**竹节样**排列的长链（图 15-3）。**在有氧条件下形成椭圆形芽胞**，位于菌体中央。有毒菌株在机体内或含血清的培养基中可形成荚膜。

2. **培养特性**　需氧或兼性厌氧，最适温度为 30～35℃，在普通琼脂培养基上培养 24h，形成灰白色粗糙型菌落，低倍镜观察可见卷发状边缘。在血琼脂平板上不溶血；在肉汤培养基中由于形成长链而呈**絮状沉淀生长**。在明胶培养基中经 37℃ 培养

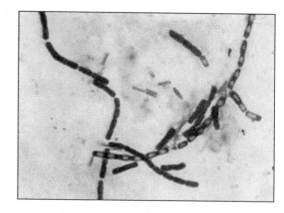

图 15-3　炭疽芽胞杆菌（×1000）

24 小时可使表面液化呈漏斗状，由于细菌沿穿刺线向四周扩散而成为倒松树状。有毒菌株在含 $NaHCO_3$ 的血琼脂平板上，置 5% CO_2 孵箱 37℃ 孵育 24～48 小时可产生荚膜，变为黏液性菌落。

3. **抗原结构**　炭疽芽胞杆菌的抗原分为两部分，一部分是结构抗原，包括荚膜、菌体和芽胞等抗原成分；另一部分是炭疽毒素复合物。

（1）炭疽毒素：由**保护性抗原**、**致死因子**和**水肿因子**三种蛋白质组成的复合物，由质粒 PXO1 的基因（*pagaA*、*cya*、*lef*）编码，注射给实验动物可出现炭疽病的典型中毒症状。但致死因子和水肿因子单独存在时则不会发挥生物学活性，两者必须与保护性抗原结合后才能引起实验动物的水肿和致死。炭疽毒素具有抗吞噬作用和免疫原性。

（2）荚膜多肽抗原：由 *D*-谷氨酸多肽所组成，由质粒 PXO2 的基因（*capB*|*capC* 和 *capA*）编码。具抗吞噬作用，与细菌毒力有关。

（3）芽胞抗原：由芽胞的外膜、皮质等组成的芽胞特异性抗原，具有免疫原性和血清学诊断价值。

（4）菌体多糖抗原：由 *D*-葡萄糖胺、*D*-半乳糖组成，与毒力无关。由于耐热，此抗原在病畜皮毛或腐败脏器中经长时间煮沸仍可与相应抗体发生沉淀反应，称 **Ascoli 热沉淀反应**，有利于对炭疽芽胞杆菌病原的流行病学调查。

4. 抵抗力　细菌芽胞在干燥土壤或皮毛中能存活数年至 20 余年，**牧场一旦被污染，传染性可持续数十年**。芽胞对化学消毒剂的抵抗力也很强，如用 5% 苯酚需 5 天才被杀死。但对碘及氧化剂较敏感，1:2500 碘液 10 分钟、0.5% 过氧乙酸 10 分钟即可杀死。高压蒸汽灭菌法 121℃、15 分钟能杀灭芽胞。本菌对青霉素、红霉素、氯霉素等均敏感。

（二）致病性与免疫性

1. 致病物质　炭疽芽胞杆菌主要致病物质是**荚膜**和**炭疽毒素**，其致病力取决于生成荚膜和毒素的能力，由质粒 DNA 控制荚膜和炭疽毒素产生。荚膜有抗吞噬作用，有利于细菌在宿主组织内繁殖扩散。炭疽毒素是造成感染者致病和死亡的主要原因，毒性作用直接损伤微血管内皮细胞，增加血管通透性而形成水肿，可抑制、麻痹呼吸中枢而引起呼吸衰竭死亡。

2. 所致疾病　炭疽芽胞杆菌主要为食草动物（牛、羊、马等）炭疽病的病原菌，可经多种方式传播，引起人类炭疽病。

（1）皮肤炭疽：约占病例的 95% 以上，人因接触患病动物或受染毛皮而引起皮肤炭疽，细菌由颜面、四肢等皮肤小伤口侵入，经 1 天左右局部出现小疖，继而周围形成水疱、脓疱、最后出现坏死和黑色焦痂，故名炭疽。

（2）肠炭疽：食入未煮熟的病畜肉类、奶或被污染食物引起肠炭疽，潜伏期为 12~18 小时，突然出现恶心、呕吐、肠麻痹、腹胀、腹痛及血便，但以全身中毒为主，2~3 天死于毒血症。

（3）肺炭疽：吸入含有大量病菌芽胞的尘埃可发生肺炭疽。出现呼吸道症状，很快也出现全身中毒症状而死亡。

上述三型均可并发败血症，偶见引起炭疽性脑膜炎，死亡率极高。

3. 免疫性　感染炭疽后**可获得持久性免疫力**。一般认为与机体针对炭疽毒素保护性抗原产生的保护性抗体及吞噬细胞的吞噬功能增强有关。

（三）微生物学检查法

1. 标本的采集　人类皮肤炭疽早期取水疱、脓疱内容物，晚期取血液；肠炭疽取粪便、血液及畜肉等；肺炭疽取痰、病灶渗出液及血液等。采取标本时要注意个人防护，**炭疽动物尸体严禁在室外解剖**，避免芽胞污染牧场及环境；一般在无菌条件下割取耳尖或舌尖组织送检。

2. 直接涂片镜检　取渗出液、血液涂片进行革兰染色，发现有荚膜或呈竹节状排列的革兰阳性大杆菌，或用特异性荧光抗体染色镜检、免疫组化染色技术等，结合临床症状可作出初步诊断。

3. 分离培养与鉴定　将标本接种于血琼脂平板和碳酸氢钠琼脂平板，孵育后观察菌落，用**青霉素串珠试验**、噬菌体裂解试验等进行鉴定。青霉素串珠试验的原理是炭疽芽胞杆菌在含微量（0.05~0.5U/ml）青霉素的培养基上，其形态变异为大而均匀的圆球形，呈串珠状排列。而其他需氧芽胞杆菌无此现象。

必要时还可以把检材或培养物接种小鼠或豚鼠，2~3 天动物发病，在内脏及血液中可检测出带荚膜的炭疽芽胞杆菌。

另外,采用免疫荧光法检测荚膜抗体,ELISA 检查炭疽毒素,PCR 技术检测核酸。本菌与其他需氧芽胞杆菌的鉴别见表 15-2。

表 15-2　炭疽芽胞杆菌与其他需氧芽胞杆菌的鉴别

性状	炭疽芽胞杆菌	其他需氧芽胞杆菌
荚膜	+	-
动力	-	+
血平板	不溶血或微溶血	多为迅速而明显溶血
NaHCO₃琼脂平板	黏液型菌落(有毒株)	粗糙型菌落
青霉素串珠试验	+	-
噬菌体裂解试验	+	-
动物致病力试验	+	-

(四) 防治原则

重点应放在控制家畜感染和牧场的污染。病畜应严格隔离或处死深埋,死畜严禁剥皮或煮食,必须焚毁或深埋。由于炭疽芽胞杆菌的特殊性,我们应当提高警惕国际上生物恐怖分子利用炭疽芽胞杆菌搞生物恐怖活动。

特异性预防用**炭疽减毒活疫苗**,皮上划痕接种,免疫力可持续 1 年。接种对象是疫区牧民、屠宰人员、兽医、皮革、毛纺工人等。治疗以青霉素 G 为首选药物,可与庆大霉素或链霉素联合使用,青霉素过敏者可用环丙沙星及红霉素等。

二、蜡状芽胞杆菌

蜡状芽胞杆菌(*B. cereus*)为革兰阳性大杆菌,芽胞多位于菌体中央或次极端。在普通琼脂平板上生长良好,菌落较大,灰白色,表面粗糙似**融蜡状**,故名。本菌广泛分布于土壤、水、尘埃、淀粉制品、乳和乳制品等食品中,是仅次于炭疽芽胞杆菌的人类和动物的致病菌,可引起**食源性疾病和机会性感染**。

蜡状芽胞杆菌引起的**食物中毒**可分两种类型:①**呕吐型**:由耐热的肠毒素引起,于进食后出现恶心、呕吐症状,严重者偶可出现暴发性肝衰竭;②**腹泻型**:由不耐热肠毒素引起,进食后发生胃肠炎症状,主要为腹痛、腹泻和里急后重,偶有呕吐和发热。此外,该菌有时也是外伤后眼部感染的常见病原菌,引起全眼球炎,治疗不及时易造成失明。在免疫功能低下或应用免疫抑制药的病人中还可引起心内膜炎、菌血症和脑膜炎等。本菌对红霉素、氯霉素和庆大霉素敏感,对青霉素、磺胺类耐药。

第四节　柯克斯体属

柯克斯体属(*Coxiella*)归属于柯克斯体科,其下只有一个种,即**贝纳柯克斯体**(*C. burnetii*),亦称 **Q 热柯克斯体**,是 **Q 热**(query fever)的病原体。Q 热,为疑问热,指原因不明的发热,Burnet 等于 1937 年证明其病原体是一种立克次体,并命名为贝纳柯克斯体,以前将其归类于立克次体目的立克次体科,现归类于**军团菌目**中的柯克斯体科。

一、生物学性状

贝纳柯克斯体形态为**短杆状或球状**,大小为(0.4~1.0)μm×(0.2~0.4)μm,在细胞空泡(吞噬溶酶体)中繁殖。革兰染色阴性,有时亦可呈阳性,**常用 Gimenez 法染色呈鲜红色**,Giemsa 法染色呈紫色或蓝色。**专性细胞内寄生**。在鸡胚卵黄囊中生长旺盛,能在多种原代及传代细胞内繁殖。

贝纳柯克斯体抗原相之间存在着的可逆性变异,发生变异的主要成分为脂多糖。从动物或蜱组织新分离的贝纳柯克斯体为Ⅰ相,含有大量的脂多糖,毒力强,与革兰阴性菌内毒素作用一致;若经鸡胚或组织细胞传代适应后则变异为Ⅱ相,脂多糖减少,仅为Ⅰ相的1/10,毒力也相应降低,易被吞噬细胞吞噬。用Ⅱ相贝纳柯克斯体感染动物又可变异为Ⅰ相。

对于大多数理化因素,贝纳柯克斯体的抵抗力要强于立克次体及无芽胞细菌,耐热,需100℃至少10分钟才能杀死。10g/L苯酚溶液或甲醛溶液灭活需24小时。在干燥蜱粪中可保持活性一年半左右。

二、致病性与免疫性

Q热的**传播媒介是蜱**,贝纳柯克斯体在蜱体内可长期存活,并可经卵传代。蜱叮咬**野生啮齿动物和家畜**使其感染,并且被感染的家畜多数无症状,但却是主要的**传染源**,可通过乳、尿和粪便长期排泄病原体。**人类主要经消化道或偶尔经呼吸道接触而感染**。病人虽然不是传染源,但也有传染给周围人群的可能性。

该菌致病物质是与典型细菌内毒素毒性相似的脂多糖。贝纳柯克斯体某些抗原与相应抗体形成免疫复合物在组织表面沉积,从而引起Ⅲ型变态反应是Q热发病的机制之一。

Q热分**急性**与**慢性**两种。急性人类Q热的潜伏期一般为14~28天,**症状类似流感或原发型非典型肺炎**,发病突然,高热寒战,常有剧烈头痛、肌肉疼痛和食欲减退,很少出现皮疹。部分严重病人**可并发心包炎和心内膜炎以及精神与神经等症状**。近年慢性发病率日益增高,**病变以心内膜炎为特征**。贝纳柯克斯体感染后还可引起肉芽肿性肝炎。

病后可获得一定的免疫力,以**细胞免疫**为主,体液免疫也有一定的作用。

三、微生物学检查法

该病在早期与流感相似,难以确诊。一般在发热期间,未用抗生素之前采取外周血及其血清标本。豚鼠对贝纳柯克斯体易感,可采用病人血液进行豚鼠腹腔接种,发热时解剖取肝和脾涂片检查,吉姆萨染色后根据染色结果以及直接免疫荧光法等进行鉴定。贝纳柯克斯体DNA可用PCR或核酸探针检测。目前早期诊断多用间接免疫荧光试验和ELISA,其敏感性和特异性较高。

四、防治原则

预防应着重防止家畜的感染,要定期检疫,隔离传染源;要严格控制鲜乳和乳制品的卫生指标。对流行区的易感人群及家畜可接种Ⅰ相菌株制成的灭活疫苗或减毒活疫苗。急性Q热可口服四环素或多西环素;慢性Q热多联合应用多西环素和利福平治疗。

第五节　巴通体属

巴通体属(*Bartonella*)归属于巴通体科,其中**汉塞巴通体**(*B. henselae*)为**猫抓病**(cat scratch disease,CSD)的主要病原体;**五日热巴通体**(*B. quintana*)为五日热的主要病原体。

一、汉塞巴通体

汉塞巴通体形态多样,主要为杆状,大小为1μm×0.5μm左右。革兰染色阴性,Giemsa染色呈紫蓝色,镀银染色呈棕黄色。从新鲜标本分离出来的有菌毛,经传代后可丧失。可在非细胞培养基中生长繁殖。

近年来由于饲养宠物猫、狗人群日益增多,猫抓病发病率也逐年增高。传染源主要是猫和狗,尤其是幼猫,其口腔和咽部的病原体污染自身皮毛和爪,通过咬、抓或接触传播给人。病人大多有被猫或狗咬伤、抓伤或接触史,90%的病人是儿童或青少年。病原体从伤口进入,潜伏期约14天左右,局部皮肤出现脓疱,淋巴结肿大、发热、厌食、肌痛和脾大等临床综合征,常合并结膜炎伴耳前淋巴结肿大,称为**帕里诺**(Parinaud)**眼淋巴结综合征**,为"猫抓病"的重要特征之一。汉赛巴通体还可引起免疫功能低下的病人患**杆菌性血管瘤-杆菌性紫癜**(bacillary angiomatosisbacillary peliosis,BAP),其主要表现为皮肤损害和内脏小血管壁增生。杆菌性血管瘤可发生在任何内脏组织;而杆菌性紫癜则多发生在肝和脾。

预防目前尚无疫苗。对宠物定期检疫,杀灭感染宠物。被宠物咬伤或抓伤后局部用碘酒消毒。临床治疗应用环丙沙星、红霉素和利福平等。

二、五日热巴通体

五日热巴通体原称为五日热罗卡利马体,可在细胞外生长,在体虱肠腔中繁殖,是**五日热**(又名**战壕热**)的病原体。五日热是经虱传播的急性传染病,人为唯一传染源,春冬季发病较多。主要临床表现为周期性发热、严重肌肉疼痛、胫骨痛、眼球痛、复发倾向及持久的菌血症。少数病人可出现心内膜炎、BAP等。无症状菌血症可持续数月,甚至1~2年或更长。

实验室确诊有赖于血清免疫学如补结试验等,也可采用人工感染虱子法,以病人血液喂虱,在虱肠道中进行病原体检查,但需与伤寒、流行性斑疹伤寒、回归热等鉴别。

治疗可用四环素或氯霉素,疗程宜较长(8~10日),预后一般良好。

第六节   弗朗西斯菌属

弗朗西斯菌属(*Francisella*)是一类呈多形性的革兰阴性小杆菌,有**蜃楼弗朗西斯菌**(*Francisella. philomiragia*)和**土拉弗朗西斯菌**(*F. tularesis*)2个种,前者过去称**蜃楼耶氏菌**(*Y. philomiragia*),发现于水环境,仅对免疫抑制病人致病。**土拉弗朗西斯菌**(*F. tularesis*)包括4个亚种,其中**土拉弗朗西斯菌土拉亚种**为土拉热的病原体。本菌引起一些野生动物的感染,特别常见于野兔中,故俗称**野兔热杆菌**,人类常因接触野生动物或病畜引起土拉热。

该菌为球杆状小杆菌,大小为(0.2~0.3)μm×(0.3~0.7)μm,无芽胞、无动力,在动物组织内有荚膜。专性需氧,营养要求高,普通培养基上不易生长,常用卵黄培养基或胱氨酸血琼脂培养基,孵育24~48小时形成灰白色细小、光滑,略带黏性的菌落。对热敏感,56℃ 5~10分钟即死亡。但对低温有很强的耐受力,在4℃水中或湿土中可存活4个月,在0℃以下可存活9个月。对一般化学消毒剂敏感。

野兔、鼠类等多种野生动物和家畜都可被土拉弗兰西丝杆菌感染。动物之间主要通过蜱、蚊、蚤、虱等吸血节肢动物叮咬传播,人类也易感,可通过多种途径感染,如直接接触患病的动物或被动物咬伤、节肢动物叮咬、食入污染食物,亦可经空气传播引起呼吸道感染。其致病物质主要是荚膜和内毒素。细菌侵袭力强,能穿过完整的皮肤和黏膜。另外,菌体多糖抗原可引起速发型超敏反应,蛋白质抗原可引起迟发型超敏反应等也参与致病。人感染后潜伏期一般为2~10天,发病较急,临床表现为发热、剧烈头疼、关节痛等,重者出现衰竭与休克。由于感染途径不同,临床类型可多样化,有溃疡腺型、胃肠炎型、肺炎型和伤寒样型等。病后2~3周出现IgM和IgG抗体,可持续存在多年,但无保护作用。

病原学检查采取病人血液、组织穿刺液或活检组织。标本革兰染色镜检的价值不大,血清学试验是土拉热诊断最常用的方法,在病程中血管凝集效价呈4倍或以上增长或单份血清效价达1:160有诊断意义。

预防可用减毒活疫苗经皮上划痕接种。治疗选用链霉素或庆大霉素效果较好,也可用四环素类。

第七节 巴斯德菌属

巴斯德菌属(*Pasteurella*)为革兰阴性、球杆状的细菌,常寄生于哺乳动物和鸟类上呼吸道和肠道黏膜上。对人类致病的主要是**多杀巴氏菌**(*P. multocida*),为革兰阴性球杆菌,常呈两极浓染,无鞭毛,无芽胞、有荚膜。营养要求较高,需在含血的培养基上生长,在血平板上形成白色、不溶血的半透明小菌落。

本菌属为动物源性细菌,致病物质为荚膜与内毒素。可引起低等动物的败血症和鸡霍乱。人可通过接触染病的动物而感染,所致疾病有伤口感染、脓肿、肺部感染、脑膜炎、腹膜炎、关节炎等。

实验室检查应采取病人血、痰、脑脊液或脓等直接涂片染色镜检,并接种血平板作分离培养。根据菌落特征和形态染色的结果,再做生化反应和血清学试验进行鉴定。治疗上可选择青霉素 G,四环素类或喹诺酮类等抗生素。

(黄 敏)

第十六章 其他细菌

本章描述的是一群与医学相关的、在分类上为不同种属的细菌,包括棒状杆菌属(如白喉棒状杆菌)、军团菌属(如嗜肺军团菌)、假单胞菌属(如铜绿假单胞菌)和一些原始发酵革兰阴性菌(如不动杆菌和窄食单胞菌)、弯曲菌属和气单胞菌属等细菌。它们各自均具有独特的生物学特性和致病性,广泛存在于水、土壤和空气中;其中有的是人体皮肤黏膜表面的正常菌群,大多是条件致病菌。但是近年来,其在临床标本中的检出率逐年增多,常引起医院内感染,且对多种抗生素耐药,治疗比较困难,因而受到临床医生高度重视。

第一节 棒状杆菌属

棒状杆菌属(*Corynebacterium*)的细菌因其菌体一端或两端膨大呈棒状而得名。革兰染色阳性,菌体着色不均匀,出现浓染颗粒或有异染颗粒。排列不规则,呈栅栏状。无荚膜、无鞭毛,不产生芽胞。本属细菌有 103 个种和亚种,与人类有关的如白喉棒状杆菌、假白喉棒状杆菌(*C. pseudodiphtheriticum*)、结膜干燥棒状杆菌(*C. xerosis*)、溃疡棒状杆菌(*C. ulcerans*)等分别寄生于人鼻腔、咽喉、眼结膜等处,大多不产生外毒素,一般无致病性,多为条件致病菌,分别引起咽部、结膜、阴道或尿道等部位炎症,痤疮棒状杆菌可引起痤疮和粉刺。能引起人类传染性疾病的主要为白喉棒状杆菌。**白喉棒状杆菌**(*C. diphtheriae*)俗称白喉杆菌,是白喉的病原体。白喉是一种常见的急性呼吸道传染病,病人咽喉部出现灰白色的假膜为其病理学特征。该菌能产生强烈外毒素,进入血液可引起全身中毒症状而致病。本节主要介绍之。

一、生物学性状

1. **形态与染色** 菌体为细长、微弯曲的杆菌,**菌体的一端或两端膨大呈棒状**,故名为棒状杆菌。排列不规则,呈栅栏状、V 字形或 L 字形。无荚膜,无鞭毛,不产生芽胞。革兰染色呈阳性,用亚甲蓝短时间染色菌体着色不均匀,出现有深染的颗粒。用 Albert 或 Neisser 等方法染色后,这些颗粒与菌体着染颜色不同,称为**异染颗粒**(metachromatic granule),对鉴定细菌有重要意义(图 16-1)。颗粒的主要成分是核糖核酸和多偏磷酸盐。细菌衰老时异染颗粒可消失。

2. **培养特性** 需氧或兼性厌氧。在含全血或血清培养基上置 35 ~ 37℃时细菌生长良好;在含有凝固血清的吕氏培养基(Loeffler medium)上生长迅速,经 12 ~ 18 小时培养即可形成圆形灰白色的小

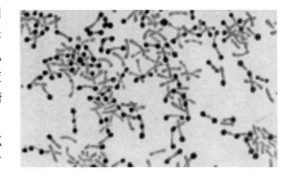

图 16-1 白喉棒状杆菌异染颗粒(Albert 染色)

菌落,菌体形态典型,异染颗粒明显。在含有0.03% ~ 0.04%亚碲酸钾(K₂TeO₂ · 3H₂O)血琼脂平板上生长时,能使亚碲酸钾还原为黑色的金属元素碲,故菌落呈黑色或灰色,亚碲酸钾还有抑制其他杂菌生长的作用。根据该菌在亚碲酸钾血琼脂平板上形成的三种不同形态特征菌落,分别被称为重型、轻型和中间型。重型:菌落大,呈灰色,表面光滑,无光泽,边缘不规则且有条纹,不溶血;轻型:菌落

小,呈黑色,表面光滑有色泽,边缘整齐,溶血;中间型:菌落小,呈灰黑色,表面较光滑,边缘较整齐,不溶血。三型的产毒株与疾病的轻重程度无明显的对应关系,但对流行病学分析有一定意义,在我国以轻型产毒株多见。

3. **变异**　白喉棒状杆菌形态、菌落和毒力均可发生变异。当无毒株白喉棒状杆菌携带β-**棒状杆菌噬菌体成为溶原性细菌**时,便可成为产生白喉毒素的产毒株并能随细胞分裂遗传下去。

4. **抵抗力**　白喉棒状杆菌对湿热较敏感,煮沸1分钟或58℃ 10分钟即可被杀死。对一般消毒剂敏感,如5%苯酚溶液1分钟,3%甲酚皂溶液10分钟处理可杀灭。但对日光、寒冷和干燥抵抗力较强,在衣物、儿童玩具等多种物品中可存活数日至数周。对青霉素及红霉素敏感;对磺胺类、卡那霉素和庆大霉素不敏感。

二、致病性与免疫性

1. **致病物质**　白喉棒状杆菌侵入机体,仅在鼻腔、咽喉等局部生长繁殖,其产生的白喉毒素入血而引起症状,因此白喉毒素是该菌的主要致病物质。此外,还有索状因子和K抗原。

(1) 白喉毒素(diphtherotoxin):当β-棒状杆菌噬菌体侵袭无毒白喉棒状杆菌时,其编码外毒素的*tox*基因与宿主菌染色体整合,无毒白喉棒状杆菌则成为产毒的白喉棒状杆菌而产生白喉毒素。此毒素是一种毒性强、抗原性强的蛋白质,由A、B两个肽链经二硫键连接组成。A链是白喉毒素的毒性功能区,抑制易感细胞蛋白质的合成。B链上有一个受体结合区和一个转位区,B链本身无毒性,但能与心肌细胞、神经细胞等表面受体结合,协助A链进入这些易感细胞内。细胞内蛋白质合成过程中,需要延伸因子1(elongation factor 1,EF1)和延伸因子2(EF2)。当白喉毒素A链进入细胞后可促使辅酶Ⅰ(NAD)上的腺苷二磷酸核糖(ADPR)与EF2结合,结果EF2失活,使蛋白质无法合成,导致细胞功能障碍。

(2) 索状因子(cord factor):细菌表面的一种毒性糖脂,即海藻糖-6-6'双分枝菌酸。它能破坏哺乳动物细胞中的线粒体,影响细胞呼吸与磷酸化。

(3) K抗原:细胞壁外面的一种不耐热糖蛋白,具有抗吞噬作用。白喉棒状杆菌的K抗原有利于该菌在黏膜表面的定植。

2. **所致疾病**　人类是白喉棒状杆菌的唯一宿主,普遍易感,儿童最易感。病人及带菌者是主要的传染源。细菌主要通过飞沫传播,最常侵犯的部位是咽、喉、气管和鼻腔黏膜。也可经污染物品直接接触传播,侵犯眼结膜、阴道等处黏膜,甚至皮肤创口,引起**白喉**(diphtheria)。白喉的典型体征是喉部有一白色**假膜**(pseudomembrane),这是细菌在局部顽强繁殖并分泌外毒素,导致炎性渗出及组织坏死,凝固而成。此假膜与黏膜下组织紧密粘连,如果局部黏膜水肿及假膜脱落,可引起呼吸道阻塞,甚至窒息死亡,成为白喉早期致死的主要原因。外毒素进入血液(毒血症),并与易感的心肌细胞或外周神经、肾上腺组织细胞结合,引起心肌炎、声嘶、软腭麻痹、吞咽困难、膈肌麻痹以及肾上腺功能障碍等全身中毒症状。部分病人可出现心肌受损,多发生在病后2~3周,成为白喉晚期致死的主要原因。细菌一般不入血。

3. **免疫性**　白喉的免疫主要依靠抗毒素的中和作用。白喉病后、隐性感染及预防接种均可产生**白喉抗毒素**而使人群获得免疫力。抗毒素的作用是阻止白喉毒素B链与易感细胞结合,使A链不能进入细胞内发挥毒性作用。新生儿经胎盘自母体能获得被动免疫,出生后这种被动免疫逐渐消失。3个月时仅60%有免疫力,1岁时几乎全部易感。以往白喉病人约50%为5岁以内,近年来国家对婴幼儿及学龄前儿童普遍进行了免费预防接种,儿童及少年发病率降低,但发病年龄出现推迟现象。

三、微生物学检查法

包括细菌学检查和细菌毒力测定两部分。

1. **标本采集**　用无菌拭子直接从病人鼻腔、咽喉等病变部位假膜处及其边缘取材。

2. 直接涂片镜检   将鼻咽拭子标本直接涂片,进行亚甲蓝、革兰或 Albert 染色后镜检。如有白喉棒状杆菌的典型形态、排列和异染颗粒,结合临床症状可作初步诊断。白喉治疗是否及时与死亡率密切相关,故早期快速诊断至关重要。

3. 分离培养   将标本接种于**吕氏血清斜面**上,培养 6～12 小时后,取培养物作涂片镜检,检出率比直接涂片高,有助于快速诊断。延长培养至 18 小时即可见灰白色小菌落,可进一步作生化反应和毒力试验鉴定。也可将标本分别接种于血琼脂和**亚碲酸钾血琼脂平板**,37℃培养 24～48 小时,根据菌落特点进行鉴定。

4. 毒力试验   是鉴别产毒白喉棒状杆菌与其他棒状杆菌的重要方法。

(1)体内法:通过豚鼠体内中和试验测定毒力。将待检菌的培养物(2ml/只)注射实验组豚鼠皮下;对照组豚鼠则于 12 小时前腹腔内注射白喉抗毒素 500U 后,再于皮下注射待检菌培养物(2ml/只)。若于 2～4 天实验组动物死亡而对照组动物存活,表明待检菌能产生白喉毒素。

(2)体外法:常用琼脂 Elek 平板毒力试验。在琼脂平板上,平行接种待检菌和阳性对照产毒菌,然后垂直铺一条浸有白喉抗毒素(1000U/ml)的滤纸片。37℃孵育 24～48 小时,若待检菌产生白喉毒素,则在纸条与菌苔交界处出现有白色沉淀线。无毒菌株则不产生沉淀线。此外,尚可用对流免疫电泳或 SPA 协同凝集试验检测待检菌培养物上清液中的毒素。

四、防治原则

注射白喉类毒素是预防白喉的重要措施。目前我国应用**白喉类毒素、百日咳菌苗、破伤风类毒素的混合制剂**(DPT 混合疫苗)进行人工主动免疫,效果良好,人群发病率和死亡率显著降低。对密切接触白喉病人的易感儿童需肌内注射 1000～2000U **白喉抗毒素**进行紧急预防,同时注射白喉类毒素以延长免疫力。对白喉病人的治疗采取早期、足量注射白喉抗毒素以直接中和体内毒素,并配合选用敏感抗生素如青霉素或红霉素等进行抗菌治疗。注射抗毒素血清前需作皮肤试验,对白喉抗毒素皮肤试验阳性者可采取少量多次脱敏注射法。

第二节   鲍 特 菌 属

鲍特菌属(*Bordetella*)的细菌是一类革兰阴性球杆菌,有 8 个菌种。其中**百日咳鲍特菌**(*B. pertussis*)、副百日咳鲍特菌(*B. parapertussis*)和支气管败血鲍特菌(*B. bronchiseptica*)都是引起哺乳动物呼吸道感染的病原菌,但宿主范围各不相同。百日咳鲍特菌俗称百日咳杆菌,是人类百日咳的病原体。副百日咳鲍特菌可引起急性呼吸道感染,支气管败血鲍特菌主要感染动物,偶可感染人类。本节主要介绍百日咳鲍特菌。

一、生物学性状

1. 形态与染色   为革兰阴性短杆状或椭圆形球杆菌,大小为(0.2～0.5)μm×(0.5～2.0)μm,多呈单个分散存在。当培养条件不适宜时,可出现丝状形态。用苯酚甲苯胺蓝染色,两端浓染。无鞭毛,不形成芽胞。有毒菌株有荚膜和菌毛。

2. 培养与生化反应   专性需氧,最适生长温度 35～36℃,最适 pH 6.8～7.0。生长较缓慢,倍增时间为 3.5～4 小时。营养要求高,初次分离培养用含甘油、马铃薯和血液的鲍-金培养基(Bordet-Gengou medium)。生化反应弱,不分解糖类,不产生吲哚,不生成硫化氢,不利用枸橼酸,不分解尿素等。但氧化酶阳性,触酶阳性。

3. 变异性   百日咳鲍特菌常发生菌落变异。新分离菌株为 S 型,称为 I 相菌,有荚膜,毒力强。人工培养后,逐渐形成 R 型菌落,为Ⅳ相菌,无荚膜,无毒力。同时其形态、溶血性、抗原构造、致病力等亦随之变异。Ⅱ、Ⅲ相为过渡相。

4. **抗原结构与抵抗力**　有 O 抗原和 K 抗原。**K 抗原**是该菌的表面成分,又称凝集原,包括凝集因子 1~6,它们有不同组合的血清型。凝集因子 1 为 I 相菌共同抗原,是种的特异性抗原。鉴于百日咳鲍特菌血清型的特异性,WHO 推荐在菌苗中应含有 1、2、3 因子血清型的菌株。抵抗力较弱,日光直射 1 小时,56℃加热 30 分钟均可被杀死。干燥尘埃中能存活 3 天。

二、致病性与免疫性

1. **致病性**　百日咳鲍特菌主要侵犯婴幼儿呼吸道,人类是其唯一宿主。感染早期有轻度咳嗽,1~2 周后出现阵发性痉挛性咳嗽,可持续数周,随后进入恢复期,全病程可达几个月。该病的主要威胁是肺部继发感染、癫痫发作、脑病和死亡。

致病物质有荚膜、菌毛及产生的多种毒素等。传染源为早期病人和带菌者,儿童易感,通过飞沫传播。潜伏期为 7~14 天。百日咳鲍特菌不进入血流,主要造成局部组织损伤。细菌首先附着于纤毛上皮细胞,在局部繁殖并产生毒素,引起局部炎症、坏死,上皮细胞纤毛运动受抑制或破坏,黏稠分泌物增多而不能及时排出,导致剧烈咳嗽。临床病程可分三期:①卡他期:类似普通感冒,有低热、打喷嚏、轻度咳嗽,可持续 1~2 周,此期传染性很强。②痉咳期:出现阵发性痉挛性咳嗽,常伴吸气吼声(如**鸡鸣样吼声**),同时常有呕吐、呼吸困难、发绀等症状。每日激烈阵咳可达 10~20 次,一般持续 1~6 周。③恢复期:阵咳逐渐减轻,完全恢复需数周至数月不等。由于整个病程较长,故称**百日咳**。若治疗不及时,少数病人可发生肺炎链球菌、金黄色葡萄球菌和溶血性链球菌等继发感染,出现肺炎、中耳炎等。

2. **免疫性**　机体感染百日咳鲍特菌后能出现多种特异性抗体,如抗 PT(pertussis toxin,百日咳毒素)或抗 FHA(Filamentous hemagglutinin,丝状血凝素)的 IgM、IgG、IgA 类抗体等,有一定保护作用。但目前认为局部黏膜免疫起主要作用,局部 sIgA 具有抑制病菌黏附气管上皮细胞的作用。病后可获得持久免疫力,很少再次感染。

三、微生物学检查法

取鼻咽拭子或鼻腔洗液直接接种于鲍-金培养基进行分离培养,观察菌落并进行染色镜检和生化反应鉴定,进而用百日咳鲍特菌 I 相免疫血清作凝集试验进行血清型鉴定。荧光抗体法检查标本中抗原,可用于早期快速诊断。也可用 ELISA 法检测病人血清中抗 PT 或抗 FHA 的 IgM 和 IgA 抗体进行血清学早期诊断。

四、防治原则

预防百日咳主要依靠疫苗接种。WHO 规定制备疫苗菌株必须用含有 1、2、3 型凝集因子的 I 相菌株。目前应用的百日咳(死)菌苗有全菌体百日咳菌苗和仅含抗原的无菌体菌苗两种。我国采用 I 相百日咳死菌苗与白喉、破伤风类毒素制成**三联疫苗(DPT)**进行预防,取得了良好的预防效果。治疗首选红霉素、罗红霉素等。

第三节　军 团 菌 属

军团菌属(*Legionella*)的细菌是一类革兰阴性杆菌,广泛分布于自然界,尤其适宜温暖潮湿地带的天然水源及人工冷、热水管道系统中。本属细菌现已有 50 多个种,已从人体分离出的有嗜肺军团菌、米克戴德军团菌、伯兹曼军团菌等 20 个菌种。对人致病的主要为**嗜肺军团菌**(*L. pneumophila*),引起人类**军团病**(Legionnaires disease),本节作主要介绍。

军团病的名称来源于 1976 年 7 月在美国费城召开的一次退伍军人大会期间,突然暴发流行一种原因不明的肺炎,当时称为军团病。后从死亡者肺组织中分离出一种新的革兰阴性杆菌,命名为军团菌。1984 年,该菌被正式命名为军团菌属。此后在世界许多国家均有军团病的发生。我国 1982 年首次报道该菌感染,至今已有十余起暴发流行发生。该菌还能引起一种叫做庞蒂亚克热(Pontiac fever)的疾病,即临床表现为轻型的军团病。

一、生物学性状

1. **形态与染色**　革兰阴性球杆菌,不易着色。菌体形态易变,在组织中呈短杆状,在人工培养基上成长丝状或多形性。常用 Giemsa 染色(呈红色)或 Dieterle 镀银染色(呈黑褐色)。有 1 至数根端鞭毛或侧鞭毛和菌毛及微荚膜,但不形成芽胞。

2. **培养及生化反应**　为**专性需氧菌**,2.5% ~ 5% CO_2 可促进生长。最适温度为 35℃,最适 pH 为 6.4 ~ 7.2。**兼性胞内寄生**,生长需要多种元素,如钙、镁、铁、锰、锌和钼。营养要求较高,生长时需要 L-半胱氨酸、甲硫氨酸等。在活性炭—酵母浸出液琼脂(buffered charcoal yeast extract agar,BCYE)培养基上,3 ~ 5 天可形成 1 ~ 2mm、灰白色有光泽的 S 型菌落。若在 BCYE 培养基中加入 0.1g/L 溴甲酚紫,菌落呈浅绿色。该菌不发酵糖类,可液化明胶,触酶阳性,氧化酶阳性或弱阳性,不分解尿素,硝酸盐还原试验阴性。

3. **抗原组成**　主要有 O 抗原和 H 抗原。根据 O 抗原将本菌分为 1 ~ 16 个血清型。其中 1 型是从人群分离到的最常见血清型,也是 1976 年军团病的病原菌。我国主要流行的是 1 型和 6 型。该菌的外膜蛋白具有良好的免疫原性,能刺激机体产生免疫应答。

4. **抵抗力较强**　该菌在适宜的环境中可较长期存活。如在 36 ~ 70℃ 热水中能够存活,而在蒸馏水中可存活 100 天以上,原因是该菌**能与一些常见原虫、微生物形成共生关系**,可寄生于阿米巴变形虫内而保持致病活力。对常用化学消毒剂、干燥、紫外线较敏感。但对氯或酸有一定抵抗,如在 pH 2.0 盐酸中可存活 30 分钟,利用这一特点处理标本可去除杂菌。

二、致病性与免疫性

嗜肺军团菌生活在水中,通过微风和阵风传播,然后被吸入呼吸道,主要引起军团病,也可引起医院感染。其致病机制目前尚不十分清楚。近年来研究发现,军团菌的致病性与其毒力因子和铁代谢等相关。

1. **致病物质**　主要是产生的多种酶类、毒素和溶血素,直接损伤宿主。细胞毒素阻碍中性粒细胞氧化代谢;菌细胞中所含的磷酸酯酶阻碍刺激中性粒细胞超氧化物阴离子产物,使中性粒细胞内第二信使编排陷于混乱。这些物质可抑制吞噬体与溶酶体的融合,使吞噬体内的细菌在吞噬细胞内生长繁殖而间接导致宿主细胞死亡。此外,菌毛的黏附作用、微荚膜的抗吞噬作用及内毒素毒性作用也参与发病过程。

2. **所致疾病**　嗜肺军团菌主要引起**军团病**,也可引起**医院感染**。多流行于夏秋季节。主要经飞沫传播。带菌飞沫、气溶胶被直接吸入下呼吸道,引起以肺为主的全身性感染。军团病临床上有三种感染类型,即**流感样型**、**肺炎型**和**肺外感染型**。流感样型亦称庞蒂亚克热,为轻症感染,表现为发热、寒战、肌肉酸痛等症状,持续 3 ~ 5 天症状缓解,预后良好,X 线无肺炎征象。肺炎型亦称军团病,起病急骤,以肺炎症状为主,伴有多器官损害。病人出现高热寒战、头痛、肌痛剧烈,开始干咳,后出现脓痰或咯血,常伴有中枢神经系统和消化道症状,不及时治疗可导致死亡,死亡率可达 15% ~ 20%。肺外感染型,为继发性感染,出现脑、肾、肝等多脏器感染症状。

3. **免疫性**　嗜肺军团菌是**胞内寄生菌**。细胞免疫在机体抗菌感染过程中起重要作用。由细胞因子活化的单核细胞,可抑制胞内细菌的生长繁殖。抗体及补体则能促进中性粒细胞对胞外细菌的吞噬和杀菌作用。

三、微生物学检查法

采集下呼吸道分泌物、肺活检组织或胸腔积液等标本进行细菌学检查。用 BCYE 培养基分离培养,再根据培养特性、菌落特征、生化反应作出鉴定,并对细菌进行血清学分型。可将标本用已知荧光标记抗体进行**直接免疫荧光试验**,具有诊断意义。也可用 PCR 技术检查该菌核酸进行快速诊断。

四、防治原则

目前尚无嗜肺军团菌特异性疫苗。医院空调冷却水、辅助呼吸机等所产生的气溶胶颗粒中能检出此菌。因此,应加强水源管理及人工输水管道和设施的消毒处理,防止军团菌造成空气和水源的污染,是预防军团病扩散的重要措施。治疗可首选红霉素。

第四节　假单胞菌属

假单胞菌属(*Pseudomonas*)是一群革兰阴性小杆菌,广泛分布于土壤、水和空气中。有荚膜、鞭毛和菌毛,无芽胞,需氧。在所有的培养基上均生长良好。其种类繁多,目前发现的菌种已超过 150 个,与人类关系密切的主要有**铜绿假单胞菌**(*P. aeruginosa*)、荧光假单胞菌(*P. fluorescens*)和类鼻疽假单胞菌(*P. pseudomallei*)等。主要引起机会性感染,如输入了被荧光假单胞菌污染的血液或血制品后,可出现败血症或不可逆的休克。类鼻疽假单胞菌在东南亚地区可引起地方性人和动物的类鼻疽病。

本节重点介绍铜绿假单胞菌。铜绿假单胞菌俗称绿脓杆菌,广泛分布于自然界及人和动物体表及肠道中,是一种常见的机会致病菌。由于在生长过程中产生绿色水溶性色素,感染后的脓汁或敷料上出现绿色,故得名。

一、生物学性状

1. **形态染色**　为革兰染色阴性杆菌,一般约为$(0.5 \sim 1.0)\mu m \times (1.5 \sim 3.0)\mu m$大小的直或微弯小杆菌。无芽胞,有荚膜,单端有 1 ~ 3 根鞭毛,属丛毛菌,运动活泼。临床分离的菌株常有菌毛。

2. **培养及生化反应**　专性需氧。在普通培养基上生长良好,最适生长温度为 35℃,在 4℃不生长而在 42℃可生长是铜绿假单胞菌的一个特点。最适产毒温度为 26℃。pH 5.0 ~ 7.0 范围内生长较好,产生**带荧光素的水溶性色素**青脓素(pyoverdin)与绿脓素(pyocyanin),故使培养基变为亮绿色。在液体培养基中呈混浊生长,常在其表面形成菌膜。铜绿假单胞菌能够分解葡萄糖,产酸不产气,但不分解乳糖、麦芽糖、甘露醇和蔗糖。分解尿素,氧化酶阳性,不形成吲哚。

3. **抵抗力**　抵抗力较其他革兰阴性菌强,对多种化学消毒剂与抗生素有抗性或耐药性;56℃需 1 小时才可杀死细菌。

4. **抗原结构**　铜绿假单胞菌有 O 和 H 抗原。O 抗原包括两种成分,一种是脂多糖,另一为原内毒素蛋白(original endotoxin protein, OEP)。OEP 是一种免疫原性较强的高分子抗原,为该菌的外膜蛋白,是一种保护性抗原,其抗体不仅对同一血清型细菌有特异性保护作用,且对不同血清型的细菌也有共同保护作用。

二、致病性与免疫性

铜绿假单胞菌是人体正常菌群之一,在肠道中繁殖,为环境中主要污染源之一。该菌能根据特定信号分子的浓度来监测周围环境中自身或其他细菌的数量变化,当信号达到一定的浓度阈值时,即启动菌体中相关基因的表达来适应环境中的变化,这一调控系统被称为细菌的**密度感知信号系统**(quorum-sensing system, QS)。QS 系统在调控铜绿假单胞菌各种毒力因子表达中起重要作用,同时影响宿主免疫功能。

主要致病物质是内毒素,此外尚有菌毛、荚膜、胞外酶和外毒素等多种致病因子(表 16-1)。

表 16-1   铜绿假单胞菌的致病物质

致病物质	生物学活性
菌毛	对宿主细胞具有黏附作用
荚膜多糖	抗吞噬作用
内毒素	致发热、休克、DIC 等
外毒素 A	抑制蛋白质合成,引起组织坏死
细胞溶解毒素	杀白细胞素、溶素等,能损伤细胞、组织
蛋白分解酶	分解蛋白质,损伤多种细胞和组织
胞外酶 S	抑制蛋白质合成
弹性蛋白酶	降解弹性蛋白,引起肺实质损伤和出血
碱性蛋白酶	损伤组织、抗补体、灭活 IgG、抑制中性粒细胞功能
磷酸酯酶 C	组织损伤

铜绿假单胞菌也广泛分布在医院环境中,是引起医院感染的重要病原菌,其感染多见于皮肤黏膜受损部位,如烧伤、创伤或手术切口等。也见于因长期化疗或使用免疫抑制剂的病人,以及使用介入性临床诊疗措施时,表现为局部化脓性炎症,也可引起中耳炎、角膜炎、尿道炎、胃肠炎、心内膜炎和脓胸等。此外,该菌引起的菌血症、败血症及婴儿严重的流行性腹泻也有报道。

中性粒细胞的吞噬作用在抗铜绿假单胞菌感染中起着重要的作用。感染后产生的特异性抗体,尤其是分泌型 IgA 的黏膜免疫作用,有一定的抗感染作用。

三、微生物学检查法与防治

根据疾病和检查目的不同分别采取标本:炎症分泌物、脓液、血液、脑脊液等;以及医院病区或手术室的物品、医疗器材等。

将标本接种于血琼脂平板,培养后根据菌落特征、色素及生化反应等鉴定。血清学、绿脓菌素及噬菌体分型可供流行病学、医院内感染追踪调查等使用。

已研制出多种铜绿假单胞菌疫苗,其中以 OEP 疫苗具有不受菌型限制、保护范围广、毒性低等优点。铜绿假单胞菌可由多种途径在医院内传播,主要是通过污染医疗器具及带菌医护人员引起的医源性感染,应对医院感染予以重视。目前治疗主要可选用哌拉西林、头孢他啶、头孢吡肟、碳青霉烯类、阿米卡星、环丙沙星等。

第五节   弯 曲 菌 属

弯曲菌属(*Campylobacter*)是一类呈逗点状或 S 形的革兰阴性细菌,有 26 个种。广泛分布于动物界,常定居于家禽和野鸟的肠道内。主要引起人类的胃肠炎和败血症,也可引起肠道外感染,为动物源性疾病。对人致病的有空肠弯曲菌空肠亚种(*C. jejuni subsp. jejuni*)、大肠弯曲菌(*C. coli*)和胎儿弯曲菌(*C. sputorum*)等 13 个种,其中以空肠弯曲菌空肠亚种最为常见。

一、生物学性状

菌体形态细长,呈弧形、螺旋形、S 形或海鸥状,革兰染色阴性。运动活泼,一端或两端有单鞭毛。无芽胞,无荚膜。**微需氧**,需在 5% O_2 或 10% CO_2 和 85% N_2 的环境中生长。**最适生长温度为 42℃**,因在此温度培养时,粪便中其他细菌的生长会受到抑制而起到选择作用。营养要求高,粪便标本可选用 CCDA 活性炭无血液培养基(CSM)或 Campy-CVA 等选择培养基。生化反应不活泼,不发酵糖类,氧化酶阳性。马尿酸盐水解试验是区分空肠弯曲菌和其他弯曲菌的主要试验。

抵抗力较弱。培养物放置 4℃ 冰箱中很快死亡,56℃ 5 分钟即被杀死。干燥环境中仅存活 3 小时,培养物放室温可存活 2 ~ 24 周。

二、致病性与免疫性

空肠弯曲菌是**散发性细菌性胃肠炎**最常见的菌种之一。该菌常通过污染饮食、牛奶、水源等被食入而传播。在发展中国家,50% 以上感染由污染的鸡肉而引起。人群普遍易感,5 岁以下发病率最高,秋季多见。由于空肠弯曲菌对胃酸敏感,经口食入至少 10^4 个细菌才有可能致病。空肠弯曲菌的致病作用与其**侵袭力和毒素**有关。进入小肠的细菌在小肠上部借鞭毛侵袭运动到达肠黏膜上皮细胞表面,经菌毛定植于细胞。细菌生长繁殖释放外毒素,细菌裂解释出内毒素,引起炎症反应。临床表现为痉挛性腹痛、腹泻、血便或果酱样便,量多;头痛、不适、发热。通常该病自限,病程 5 ~ 8 天。此外,空肠弯曲菌感染后可引发吉兰-巴雷综合征(Guillain-Barré syndrome,一种急性外周神经脱髓鞘性炎症)和反应性关节炎。

机体感染空肠弯曲菌后可产生特异性抗体,能通过调理作用和活化补体等作用增强吞噬细胞的吞噬、杀灭细菌及补体的溶菌作用。

三、微生物学检查法与防治

可用粪便标本涂片、镜检,查找革兰阴性弧形或海鸥状弯曲菌,或用悬滴法观察鱼群样运动或螺旋式运动。分离培养可直接选用含多黏菌素 B 和万古霉素的选择性培养基,于 42℃和 37℃微需氧环境下培养 48 ~ 72 小时。PCR 法可直接检出粪便中的弯曲菌特异性 DNA。目前尚无特异性疫苗。预防主要是注意饮水和食品卫生,加强人、畜、禽类的粪便管理。本菌感染轻症病人一般不需要治疗,如需治疗可用红霉素、氨基糖苷类抗生素、喹诺酮类等。

第六节　不动杆菌属

不动杆菌属(Acinetobacter)有至少 33 个菌种,是一群专性需氧、不发酵糖类的革兰阴性菌,呈球形或球杆状,有荚膜,无芽胞,无鞭毛。广泛分布于土壤和水中,易在潮湿环境中生存,如浴盆、肥皂盒等处,也存在于健康人的皮肤、咽、结膜、唾液、胃肠道及阴道分泌物中,是机会致病菌。其中**鲍曼不动杆菌**(A. baumannii)较多见,也是导致医院内感染的常见菌之一。醋酸钙不动杆菌(A. calcoaceticus)、洛菲不动杆菌(A. lwoffii)、溶血不动杆菌(A. haemolytius)、琼氏不动杆菌(A. junii)和约翰逊不动杆菌(A. johnsonii)及其他不动杆菌也偶尔可分离出。来自病人标本的细菌在各种培养基上均生长良好。该类细菌黏附力极强,易黏附在各类医用材料上,成为贮菌源。

感染源可以是病人自身(内源性感染),亦可以是不动杆菌感染者或带菌者,尤其是双手带菌的医务人员。传播途径有接触传播和空气传播。在医院内,污染的医疗器械及医护人员的手是重要的传播媒介。易感者为老年病人、早产儿和新生儿,手术创伤、严重烧伤、气管切开或插管、使用人工呼吸机、行静脉导管和腹膜透析者及广谱抗菌药物或免疫抑制剂应用者也易感。该菌带多种耐药基因,可将其耐药性传递给其他细菌,而且还能接受其他细菌的耐药基因,故可对多种抗生素耐药。在经验用药阶段,往往首选头孢哌酮-舒巴坦、亚胺培南-西司他丁,替甲环素、米诺环素。然后,则根据药敏结果调整选用方案。目前推荐对多重耐药不动杆菌,可经验选用含有舒巴坦复合制剂的联合抗感染方案。

第七节　窄食单胞菌属

窄食单胞菌属(Stenotrophomonas)有 6 个菌种,而嗜麦芽窄食单胞菌是最先发现的一个菌种,也是该菌属中主要致人类疾病的细菌。

　　嗜麦芽窄食单胞菌(*S. maltophilia*)是一种专性需氧的非发酵型革兰阴性杆菌,有丛鞭毛,无芽胞,无荚膜,菌落呈针尖状,直径0.5~1mm,中央凸起。在血平板上有刺鼻的氨味,呈β溶血;在营养琼脂培养基上显示灰黄色素或无色素,该菌生化反应不活跃,营养谱有限,对葡萄糖只能缓慢利用,但**能快速分解麦芽糖**而迅速产酸,故得名。还原硝酸盐为亚硝酸盐,氧化酶阴性,DNA酶阳性,水解明胶和七叶苷,赖氨酸脱羧酶阳性。

　　该菌广泛存在于土壤、植物、人和动物的体表、消化道及医院环境中,随着广谱抗菌药物和免疫抑制剂的广泛应用以及介入性医疗操作的不断增多,该菌的分离率呈逐年上升趋势,而在医院环境和医务人员皮肤上的该菌分离率更高。其临床分离率仅次于铜绿假单胞菌和鲍曼不动杆菌,居非发酵菌第3位,是人类重要的机会致病菌和医院感染菌。该菌还对山羊、鳄鱼、鲶鱼、猪等动物以及水稻等植物致病,因此,该菌是人、畜、水产动物和水稻等植物共同的病原菌。

　　嗜麦芽窄食单胞菌的致病机制还不完全清楚,可能与其产生的弹性蛋白酶、脂酶、黏多糖酶、透明质酸酶、DNA酶和溶血素等有关。感染后可引起肺炎、菌血症、败血症、心内膜炎、脑膜炎、腹膜炎、伤口感染、眼部感染、纵隔炎、牙周炎和骨骼、关节、泌尿道、消化道及软组织等感染,以下呼吸道感染最为常见,其**死亡率高达43%以上**。引起如此高的死亡率的主要原因首先是由于该菌具有多重耐药性,导致其对目前大多数的抗菌药物不敏感;其次是该菌对一些最初敏感的抗菌药物在治疗过程中很快产生耐药,从而导致治疗失败,引起死亡。该菌感染的大部分病人有发热、寒战、腹胀、乏力和淡漠等临床表现,同时伴有中性粒细胞数量的减少,病情危重并发症可出现休克、弥散性血管内凝血、多器官衰竭综合征等。

　　人类嗜麦芽窄食单胞菌感染的易感因素有机体自身和医源性两类,自身因素包括年龄,老年人是高危易感者;基础性疾病,如肿瘤、慢性呼吸道疾病、糖尿病、尿毒症和艾滋病等。医源性因素包括抗菌药物用药史、介入性医疗操作(如各种插管、人工瓣膜和引流管等)、化疗、放射治疗和未严格执行消毒措施等。该菌对亚胺培南(泰能)天然耐药,临床治疗首选复方磺胺甲噁唑/甲氧苄啶。

第八节　莫　拉　菌　属

　　莫拉菌属(*Moraxella*)与不动杆菌属同属莫拉菌科,共有15个种。为革兰染色阴性的小杆菌、球杆菌或球菌,无鞭毛,不发酵,吲哚试验阴性。氧化酶阳性,触酶阳性。属机会致病菌。感染多发生于肿瘤及化、放疗等免疫功能低下的病人。莫拉菌属中的大多数细菌对抗微生物药物敏感。

　　卡他莫拉菌(*M. catarrhalis*)在痰液中常呈肾形双球菌状排列,存在于吞噬细胞内或外,一般不致病,是上呼吸道正常菌群成员。当机体免疫力低下时,可单独或与其他细菌共同引起黏膜卡他性炎症、急性咽喉炎、支气管炎、肺炎、急性中耳炎或脑膜炎等,**是引起上呼吸道感染的第3位常见病原菌**,仅次于流感嗜血杆菌和肺炎链球菌。其致病物质主要是内毒素。大多数菌株对青霉素、四环素、喹诺酮和氨基糖甙类敏感,但该菌的β-内酰胺酶产生率高达90%以上,故临床治疗这类感染时,应根据药物敏感试验结果选用抗生素。

第九节　气单胞菌属

　　气单胞菌属(*Aeromonas*)有30个菌种,是一类具有单端鞭毛、有荚膜的革兰阴性短杆菌,两端钝圆,无芽胞。能利用**D-葡萄糖**作为唯一或主要碳源和能量来源。其中嗜水气单胞菌嗜水亚种(*A. hydrophila subsp. hydrophila*)和豚鼠气单胞菌(*A. caviac*)为主要致病的菌种。可引起人类胃肠炎、食物中毒、败血症及创伤感染等。

　　嗜水气单胞菌为水中常居菌,普遍存在于淡水、污水、淤泥、土壤、食品和粪便中。主要传染源为带菌动物和病人,冷血动物(如鱼等)为本菌的重要自然宿主,为引起人类感染的主要来源,是一种典型的人畜共患病原菌。进食由细菌污染的水和食物等而发生肠内感染,多见于 5 岁以下儿童和中年成人;也可引起肠外感染,如败血症、伤口感染、脑膜炎、骨髓炎等。能致肠内感染导致腹泻的气单胞菌可产生肠毒素。肠毒素分为细胞溶解性、细胞毒性和细胞兴奋性三种,前两种能溶解兔红细胞,后者可用中国地鼠卵巢(CHO)细胞毒性试验检出,受毒素作用的 CHO 细胞由圆变长。用霍乱毒素(CT)的基因探针验证,细胞溶解性和细胞兴奋性肠毒素的基因都与 CT 有同源性。

根据不同疾病分别采取粪便或肛拭、血液、脓汁、脑脊液和尿液等标本进行微生物学检查。用血平板和选择性培养基同时进行分离培养,本菌属在血琼脂平板上 35℃培养 18 ~ 24 小时,呈灰白色或淡灰色菌落,多数有狭窄溶血环;在麦康凯平板上呈无色、半透明菌落。对分离菌落作氧化酶、吲哚试验等进行鉴定,并注意与弧菌属和邻单胞菌的鉴别,必要时用分子生物学技术对气单胞菌的基因进行鉴定。治疗可用氨基糖苷类抗生素、氯霉素和喹诺酮类抗菌药物。

第十节 李斯特菌属

李斯特菌属(*Listeria*)有 10 个菌种,为一类革兰阳性无芽胞的兼性厌氧杆菌,对外界环境耐受性较强,可在较高的盐浓度(10% NaCl)、较宽的 pH(pH 4.5 ~ 9.0)和温度范围(3 ~ 45℃)内生长。其中仅产单核细胞李斯特菌(*L. monocytogenes*)对人类致病,引起李斯特菌病,主要表现为**脑膜炎**和**败血症**等。曾有食用由李斯特菌污染的熟肉制品等食物而致肠道感染的报告。

产单核细胞李斯特菌的形态为球杆状,常成双排列。有鞭毛,无芽胞,可产生荚膜。营养要求不高,在血平板上培养有狭窄 β 溶血环。在室温中动力活泼,但在 **37℃时动力缓慢**,此特征可作为初步判定。能发酵多种糖类,与多种革兰阳性菌有共同抗原,故血清学诊断无意义。

产单核细胞李斯特菌广泛分布于自然界,在健康人群中的携带率为 1% ~ 5%。在人群中致病多见于新生儿、高龄孕妇和免疫功能低下者。其致病物质为李斯特菌溶素 O(listeriolysin O),与链球菌溶素 O 和肺炎链球菌溶素(pneumolysin)的基因具有同源性。此溶素需细菌被吞噬后在细胞内生长时释放,这与细菌能在巨噬细胞和上皮细胞内生长以及在细胞间的传播有关。**属胞内寄生菌**。

本菌所致新生儿疾患有早发和晚发两型。早发型为宫内感染,常致胎儿败血症,病死率极高。晚发型在出生后 2 ~ 3 天引起脑膜炎、脑膜脑炎和败血症等。本菌致成人感染主要是引起脑膜炎和败血症等。

微生物学检查可取血液、脑脊液进行检查,也可采集宫颈、阴道、鼻咽部分泌物,新生儿脐带残端、羊水等,引起肠道感染者可取可疑食物、粪便和血液等。根据细菌形态学、培养特性及生化反应作出诊断。本菌容易被认为是污染的杂菌而丢弃,幼龄培养呈革兰阳性,48 小时后多转为革兰阴性。因此当遇到 25℃培养有动力的杆菌,而按照革兰阴性杆菌鉴定不符时,应考虑到李斯特菌的可能。治疗可用青霉素、氨苄西林、庆大霉素或红霉素等。

(黄升海)

第十七章 放 线 菌

放线菌(Actinomycetes)是一类**丝状或链状、呈分枝生长的原核细胞型微生物**。1877年,Harz在牛颚肿病病灶中分离得到该病原菌,因其菌丝呈放射状排列,故名放线菌。放线菌具有菌丝和孢子,在固体培养基上生长状态与真菌相似,19世纪以前把放线菌归类为真菌。随着科学技术的发展和应用,近代生物学手段的研究结果表明,放线菌的结构和化学组成与细菌相同,属于一类具有分枝状菌丝体的细菌。迄今,系统学家们综合各种放线菌的研究证据,在《伯杰系统细菌学手册》(2004年)中将放线菌提升为放线菌门,属于原核生物界细菌域第14门。

放线菌广泛分布于自然界,主要以孢子或菌丝状态存在于土壤、空气和水中。放线菌种类繁多,有53个属,数千个种。常见的有链霉菌属(Streptomyces)、放线菌属(Actinomyces)、诺卡菌属(Nocardia)、小孢子菌属(Micromonospora)、游动放线菌属(Actinoplanes)和马杜拉放线菌属(Actinomadura)等。致病性放线菌主要为放线菌属和诺卡菌属中的菌群。放线菌属为人体的正常菌群,可引起**内源性感染**,诺卡菌属为腐物寄生菌,广泛存在于土壤中,引起**外源性感染**。放线菌属与诺卡菌属主要特征的比较见表17-1。此外,放线菌的代谢产物具有重要的生物学功能,与人类的生产和生活密切相关。目前广泛使用的抗生素约70%由**各种放线菌产生**,如链霉素、卡那霉素、创新霉素、绛红霉素、利福霉素等分别来自链霉菌属、游动放线菌属和诺卡菌属。某些放线菌还能产生各种酶制剂、维生素和氨基酸等物质。

表 17-1　放线菌属与诺卡菌属的比较

特征	放线菌属	诺卡菌属
分布	寄生在人和动物口腔、上呼吸道、胃肠道、泌尿生殖道	存在于土壤等自然环境中,多为腐生菌
培养特性	厌氧或微需氧 35~37℃生长,20~25℃不生长	专性需氧 37℃或20~25℃均生长
抗酸性	无抗酸性	弱抗酸性
感染性	内源性感染	外源性感染
代表菌种	衣氏放线菌、牛型放线菌	星形诺卡菌、巴西诺卡菌

第一节　放 线 菌 属

放线菌属(Actinomyces)有35个种,在自然界广泛分布,正常寄居在人和动物口腔、上呼吸道、胃肠道和泌尿生殖道,常见的有**衣氏放线菌**(A. israelii)、**牛型放线菌**(A. bovis)、**内氏放线菌**(A. naeslundii)、**黏液放线菌**(A. uiscous)和龋齿放线菌(A. odontolyticus)等。其中对人致病性较强的为衣氏放线菌。

(一)生物学性状

本属放线菌为**革兰阳性**、无芽胞、无荚膜、无鞭毛的**非抗酸性丝状菌**,菌丝直径0.5~0.8μm。以**裂殖方式繁殖**,常形成分枝状无隔菌丝,有时菌丝能断裂成链球或链杆状,形态与类白喉杆菌相似。

放线菌属**培养比较困难**,生长缓慢,**厌氧或微需氧**,初次分离加5% CO_2可促进其生长。最适培养温度37℃,在葡萄糖肉汤培养基中培养3~6天,可见培养基底部形成灰白色球形小颗粒沉淀物。在血琼脂平板上培养4～6天可长出灰白色或淡黄色、粗糙、微小圆形菌落,不溶血,显微镜下观察可见菌落由长度不等的蛛网状菌丝构成。在脑心浸液琼脂培养基上培养4～6天可形成白色、表面粗糙的大菌落,称为"白齿状"菌落。

在病人病灶组织和瘘管流出的脓汁中,可找到肉眼可见的黄色小颗粒,称**硫黄样颗粒**(sulfur granule),这种颗粒是放线菌在组织中形成的**菌落**。将硫黄样颗粒制成压片或组织切片,在显微镜下可见放射状排列的菌丝,菌丝末端膨大呈棒状,形似**菊花状**(图17-1)。

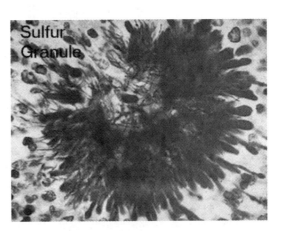

图17-1　硫黄样颗粒压片镜检形态

放线菌属能发酵葡萄糖,产酸不产气,过氧化氢酶试验阴性。衣氏放线菌能还原硝酸盐、分解木糖,不水解淀粉,而牛型放线菌则不能还原硝酸盐,不分解木糖,但能水解淀粉。

(二)致病性与免疫性

放线菌属多存在于口腔、上呼吸道和生殖道等与外界相通的体腔中,为人体的正常菌群。当机体抵抗力下降、口腔卫生不良、拔牙或口腔黏膜受损时,可致内源性感染,引起**放线菌病**。放线菌病是一种**软组织的化脓性炎症**,若无继发感染则多呈**慢性肉芽肿**,常伴有**多发性瘘管形成**,脓汁中可找到**特征性的硫黄样颗粒**。目前认为多数放线菌病是一种多细菌混合感染性疾病,其在组织中的生长和致病可能与其他细菌所致的厌氧环境等因素有关。根据感染途径和涉及的器官不同,临床分为面颈部、胸部、腹部、盆腔和中枢神经系统放线菌病,其中以面颈部最为常见,约占病人的60%。**面颈部放线菌病病人**大多近期有口腔炎、拔牙史或下颌骨骨折史,临床表现为后颈面部肿胀,不断产生新结节、多发性脓肿和瘘管形成。病原体可沿导管进入唾液腺和泪腺,或直接蔓延至鼻窦、眼眶和其他部位,若累及颅骨可引起**脑膜炎和脑脓肿**。肺部感染是经气管、支气管吸入或经血行扩散在肺部形成病灶,症状和体征酷似肺结核。损害也可扩展到心包和心肌,并能穿破胸膜和胸壁,在体表形成多发性瘘管,排出脓液。**腹部感染**常能触及腹部包块与腹壁粘连,出现便血和排便困难,常疑为结肠癌。**盆腔感染**多继发于腹部感染,也可由于子宫内放置不合适或不洁避孕用具所致。原发性皮肤放线菌病常由外伤或昆虫叮咬引起,先出现皮下结节,然后结节软化、破溃形成窦道或瘘管。放线菌属还与龋齿和牙周炎有关,内氏和黏液放线菌能产生一种多糖物质6-去氧太洛糖(6-deoxytalose),可将口腔中的放线菌和其他细菌黏附在牙釉质上形成菌斑。由于细菌分解食物中的糖类产酸,酸化和腐蚀釉质形成龋齿,其他细菌可进一步引起牙龈炎和牙周炎。近年来,因临床治疗大量使用抗生素、皮质激素和免疫抑制剂等可导致机体菌群失调,使放线菌引起的二重感染发病率急剧上升,应特别注意。

放线菌病病人血清中可检测到多种特异性抗体,但这些抗体无免疫保护作用,**机体对放线菌的免疫主要靠细胞免疫**。

(三)微生物学检查

主要的微生物学检查是在脓汁、痰液和组织切片中**寻找硫黄样颗粒**。将可疑颗粒制成压片,革兰染色,在显微镜下观察特征性的放射状排列的**菊花状菌丝**,即可确定诊断。也可取组织切片经苏木精伊红染色镜检观察硫黄样颗粒的病理特征。必要时可作放线菌的分离培养,将标本接种于沙保弱(Sabouraud)培养基及血平板上,在37℃、5% CO_2孵箱中培养1～2周后可形成白色、干燥、边缘不规则的粗糙型菌落。可用涂片、革兰染色和镜检对菌落进行鉴定,也可通过抗酸染色进一步区分放线菌属和诺卡菌属。

(四)防治原则

注意口腔卫生,及时治疗口腔疾病是预防放线菌病的主要方法。对病人的脓肿及瘘管应及时进行外科清创处理,同时应大量、长期使用抗生素治疗(6~12个月),首选青霉素,亦可用克林达霉素、红霉素和林可霉素等治疗。

第二节　诺卡菌属

诺卡菌属(*Nocardia*)有51个菌种,广泛分布于土壤,**不属于人体正常菌群**。对人致病的主要有**星形诺卡菌**(*N. asteroides*)、**巴西诺卡菌**(*N. brasiliensis*)和鼻疽诺卡菌(*N. farcinica*),其中星形诺卡菌致病力最强,在我国最常见。

(一)生物学性状

诺卡菌属为革兰阳性杆菌,形态与放线菌属相似,但菌丝末端不膨大,有时可见杆状与球状同时存在。部分诺卡菌属因细胞内含有诺卡菌酸具有弱抗酸性,仅用1%盐酸乙醇延长脱色时间即可变为抗酸阴性,据此可与结核分枝杆菌鉴别。诺卡菌属大多数为专性需氧菌,营养要求不高,在普通培养基或沙保弱培养基上,在22℃或37℃条件下生长良好。诺卡菌属生长缓慢,一般1周左右长出菌落,菌落表面干燥、有皱褶或呈蜡样,不同菌株可产生各种不同的色素,如黄色、橘红色和黑色等。在液体培养基中表面形成菌膜,液体澄清。

(二)致病性与免疫性

诺卡菌属感染为**外源性感染**。星形诺卡菌主要**由呼吸道或创口侵入机体**,引起**化脓性感染**,特别是免疫力低下的感染者,如 AIDS 病人、肿瘤病人和长期使用免疫抑制剂的病人,感染后可引起肺炎、肺脓肿,表现类似肺结核和肺真菌病。星形诺卡菌可通过血行播散,引起脑膜炎与脑脓肿。若该菌经皮肤创伤感染,可侵入皮下组织引起慢性化脓性肉芽肿和形成瘘管。在病变组织或脓汁中可见黄、红、黑等色素颗粒,为诺卡菌属的菌落。**巴西诺卡菌**可因外伤侵入皮下组织引起**慢性化脓性肉芽肿**,表现为肿胀、脓肿及多发性瘘管。感染好发于腿部和足,称**足分枝菌病**(mycetoma)。

(三)微生物学检查

诺卡菌属的微生物学检查法主要是在脓汁、痰等标本中**查找黄色或黑色颗粒状的诺卡菌属菌落**。将标本制成涂片或压片,染色镜检,可见革兰阳性和部分抗酸性分枝菌丝,其抗酸性弱,据此可与结核分枝杆菌区别。诺卡菌属的分离培养可用沙保弱培养基和血平板,培养1周左右可见细小菌落,涂片染色镜检,可见革兰阳性纤细分枝菌丝,陈旧培养物中的菌丝可部分断裂成链杆状或球杆状。诺卡菌属侵入肺组织,可出现 L 型变异,故常需反复检查才能证实。

(四)防治原则

诺卡菌属的感染无特异预防方法。对脓肿和瘘管等可**手术清创**,切除坏死组织。各种感染可用**抗生素或磺胺类药物治疗**,一般治疗时间不少于6周。

(杨　春)

第十八章 支 原 体

支原体（mycoplasma）是一类**缺乏细胞壁**、呈高度多形性、能通过滤菌器、在无生命培养基中能生长繁殖的**最小原核细胞型微生物**。该微生物由 Noccard 等于 1898 年首次分离，1967 年被正式命名为支原体。

第一节 概 述

根据 16S rRNA 和 23S rRNA 进化树同源性分析，支原体归属于**柔膜菌门**（Tenericutes）、**柔膜体纲**（Mollicutes）。柔膜体纲包括四个目（Order）、7 个科（Family）和 11 个属（Genus）。支原体目（Mycoplasmatales）分为 2 个科，其中**支原体科**（Mycoplasmataceae）下分**支原体属**（*Mycoplasma*）和**脲原体属**（*Ureaplasma*），支原体属有 133 个种，脲原体属有 7 个种。从人体中分离获得的支原体有 16 个种，其中对人类致病的支原体主要有**肺炎支原体**（*M. pneumoniae*）、**人型支原体**（*M. hominis*）、**生殖支原体**（*M. genitalium*）、**嗜精子支原体**（*M. spermatophilum*），条件致病性支原体主要有**发酵支原体**（*M. fermentans*）、**穿透支原体**（*M. penetrans*）、**梨支原体**（*M. pirum*）、**解脲脲原体**（*Ureaplasma urealyticum*）和**微小脲原体**（*Ureaplasma parvum*）。

一、生物学性状

1. **形态与结构** 菌体大小一般为 0.3~0.5μm。基因组为环状双股 DNA，大小为 600~2200kb（约为大肠杆菌的 1/5），G+C mol% 低，仅为 25%~40%。支原体无细胞壁，故无固定的形态而呈**高度多形性**，如球形、杆形、丝状和分枝状等（图 18-1）。革兰染色阴性，但不易着色，一般以 Giemsa 染色效果较佳，菌体被染为淡紫色。支原体的细胞膜厚 7.5~10nm，可分外、中、内三层，内外两层为蛋白及糖类，中层为脂类，主要为磷脂。**胆固醇**位于磷脂分子之间，对保持细胞膜完整性具有一定的作用。凡能作用于胆固醇的物质，如皂素、洋地黄苷、两性霉素 B 等均能破坏支原体的细胞膜而导致其死亡。有的支原体可形成由多聚糖组成的**生物被膜**。有些支原体具有一种特殊的**顶端结构**，能黏附于宿主上皮细胞表面，与支原体的致病性有关。

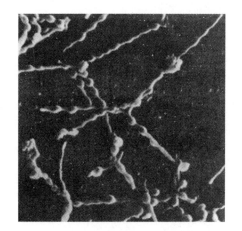

图 18-1 肺炎支原体的形态
（扫描电镜×10 000）

2. **培养特性** 支原体的营养要求高于一般细菌，需加入 10%~20% 人或动物血清以提供**胆固醇与其他长链脂肪酸**。多数支原体还需添加酵母浸液、组织浸液、核酸提取物、辅酶等才能生长。

大部分支原体适宜的 pH 为 7.6~8.0，低于 7.0 易死亡，但脲原体最适 pH 为 5.5~6.5。支原体兼性厌氧，但大多数寄生性支原体在 37℃、微氧环境（含 5% CO_2 和 90% N_2）中生长最佳。

支原体的繁殖方式多样，除**二分裂法繁殖**外，还有分节、断裂、出芽或分枝等繁殖方式。繁殖时胞质的分离往往落后于基因组的复制，故可形成多核丝状体。大部分支原体繁殖速度比细菌慢，在合适环境中约 3~4 小时繁殖一代。在低琼脂量的固体培养基上,2~7 天出现直径约 $10~600\mu m$ 典型的**"油煎蛋"样菌落**(图 18-2)。低倍镜下观察菌落呈圆形、中心致密隆起深入琼脂、外周有颗粒包绕。在液体培养基中,支原体增殖量不超过 $10^6~10^7$/ml **颜色变化单位**(color changing unit,CCU):支原体倍比稀释后接种于液体培养基中培养一定时间后能分解底物并使指示剂变色的最大稀释倍数),故液体清亮。

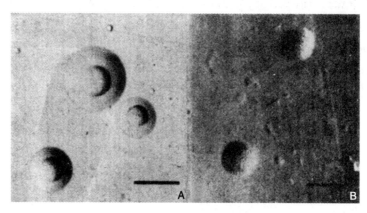

图 18-2 肺炎支原体的菌落
A. 传代"油煎蛋"样菌落;B. 原代菌落

支原体有许多特性与 L 型细菌相似,如无细胞壁、呈多形性、能通过滤菌器、对低渗敏感、"油煎蛋"样菌落。但 L 型细菌在无抗生素等诱导因素作用下易返祖为原型菌,支原体则否。

3. **生化反应** 根据支原体对葡萄糖、精氨酸和尿素的分解能力不同,可鉴别支原体(表 18-1)。

表 18-1 人类主要支原体的生化反应

支原体	葡萄糖	精氨酸	尿素	pH	吸附细胞
肺炎支原体	+	−	−	7.5	红细胞
生殖支原体	+	−	−	7.5	红细胞
人型支原体	−	+	−	7.3	−
发酵支原体	+	+	−	7.5	−
嗜精子支原体	−	+	−	7.0	−
穿透支原体	+	+	−	7.5	红细胞,CD4$^+$ T 细胞
脲原体	−	−	+	6.0	红细胞[a]

a:仅血清 3 型

4. **抗原构造** 主要由支原体细胞膜上的蛋白和糖脂组成。各种支原体均有其独特的抗原构造,交叉较少,可用于鉴定支原体。采用补体结合试验可检测支原体糖脂类抗原,采用 ELISA 可检测蛋白类抗原。支原体特异性抗体可用于**生长抑制试验**(growth inhibition test,GIT)和**代谢抑制试验**(metabolic inhibition test,MIT),以鉴定支原体,其特异性与敏感性均高。GIT 操作步骤与药敏试验的纸片法相似,将含有特异性抗体的纸片贴于接种有支原体的琼脂平板表面,若两者相对应则纸片周围菌落生长受到抑制。MIT 试验是将支原体接种于含抗体、pH 指示剂与特异性底物的培养基中,若抗体与支原体相对应,则支原体的生长代谢受到抑制,培养基不变色。应用 GIT 和 MIT 还可将某些支原体分成若干血清型,如脲原体可分为 14 个型。

5. **抵抗力** 支原体因无细胞壁,对理化因素的抵抗力比细菌弱。对化学消毒剂敏感,但对结晶紫、醋酸铊和亚碲酸钾等有抵抗力,故可作为支原体分离培养时防止杂菌污染的抑制剂。支原体对抑制细胞壁合成的青霉素等抗生素天然耐受,但对干扰蛋白合成的多西环素和交沙霉素等抗生素、作用 DNA 旋转酶而阻碍 DNA 复制的左旋氧氟沙星和司帕沙星等喹诺酮类抗生素敏感。

二、致病性与免疫性

1. **致病性**　支原体广泛存在于人和动物体内,大多不致病。对人致病的支原体主要通过以下机制引起细胞损伤:①**黏附素**:肺炎支原体和生殖支原体等支原体具有**黏附素**,能与呼吸道或泌尿生殖道上皮细胞**黏蛋白受体**结合而黏附于细胞表面,可引起宿主细胞损伤;②**生物被膜**:具有抗吞噬作用并形成多重耐药性;③**毒性代谢产物**:神经毒素、磷脂酶 C、核酸酶、过氧化氢和超氧离子等均能引起宿主黏膜上皮细胞或红细胞的病理损伤;④**脂蛋白**:被单核细胞、巨噬细胞以及自然杀伤细胞 TLR2识别后经一系列相关信号转导途径上调 IL-1β、TNF-α 和 IL-6 等促炎细胞因子以及 IFN-γ、IL-8、前列腺素、单核细胞趋化蛋白-1、粒细胞-单核细胞集落刺激因子等细胞因子的表达,其中促炎细胞因子可引起组织损伤。此外,穿透支原体能黏附并侵入 CD4⁺ T 淋巴细胞,导致免疫功能受损。

2. **所致疾病**　不同支原体感染机体的部位不同,因而引起不同类型的疾病(表 18-2)。

表 18-2　致病性支原体的感染部位与所致疾病

支原体	感染部位	所致疾病
肺炎支原体	呼吸道	上呼吸道感染、非典型肺炎、支气管炎、肺外症状(皮疹、心血管和神经系统症状)
生殖支原体	生殖道	尿道炎、宫颈炎、子宫内膜炎、盆腔炎、不育
人型支原体	呼吸道、生殖道	附睾炎、盆腔炎、产褥热、慢性羊膜炎、新生儿肺炎、脑炎、脑脓肿
发酵支原体	呼吸道、生殖道	流感样疾病、肺炎、关节炎
嗜精子支原体	生殖道	不孕、不育
穿透支原体	生殖道	协同 HIV 致病
脲原体	生殖道	尿道炎、宫颈炎

3. **免疫性**　人体感染支原体后可产生特异性**细胞免疫**和**体液免疫**。膜蛋白抗体有 IgM、IgG 和sIgA 型,在抗支原体感染中发挥主要作用,尤其是 sIgA 可在局部黏膜表面阻止支原体感染。细胞免疫主要是**特异性 CD4⁺Th1 细胞**分泌细胞因子 IL-2、TNF-α、IFN-γ 和 GM-CSF,活化巨噬细胞而清除支原体感染。对支原体免疫应答过程中,各种免疫细胞释放的大量促炎细胞因子可引起自身组织损伤。

第二节　主要致病性支原体

一、肺炎支原体

(一)生物学性状

大小为 0.2~0.3μm,呈高度多形性,如球形、球杆状、棒状、分枝状和丝状等。基因组大小为835kb,G+C mol% 为 38.6%。初次分离应培养于含足量血清和新鲜酵母浸出液的培养基中,一般 10天左右长出致密圆形、深入琼脂、无明显边缘的菌落。多次传代后,生长加快,菌落呈"油煎蛋"状。肺炎支原体能发酵葡萄糖,不能利用精氨酸与尿素,能产生过氧化氢,对豚鼠红细胞呈 β 溶血,对亚甲蓝、醋酸铊和青霉素不敏感。

(二)致病性与免疫性

肺炎支原体主要经**飞沫传播**,一年四季均可发病,但**夏末秋初多发**,以 5~15 岁的青少年发病率最高。

肺炎支原体以其顶端结构中的 P1 表面蛋白(170kD)和 P30(32kD)为主要**黏附因子**,使肺炎支原体黏附于呼吸道上皮细胞表面,定植后侵入细胞间隙,产生代谢产物过氧化氢,使宿主细胞的触酶失去活力,纤毛运动减弱、停止乃至脱落消失,RNA 及蛋白合成减少,细胞功能受损乃至死亡脱落。肺炎支原体脂蛋白能刺激炎症细胞在感染部位释放大量 TNF-α、IL-1、IL-6 等促炎细胞因子引起组织损伤。**社区获得性呼吸窘迫综合征毒素**（community-acquired respiratory distress syndrome toxin，CARDS）是一种外毒素，可激活**炎症小体**，分泌 IL-1β 引起炎症反应。此外，肺炎支原体黏附宿主细胞后，还通过与 TLR4 相互作用诱导巨噬细胞**自噬**，使其增强促炎细胞因子的合成与分泌。

肺炎支原体感染引起的病理改变以**间质性肺炎**为主，又称**原发性非典型性肺炎**（primary atypical pneumonia），临床症状较轻，以咳嗽、发热、头痛、咽喉痛和肌肉痛为主。5 ~ 10 天后症状消失，但肺部 X 线改变持续 4 ~ 6 周才能消退。有时可并发支气管肺炎，个别病人可发生呼吸道外并发症，如皮疹、心血管和神经系统症状，这可能与免疫复合物和自身抗体有关。

肺炎支原体感染后可产生 sIgA、血清特异性 IgM 与 IgG 及致敏淋巴细胞，但抗体的保护作用有限。呼吸道局部黏膜产生的 sIgA 有较强的防止再感染作用。肺炎支原体感染后可出现 IgE 介导的 I 型超敏反应，可使哮喘病急性发作。

（三）微生物学检查法

1. **分离培养**　取疑似病人的痰或咽拭子接种于含血清和酵母浸液的琼脂培养基或 SP-4 培养基中，5% CO_2 与 90% N_2 环境中 37℃ 培养 1 ~ 2 周，挑取可疑菌落经形态、糖发酵、溶血性、血细胞吸附试验进行初步鉴定，进一步鉴定需用特异性抗血清做 GIT 与 MIT。肺炎支原体的分离培养阳性率不高且耗时，故不适宜用于临床快速诊断。

2. **血清学检查**　临床上常用冷凝集试验（即用病人血清与 O 型血人 RBC 或自身 RBC 混合，4℃ 过夜时可发生凝集，37℃ 时凝集消散）检测，但仅 50% 左右病人出现阳性。此反应为非特异性，呼吸道合胞病毒、腮腺炎病毒、流感病毒等感染时也可出现冷凝集现象。

3. **快速诊断**　目前临床诊断倾向抗原和核酸检测。方法有：①采用 P1 蛋白和 P30 蛋白单克隆抗体的 ELISA 检测病人痰、鼻洗液或支气管灌洗液中肺炎支原体抗原；②采用 PCR 检测病人痰液标本中肺炎支原体 16S rRNA 基因或 P1 基因。此法简便快速，且特异性和敏感性高，适合大量临床标本检查。

（四）防治原则

肺炎支原体减毒活疫苗和 DNA 疫苗在动物实验中有一定的预防效果，但尚无上市产品。目前肺炎支原体感染多采用罗红霉素、克拉霉素、阿奇霉素等大环内酯类或氧氟沙星、司帕沙星等喹诺酮类抗生素治疗，但有耐药株产生。

二、脲原体

（一）生物学性状

脲原体直径为 0.05 ~ 0.3μm，多呈单个或成双排列。基因组大小为 750kb，G + C mol% 为 27.5% ~ 28.5%，有 613 个蛋白编码基因，39 个 RNA 基因，占基因组 93%。生长时除需胆固醇外，还须添加酵母浸液。在固体培养基上，48 小时后长出直径 15 ~ 30μm 的"油煎蛋"样菌落。能分解尿素，不分解糖类和精氨酸，磷脂酶阴性，四唑氮盐还原阴性。最适 pH 为 5.5 ~ 6.5。对 1:2000 的醋酸铊不敏感。在液体培养基中生长后分解尿素产生 NH_3，使 pH 上升而导致自身死亡。

根据细胞膜多带抗原（MB-Ag）不同，将解脲脲原体分为 14 个血清型或 2 个生物型。生物 1 型（2、4、5、7、8、9、10、11、12、13 血清型）均有 16 和 17kD 多肽，生物 2 型（1、3、6、14 血清型）仅有 17kD 多肽。根据 16S rRNA 基因和 16 ~ 23S rRNA 间区序列差异，将 14 个血清型分为 2 个种，即解脲脲原体和微小脲原体。

（二）致病性与免疫性

脲原体为条件致病菌，主要通过**性接触传播**，病人与携带者为主要传染源。性工作者、性淫乱者、同性恋、淋病和其他性病病人的发病率较高，主要引起**尿道炎**、宫颈炎、盆腔炎及尿路结石等。其主要致病物质及机制如下：①黏附于宿主细胞表面，以宿主细胞膜脂质与胆固醇为营养物质，引起细胞膜损伤;②定植于泌尿生殖道上皮细胞表面,产生 NH_3 等对宿主细胞有急性毒性作用的毒性代谢产物;③具有人 IgA 特异性蛋白酶,降解 IgA1,使黏膜免疫功能受损;④具有磷脂酶,以宿主细胞膜上的卵磷脂为底物,水解卵磷脂而导致宿主细胞膜损伤;⑤脲原体**脂质相关膜蛋白(LAMPs)**刺激单核-巨噬细胞分泌 TNF-α、IL-1β、和 IL-6,导致宿主 Th1/Th2 细胞失衡,引发细胞因子的级联反应,加重局部组织的炎性损伤;LAMPs 可经 TLR2/TLR6/TLR9 激活宿主细胞丝裂原活化蛋白激酶(MAPKs)、核因子 kappa B(NF-κB)、激活蛋白 1(AP-1)、Fas/FasL-caspase 等信号通路,导致宿主细胞损伤或凋亡;LAMPs 还可激活 T 和 B 淋巴细胞并诱导机体产生自身抗体,引起**自身免疫病**。

脲原体感染的病人可检出特异性血清 IgM、IgG 以及黏膜局部 sIgA。83% 病人感染急性期出现 IgM 升高,可用于早期诊断。IgG 升高可用于流行病学调查,sIgA 可阻止脲原体对泌尿生殖道黏膜的黏附。脲原体 LAMPs 能刺激单核-巨噬细胞释放细胞因子,促进感染部位的血管内皮细胞表达黏附素,从而使大量吞噬细胞趋化至感染部位,有利于对脲原体的清除。此外,LAMPs 也可通过激活 NF-κB 信号通路诱导单核-巨噬细胞产生一氧化氮(NO)以及 TNF-α、IL-1β 和 IL-6 等促炎细胞因子,引起免疫病理损伤。

(三) 微生物学检查与防治原则

脲原体感染时血清学检查的临床诊断价值不大,主要原因是一些正常人群也有低滴度的抗体,这可能与支原体多为正常菌群有关。可靠的微生物学检查方法是分离培养与核酸检测。

1. 病原体检测 取泌尿生殖道标本接种于液体培养基,培养 16~18 小时后,因尿素分解产生 NH_3 使 pH 升高,酚红指示剂由橘黄色变为红色;取 0.2ml 培养物转种于固体培养基上,5% CO_2、90% N_2 环境中 37℃ 培养 24~48 小时,低倍镜观察菌落;取可疑菌落经形态、pH、锰盐氧化和生化反应进行初步鉴定,进一步鉴定需用特异性抗血清做 GIT 与 MIT。

2. 核酸检测 采用多聚酶链式反应(PCR)。目前用于 PCR 检测的靶基因为脲酶、多带抗原(MB-Ag)和 16S rRNA 基因。MB-Ag 基因与 16S rRNA 基因可用于区分两个生物群。

(四) 防治原则

加强性道德和性卫生教育,坚决取缔卖淫嫖娼。对高危人群及其性伴侣进行监测及病人及时治疗是控制脲原体在人群中传播的重要措施。大环内酯类、喹诺酮类抗生素以及多西环素类是治疗脲原体的首选药物,但有耐药菌株。

(吴移谋)

第十九章 立克次体

立克次体（Rickettsia）**是一类以节肢动物为传播媒介、严格细胞内寄生的原核细胞型微生物**。立克次体由美国病理学和微生物学家 Howard Taylor Ricketts 于 1909 年首先发现，为纪念他在研究期间不幸感染斑疹伤寒而献身，故以他的名字命名这一类微生物。1934 年，我国学者谢少文首先应用鸡胚成功地培养出立克次体，为人类认识立克次体作出了重大贡献。

第一节 概　述

根据 16S rRNA 和 23S rRNA 进化树同源性分析，将**立克次体目**（Rickettsiales）分为三个科，即**立克次体科**（Rickettsiaceae）、**无形体科**（Anaplasmataceae）和**全孢菌科**（Holosporaceae）。过去曾经归类于立克次体目的巴通体属现归于根瘤菌目巴通体科，柯克斯体属现归于军团菌目柯克斯体科。目前发现对人类有致病作用的立克次体主要包括：立克次体属的斑疹伤寒群（typhus group）与斑点热群（spotted fever group）立克次体；东方体属的恙虫病东方体（*O. tsutsugamushi*）；无形体属的嗜吞噬细胞无形体（*A. phagocytophilum*）；埃里希体属的查菲埃里希体（*E. chaffeensis*）和伊文埃里希体（*E. ewingii*）；新立克次体属的腺热新立克次体（*N. sennetsu*）。

由于节肢动物传播媒介的地理分布不同，各种立克次体病的流行具有明显的地区性。近年来世界范围内新发立克次体病不断出现，如人粒细胞无形体病及人单核细胞埃里希体病等。常见立克次体的分类、所致疾病、流行环节和地理分布见表 19-1。

表 19-1　常见立克次体的分类、所致疾病、流行环节和地理分布

属	群	种	所致疾病	传播媒介	储存宿主	地理分布
立克次体属	斑疹伤寒群	普氏立克次体（*R. prowazekii*）	流行性斑疹伤寒	人虱	人	世界各地
		斑疹伤寒立克次体（*R. typhi*）	地方性斑疹伤寒	鼠蚤、鼠虱	啮齿类	世界各地
	斑点热群	立氏立克次体（*R. rickettsii*）	落矶山斑点热	蜱	啮齿类、犬	西半球
		澳大利亚立克次体（*R. australis*）	昆士兰蜱热	蜱	啮齿类	澳大利亚
		康诺尔立克次体（*R. conorii*）	地中海斑点热	蜱	啮齿类、犬	地中海地区、非洲、南亚
		西伯利亚立克次体（*R. sibirica*）	北亚蜱传斑点热	蜱	啮齿类	北亚、蒙古
		小珠立克次体（*R. akari*）	立克次体痘	螨	鼠	美国、东北亚、南非
东方体属		恙虫病东方体（*O. tsutsugamushi*）	恙虫病	恙螨	啮齿类	亚洲、大洋洲

属	群	种	所致疾病	传播媒介	储存宿主	地理分布
无形体属		嗜吞噬细胞无形体 （A. phagocytophilum）	人粒细胞无形体病	蜱	啮齿动物、鹿、牛、羊	美洲、欧洲、亚洲
埃里希体属		查菲埃里希体 （E. chaffeensis）	人单核细胞埃里希体病	蜱	犬、鹿、啮齿动物	美洲、欧洲、亚洲
新立克次体属		腺热新立克次体 （N. sennetsu）	腺热	吸虫	鱼类?	日本、马来西亚

立克次体的共同特点包括：①为革兰阴性细菌；②有细胞壁，但形态多样；③专性活细胞内寄生，以二分裂方式繁殖；④以节肢动物作为传播媒介或储存宿主；⑤多数是人畜共患病的病原体，在人类引起发热出疹性疾病；⑥对多种抗生素敏感。

一、生物学性状

1. **形态染色**　形态多样，以球杆状或杆状为主（图 19-1），大小约（0.2 ~ 0.6）μm×（0.8 ~ 2.0）μm。革兰染色阴性，但不易着色，常用 Giemsa 染色法、Gimenez 染色法或 Macchiavello 染色法进行染色。

2. **结构**　大多数立克次体结构**与一般革兰阴性菌相似**，但无鞭毛和菌毛。**立克次体属的细胞壁含肽聚糖和脂多糖**，但东方体属、埃里希体属及无形体属细胞壁均不含肽聚糖和脂多糖。立克次体属的菌体细胞壁外膜由蛋白、磷脂和脂多糖组成。在外膜与细胞膜之间为周浆间隙，内含肽聚糖和多种营养物质（包括氨基酸、维生素、铁离子等）以及解毒酶等的结合蛋白，在物质转运中起重要作用。多数立克次体外膜表面**有微荚膜样蛋白层，由多聚蛋白 OmpA 或（和）OmpB 组成，具有黏附宿主细胞和抗吞噬作用**，与其致病性有关。

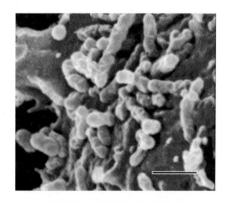

图 19-1　斑疹伤寒立克次体
（扫描电镜，标尺 = 1μm）

3. **培养特性**　立克次体缺乏生物合成和代谢相关的酶基因，为专性细胞内寄生；**以二分裂方式繁殖**，生长速度缓慢，每 9 ~ 12 小时分裂一代，最适生长温度为 34℃。可用**细胞培养法**、**鸡胚卵黄囊培养法**和**动物**（常用豚鼠和小鼠）**接种法**进行培养，但由于后两种方法较为繁琐，现在除恙虫病东方体仍然采用接种小鼠腹腔进行分离外，其他立克次体的培养多采用细胞培养。

4. **抗原结构**　**立克次体属菌体脂多糖为群特异性抗原，外膜蛋白构成种特异性抗原。**立克次体属、恙虫病东方体以及腺热埃里希体与变形杆菌某些菌株有共同抗原成分，故可用这些菌株的菌体抗原（OX_{19}、OX_2、OX_K）代替立克次体抗原检测病人血清中相应抗体，此交叉凝集试验称为**外斐反应**（Weil-Felix reaction），可辅助诊断立克次体病（表 19-2），但由于敏感性低、特异性差，目前较少应用。

5. **抵抗力**　大多数立克次体抵抗力较弱，56℃ 30 分钟即被灭活，对常用消毒剂敏感。置 −20℃或冷冻干燥可保存约半年，在节肢动物粪便中可存活数月。对氯霉素和四环素类抗生素敏感，但**磺胺类药物可促进其生长繁殖**。常见立克次体的主要生物学性状见表 19-2。

表 19-2   常见立克次体的主要生物学性状

种类	肽聚糖	脂多糖	主要靶细胞	生长位置	外斐反应		
					OX$_{19}$	OX$_2$	OX$_K$
普氏立克次体	有	有	内皮细胞	分散于细胞质内	++++	+	–
斑疹伤寒立克次体	有	有	内皮细胞	分散于细胞内外	++++	+	–
立氏立克次体	有	无	内皮细胞	细胞质内和核质区	++++或+	+或++++	–
恙虫病东方体	无	无	内皮细胞	成堆密集于核旁	–	–	++++
查菲埃里希体	无	无	单核细胞和巨噬细胞	吞噬体内	–	–	–
嗜吞噬细胞无形体	无	无	粒细胞和内皮细胞	吞噬体内	–	–	–

二、致病性和免疫性

1. **流行环节**   在立克次体的生命周期中，至少有一个阶段寄生于**节肢动物宿主**，包括蜱、螨、虱、蚤或其他昆虫，可经卵传播，并**以节肢动物作为传播媒介**感染脊椎动物宿主，其中**啮齿类动物**常成为**寄生宿主和储存宿主**。

2. **所致疾病**   大多数立克次体可引起**人畜共患病**，并且多为**自然疫源性疾病**，有明显的地区性。临床表现以发热、头痛、皮疹、肝脾大等为特征。常见立克次体的所致疾病见表 19-1。

3. **致病机制**   立克次体经皮肤、结膜或黏膜侵入人体后，通过淋巴管及血流播散至全身。立克次体属主要侵犯小血管及毛细血管内皮细胞，其入侵细胞的主要因素包括：①**黏附素 OmpA 和 OmpB** 与宿主细胞表面受体的结合；②**磷脂酶 A** 的溶膜作用；③菌体细胞膜上附着的**IV型分泌系统（T4SS）**将立克次体的 DNA 和蛋白质转运入宿主细胞质。立克次体进入胞质大量繁殖，产生脂多糖等毒性代谢产物，引起血管内皮细胞病变。当细胞裂解，大量立克次体进入血液形成立克次体血症，使机体主要脏器的内皮细胞受到感染。**立克次体对血管内皮细胞的直接损伤和释放的内毒素引起病理生理损伤**，包括广泛的血管炎症、通透性增加、水肿、低血容量以及促凝血和纤维蛋白溶解系统的激活。病程第 2 周出现的超敏反应加重病变。

埃里希体属和无形体属主要感染骨髓来源细胞，如粒细胞、单核细胞、红细胞和血小板，致病机制主要是通过影响宿主细胞基因转录、细胞凋亡、细胞因子产生以及吞噬功能等造成免疫病理损伤。

4. **免疫性**   机体的康复依赖于特异性抗立克次体免疫，包括**T 细胞介导的细胞免疫**，细胞因子激活和增强吞噬细胞的杀灭作用，以及特异性抗体的产生。特异性抗体（IgG 和 IgM）对胞内寄生的立克次体不能发挥清除作用，但可促进巨噬细胞的吞噬、中和毒性物质以及减缓感染的发展。**细胞免疫的建立也伴随着免疫病理的出现**，表现为以血循环中 CD$_4^+$ T 细胞减少、血管周围 CD$_4^+$ T 细胞、CD$_8^+$ T 细胞、B 细胞以及巨噬细胞浸润为特征的立克次体血管炎。

第二节   主要致病性立克次体

一、普氏立克次体

普氏立克次体（*R. prowazekii*）是**流行性斑疹伤寒**（epidemic typhus）或称**虱传斑疹伤寒**（louse-borne typhus）的病原体，为纪念首先发现该病原体并在研究中不幸感染而故的捷克科学家 Stanislav von Prowazek 而命名。

（一）生物学性状

1. **形态与染色**   普氏立克次体呈多形性，以短杆状为主，大小约（0.3~0.8）μm×（0.6~2.0）μm。革兰染色阴性，着色较淡；Gimenez 染色呈鲜红色；Giemsa 染色呈紫色或蓝色；Macchiavello 染色呈红色。**在感染细胞胞质内分散存在**，呈单个或短链状排列。

2. **培养特性**　常采用鸡胚成纤维细胞、L929 细胞和 Vero 细胞进行分离和培养。鸡胚卵黄囊接种亦用于普氏立克次体的传代培养。传统的动物接种分离法,如接种成年雄性豚鼠和小鼠,因较繁琐,现较少使用。

3. **抗原构造**　有两类抗原,一类为不耐热的种特异性抗原,主要由外膜蛋白构成;另一类为耐热的群特异性脂多糖抗原。与普通变形杆菌 X_{19} 和 X_2 菌株有共同多糖抗原成分。

4. **基因组**　普氏立克次体 Madrid E 株染色体大小为 1.11Mb,为环状 DNA。

5. **抵抗力**　对热、干燥和多种消毒剂敏感,离开宿主后仅能存活数小时,但在干燥虱粪中的普氏立克次体能保持活性两个月左右。对四环素类和氯霉素类抗生素敏感。磺胺可刺激其繁殖。

（二）致病性与免疫性

1. **流行环节**　病人是普氏立克次体的储存宿主和传染源,人虱(体虱)是传播媒介。人虱叮咬病人时,立克次体进入虱肠管上皮细胞内繁殖。当受染虱叮咬健康人时,立克次体随粪便排泄于皮肤上,从搔抓的皮肤破损处侵入人体。人虱通常在感染 7~10 天后死亡,且不经卵传代,故仅为传播媒介而非储存宿主。干燥虱粪中的立克次体也可经气溶胶通过呼吸道或眼结膜感染人体。

2. **致病性**　普氏立克次体的**微荚膜黏液层**有助于其黏附于宿主细胞,并具有抗吞噬作用。OmpA 和 OmpB 等表面蛋白与小血管细胞表面相应受体结合,激活信号通路,引起吞噬细胞趋化及活化吞噬作用,通过**磷脂酶 A** 溶解宿主细胞膜或细胞内吞噬体膜,立克次体穿入宿主细胞并在其中生长繁殖,导致细胞肿胀、坏死,释放出立克次体,引起第一次菌血症。立克次体经血流扩散至全身组织器官的小血管内皮细胞,在其中大量繁殖并释放入血,导致第二次菌血症。立克次体崩解后释放**脂多糖**等毒性物质,损害血管内皮细胞,造成血管通透性增加,血浆渗出,有效循环血量下降。其主要病理改变为血管内皮细胞增生,血管壁坏死,血栓形成,造成皮肤、心、肺和脑等多脏器的血管周围组织的广泛性病变。

流行性斑疹伤寒的潜伏期约两周,主要表现为急性高热、剧烈头痛和肌痛,4~7 天出现皮疹,有的伴有神经系统、心血管系统或其他脏器损害,是一类危及生命的立克次体病。

部分流行性斑疹伤寒病人病愈后,普氏立克次体可持续存在于淋巴结和血管内皮细胞内,数年后在一定条件下重新繁殖引起复发性感染,称为 Brill-Zinsser 病,该病临床表现较原发感染轻,但若有人虱传播,也可导致流行性斑疹伤寒的流行。

3. **免疫性**　以细胞免疫为主,体液免疫为辅。CTL 杀伤感染立克次体的血管内皮细胞,Th1 细胞释放细胞因子 IFN-γ,增强巨噬细胞的吞噬和杀伤功能;群和种特异抗体具有促进吞噬细胞的吞噬功能、中和立克次体毒性物质的作用,并可阻断再次感染。同时,免疫反应亦可造成对机体的病理性损害。病人病后可获得较牢固的免疫力,与斑疹伤寒立克次体的感染有交叉免疫力。

（三）微生物学检查

低剂量立克次体即**有高度感染性**,因此可疑样本的处理、病原体分离培养和鉴定必须在生物安全三级实验室进行,并严格遵守实验室操作规程,避免实验室感染事故的发生。

1. **标本采集**　一般在发病急性期、尚未用抗生素之前采集血液标本,以提高阳性分离率。血清学试验需采集急性期与恢复期双份血清,以观察抗体效价是否增长。

2. **分离培养**　由于标本中立克次体含量较低,直接镜检意义不大。目前立克次体属的分离培养主要采用细胞培养方法,常用的细胞包括 Vero、L929、HEL 和 MRC5 细胞。经细胞培养法分离的立克次体通常以分子生物学方法进行鉴定,如属特异性基因的 PCR 扩增。

3. **血清学检测**　血清学诊断立克次体感染的"金标准"是用特异性外膜蛋白抗原或者脂多糖抗原通过间接免疫荧光法检测特异性抗体。其他方法包括间接免疫过氧化物酶法、酶免疫测定、乳胶凝集、外-斐试验等。外-斐试验是既往最为广泛使用的诊断立克次体病的方法,但敏感性低、假阳性率高,目前已不推荐使用。

4. **分子生物学检测**　可应用 PCR 或 Real-time PCR 法直接检测外周血、节肢动物等样本中外膜蛋白基因、脂蛋白基因或者 16S rRNA 基因。

（四）防治原则

1. 预防原则　随着杀虫剂的普及和卫生条件的提高，该病在我国已基本消灭，但有新发和重新流行的可能，并且在世界贫穷落后地区仍然流行。主要预防措施为改善居住条件，保持个人卫生，消除体虱。曾经用于特异性预防的斑疹伤寒鼠肺疫苗、鸡胚疫苗由于预防效果不理想，或在制备方法、立克次体含量和效力测定标准、抗原成分等方面存在问题，以及减毒活疫苗存在毒力回复突变现象，已停止使用。立克次体重组的变异性外膜蛋白（variable outer-membrane protein, VOMP）是候选的亚单位疫苗，目前尚处于实验研究阶段。

2. 治疗原则　治疗包括对症治疗及抗菌治疗，**抗菌治疗首选多西环素**。病原体的彻底清除或病人的康复主要依赖于人体的免疫功能，特别是细胞免疫功能。

二、斑疹伤寒立克次体

斑疹伤寒立克次体（*R. typhi*）是**地方性斑疹伤寒**（endemic typhus）或称**鼠型斑疹伤寒**（murine typhus）的病原体。为纪念 Mooser 等于 1931 年首先分离出该立克次体，又称为**莫氏立克次体**（*R. mooseri*）。

（一）生物学性状

斑疹伤寒立克次体的形态与染色性、菌体结构、抗原构造、培养特性和抵抗力均与普氏立克次体相似，但斑疹伤寒立克次体可分布于感染细胞内外且链状排列少见。

（二）致病性和免疫性

1. 流行环节　斑疹伤寒立克次体的主要传染源和储存宿主为啮齿类动物（主要为鼠），鼠蚤和鼠虱是主要传播媒介，通过鼠蚤和鼠虱在鼠间传播。当鼠蚤叮咬人时，可将斑疹伤寒立克次体传染给人，再通过人虱在人群中传播。斑疹伤寒立克次体在鼠蚤肠管上皮细胞内增殖，破坏细胞，并随粪便排出，但鼠蚤一般不因感染而死亡，故鼠蚤亦是储存宿主。人也可通过口、鼻和眼结膜等途径接触鼠蚤粪便而受染。

2. 所致疾病　斑疹伤寒立克次体的致病物质和致病机制与普氏立克次体相似。地方性斑疹伤寒的临床症状也与流行性斑疹伤寒相似，但相对较轻，很少累及中枢神经系统和心肌，死亡病例少见。

3. 免疫性　以细胞免疫为主，体液免疫为辅。病后可获得较牢固的免疫力，与普氏立克次体的感染有交叉免疫力。

（三）微生物学检查法

检查方法与流行性斑疹伤寒的检查相似，常用间接免疫荧光法进行血清学诊断。

（四）防治原则

预防措施主要为灭虱、灭蚤和灭鼠。治疗原则与流行性斑疹伤寒的治疗相似，包括对症治疗和**使用四环素类药物进行抗菌治疗**。

三、恙虫病东方体

恙虫病东方体（*O. tsutsugamushi*）原称恙虫病立克次体（*R. tsutsugamushi*）或东方立克次体（*R. orientalis*），是**恙虫病**（tsutsugamushi disease）或称**丛林斑疹伤寒**（scrub typhus）的病原体。恙虫病属自然疫源性疾病，临床上以发热、焦痂或溃疡、淋巴结肿大及皮疹为主要特征。

（一）生物学性状

1. 形态与染色　呈多形性，以短杆状或球杆状多见，大小为 $(0.2\sim0.6)\,\mu m\times(0.5\sim1.5)\,\mu m$。Giemsa 染色呈紫色或蓝色，Gimenez 染色呈暗红色，Macchiavello 染色呈蓝色。在感染细胞内密集分布于胞质内近核旁。

2. 结构　细胞壁的结构不同于立克次体属，无肽聚糖、脂多糖和微荚膜样黏液层。与奇异变形

杆菌 X_K 株有共同的多糖抗原。

3. **培养特性** 对豚鼠不致病,小鼠易感。可在鸡胚卵黄囊和原代或传代细胞中生长。常用的原代细胞有地鼠肾细胞、睾丸细胞,传代细胞有 Vero 细胞、L929 细胞等。

4. **抵抗力** 抵抗力较立克次体属弱,离开宿主后,37℃ 2～3 小时后活力大为下降。对常用消毒剂敏感。

（二）致病性与免疫性

恙虫病主要流行于东南亚、西南太平洋岛屿、日本和我国部分地区,为自然疫源性疾病。在我国,1986 年以前,该病主要在长江以南流行;1986 年以后,长江以北地区陆续发现新的恙虫病疫源地。

1. **流行环节** 恙虫病东方体主要在啮齿动物中传播。**鼠类感染后常无症状,但长期携带病原体,为主要传染源**。恙虫病东方体寄生于恙螨体内,可经卵传代。在恙螨生活史中,幼虫要吸取一次动物或人的组织液才能发育成稚虫,因此恙虫病东方体可通过恙螨幼虫叮咬在鼠间传播或使人感染,故**恙螨是恙虫病东方体的储存宿主和传播媒介**。此外,兔类、鸟类等也能感染恙虫病东方体而成为传染源。

2. **致病性** 恙虫病为一种急性自然疫源性疾病,人被恙螨叮咬后,经 7～10 天或更长的潜伏期后突然发病,临床特征主要为叮咬部位的焦痂或溃疡、发热、皮疹、淋巴结肿大、肝脾大以及外周血液白细胞减少。

恙虫病东方体主要在小血管内皮细胞内繁殖,以出芽方式释放,一般不破坏细胞,致病机制尚未完全明了,目前认为致病作用主要与其死亡裂解后释放的毒素样物质有关,可引起全身中毒症状及组织器官的血管炎。

3. **免疫性** 以细胞免疫为主,病后获得较为持久的免疫力。

（三）微生物学检查

恙虫病的样本采集、实验室诊断方法与立克次体属相似,包括病原体分离培养和鉴定、血清特异性抗体检测和样本中特异性核酸的分子生物学检测。病原体的分离必须在生物安全三级实验室进行。常取急性期病人血液标本接种小鼠腹腔,也可采用鸡胚卵黄囊接种和细胞培养法进行病原体的分离。

（四）防治原则

预防措施主要为灭鼠、灭螨,在流行区或进入丛林应加强个人防护,使用防虫剂,防止恙螨叮咬。治疗主要为早期的对症治疗及抗生素的选用。首选四环素类抗生素,多西环素疗效最佳,阿奇霉素稍次。

四、嗜吞噬细胞无形体

嗜吞噬细胞无形体（A. phagocytophilum）,曾称人粒细胞埃里希体（Human granulocytic Ehrlichiae）,原为埃里希体属,现归类于无形体属,是无形体属中对人致病的主要病原体,**可引起人粒细胞无形体病**（human granulocytic anaplasmosis,HGA）。

嗜吞噬细胞无形体菌体呈球形、卵圆形、梭形等多种形态,革兰染色阴性,为专性胞内寄生菌,**主要寄生在中性粒细胞的胞质**,以膜包裹的包涵体形式繁殖。用 Wright 染色或改良 Wright-Giemsa 染色呈紫色或蓝色,类似衣原体包涵体,称桑葚体（morulae）。嗜吞噬细胞无形体的体外分离培养使用人粒细胞白血病细胞系（HL-60）。

嗜吞噬细胞无形体的储存宿主是哺乳动物,其中啮齿动物是其最大的储存宿主类群,其中以小家鼠和褐家鼠感染的报导居多,白足鼠和沙鼠等野生鼠类带菌率也较高,其他宿主包括白尾鹿、红鹿以及牛、山羊等多种家畜和家犬。**硬蜱是该菌的主要传播媒介**,包括美国的肩突硬蜱和太平洋硬蜱,欧洲的篦子硬蜱,以及我国的全沟硬蜱等,主要通过硬蜱叮咬传播,直接接触危重病人或带菌动物的血液等体液也可能导致传播。人对该病普遍易感,高危人群主要为接触蜱等传播媒介的人群,如疫源地

(主要为森林、丘陵地区)的居民、劳动者及旅游者等。与罹患该病的危重病人密切接触的医务人员或陪护者,若防护不当,也有被感染的可能。

首例诊断的 HGA 病人是 1990 年美国的 1 例被蜱叮咬者。近年来,美国、欧洲和亚洲的一些国家均有病例报道。2006 年安徽某医院暴发的群体性不明原因发热疫情,由中国疾病预防控制中心确诊为 HGA,此后,在黑龙江、内蒙古、湖北、河南、山东、北京、天津、新疆、四川、云南、海南等地均发现感染病人或疑似病人,为我国重要的新发自然疫源性疾病。

目前认为 HGA 发病的机制主要包括嗜吞噬细胞无形体直接损伤宿主细胞,抑制中性粒细胞的呼吸爆发,以及机体的免疫应答使淋巴细胞和吞噬细胞在感染部位浸润并释放大量的细胞因子,造成或加重感染后局部组织的炎性损伤。病人大多急性起病,主要临床特征为发热伴白细胞、血小板减少和多脏器功能损害。重症病人可有间质性肺炎、肺水肿、急性呼吸窘迫综合征以及继发细菌、病毒和真菌感染。

HGA 的临床诊断须依据流行病学史、临床表现和实验室检查综合分析。微生物学检查常用间接免疫荧光法检测嗜吞噬细胞无形体 IgM 或 IgG 抗体,也采用 PCR 检测全血或血细胞标本中嗜吞噬细胞无形体特异性核酸,并进行序列分析,同源性达 99% 以上可诊断。必要时分离病原体。

HGA 病人极易发生多器官受累,甚至死亡。因此,临床上高度怀疑无形体病时,**经验用药是关键,采用多西环素或四环素**。儿童或对多西环素过敏者,可选用利福平。禁用磺胺类药物。

无形体尚无特异性疫苗,避免蜱叮咬是降低感染风险的主要措施。出现暴发疫情时,应采取灭杀蜱、鼠和环境清理等措施。对病人的血液、分泌物、排泄物及被污染的环境和物品,应进行消毒处理。

五、查菲埃里希体

查菲埃里希体(*E. chaffeensis*)**可引起人单核细胞埃里希体病**(human monocyticehrlichiosis,HME)。查菲埃里希体的形态结构与嗜吞噬细胞无形体相似,为严格细胞内寄生的革兰阴性小细菌,但感染的靶细胞主要为单核细胞和巨噬细胞,其在细胞质内繁殖,积聚于细胞空泡内,形成形似桑葚的包涵体。该病原体于 1986 年首次在美国从一个被蜱叮咬后严重发热病人分离得到。2012 年,美国疾病预防控制中心接到 HME 疫报超过 8523 例。近年来发现 HME 也存在于欧洲和亚洲地区。我国云南、浙江、黑龙江大兴安岭地区和山东等地有通过间接免疫荧光法、PCR 扩增和测序技术诊断的 HME 病例。

HME 为自然疫源性疾病,多种哺乳类动物为其储存宿主和传染源,包括鹿、鼠类、犬、马等。硬蜱是主要传播媒介,**经蜱叮咬传播**。临床表现无特异性,常为急性高热、全身不适、头痛、肌痛,部分病人有胃肠道(呕吐和腹泻)、呼吸道(咳嗽、咽痛等)或骨关节(关节痛)症状。严重病例可伴心、肝、肾等多脏器功能损害,出现肺水肿、急性呼吸窘迫综合征,皮肤、肺、消化道等出血,以及继发细菌、病毒及真菌感染。少数病人可因呼吸衰竭、感染性休克、急性肾衰竭等多脏器衰竭,以及弥散性血管内凝血而死亡。

在单核细胞内观察到典型"桑椹状"包涵体,或以间接荧光抗体检测到相应抗原可确诊。在少数有条件的实验室,还可进行细胞培养和 PCR 检测。无特异性疫苗,一般预防和治疗原则与 HGA 的相似。

(陈峥宏)

第二十章 衣 原 体

衣原体(chlamydiae)是一类严格真核细胞内寄生、具有独特发育周期、能通过细菌滤器的原核细胞型微生物,归属于广义的细菌学范畴。

衣原体的共同特性:①圆形或椭圆形,有细胞壁,革兰阴性;②具有独特的发育周期,以二分裂方式繁殖;③有 DNA 和 RNA 两种核酸;④有核糖体;⑤严格细胞内寄生,具有独立的酶系统,但不能产生代谢所需的能量,须利用宿主细胞的三磷酸盐和中间代谢产物作为能量来源;⑥对多种抗生素敏感。

目前,根据 16S rRNA 和 23S rRNA 进化树同源性分析,衣原体分为独立的门(phylum),衣原体门包含独立的纲(class)和目(order),其中**衣原体目**(Chlamydiales)分为 8 个科(family)、12 个属(genus)、21 个种。**衣原体属**有**流产衣原体**(*Chlamydia abortus*)、**鸟衣原体**(*Chlamydia avium*)、**豚鼠衣原体**(*Chlamydia caviae*)、**猫衣原体**(*Chlamydia felis*)、**家禽衣原体**(*Chlamydia gallinacea*)、**朱鹭衣原体**(*Chlamydia ibidis*)、**鼠衣原体**(*Chlamydia muridarum*)、**兽类衣原体**(*Chlamydia pecorum*)、**肺炎衣原体**(*Chlamydia pneumoniae*)、**鹦鹉热衣原体**(*Chlamydia psittaci*)、**猪衣原体**(*Chlamydia suis*)和**沙眼衣原体**(*Chlamydia trachomatis*)12 个种,其中鸟衣原体、家禽衣原体和朱鹭衣原体是新发现的衣原体种。对人致病的衣原体主要有 4 个种(表 20-1)。

表 20-1　四种对人致病衣原体的主要生物学特性

性状	沙眼衣原体	肺炎衣原体	鹦鹉热衣原体	兽类衣原体
自然宿主	人、小鼠	人	鸟类、低等哺乳动物	牛、羊
原体形态	圆形、椭圆形	梨形	圆形、椭圆形	圆形
基因组(bp)	1 044 459	1 230 230	1 169 374	1 106 197
G+C(mol %)	41~44.2	40	41.3	39.3
DNA 同源性(同种不同菌株间)	>90%	>90%	14%~95%	88%~100%
血清型	19	1	9	3
质粒	+	-(N16 株除外)	+	+
噬菌体	-	+	+	+
Pmp 基因	9	21	10	?

注:Pmp:polymorphic membrane proteins(多形态膜蛋白)

第一节　概　　述

一、生物学性状

1. **基因组**　衣原体基因组为环状闭合的双链 DNA,大小为 1.0~1.24Mb。含有约 7.5kb 大小的质粒,为环状闭合的双链 DNA,由 8 个可读框(ORF)组成并编码 8 种蛋白。衣原体质粒不通过接合传递、不编码耐药基因、无整合功能,但能适应不同的宿主,这对其维持相关功能、促进感染具有重要作用。

2. **发育周期与形态染色**　衣原体在宿主细胞内才能生长繁殖,但具有独特的发育周期(图 20-1),可观察到两种不同的形态:一种是小而致密的颗粒结构,称为**原体**(elementary body,EB);另一种是大而疏松的网状结构,称为**网状体**(reticulate body,RB)。

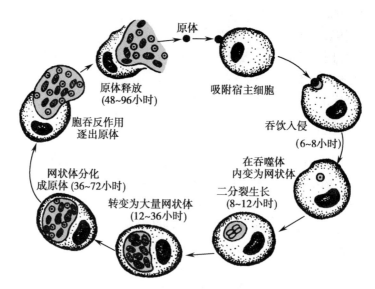

图 20-1　衣原体发育周期

原体呈球形、椭圆形或梨形,直径 0.2~0.4μm。普通光学显微镜下勉强可见,电镜下观察可见有细胞壁,中央有致密的类核结构,是发育成熟的衣原体。Giemsa 染色呈紫色,Macchiavello 染色呈红色。原体具有**强感染性**,在宿主细胞外较为稳定,但无繁殖能力。当原体进入宿主易感细胞后,宿主细胞膜围绕原体形成空泡,称为**包涵体**(inclusion body),原体在空泡中逐渐发育形成网状体。

网状体又称**始体**(initial body),体积较大,直径 0.5~1.0μm,圆形或椭圆形。电子密度较低,无胞壁,代谢活跃,以**二分裂**方式繁殖,在空泡内增殖后形成许多**子代原体**。成熟的子代原体从感染细胞中释放后,再感染新的易感细胞,重复上述发育周期。每个发育周期约 24~72 小时。网状体是衣原体发育周期中的**繁殖型**,不具感染性,Macchivello 染色呈蓝色。原体与网状体的性状比较见表 20-2。

表 20-2　原体和网状体的性状比较

性状	原体	网状体	性状	原体	网状体
大小(直径 μm)	0.2~0.4	0.5~1.0	感染性	+	−
细胞壁	+	−	繁殖能力	−	+
代谢活性	−	++	RNA∶DNA	1∶1	3∶1
胞外稳定性	+	−	细胞毒性	+	−

3. **培养特性**　衣原体专性细胞内寄生,大多数衣原体能在 6~8 日龄鸡胚卵黄囊中繁殖,感染 3~6 天可致鸡胚死亡,鸡胚卵黄囊膜中可见包涵体、原体和网状体。组织细胞培养时,可在 HeLa、McCoy 或 HL 等细胞中生长良好。但衣原体多缺乏主动穿入组织细胞的能力,故通常将接种衣原体标本的细胞离心沉淀以促使其穿入细胞,细胞培养物中加入二乙氨基葡聚糖(DEAE-dextran)和细胞松弛素 B 等细胞代谢抑制物,或先用 X 线照射,使细胞处于非分裂状态,其目的在于使细胞生长代谢缓慢,有利于衣原体的寄生性生长和繁殖。

4. **抗原结构**　根据细胞壁的抗原成分不同,可将衣原体抗原分为属、种、型特异性抗原:①**属特异性抗原**:位于细胞壁的共同抗原为脂多糖,类似于革兰阴性菌的脂蛋白-脂多糖复合物,可用补体结合试验进行检测;②**种特异性抗原**:大多数衣原体的种特异性抗原为**主要外膜蛋白**(major outer membrane protein,MOMP),可用补体结合试验和中和试验进行检测,可鉴别不同种衣原体;③**型特异性抗原**:根据 MOMP 可变区氨基酸序列的不同,可将每种衣原体分为不同的血清型或**生物型**(biovar),常用的检测方法是单克隆抗体微量免疫荧光试验。

5. 抵抗力 衣原体耐冷不耐热,60℃仅能存活 5~10 分钟,−60℃其感染性可保持 5 年,液氮内可保存 10 年以上,冷冻干燥保存 30 年以上仍可复苏。对常用消毒剂敏感,0.1% 甲醛溶液 24 小时、2% 氢氧化钠或 1% 盐酸 2~3 分钟、75% 酒精溶液 1 分钟即可灭活。紫外线照射可迅速灭活。红霉素、多西环素、四环素和氯霉素具有抑制衣原体繁殖的作用。

二、致病性与免疫性

不同的衣原体由于 MOMP 等不同,其嗜组织性和致病性存在差异。有些衣原体仅引起人类疾病,如沙眼衣原体中的沙眼生物型、生殖生物型、性病淋巴肉芽肿生物型和肺炎衣原体;有些只引起动物疾病,如猪衣原体等;有些是人畜共患病原体,如鹦鹉热衣原体。

1. 致病性 衣原体原体通过皮肤或黏膜微小创面侵入机体后,通过**肝硫素**作为"桥梁",吸附于易感的**柱状或杯状黏膜上皮细胞**,然后进入细胞内生长繁殖。衣原体也可进入单核吞噬细胞形成细胞膜围绕原体的内陷空泡,称**吞噬体**。原体在空泡中生长发育为网状体,然后完成后继繁殖过程。细胞溶酶体若能与吞噬体融合,溶酶体内的水解酶可杀灭衣原体。衣原体能产生**类似于革兰阴性菌内毒素**的毒性物质,该物质存在于衣原体的细胞壁中,不易与衣原体分开,具有抑制宿主细胞代谢、直接破坏宿主细胞的作用,这种作用可被特异性抗体中和。衣原体的致病机制与其毒性物质有关外,还表现在衣原体的 MOMP 能**阻止吞噬体与溶酶体的融合**,从而有利于衣原体在吞噬体内繁殖并最终破坏宿主细胞。MOMP 的表位易发生变异,可逃避体内特异性抗体的中和作用而继续感染细胞。此外,衣原体**Ⅲ型分泌系统**(type Ⅲ secretion system,T3SS)是由多种蛋白质复合体组成的跨膜蛋白输出装置,可通过分泌效应蛋白或将毒力蛋白直接注入宿主细胞而发挥致病作用。急性感染中衣原体可诱导宿主细胞产生大量的促炎细胞因子,如 IL-1β、IL-8、IL-12、IL-23 及细胞间黏附分子等,同时也诱导机体特异性免疫应答,从而促进衣原体的清除。持续感染过程中,由于衣原体处于生长停滞状态,其诱导产生的促炎细胞因子减少,导致炎症反应减弱,也有可能是衣原体逃避宿主免疫反应的机制。

2. 所致疾病 不同衣原体感染机体的部位不同,因而可引起不同类型的疾病(表 20-3)。

表 20-3　**人类致病性衣原体的感染部位与所致疾病**

衣原体	血清型	感染部位	所致疾病
沙眼衣原体	A,B,Ba,C	眼	沙眼
	D~K	眼	包涵体结膜炎、新生儿眼炎
	D~K	生殖道(男)	尿道炎,附睾炎,前列腺炎
	D~K	生殖道(女)	尿道炎,宫颈炎,子宫内膜炎,输卵管炎,肝周炎,流产,早产儿
	L1~L3	生殖道	性病淋巴肉芽肿
	D~K	呼吸道	新生儿肺炎
肺炎衣原体		呼吸道	咽炎,支气管炎,肺炎
鹦鹉热衣原体(鸟株)		呼吸道	鹦鹉热,鸟疫

3. 免疫性 衣原体感染后,能诱导机体产生特异性细胞免疫和体液免疫,但以**细胞免疫**为主。MOMP 活化的 CD4+Th 细胞分泌细胞因子,可抑制衣原体的繁殖。特异性中和抗体可阻断衣原体吸附于宿主细胞,故有抗衣原体感染的中和作用。机体对衣原体的免疫力往往不强且较为短暂,因而常造成衣原体反复感染、持续性感染或隐性感染。此外,衣原体感染时也可出现免疫病理损伤,主要由迟发型超敏反应所致,如**性病淋巴肉芽肿**等。

第二节　主要病原性衣原体

一、沙眼衣原体

根据侵袭力和引起人类疾病的部位不同,将沙眼衣原体分为三个生物型:即**沙眼生物型**(biovar trachoma)、**生殖生物型**(biovar genital)和**性病淋巴肉芽肿生物型**(biovar lymphogranuloma venereum, LGV)。

(一) 生物学性状

原体为圆形或椭圆形,直径约 0.3μm,中央有致密核质,Giemsa 染色呈紫红色。网状体直径0.5~1.0μm,核质分散,Giemsa 染色为深蓝或暗紫色。原体能合成糖原并掺入沙眼衣原体包涵体的基质中,故能被碘溶液染成棕褐色。

根据三个生物型 MOMP 表位氨基酸序列的差异,将沙眼衣原体分为 19 个血清型,其中沙眼生物型有 A、B、Ba 和 C 血清型,生殖生物型有 D、Da、E、F、G、H、I、Ia、J、Ja 和 K 血清型,LGV 生物型有 L1、L2、L2a 和 L3 血清型。LGV 生物型 4 个血清型均与沙眼生物型 C 血清型和生殖生物型 E 血清型有抗原交叉。

(二) 致病性与免疫性

沙眼衣原体主要寄生于人类,无动物储存宿主,主要引起以下疾病:

1. **沙眼**　由沙眼生物型 A、B、Ba 和 C 血清型引起。在沙眼流行区,主要通过**眼-眼**或**眼-手-眼**传播。沙眼衣原体感染眼结膜上皮细胞后,在其中繁殖并在细胞质内形成包涵体,引起局部炎症。早期症状是流泪、有黏性或脓性分泌物、结膜充血及滤泡增生。晚期出现结膜瘢痕、眼睑内翻、倒睫等;也可引起角膜血管翳,导致角膜损害,影响视力甚至致盲。

2. **包涵体结膜炎**　由沙眼生物型 B、Ba 血清型以及生殖生物型 D、Da、E、F、G、H、I、Ia、J、Ja 和 K 血清型引起。分为**婴儿结膜炎**和**成人结膜炎**,前者系婴儿经**产道感染**,引起**急性化脓性结膜炎(包涵体脓漏眼)**,不侵犯角膜,能自愈;后者经两性接触、眼-手-眼或污染的游泳池水感染,引起**滤泡性结膜炎**,又称**游泳池结膜炎**,其病变类似沙眼,但不出现**角膜血管翳**,亦无结膜瘢痕,一般经数周或数月痊愈,**无后遗症**。

3. **泌尿生殖道感染**　经**性接触传播**,由生殖生物型 D~K 血清型引起。男性多表现为**非淋菌性尿道炎**,不经治疗可缓解,但多数会转变成慢性,病情周期性加重,可合并附睾炎、前列腺炎、直肠炎等。女性表现为尿道炎、宫颈炎、输卵管炎和盆腔炎等。若输卵管炎反复发作,可导致不孕或宫外孕等严重并发症。

4. **婴幼儿肺炎**　生殖生物型 D~K 血清型均可引起婴幼儿肺炎。

5. **性病淋巴肉芽肿**　由沙眼衣原体 LGV 生物型 L1、L2、L2a 和 L3 血清型引起。人是 LGV 的自然宿主,主要通过**性接触传播**。此类衣原体侵犯男性**腹股沟淋巴结**,引起化脓性淋巴结炎和慢性淋巴肉芽肿,常形成瘘管;亦可侵犯女性会阴、肛门、直肠,引起会阴-肛门-直肠组织狭窄。LGV 也可引起结膜炎并伴有耳前、颌下及颈部淋巴结肿大。

沙眼衣原体为细胞内寄生的病原体,故抗感染免疫以**细胞免疫**为主。主要由 MOMP 活化的 CD4$^+$T 细胞释放细胞因子**激活单核巨噬细胞**,从而破坏和清除感染或未感染的黏膜细胞,不仅产生病理性损害,也易引起继发性感染。特异性中和抗体可与衣原体结合,阻断衣原体与宿主细胞膜上的受体结合,使其不能进入宿主细胞内繁殖。由于沙眼衣原体型别多、MOMP 易变异,故病后建立的**抗感染免疫力不持久**,仍可发生再感染。

(三) 微生物学检查法

多数衣原体引起的疾病可根据临床症状和体征确诊。例如,急性期沙眼或包涵体结膜炎病人,通过其特殊的症状和体征即可作出诊断,实验室检查可取**眼结膜刮片**或眼穹隆部及眼结膜分泌物涂片镜检。对泌尿生殖道感染者,由于临床症状常不典型,因而实验室检查较为重要,可采集**泌尿生殖道拭子**、**宫颈刮片**、精液或其他病灶部位活检标本,也可采集初段尿离心后涂片。LGV 病人采集**淋巴结脓肿**、脓液、生殖器溃疡或直肠病灶组织标本。标本最好用膜式滤菌器除去杂菌,不加抗生素。若用于细胞培养,应注意标本的保存并及时接种于培养细胞中。衣原体标本的运送常用含抗生素的**二磷酸蔗糖(2SP)运送培养基**。若标本在 2 小时之内接种,阳性检出率最高。

1. **直接涂片镜检**　沙眼急性期病人取结膜刮片,Giemsa 或碘液及荧光抗体染色镜检,观察上皮细胞胞质内有无包涵体。对包涵体结膜炎及性病淋巴肉芽肿病人,可从病损局部取材涂片,染色镜检,观察有无衣原体或包涵体(图 20-2)。

2. **分离培养**　取感染或病变组织的渗出液或刮取物,接种于鸡胚卵黄囊或传代细胞,35℃ 培养 48～72 小时,再用 IFA 或 ELISA 检测培养物中的衣原体。

3. **衣原体抗原或核酸检测**　临床实验室诊断常用,方法有:①应用单克隆抗体的 ELISA 检测临床标本中沙眼衣原体 LPS 或 MOMP;②采用特异性引物通过聚合酶链式反应(PCR)或连接酶链式反应(LCR)检测沙眼衣原体 DNA。抗原或核酸检测沙眼衣原体具有快速、敏感、特异等优点。

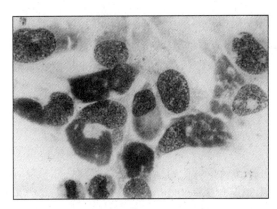

图 20-2　沙眼衣原体包涵体
(结膜图片 ×650)

(四) 防治原则

沙眼衣原体的预防重点是注意个人卫生,避免直接或间接的接触传染。应广泛开展性传播疾病防治知识的宣传,积极治愈病人和带菌者。对高危人群开展普查和监控,防止感染扩散。治疗药物可选用多西环素、罗红霉素、阿奇霉素、加替沙星等。

目前尚无有效的沙眼衣原体疫苗,MOMP 是其主要候选疫苗抗原。由于 MOMP 的多样性,其疫苗不易对所有型别的沙眼衣原体均产生保护性,使 MOMP 作为疫苗抗原的实际价值受到限制。

二、肺炎衣原体

肺炎衣原体是衣原体属的一个新种。最初分离的两株病原体:1965 年自我国台湾一名小学生眼结膜中分离的 TW-183(Taiwan-183)株和 1983 年自美国西雅图一位急性呼吸道感染病人咽部分离的 AR-39(acute respiratory-39)株。但此后发现这两株衣原体为同一菌株,故命名为 TWAR。

(一) 生物学特性

原体直径为 0.38μm,呈**梨形**,有清晰的周浆间隙,在胞质中还有数个电子致密的圆形小体存在。网状体的特征与沙眼衣原体和鹦鹉热衣原体类似。Giemsa 染色呈紫红色,该法对细胞内包涵体的定位比碘染法敏感。

肺炎衣原体是较难培养的微生物。最早用于肺炎衣原体体外培养的是 McCoy 和 HeLa 细胞,但均难于连续传代。目前常用 Hep-2 和 HL 细胞在培养肺炎衣原体的敏感性高于 McCoy 和 HeLa 细胞。

根据 16S rRNA、23S rRNA、ompA 基因序列和某些生物学特性差异,肺炎衣原体可分为三个生物型:人生物型、考拉生物型和马生物型。根据 ompA 基因 VD4 区序列分析结果,肺炎衣原体可能存在不同的血清型。

肺炎衣原体与其他衣原体的 DNA 同源性小于 10%,而不同来源的肺炎衣原体株具有 94% 以上的 DNA 同源性,且其限制性内切酶图谱相同。

肺炎衣原体抗原主要有两种,即**脂多糖(LPS)抗原**和**蛋白抗原**。LPS 为衣原体属特异性抗原,不仅含有衣原体属特异性抗原决定簇,也含有与其他微生物 LPS 发生交叉反应的抗原表位。蛋白抗原主要是 MOMP,为衣原体外膜复合物(omC)的主要组分,暴露于衣原体表面并具有较强的免疫原性,在肺炎衣原体诊断和疫苗研制中有潜在的应用价值。

(二) 致病性与免疫性

肺炎衣原体人生物型寄生于人类,经**飞沫或呼吸道分泌物**在人与人之间传播。播散较为缓慢,具有散发和流行交替出现的特点。约有 50% 的成人曾有肺炎衣原体感染,故大部分感染者为亚临床型。

肺炎衣原体是**呼吸道感染性疾病**的重要病原体,易引起肺炎、支气管炎、咽炎和鼻窦炎等。起病缓慢,临床症状与肺炎支原体相似,表现为咽痛、咳嗽、咳痰、发热等,一般症状较轻。大约 4.5% ~ 25% 肺炎衣原体感染的病人出现严重的哮喘症状。病原体存在的持续性及隐蔽性可造成机体组织的慢性病理损伤。流行病学调查证实,肺炎衣原体与**冠心病**、**动脉粥样硬化**等慢性病的发病密切相关。

机体抗肺炎衣原体感染以**细胞免疫**为主、体液免疫为辅,但**免疫力不持久**,可重复感染。

(三) 微生物学检查法

1. 病原学检查　常采集痰标本、鼻咽拭子及支气管肺泡灌洗液。直接涂片后先观察包涵体,再用荧光或酶标记的种特异性单克隆抗体检测标本中肺炎衣原体抗原。此方法特异性高,与其他衣原体无交叉反应,但易受多种因素干扰,敏感性不高。必要时可采用组织培养或动物接种**分离病原体**,然后 Giemsa 或 Macchiavello 染色镜检原体或网状体。

2. 血清学方法　微量免疫荧光试验(MIF)是目前检测肺炎衣原体感染最常用且较敏感的血清学方法,被称为"金标准"。该试验可分别测定血清中特异性 IgM 和 IgG 抗体,可区别近期感染和既往感染,也有利于区别原发感染和继发感染。凡双份血清抗体滴度增高 4 倍或以上,或单份血清 IgM 抗体滴度≥1:16,IgG 抗体滴度≥1:512,可确定为急性感染,IgG≥1:16 表示为既往感染。

3. PCR　根据肺炎衣原体的 16S rRNA 基因或 MOMP 编码基因的保守序列设计特异性引物,采用 PCR 检测特异性 DNA 片段,可用于临床标本的快速诊断。

三、鹦鹉热衣原体

鹦鹉热是由**鹦鹉热衣原体**引起的一种**自然疫源性疾病**。该衣原体主要在鸟类及家禽中传播,广泛分布于世界各地,我国于 20 世纪 60 年代初证实有该病流行。鹦鹉热一般呈散发型,偶有小范围的暴发或流行。

(一) 生物学性状

原体直径为 0.2 ~ 0.5μm,呈球形或卵圆形。网状体直径为 0.6 ~ 1.5μm,呈球形或不规则形态。原体在细胞空泡中增殖,形成结构疏松、不含糖原、**碘染色呈阴性的包涵体**。

采用血清学分类法,鹦鹉热衣原体至少可以分为 9 个血清型,分别为 A、B、C、D、E、F、E/B、WC 和 M56 型,其中 A ~ F 和 E/B 血清型的自然宿主为鸟类,A 型和 D 型毒力较强,能引起鸟类的急性感染。A 型也是感染人类的常见血清型。

鹦鹉热衣原体在 6 ~ 8 日龄鸡胚卵黄囊中生长良好。在 HeLa 细胞、McCoy 细胞、猴肾细胞(BSC-1)及 HL 细胞中均可生长。易感动物为小鼠。

(二) 致病性与免疫性

人类主要经**呼吸道吸入**病鸟粪便、分泌物或羽毛的气雾或尘埃而感染,也可经**破损皮肤**、**黏膜或眼结膜**感染。潜伏期为 5 ~ 21 天(最短 3 天,最长可达 45 天)。临床表现多为**非典型性肺炎**,以发热、头痛、干咳、间质性肺炎为主要症状,偶尔可发生系统性并发症,如心肌炎、脑炎、心内膜炎与肝炎、肝脾肿大等。外周血白细胞计数正常或略有增多。约有 50% ~95% 病人胸片显示为片状、云絮状、结节状或粟粒状阴影,由肺门部向外呈楔形或扇形扩大,也可表现为大叶性肺炎。

机体抗鹦鹉热衣原体感染以**细胞免疫**为主。MOMP 能刺激机体产生特异性中和抗体,抑制衣原体的增殖。此外,MOMP 还可激活 CD4+T 与 CD8+T 淋巴细胞,对清除细胞内衣原体和抵抗再次感染具有重要作用。

（三）微生物学检查法

病原学检查是确诊的重要依据。取病人血、痰标本或咽拭子直接涂片染色观察包涵体。如必要可先采用组织培养或动物接种进行**病原体分离**，再通过 Giemsa 或 Macchiavello 染色观察**原体或网状体**。

血清学诊断可采用重组**鹦鹉热衣原体抗原**及 IFA 或 ELISA 检测特异 IgM 抗体（滴度≥1∶16）进行早期特异性诊断。也可根据 16S rRNA 或 MOMP 基因设计特异引物，采用 PCR 进行快速检测与诊断。

（四）防治原则

严格控制传染源，对饲养的鸟类与禽类加强管理，避免鹦鹉热衣原体的传播和流行。从事禽类加工和运输的人员应加强防护，对进口的鸟类和禽类应加强检疫。鹦鹉热确诊后，宜及早使用多西环素、大环内酯类或喹诺酮类抗生素彻底治疗。

（吴移谋）

第二十一章　螺　旋　体

螺旋体(spirochete)是一类细长、柔软、弯曲、运动活泼的原核细胞型微生物,生物学地位介于细菌与原虫之间。螺旋体的基本结构及生物学性状与细菌相似,如有原始核质、类似革兰阴性菌的细胞壁、二分裂方式繁殖以及对多种抗生素敏感等,故生物分类学上将螺旋体列入广义的细菌学范畴。

螺旋体在自然界和动物体内广泛存在,种类繁多,其中部分螺旋体可引起人类疾病(表21-1)。分类的主要依据是其螺旋数目、螺旋规则程度和螺旋间距。对人致病的螺旋体主要分布于如下三个属:钩端螺旋体属、密螺旋体属和疏螺旋体属。

表 21-1　螺旋体目的分类及致病性螺旋体种类

科	属	致病性种类	疾病	传播方式或媒介
螺旋体科	螺旋体			
	蛇形螺旋体			
	脊螺旋体			
	密螺旋体	苍白密螺旋体苍白亚种	梅毒	性传播
		苍白密螺旋体地方亚种	地方性梅毒	黏膜损伤
		苍白密螺旋体极细亚种	雅司病	皮肤损伤
		品他螺旋体	品他病	皮肤损伤
	疏螺旋体	伯氏疏螺旋体	莱姆病	硬蜱
		回归热螺旋体	流行性回归热	体虱
		赫姆疏螺旋体	地方性回归热	软蜱
		奋森疏螺旋体	多种口腔感染	条件致病
钩端螺旋体科	钩端螺旋体	问号钩端螺旋体	钩端螺旋体病	接触疫水
	细丝体			

钩端螺旋体属(*Leptospira*):螺旋细密规则,一端或两端弯曲成钩状,故名钩端螺旋体,其中**问号钩端螺旋体**(*L. interrogans*)等致病性钩端螺旋体对人和动物致病。

密螺旋体属(*Treponema*):螺旋较为细密规则,两端尖细,其中**苍白密螺旋体苍白亚种**、**苍白密螺旋体极细亚种**和**品他螺旋体**对人致病。

疏螺旋体属(*Borrelia*):有 3～10 个稀疏不规则的螺旋,呈波纹状,其中**伯氏疏螺旋体**、**回归热螺旋体**和**奋森疏螺旋体**对人致病。

第一节　钩端螺旋体属

钩端螺旋体隶属于螺旋体目(Spirochaetales)钩端螺旋体科(Leptospiraceae)钩端螺旋体属(*Leptospira*)。钩端螺旋体属可分为致病性和非致病性两大类。由致病性钩端螺旋体感染引起的**钩端螺旋体病**(leptospirosis)是全球流行的**人畜共患病**(zoonosis),我国除新疆、西藏、青海、宁夏和甘肃尚未肯定有钩端螺旋体病流行外,其余地区均有钩端螺旋体病的流行,因而该病是目前我国重点防控的 13 种传染病之一。

一、生物学性状

1. 形态与染色　菌体纤细,长 6 ~ 12μm,宽 0.1 ~ 0.2μm,菌体一端或两端弯曲使菌体呈问号状或 C、S 形。钩端螺旋体基本结构由外至内分别为外膜、细胞壁、**内鞭毛**(endoflagellum)及细胞膜包绕的**柱形原生质体**(cytoplasmic cylinder)。内鞭毛由 6 种不同蛋白聚合而成,分别由菌体两端各伸出一根内鞭毛,在内、外膜之间紧缠于柱形原生质体之上,使钩端螺旋体呈现为特征性的**沿菌体长轴旋转运动**。革兰染色阴性,但不易着色。**镀银染色**效果较好,菌体被染成金黄色或棕褐色(图 21-1A/文末彩图 21-1A);因菌体的折光性较强,故常用**暗视野显微镜**观察(图 21-1B/文末彩图 21-1B)。

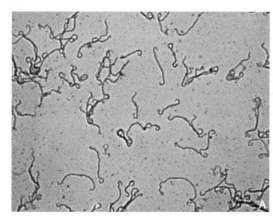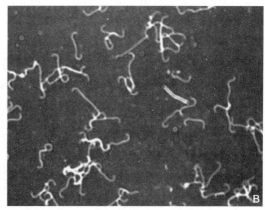

图 21-1　感染动物尿液(A)及培养基中(B)的钩端螺旋体
A:镀银染色(光学显微镜,×1000);B:悬滴标本(暗视野显微镜,×1000)

2. 培养特性　需氧或微需氧。营养要求较高,常用培养基为含 10% 兔血清的 Korthof 和无血清的 **EMJH 培养基**,最适生长温度为 28 ~ 30℃,最适 pH 为 7.2 ~ 7.4。生长缓慢,在液体培养基中分裂一次约需 8 小时,28℃培养一周后培养基呈半透明云雾状,但菌数仅为普通细菌的 1/10 ~ 1/100。在软琼脂平板上,28℃培养两周后可形成半透明、不规则、直径 1 ~ 2mm 的扁平菌落。

3. 抗原构造和分类　钩端螺旋体主要有属特异性蛋白抗原(genus-specific protein antigen)、群特异性抗原(serogroup-specific antigen)和型特异性抗原(serovar-specific antigen)。属特异性抗原可能是糖蛋白或脂蛋白,群特异性抗原为脂多糖复合物,型特异性抗原为菌体表面的多糖与蛋白复合物。应用**显微镜凝集试验**(microscopic agglutination test, MAT)和**凝集吸收试验**(agglutination absorption test, AAT),可对钩端螺旋体进行血清群及血清型的分类。目前国际上将致病性钩端螺旋体至少分为 25 个血清群、273 个血清型,其中我国至少存在 19 个血清群、75 个血清型。

近年国际上开始采用基于 DNA-DNA 杂交和 16S rRNA 序列的**基因种**(genospecies)分类法并将**钩端螺旋体分为致病性、中间型和腐生性三大类**。致病性钩端螺旋体有 *L. alexanderi*、*L. alstonii*、*L. borgpetersenii*、*L. interrogans*、*L. kirschneri*、*L. kmetyi*、*L. mayottensis*、*L. noguchii*、*L. santarosai* 和 *L. weilii* 十个基因种,其中以问号钩端螺旋体(*L. interrogans*)基因种流行最广,*L. kmetyi* 基因种致病性尚有争议。中间型偶对人和动物致病,有 *L. broomii*、*L. fainei*、*L. inadai*、*L. licerasiae* 和 *L. wolffii* 五个基因种。腐生型有 *L. biflexa*、*L. meyeri*、*L. terpstrae*、*L. vanthielii* 和 *L. wolbachii*、*L. yanagawae* 六个基因种。基因种分类和血清学分类之间有一定差异和交叉,目前临床上仍采用血清学分类法。

4. 基因组及其特点　我国科学家率先完成了问号钩端螺旋体黄疸出血群赖型赖株全基因组测序和注释工作,研究结果发表于 2003 年国际著名学术期刊 *Nature* 上。与绝大多数原核细胞型微生物不同,问号钩端螺旋体赖株有大(4 332 241bp)、小(358 943bp)两个环状染色体,其基因组可编码不少与真核细胞微生物或原虫相似的蛋白,表明钩端螺旋体介于细菌与原虫之间的生物学分类地位有其遗传学基础。无典型外毒素编码基因,但 LPS 合成与装配系统完善,溶血素、鞭毛、二元信号传导系统、Ⅱ型和Ⅲ型分泌系统相关基因众多。缺乏己糖磷酸激酶基因,故不能利用糖作为碳源。

5. 抵抗力 抵抗力弱,60℃ 1 分钟即死亡,0.2%甲酚皂、1%苯酚、1%漂白粉处理 10 ~ 30 分钟即被杀灭。对青霉素敏感。**钩端螺旋体在酸碱度中性的湿土或水中可存活数月**,这在疾病传播上有重要意义。

二、流行环节

钩端螺旋体病是一种典型的人畜共患病。全世界至少发现约 200 余种动物可携带致病性钩端螺旋体,我国已从 50 余种动物中检出致病性钩端螺旋体,其中以**黑线姬鼠及猪、牛等家畜为主要储存宿主**。动物感染钩端螺旋体后,大多呈隐性或轻症感染,少数家畜感染后可引起流产。钩端螺旋体在感染动物中长期生存并持续从尿液中排出,直接或经土壤间接污染水源(**疫水**)形成自然疫源地。人类接触疫水而被感染。

钩端螺旋体病也是一种典型的自然疫源性传染病,由于地理环境和宿主动物分布差异,不同国家或地区优势流行的致病性钩端螺旋体基因种以及血清群、型可有显著差异。我国流行最为广泛的致病性钩端螺旋体为问号钩端螺旋体基因种,其中南方地区黄疸出血群为主,北方地区波摩那群为主,流感伤寒、秋季、澳洲、七日热和赛罗群也较为常见,台湾地区流行的致病性钩端螺旋体为 *L. santarosai* 基因种。根据流行特征和传染源差异,可分为**稻田型、雨水型**和**洪水型**,稻田型主要传染源为野生鼠类,雨水型主要是家畜,洪水型两者兼之。由于钩端螺旋体能在水中长期存活及其疾病自然疫源性等特点,因而钩端螺旋体病是我国洪涝、地震等自然灾害中重点监控的四种传染病之一。

三、致病性和免疫性

1. 致病物质 至今未发现钩端螺旋体能产生任何典型的细菌外毒素。目前倾向于内毒素是钩端螺旋体主要致病物质。近年发现,黏附素和溶血素也可能在钩端螺旋体致病过程中发挥重要作用。

(1)黏附素:致病性钩端螺旋体能以菌体一端或两端黏附于细胞,已肯定的黏附素有 24kD 和 36kD 外膜蛋白以及钩端螺旋体免疫球蛋白样蛋白(leptospiralimmunoglobulin-like protein,Lig),24kD 外膜蛋白黏附素受体为胞外基质(extracellular matrix,ECM)中的层粘连蛋白(laminin,LN),36kD 外膜蛋白黏附素和 Lig 黏附素受体为 ECM 中的纤维连接蛋白(fibronectin,FN)。

(2)内毒素:重症钩端螺旋体病病人和实验感染动物可出现与革兰阴性菌内毒素反应相似的临床症状和病理变化,提示内毒素是钩端螺旋体主要致病物质。钩端螺旋体内毒素中脂质 A 结构与典型的细菌内毒素有所差异,其毒性较弱。

(3)溶血素:不少致病性钩端螺旋体能产生溶血素,体外可溶解人、牛、羊和豚鼠红细胞,注入体内能引起贫血、出血、肝大、黄疸和血尿。问号钩端螺旋体黄疸出血群赖株基因组中有 9 个溶血素编码基因,其中 Sph2 及 SphH 溶血素对多种哺乳类细胞有毒性。最近发现,多种问号钩端螺旋体赖株溶血素有很强的诱导单核-巨噬细胞产生 TNF-α、IL-1β、IL-6 等促炎细胞因子(proinflammatory cytokines)的能力。

(4)侵袭性酶类:问号钩端螺旋体 ColA 胶原酶能水解Ⅰ、Ⅲ、Ⅳ型胶原,胶原酶编码基因被敲除后,侵袭力和毒力均显著下降。问号钩端螺旋体 M16 家族金属蛋白酶(metalloprotease)被证实能水解 ECM 分子而与侵袭力密切相关。

(5)其他:问号钩端螺旋体血小板激活因子乙酰水解酶(platelet activating factor acetylhydrolase,PAF-AH)可水解人 PAF,vWA-Ⅰ和 vWA-Ⅱ蛋白可与假血友病因子(von Willebrand factor,vWF)竞争血小板表面糖蛋白 Ib-α(GPIb α)受体而阻断血小板聚集,引起肺等内脏组织渗漏性出血。

2. 所致疾病 人感染钩端螺旋体后均引起钩端螺旋体病,农民以及一些临时进入疫区工作或旅行者为易感人群。致病性钩端螺旋体能迅速通过破损或完整的皮肤、黏膜侵入人体,然后经淋巴系统或直接进入血流引起钩端螺旋体血症,病人出现中毒性败血症症状,如发热、寒战、乏力、头痛、肌痛、眼结膜充血、浅表淋巴结肿大等。继而钩端螺旋体随血流侵入肝、脾、肾、肺、心、淋巴结和中枢神经系统等,引起相关脏器和组织损害并出现相应体征。由于感染的钩端螺旋体血清型、毒力和数量不同以及宿主免疫力差异,感染者临床表现差异很大。轻症者似流感,重症者可有明显的肺、肝、肾以及中枢神经系统损害,出现肺出血、黄疸、DIC、休克,甚至死亡。临床上根据病人主要受损的脏器或组织不同,分为流感伤寒型、肺出血型、黄疸出血型、肾型和脑膜脑炎型。部分病人退热后或恢复期中,可发生眼血管膜炎、视网膜炎、脑膜炎、脑动脉炎等并发症或后发症,其发病机制与变态反应有关。

3. 免疫性　主要依赖于特异性体液免疫。发病后 1～2 周,机体可产生特异性抗体。特异性抗体有调理、凝集、溶解钩端螺旋体以及增强单核-巨噬细胞吞噬的作用,从而清除体内的钩端螺旋体。特异性抗体似乎对肾脏中的钩端螺旋体无明显作用,故部分钩端螺旋体病病人恢复期 1～2 周,尤其是感染动物尿中可长期甚至终身带菌并排菌,其机制未明。感染后机体可获得对同一血清型钩端螺旋体的持久免疫力,但不同血清群之间无明显的交叉保护作用。单核-巨噬细胞有较强的吞噬及杀灭钩端螺旋体的能力,中性粒细胞则否,但最近发现问号钩端螺旋体黄疸出血群赖株有一种 FasL 样表面脂蛋白,能与单核-巨噬细胞 Fas 结合后激活 caspase-8/-3 诱导细胞凋亡。

四、微生物学检查

1. 标本采集　病原学检查时,发病 7～10 天取外周血,两周后取尿液。有脑膜刺激症状者取脑脊液。血清学检查时,可采取单份血清,但最好采集发病 1 周及 3～4 周双份血清。

2. 病原学检查　常用暗视野显微镜检查法和镀银染色后普通光学显微镜检查法。

（1）直接镜检:将标本差速离心集菌后作暗视野显微镜检查,或 Fontana 镀银染色后镜检,也可用免疫荧光法或免疫酶染色法检查。

（2）分离培养与鉴定:将标本接种于 Korthof 或 EMJH 培养基中,28℃培养 2 周,用暗视野显微镜检查有无钩端螺旋体生长。培养阳性者进一步用 PCR、显微镜凝集试验(MAT)和凝集吸收试验(AAT)进行基因种、血清群和血清型的鉴定。

（3）动物试验:适用于有杂菌污染的标本。将标本接种于幼龄豚鼠或金地鼠腹腔,一周后取心血镜检并作分离培养及鉴定。若动物发病后死亡,解剖后可见皮下、肺部等处有出血点或出血斑,肝、脾、肾组织镀银染色后镜检可见大量钩端螺旋体。

（4）分子生物学检测方法:常用 PCR 检测标本中钩端螺旋体 16S rDNA 基因片段,该法虽简便、快速、敏感,但不能获得菌株。限制性核酸内切酶指纹图谱可用于钩端螺旋体鉴定、分型、变异等研究,脉冲场凝胶电泳聚类分析可用于流行病学调查。

3. 血清学诊断　以 MAT 最为经典和常用。

（1）MAT:用我国 15 群 15 型致病性钩端螺旋体参考标准株结合当地常见的血清群、型的活钩端螺旋体作为抗原,与不同稀释度的疑似钩端螺旋体病病人血清混合后 37℃孵育 1～2 小时,在暗视野显微镜下检查有无凝集现象,若血清中存在同型抗体,可见钩端螺旋体被凝集成不规则的团块或蜘蛛状,以 50% 钩端螺旋体被凝集的最高血清稀释度作为效价判断终点。**单份血清标本的 MAT 凝集效价 1:400 以上或双份血清标本凝集效价增长 4 倍及以上有诊断意义**。本试验特异性和敏感性均较高,但通常不能早期诊断。

（2）TR/patoc I 属特异性抗原凝集试验:双曲钩端螺旋体 Patoc I 株经 80℃加热 10 分钟后可作为属特异性抗原,能与所有感染不同血清群、型致病性钩端螺旋体的病人血清中 IgM 抗体发生凝集反应,常用的方法为玻片凝集试验(slide agglutination test,SAT),用于早期诊断。

（3）间接凝集试验:将钩端螺旋体可溶性抗原吸附于乳胶或活性炭微粒等载体上,然后检测血清标本中有无相应凝集抗体。单份血清标本乳胶凝集效价>1:2、炭粒凝集效价>1:8判为阳性,双份血清标本凝集效价呈 4 倍及以上增长则更有诊断价值。

五、防治原则

做好防鼠、灭鼠工作,加强对带菌家畜的管理,保护水源。疫区人群接种钩端螺旋体多价疫苗是预防和控制钩端螺旋体病流行的主要措施。夏季和早秋是钩端螺旋体病流行季节,应尽量避免或减少与疫水接触,接触疫水人群可口服多西环素进行紧急预防。钩端螺旋体疫苗有多价全菌死疫苗和多价外膜疫苗,前者虽有免疫保护作用,但副作用较大,后者由我国学者首创,其免疫效果好、不良反应小。

治疗首选青霉素,至今尚未发现钩端螺旋体对青霉素有耐药性,青霉素过敏者可选用庆大霉素或多西环素。部分病人注射青霉素后出现寒战、高热和低血压,少数病人甚至出现抽搐、休克、呼吸和心跳暂停,称为**赫氏反应**。赫氏反应可能与钩端螺旋体被青霉素杀灭后所释放的大量毒性物质有关。

第二节　密螺旋体属

密螺旋体属(*Treponema*)螺旋体分为致病性和非致病性两大类。致病性密螺旋体主要有苍白密螺旋体(*T. pallidum*)和品他密螺旋体(*T. carateum*)两个种。苍白密螺旋体又分为3个亚种:苍白亚种(*subsp. pallidum*)、地方亚种(*subsp. endemicum*)和极细亚种(*subsp. pertenue*),分别引起梅毒、非性传播梅毒(又称地方性梅毒)和雅司病。品他密螺旋体是品他病的病原体。

一、苍白密螺旋体苍白亚种

苍白密螺旋体苍白亚种俗称**梅毒螺旋体**,是人类梅毒病原体。梅毒(syphilis)是对人类危害较大的**性传播疾病**(sexual transmitted disease,STD)。

(一)生物学性状

1. **形态与染色**　长6～15μm,宽约0.1～0.2μm,,有8～14个较为致密而规则的螺旋,两端尖直,运动活泼。梅毒螺旋体基本结构由外至内分别为外膜、细胞壁、3～4根**内鞭毛**及细胞膜包绕的**原生质体**。内鞭毛能使梅毒螺旋体以移行、屈伸、滚动等方式运动。革兰染色阴性,但不易着色,用Fontana**镀银染色法**染成棕褐色(图21-2A/文末彩图21-2A),常用**暗视野显微镜**直接观察悬滴标本中的梅毒螺旋体(图21-2B/文末彩图21-2B)。

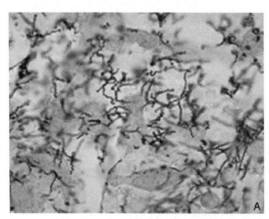
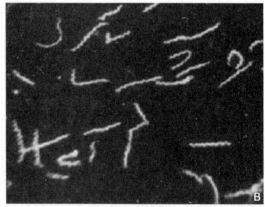

图21-2　兔睾丸组织(A)及组织培养基中(B)的梅毒螺旋体
A:镀银染色(光学显微镜,×1000);B:悬滴标本(暗视野显微镜,×1000)

2. **培养特性**　**不能在无生命人工培养基上生长繁殖**。Nichols有毒株对人和家兔有致病性,接种家兔睾丸或眼前房能保持毒力且缓慢繁殖。若将Nichols株接种于含多种氨基酸的兔睾丸组织碎片中,虽能在厌氧条件下生长繁殖,但失去致病力,该菌株称为Reiter株。Nichols株和Reiter株广泛用作多种梅毒血清学诊断方法的抗原。有文献报道,采用棉尾兔(cotton tail rabbit)单层上皮细胞在微需氧条件下(1.5% O_2、5% CO_2、93.5% N_2)33℃培养的梅毒螺旋体,可保持毒力并能生长繁殖。

3. **抗原构造**　主要有分子量分别为15、17、34、44、47kD 外膜蛋白,其中 47kD 外膜蛋白(TpN47)含量最高且抗原性较强,其次为 TpN15 和 TpN17。鞭毛蛋白主要由 33kD、33.5kD 核心蛋白亚单位和37kD 鞘膜蛋白亚单位组成,其中 37kD 鞘膜蛋白亚单位含量高且抗原性强。

4. **基因组**　梅毒螺旋体 Nichols 株染色体基因组为一个 1 138 011bp 的环状 DNA。

5. **抵抗力**　对温度和干燥特别敏感,**抵抗力极弱**。离体后干燥 1~2 小时或 50℃加热 5 分钟即死亡。血液中的梅毒螺旋体 4℃放置 3 天可死亡,故血库 4℃冰箱储存 3 天以上的血液通常无传染梅毒的风险。对化学消毒剂敏感,1% ~2% 苯酚处理数分钟即死亡。对青霉素、四环素、红霉素较为敏感。

(二) 致病性和免疫性

1. **致病物质**　梅毒螺旋体有很强**侵袭力**,但未发现有内毒素和外毒素。

(1) 荚膜样物质:为菌体表面的黏多糖和唾液酸,可阻止抗体等大分子物质与菌体结合、抑制补体激活以及补体溶菌作用、干扰单核-巨噬细胞吞噬,从而有利于梅毒螺旋体在宿主内存活和扩散。梅毒病人常出现的免疫抑制现象也被认为与荚膜样物质有关。

(2) 黏附因子:多种梅毒螺旋体外膜蛋白被证明具有黏附作用,其受体主要是靶细胞胞外基质(ECM)中的纤维连接蛋白(FN)和层粘连蛋白(LN)。

(3) 侵袭性酶类:透明质酸酶(hyaluronidas)和黏多糖酶(mucopolysaccharidase)能分解组织、ECM、血管基底膜中的透明质酸(hyaluronic acid)和黏多糖(mucoitin/mucopolysaccharide),有利于梅毒螺旋体的侵袭和扩散。

病理性免疫反应参与了病人梅毒螺旋体致病过程,梅毒病人体内常出现多种自身抗体。

2. **所致疾病**　梅毒螺旋体仅感染人类引起梅毒,梅毒病人是唯一的传染源。梅毒一般分为后天性(获得性)和先天性两种,前者通过性接触传染,故又称为性病梅毒,后者从母体通过胎盘传染给胎儿。输入梅毒螺旋体污染的血液或血制品,可引起输血后梅毒。

获得性梅毒临床上分三期,表现为发作、潜伏和再发作交替的现象。

(1) Ⅰ期梅毒:梅毒螺旋体经皮肤或黏膜感染后 2~10 周,局部出现无痛性**硬下疳**(hard chancre),多见于外生殖器,也可见于肛门、直肠和口腔,其溃疡渗出液中有大量梅毒螺旋体,传染性极强。此期持续 1~2 个月,硬下疳可自愈。进入血液中的梅毒螺旋体潜伏于体内,经 2~3 个月无症状的潜伏期后进入第Ⅱ期。

(2) Ⅱ期梅毒:全身皮肤及黏膜出现**梅毒疹**(syphilid),主要见于躯干以及四肢。全身淋巴结肿大,有时累及骨、关节、眼及中枢神经系统。在梅毒疹和淋巴结中有大量梅毒螺旋体。部分病人梅毒疹可反复出现数次。Ⅱ期梅毒病人未经治疗,3 周~3 个月后上述体征也可消退,其中多数病人发展成Ⅲ期梅毒。从出现硬性下疳至梅毒疹消失后 1 年的Ⅰ、Ⅱ期梅毒,又称早期梅毒,传染性强,但组织破坏性较小。

(3) Ⅲ期梅毒:又称晚期梅毒,二期梅毒发病后经 2~7 年、甚至 10~30 年潜伏期后,病人出现全身性梅毒损害,主要表现为**结节性梅毒疹**(nodular syphilid)和**树胶肿**(gumma)为特征的多种晚期皮肤和黏膜损害、全身组织和器官慢性炎性损伤、慢性肉芽肿及组织缺血性坏死、心血管梅毒和神经梅毒。结节性梅毒疹出现较早,常呈环状或蛇行状结节群,新旧损害此起彼伏,迁延多年。树胶肿出现较晚,质地硬如树胶,可逐渐增大,坏死后形成边界清晰、基底凹凸不平的肉红色溃疡,愈合缓慢。心血管梅毒病变多见于主动脉和心脏,引起单纯性主动脉炎、主动脉瘤、主动脉瓣闭锁不全、主动脉口狭窄,严重者可危及生命。神经梅毒分为无症状神经梅毒、脑膜血管梅毒和脑实质梅毒,无症状神经梅毒脑脊液检查异常但无神经系统症状和体征,脑膜血管梅毒可分为灶性脑膜炎、脑血管梅毒和脊髓脑膜血管梅毒,脑实质梅毒表现为脊髓痨、麻痹性痴呆和视神经萎缩。此期病灶内梅毒螺旋体数量很少,传染性小但破坏性大、病程长,疾病损害呈进展和消退交替出现。

先天性梅毒是梅毒孕妇体内的梅毒螺旋体通过胎盘引起的胎儿全身感染,可导致流产、早产或死胎,新生儿可有皮肤病变、马鞍鼻、锯齿形牙、间质性角膜炎、骨软骨炎、先天性耳聋等特殊体征,俗称梅毒儿。

3. **免疫性** 梅毒的免疫为传染性免疫或有菌性免疫,即已感染梅毒螺旋体的个体对梅毒螺旋体的再感染有抵抗力,若体内梅毒螺旋体被清除,免疫力也随之消失。梅毒螺旋体侵入宿主机体后,首先被单核-巨噬细胞和中性粒细胞吞噬,但不一定被杀死,只有在特异性抗体及补体协同下,吞噬细胞才能杀灭梅毒螺旋体。感染后机体可产生特异性细胞免疫和体液免疫,其中以迟发型超敏反应为主的细胞免疫抗梅毒螺旋体感染作用较大。

在梅毒螺旋体感染的所有阶段,病人可产生梅毒螺旋体抗体和心磷脂抗体。梅毒螺旋体抗体可在补体存在的条件下,杀死或溶解梅毒螺旋体,同时对吞噬细胞有免疫调理作用。心磷脂抗体又称**反应素**(reagin),能与生物组织中的某些脂类物质发生反应,无保护作用,但可用于梅毒血清学诊断。此外,梅毒病人体内常有多种自身抗体,如抗淋巴细胞抗体、类风湿因子、冷凝集素等,提示病人有自身免疫反应。

(三) 微生物学检查

1. **病原学检查** 最适标本是硬下疳渗出液,其次是梅毒疹渗出液或局部淋巴结抽出液,可用暗视野显微镜观察梅毒螺旋体,也可用直接免疫荧光或 ELISA 法检查。组织切片标本可用镀银染色法染色后镜检。

2. **血清学试验** 有非梅毒螺旋体抗原试验和梅毒螺旋体抗原试验两类。

(1) 非梅毒螺旋体抗原试验:用正常**牛心肌心脂质**(cardiolipin)作为抗原,测定病人血清中的反应素(抗脂质抗体)。国内较常用 **RPR**(rapid plasma reagin)和 **TRUST**(tolulized red unheated serum test)试验,前者以碳颗粒作为载体,结果呈黑色,后者以甲苯胺红为载体,结果呈红色,均用于梅毒初筛。VDRL(vernereal disease reference laboratory)试验是诊断神经性梅毒唯一可靠的血清学方法,也可用于**梅毒初筛**,但国内使用极少。因上述试验中均采用非特异性抗原,故一些非梅毒疾病如红斑性狼疮、类风湿关节炎、疟疾、麻风、麻疹等病人血清也可呈现假阳性结果,必须结合临床资料进行判断和分析。

(2) 梅毒螺旋体抗原试验:采用**梅毒螺旋体** Nichols 或 Reiter 株作为抗原,检测病人血清中**特异性抗体**,特异性较高,但操作繁琐,用于**梅毒确诊**。国内较常用的梅毒螺旋体抗原试验有**梅毒螺旋体血凝试验**(treponemal pallidum hemagglutination assay,TPHA)和**梅毒螺旋体明胶凝集试验**(treponemal pallidum particle agglutination assay,TPPA),其次尚有梅毒螺旋体抗体微量血凝试验(microhemagglutination assay for antibody to *Treponema pallidum*,MHA-TP)和荧光密螺旋体抗体吸收(fluorescent treponemal antibody-absorption,FTA-ABS)试验等。梅毒螺旋体制动(treponemal pallidum immobilizing,TPI)试验用于检测血清标本中是否存在能抑制梅毒螺旋体活动的特异性抗体,虽有较高特异性,但需使用大量的活梅毒螺旋体,现已很少使用。此外,近年文献报道以一种或多种重组 TpN 蛋白为抗原的 ELISA、梅毒螺旋体 IgG 抗体捕获 ELISA、免疫印迹法等,也有较好的检测效果。

由于新生儿先天性梅毒易受过继免疫的抗体干扰,部分患儿不产生特异性 IgM,故诊断较为困难。当脐血特异性抗体明显高于母体、患儿有较高水平特异性抗体或抗体效价持续上升时才有辅助诊断价值。

(四) 防治原则

梅毒是性传播性疾病,加强性卫生教育和注重性卫生是减少梅毒发病率的有效措施。梅毒确诊后,应尽早予以彻底治疗,目前多采用青霉素类药物治疗 3 个月至 1 年,以血清抗体转阴为治愈指标,且治疗结束后需定期复查。目前尚无梅毒疫苗。

二、其他密螺旋体

(一) 苍白密螺旋体地方亚种

地方性梅毒(endemic syphilis)或称非性病梅毒的病原体,通过污染的食具经黏膜传播。地方性梅毒流行于非洲、西亚和中东地区,我国未见病例报道。临床主要表现为口咽部黏膜斑、口角开裂性丘疹、扁平湿疣、掌和足底皮肤过度角化和树胶肿损害,疾病晚期内脏并发症少见。青霉素治疗有效。

（二）苍白螺旋体极细亚种

雅司病(yaws)的病原体,主要通过与病人病损皮肤直接接触而感染。雅司病流行于中非、南美、东南亚热带地区,温带地区偶见。20世纪40年代江苏北部曾有雅司病流行,20世纪60年代以来我国未发现此病。原发性损害主要是四肢杨梅状丘疹,皮损处常形成瘢痕,骨破坏性病变常见,内脏和神经系统的并发症少见。青霉素治疗有效。

（三）品他密螺旋体

品他病(pinta)的病原体,主要通过与病人病损皮肤的直接接触而感染。品他病流行于中美和南美地区,我国未见病例报道。原发性损害是皮肤出现瘙痒性小丘疹,遍及面、颈、胸、腹和四肢,继而扩大、融合、表面脱屑,数月后呈扁平丘疹,色素加深。初次感染后1~3年,皮损处色素减退甚至消失呈白瓷色斑,皮肤结痂、变形。青霉素治疗有效。

第三节　疏螺旋体属

疏螺旋体属(*Borrelia*)螺旋体有3~10个不规则的螺旋。对人有致病性的主要有伯氏疏螺旋体(*B. burgdorferi*)和多种回归热螺旋体,分别引起莱姆病和回归热。奋森疏螺旋体是人口腔正常菌群,但可引起机会性口腔感染。

一、伯氏疏螺旋体

伯氏疏螺旋体(*B. burgdorferi*)是**莱姆病**(Lyme disease)的病原体。1977年,莱姆病发现于美国康涅狄格州的莱姆镇,5年后Burgdorfer等从鹿蜱及病人体内分离出伯氏疏螺旋体,并证实该螺旋体为莱姆病的病原体。莱姆病以蜱为媒介进行传播,人和多种动物均可感染。我国北方林区为莱姆病主要疫源地,目前已有20余个省和自治区证实有莱姆病存在。

（一）生物学性状

1. 形态与染色　长10~40μm,宽0.1~0.3μm,两端稍尖(图21-3/文末彩图21-3),有2~100根**内鞭毛**。表层为糖类,外膜含大量脂蛋白(lipoprotein),不少脂蛋白定位于外膜表面,称为**外表蛋白**(outer surface protein,Osp)。7~12根内鞭毛,位于外膜和柱形原生质体之间,使伯氏疏螺旋体能以扭转、翻滚、抖动等多种方式运动。革兰染色阴性,但不易着色。**镀银染色**、Giemsa或Wright**染色**效果较好。

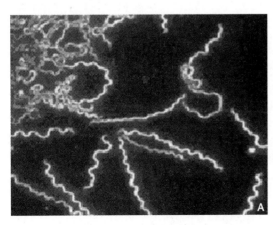
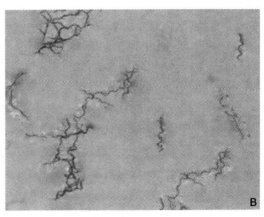

图21-3　荧光抗体染色（A）和镀银染色（B）的伯氏疏螺旋体
A:荧光显微镜,×3000;B:光学显微镜,×1000

2. **培养特性** 营养要求高,常用含长链饱和及不饱和脂肪酸、葡萄糖、氨基酸和牛血清白蛋白的 BSK-Ⅱ培养基培养。微需氧,5% CO_2 促进生长,最适培养温度为 32～35℃。生长缓慢,液体培养基中分裂繁殖一代需时约 18 小时,故通常需培养 2～3 周。伯氏疏螺旋体在液体培养基中易相互缠绕成团,在 1% 软琼脂平板表面可形成湿润、光滑、扁平、边缘整齐的小菌落。

3. **抗原构造和分类** 伯氏疏螺旋体有多种主要表面蛋白抗原,包括 OspA～F 及外膜脂蛋白,其中 OspA、OspB 和 OspC 为主要表面抗原。OspA 和 OspB 有种特异性,其抗体有免疫保护作用。OspC 具有高度异质性,抗原性强,感染后机体最早出现 OspC 抗体。41kD 鞭毛蛋白也是优势抗原之一,有种特异性。39kD BmpA 外膜蛋白抗原性强且是伯氏疏螺旋体重要致病因子。外膜脂蛋白和热休克蛋白(heat shock protein,HSP)无种特异性。

莱姆病病原体存在异质性,目前将伯氏疏螺旋体作为莱姆病病原体的统称或代表,称为广义伯氏疏螺旋体(*B. burgdorferi* sensu stricto,BB s. l.)。近年国际上开始采用基于 DNA-DNA 杂交和 5～23S rRNA 序列的基因种(genospecies)分类法,将莱姆病病原体分为 19 个基因种,确定对人致病的有**伯氏疏螺旋体**(*B. burgdorferi* sensu stricto)、**伽氏疏螺旋体**(*B. garinii*)和**埃氏疏螺旋体**(*B. afelii*)三个基因种。伯氏疏螺旋体基因种主要分布于美国和欧洲,伽氏和埃氏疏螺旋体基因种主要分布于欧洲和亚洲。我国分离的伯氏疏螺旋体主要为伽氏疏螺旋体基因种,其次为埃氏疏螺旋体基因种,伯氏疏螺旋体基因种少见。

4. **基因组** 伯氏疏螺旋体 B31 株染色体基因组为一个 910 724bp 的线状 DNA。

5. **抵抗力** 抵抗力弱。60℃加热 1～3 分钟即死亡,0.2% 甲酚皂或 1% 苯酚处理 5～10 分钟即被杀灭。对青霉素、头孢菌素、红霉素敏感。

（二）流行环节

莱姆病是自然疫源性传染病。储存宿主众多,其中以**野鼠**和**鹿**较为重要。主要传播媒介是**硬蜱**(hard tick),已确定的有 4 种:美国的丹敏硬蜱、太平洋硬蜱以及欧洲的蓖子硬蜱、亚洲的全沟硬蜱。伯氏疏螺旋体可在蜱的中肠生长繁殖,叮咬宿主时,通过肠内容物反流、唾液或粪便感染宿主。我国莱姆病高发地区主要在东北和内蒙古林区,有明显的季节性,初发于 4 月末,6 月份达高峰,8 月份以后仅见散在病例。

（三）致病性和免疫性

1. **致病物质** 伯氏疏螺旋体毒力因子及其致病机制迄今了解甚少,OspA 和 BmpA 等诱发的炎症和病理性免疫反应也参与致病过程。

（1）侵袭力:伯氏疏螺旋体能黏附、侵入成纤维细胞及人脐静脉内皮细胞并在胞质中生存。此黏附可被多价抗血清或 OspB 单克隆抗体所抑制,表明伯氏疏螺旋体表面存在 OspB 等黏附和侵袭因子。伯氏疏螺旋体黏附的受体是胞外基质(ECM)中的纤维连接蛋白(FN)和核心蛋白多糖(decorin,DEN)。

（2）抗吞噬作用:伯氏疏螺旋体分离株对小鼠毒力较强,在人工培养基中反复传代后毒力明显下降,易被小鼠吞噬细胞吞噬和杀灭,此时 OspA 也逐渐消失,故推测 OspA 与抗吞噬作用有关。近年文献报道,OspB 也有一定的抗吞噬作用。

（3）内毒素样物质(endotoxin-like substance,ELS):伯氏疏螺旋体细胞壁中的脂多糖(lipopolysaccharide,LPS)具有类似细菌内毒素的生物学活性。

2. **所致疾病** 莱姆病是一种慢性全身感染性疾病,病程可分为三期:早期局部性感染、早期播散性感染和晚期持续性感染。

早期局部性感染表现为疫蜱叮咬后经 3～30 天的潜伏期中,叮咬部位出现一个或数个慢性**移行性红斑**(erythema chronicum migrans,ECM),伴有头痛、发热、肌肉和关节疼痛、局部淋巴结肿大等症状。ECM 初为红色斑疹或丘疹,继而扩大为圆形皮损,直径 5～50cm,边缘鲜红,中央呈退行性变,多个 ECM 重叠后形成枪靶形。早期播散性感染多表现为继发性红斑、面神经麻痹、脑膜炎等。

未经治疗的莱姆病病人约80%可发展至晚期,主要表现为慢性关节炎、周围神经炎和慢性萎缩性肌皮炎。

3. **免疫性**　伯氏疏螺旋体感染后可产生特异性抗体,但抗体出现较晚。抗伯氏疏螺旋体感染主要依赖于特异性体液免疫,如特异性抗体能增强吞噬细胞吞噬及杀灭伯氏疏螺旋体的效果,从而更有效地清除伯氏疏螺旋体。特异性细胞免疫的保护作用尚有争议。

（四）微生物学检查

1. **标本采集**　整个病程中伯氏疏螺旋体数量均较少,难以分离培养,主要取病人血清标本进行血清学检查。有时也可采集皮损、血液、脑脊液、关节液、尿液等标本用分子生物学方法检测。

2. **病原学检查**　可采用 PCR 检测标本中伯氏疏螺旋体 DNA 片段,但阳性率不高。

3. **血清学检查**　使用最广泛的是免疫荧光法和 ELISA。ELISA 方法简便,特异性和敏感性较高,为多数实验室所采用。特异性 IgM 抗体在 ECM 出现后2～4周形成,6～8周达峰值,4～6个月后恢复正常。IgG 抗体出现较迟,其峰值出现于发病后4～6个月,并持续至病程的晚期。鞭毛蛋白抗体主要是 IgM,Osp 抗体主要是 IgG。脑脊液中检出特异性抗体提示中枢神经系统已被累及。ELISA 阳性时,需用**免疫印迹法**(immunoblotting assay)确定其特异性。由于伯氏疏螺旋体与苍白密螺旋体等有共同抗原、有多种莱姆病病原体、不同菌株表达的抗原差异及变异,ELISA 和免疫印迹法检测结果仍需结合临床资料进行判定。

（五）防治原则

疫区工作人员要加强个人保护,避免蜱叮咬。根据病人不同的临床表现及病程采用不同的抗生素及给药方式。早期莱姆病用多西环素、羟氨苄青霉素或红霉素,口服即可。晚期莱姆病时存在多种深部组织损害,一般用青霉素联合头孢曲松等静脉滴注。目前尚无疫苗。

二、回归热螺旋体

回归热(relapsing fever)是一种以**反复周期性急起急退高热**为临床特征的急性传染病。多种疏螺旋体均可引起回归热。根据病原体及其媒介昆虫不同分为两类:①虱传回归热:又称流行性回归热,病原体为**回归热疏螺旋体**(*B. recurrentis*),**虱**为传播媒介。②蜱传回归热:又称地方性回归热,病原体为杜通疏螺旋体(*B. duttonii*)和**赫姆斯疏螺旋体**(*B. hermsii*),主要由**软蜱**传播。蜱传回归热临床表现与虱传回归热相似,但症状较轻,病程较短。我国主要流行虱传回归热。

（一）生物学性状

1. **形态与染色**　长 10～30μm,宽约 0.3μm (图21-4)。有3～10个不规则的螺旋,运动活泼,革兰染色阴性,Giemsa 染色呈紫红色,Wright 染色呈棕红色。

2. **培养特性**　微需氧,最适生长温度为28～30℃,在含血液、血清或动物蛋白的液体培养基上能生长,但分裂繁殖一代约需 18 小时,在体外传数代后,其致病性丧失。

3. **抗原构造和分类**　有类属抗原和特异性抗原,但抗原性极易变异,在同一个病人的病程中可分离出几种抗原结构不同的变异株。

（二）流行环节

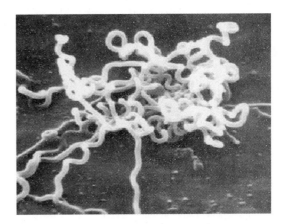

图 21-4　回归热疏螺旋体（扫描电镜,×12 000)

回归热螺旋体储存宿主是啮齿类动物,虱或软蜱叮咬动物宿主后被感染,其体腔、唾液、粪便中均可含有回归热螺旋体。虱或软蜱叮咬人后,回归热螺旋体经伤口直接进入体内引起疾病。

（三）致病性和免疫性

1. **致病性** 回归热螺旋体感染后潜伏期3～10天,然后突发高热,持续3～5天退热,约一周后又出现高热,如此反复发作达3～10次。急起急退的反复周期性高热、全身肌肉酸痛、肝脾大为回归热的临床特征,重症病人可出现黄疸和出血。

2. **免疫性** 感染后机体可产生特异性抗体,抗体在补体协同下可裂解回归热螺旋体。回归热螺旋体外膜蛋白极易发生变异,所形成的突变株可逃避抗体的攻击,繁殖到一定数量后引起第二次高热,如此反复多次,直至机体产生的多种特异性抗体能对各种变异株发挥作用时,回归热螺螺旋方被清除。感染后免疫力维持时间短暂。

（四）微生物学检查

采集发热期的外周血标本,直接涂片后进行 Giemsa 染色,光学显微镜下可见比红细胞长数倍且有疏松螺旋的螺旋体,但退热期血液中常无螺旋体。

（五）防治原则

进入疫区人员应避免虱和蜱的叮咬。青霉素、红霉素、多西环素治疗有效。目前尚无疫苗产品。

三、奋森疏螺旋体

奋森疏螺旋体（*B. vincentii*）与梭形梭杆菌（*Fusobacterium fusiforme*）共同寄居于人口腔牙龈部位,当机体免疫功能下降时,奋森疏螺旋体与梭形梭杆菌大量繁殖,协同引起**奋森咽峡炎**（Vincent angina）、牙龈炎、口腔坏疽等疾病。微生物学检查时可采取局部病变材料直接涂片,革兰染色镜检可见疏螺旋体和梭状杆菌。

（严　杰）

第二篇
病 毒 学

病毒（virus）是形态最微小，结构最简单的微生物。因体积微小，必须用电子显微镜放大几万至几十万倍后方可观察；结构简单表现为无细胞结构，仅有一种类型核酸（DNA 或 RNA）作为其遗传物质。为保护其核酸不被核酸酶等破坏，外围有蛋白衣壳，某些病毒在衣壳外还有包膜。病毒因缺少编码能量代谢或蛋白质合成所需元件（线粒体、核糖体）的遗传信息，只有在活细胞内方可显示其生命活性。与其他胞内专性寄生的微生物不同的是，病毒进入活细胞后，可根据病毒核酸的指令，改变细胞的一系列生命活动，复制出大量子代病毒，并导致细胞发生多种改变，而不是进行类似细菌等的二分裂繁殖。由于**病毒无细胞结构、只有一种核酸为遗传物质、必须在活细胞内才能显示生命活性**，故病毒被列为一个独立的微生物类型，即非细胞型微生物（acellular microorganism）。

病毒在医学微生物中占有十分重要的地位。在微生物引起的疾病中，由病毒引起的疾病约占75%。常见的病毒性疾病有肝炎、流行性感冒、脑炎、腹泻和艾滋病等。病毒性疾病不仅传染性强、流行广，而且有效药物少。除急性感染外，有些病毒还可引起持续性感染，还与肿瘤和自身免疫病的发生密切相关。随着分子生物学和分子流行病学的发展，使人们对病毒与宿主的关系有了新的认识，其致病机制不断被揭示，病毒学已成为医学与生命科学研究的热门学科之一。

第二十二章　病毒的基本性状

第一节　病毒的大小与形态

一个完整成熟的病毒颗粒称为**病毒体**(virion)，是病毒在细胞外的典型结构形式，并有感染性。病毒体大小的测量单位为**纳米或毫微米**(nanometer，nm，为 $1/1000\mu m$)。病毒体的大小差别悬殊，最大约为 300nm，如痘病毒；最小的约为 20nm，如细小 DNA 病毒。多数人和动物病毒呈球形或近似球形，少数为杆状、丝状、弹状和砖块状，噬菌体呈蝌蚪状。病毒体与其他微生物大小和形态的比较见图 22-1。测量病毒体大小最可靠的方法是电子显微镜技术，也可用超速离心沉淀、分级超过滤和 X 线晶体衍射等技术来研究病毒的大小、形态、结构和亚单位等。病毒与其他微生物的比较参见表 22-1。

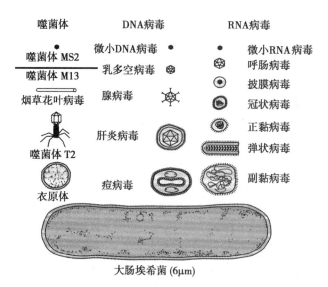

图 22-1　各类病毒形态、大小比较结构示意图

表 22-1　病毒与其他微生物的比较

特性	病毒	细菌	支原体	立克次体	衣原体	真菌
结构	非细胞	原核细胞	原核细胞	原核细胞	原核细胞	真核细胞
有无细胞壁	−	+	−	+	+	+
核酸类型	DNA 或 RNA	DNA+RNA	DNA+RNA	DNA+RNA	DNA+RNA	DNA+RNA
在人工培养基上生长	−	+	+	−	−	+
细胞培养	+	一般不用	一般不用	+	+	一般不用
通过细菌滤器	+	−	+	−	+	−
增殖方式	复制	二分裂	二分裂	二分裂	二分裂	有性或无性
常用抗生素敏感性	−	+	+	+	+	+
干扰素敏感性	+	−	−	−	−	−

第二节　病毒的结构和化学组成

一、病毒的结构

（一）核衣壳

病毒体的基本结构是由核心（core）和衣壳（capsid）构成的**核衣壳**（nucleocapsid）。有些病毒的核衣壳外有**包膜**（envelope）**和包膜的构成成分刺突**（spike）（图 22-2）。**有包膜的病毒称为包膜病毒**（enveloped virus），**无包膜的病毒体称裸露病毒**（naked virus）。

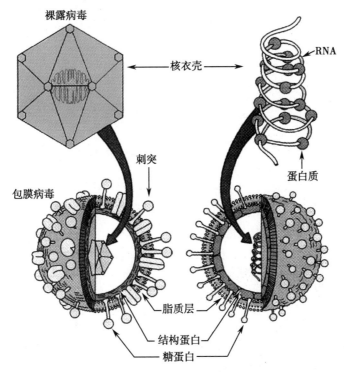

图 22-2　包膜病毒、裸露病毒二十面体对称和螺旋对称结构示意图

1. **核心**　位于病毒体的中心，主要成分为核酸，构成病毒基因组，为病毒的复制、遗传和变异提供遗传信息。除核酸外还可能有少量病毒的非结构蛋白，如病毒核酸多聚酶、转录酶或逆转录酶等。

2. **衣壳**　包绕在核酸外面的蛋白质外壳。**衣壳具有抗原性**，是病毒体的主要抗原成分。**可保护病毒核酸免受环境中核酸酶或其他影响因素的破坏，并能介导病毒进入宿主细胞**。衣壳系由一定数量的**壳粒**（capsomeres）组成，每个壳粒被称为形态亚单位（morphologic subunit），由一个或多个多肽分子组成。壳粒的排列方式呈对称性，不同的病毒体，衣壳所含的壳粒数目和对称方式不同，可作为病毒鉴别和分类的依据之一。病毒可分为以下几种对称类型：

（1）**螺旋对称型**（helical symmetry）：壳粒沿着螺旋形盘旋的病毒核酸链对称排列。如正黏病毒、副黏病毒及弹状病毒等。

（2）20 面体对称型（icosahedral symmetry）：核酸浓集成球形或近似球形，外周的壳粒排列成 20 面体对称型。20 面体的每个面都呈等边三角形，由许多壳粒镶嵌组成。大多数病毒体顶端的壳粒由 5 个同样的壳粒包围，称为五邻体（penton）；而在三角形面上的壳粒，周围都有 6 个同样壳粒，称为六邻体（hexon）。大多数球状病毒呈此对称型。多数情况下病毒的衣壳是包绕核酸形成的，但也可见到先形成空衣壳，再装灌核酸的情况。

（3）**复合对称型**（complex symmetry）：病毒体结构较复杂，既有螺旋对称又有 20 面体对称型式。

仅见于痘病毒和噬菌体等。经测定,用 20 面立体构成的外壳最为坚固,内部容积最大。螺旋对称型衣壳则相对不坚固,衣壳外需有包膜。

（二）包膜

包膜是包绕在病毒核衣壳外面的双层膜。**某些病毒在成熟的过程中穿过宿主细胞,以出芽方式向宿主细胞外释放时获得的,含有宿主细胞膜或核膜成分,包括脂质、多糖和少许蛋白质。**包膜表面常有不同形状的突起,称为**包膜子粒**（peplomere）或**刺突**（spike）。其化学成分为**糖蛋白**（glycoprotein, gp）,亦称刺突糖蛋白。流感病毒的刺突是由天门冬酰胺连接碳水化合物形成的糖蛋白组成（图 22-3）。

（三）其他辅助结构

如腺病毒在 20 面体的各个顶角上有**触须样纤维**（antennal fiber）,亦称纤维刺突或纤突,能凝集某些动物红细胞并损伤宿主细胞。

有包膜的病毒称为**包膜病毒**（enveloped virus）,无包膜的病毒称为**裸露病毒**（naked virus）。人和动物病毒多数具有包膜。某些包膜病毒在核衣壳外层和包膜内层之间有基质蛋白,其主要功能是把内部的核衣壳蛋白

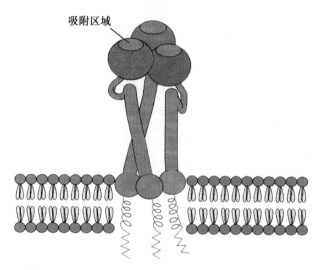

图 22-3　刺突结构示意图（流感病毒血凝素糖蛋白三聚体）

与包膜联系起来,此区域称为被膜。不同种病毒的被膜厚度不一致,也可作为病毒鉴定的参考。因此,病毒的大小、形态和结构在病毒分类和病毒感染诊断中具有重要价值。

二、病毒的化学组成与功能

（一）病毒核酸

病毒核酸的**化学成分为 DNA 或 RNA**,以此分成 DNA 和 RNA 病毒两大类。核酸具有多样性,可为线型或环型,可为单链或双链,DNA 病毒大多为双链,细小 DNA 病毒（parvovirus）和环状病毒（circovirus）除外;RNA 病毒大多是单链,呼肠病毒（reovirus）和博纳病毒（bornavirus）除外。单链 RNA 有正链与负链之分。双链 DNA 或 RNA 皆有正链与负链。有的病毒核酸分节段。病毒核酸大小差异悬殊,细小 DNA 病毒仅由 5000 个核苷酸组成,而最大的痘类病毒则由约 4 000 000 个核苷酸组成。**病毒核酸是主导病毒感染、增殖、遗传和变异的物质基础。**其主要功能有:①指导病毒复制:病毒的增殖是以基因组为模板,经过转录、翻译过程合成病毒的前体形式,如子代核酸、结构蛋白,然后再装配释放成子代病毒体;②决定病毒的特性:病毒核酸链上的基因密码记录着病毒全部信息,由它复制的子代病毒可保留亲代病毒的一切特性,故亦称为病毒的基因组（genome）;③部分核酸具有感染性:除去衣壳的病毒核酸进入宿主细胞后,病毒单正链 RNA（+ssRNA）基因组能够直接作为 mRNA 编码蛋白质,在易感细胞中可增殖形成子代病毒,故具有感染性,称为**感染性核酸**（infectious RNA）,如小 RNA 病毒基因组+ssRNA。虽然逆转录病毒的基因组为单正链 RNA,但因无 mRNA 翻译模板的活性,故其基因组不具感染性。但 HIV 基因组 RNA 可以作为模板逆转录 cDNA。感染性核酸不受衣壳蛋白和宿主细胞表面受体的限制,易感细胞范围较广。但易被体液中核酸酶等因素破坏,因此感染性比完整的病毒体要低。

（二）病毒蛋白质

蛋白质是病毒的主要组成部分,约占病毒体总重量的 70%,由病毒基因组编码,具有病毒的特异性。病毒蛋白可分为**结构蛋白**和**非结构蛋白**。结构蛋白指的是组成病毒体的蛋白成分,主要分布于

衣壳、包膜和基质中,具有良好的抗原性。包膜蛋白多突出于病毒体外,即刺突糖蛋白。**能与宿主细胞表面受体结合的蛋白称为病毒吸附蛋白**(viral attachment proteins,VAP),VAP 与受体的相互作用决定了病毒感染的组织亲嗜性,如与红细胞结合的 VAPs 称为血凝素(hemagglutinins,HAs)(图 22-3)。有些糖蛋白还是免疫保护作用的主要抗原。基质蛋白是连接衣壳蛋白和包膜蛋白的部分,多具有跨膜和锚定(anchor)的功能。病毒结构蛋白有以下几种功能:①保护病毒核酸:衣壳蛋白包绕着核酸,避免了环境中的核酸酶和其他理化因素对核酸的破坏;②参与感染过程:VAP 能特异地吸附至易感细胞表面受体上,介导病毒核酸进入宿主细胞,引起感染;③具有抗原性:衣壳蛋白是一种良好抗原,病毒进入机体后,能引起特异性体液免疫和细胞免疫。病毒的非结构蛋白是指由病毒基因组编码,但不作为结构蛋白参与病毒体的构成,包括病毒编码的酶类和特殊功能的蛋白,如蛋白水解酶、DNA 聚合酶、逆转录酶、胸腺嘧啶核苷激酶和抑制宿主细胞生物合成的蛋白等。病毒的非结构蛋白不一定存在于病毒体内,也可存在于感染细胞中。

(三) 脂类和糖

病毒体的脂质主要存在于包膜中,有些病毒含少量糖类,以糖蛋白形式存在,也是包膜的表面成分之一。**包膜的主要功能是维护病毒体结构的完整性**。包膜中所含磷脂、胆固醇及中性脂肪等能加固病毒体的结构。来自宿主细胞膜的病毒体包膜的脂类与细胞脂类成分同源,彼此易于亲和及融合,因此包膜也起到辅助病毒感染的作用。另外,包膜具有病毒种、型特异性,是病毒鉴定和分型的依据之一。包膜构成病毒体的表面抗原,与致病性和免疫性有密切关系。包膜对干、热、酸和脂溶剂敏感,乙醚能破坏病毒包膜,使其灭活而失去感染性,常用来鉴定病毒有无包膜。

第三节 病毒的增殖

病毒缺乏增殖所需的酶系统,只能在有易感的活细胞内进行增殖。病毒增殖的方式是以其基因组为模板,在 DNA 聚合酶或 RNA 聚合酶以及其他必要因素作用下,经过复杂的生化合成过程,复制出病毒的子代基因组,病毒基因组则经过转录、翻译过程,合成大量的病毒结构蛋白,再经过装配,最终释放出子代病毒。这种以病毒核酸分子为模板进行复制的方式称为自我复制(self replication)。

(一) 病毒的复制周期

从病毒进入宿主细胞开始,经过基因组复制,到最后释放出子代病毒的过程,称为一个病毒**复制周期**(replication cycle)。感染性病毒颗粒从复制初期结构消失,即进入**隐蔽期**(eclipse period),继而进入增殖期。病毒量逐渐增多的时间长短视病毒种类而异。人和动物**病毒的复制周期依次包括吸附、穿入、脱壳、生物合成及装配与释放**等 5 个阶段。

1. 吸附(adsorption)　病毒吸附于宿主细胞表面是感染的第一步。吸附主要是通过病毒表面的吸附蛋白与易感细胞表面特异性受体相结合。不同细胞表面有不同受体,它决定了病毒的不同嗜组织性和感染宿主的范围,如无包膜小 RNA 病毒衣壳蛋白特定序列能与人及灵长类动物细胞表面脂蛋白受体结合,而腺病毒衣壳触须样纤维能与细胞表面特异性蛋白相结合。包膜病毒多通过表面糖蛋白结构与细胞受体结合,如流感病毒 HA 糖蛋白与细胞表面受体唾液酸结合发生吸附;人类免疫缺陷病毒(HIV)包膜糖蛋白 gp120 的受体是人 Th 细胞表面 CD4 分子;EB 病毒则能与 B 细胞 CD21 受体结合。VAP 与受体是组织亲嗜性的主要决定因素,却并不是唯一的决定因素,如流感病毒受体存在于许多组织中,但病毒却不能感染所有的细胞类型。无包膜病毒通过衣壳蛋白或突起作为 VAP 吸附于受体。病毒不能吸附于无受体细胞,因而不能发生感染。细胞含受体数不尽相同,最敏感细胞可含 10 万个受体。吸附过程可在几分钟到几十分钟内完成。常见病毒的 VAP 与宿主细胞受体见表 22-2。

2. 穿入(penetration)　病毒吸附在宿主细胞膜后,主要是通过吞饮、融合、直接穿入等方式进入细胞:①吞饮(endocytosis),即病毒与细胞表面结合后内凹入细胞,细胞膜内陷形式类似吞噬泡,病毒整体地进入细胞质内。无包膜的病毒多以吞饮形式进入易感动物细胞内;②融合(fusion),是指病

表 22-2　常见病毒 VAP 与相应的宿主细胞受体

病毒	VAP	宿主细胞的受体
脊髓灰质炎病毒	VP1-VP3	特异膜受体（Ig 超家族成员）
鼻病毒	VP1-VP3	黏附因子 I（ICAM-I）
埃可病毒	VP1-VP3	连接素（nectin）
甲型流感病毒	HA	唾液酸
麻疹病毒	HA	CD46
单纯疱疹病毒	gB、gC、gD	硫酸乙酰肝素聚糖及 FGF 受体
EBV	Gp350	CD21
人巨细胞病毒	CD13 样分子	MHC I 类抗原的 β2m
HIV	Gp120	CD4、CCR5、CXCR4
狂犬病病毒	GpG	乙酰胆碱受体（横纹肌细胞）
呼肠病毒	δ1 蛋白	β-肾上腺素受体

毒包膜与细胞膜密切接触,在融合蛋白的作用下,病毒包膜与细胞膜融合,而将病毒的核衣壳释放至细胞质内。有包膜的病毒,如正黏病毒、副黏病毒、疱疹病毒等都以融合的形式穿入细胞。有的病毒体表面位点与细胞受体结合后,由细胞表面的酶类协助病毒脱壳,使病毒核酸直接进入宿主细胞内,如噬菌体。

3. 脱壳（uncoating）　病毒体必须脱去蛋白质衣壳后,核酸才能发挥作用。多数病毒在穿入细胞时已在细胞的溶酶体酶的作用下脱壳释放出核酸。少数病毒的脱壳过程较复杂。这些病毒往往是在脱壳前,病毒的酶已在起转录 mRNA 的作用。

4. 生物合成（biosynthesis）　病毒基因组一旦从衣壳中释放后,就进入病毒复制的生物合成阶段,即病毒利用宿主细胞提供的低分子物质大量合成病毒核酸和蛋白。用血清学方法和电镜检查宿主细胞,在生物合成阶段找不到病毒颗粒,故被称为隐蔽期。各种病毒该期的长短不一,如脊髓灰质炎病毒为 3~4 小时,披膜病毒 5~7 小时,正黏病毒 7~8 小时,副黏病毒 11~12 小时,腺病毒 16~17 小时。

在生物合成阶段,根据病毒基因组转录 mRNA 及翻译蛋白质的不同,病毒生物合成过程可归纳为 7 大类型:即双链 DNA 病毒、单链 DNA 病毒、单正链 RNA 病毒、单负链 RNA 病毒、双链 RNA 病毒、逆转录病毒和嗜肝 DNA 病毒。不同生物合成类型的病毒,其生物合成过程不同。

（1）双链 DNA 病毒:人和动物 DNA 病毒多数是双链 DNA（dsDNA）,例如疱疹病毒、腺病毒。它们在细胞核内合成 DNA,在细胞质内合成病毒蛋白;只有痘病毒例外,因其本身携带 DNA 多聚酶,DNA 和蛋白质都在细胞质内合成。

双链 DNA 病毒首先利用细胞核内依赖 DNA 的 RNA 聚合酶,转录出早期 mRNA,再在胞质内核糖体翻译成早期蛋白。这些早期蛋白是非结构蛋白,主要为合成病毒子代 DNA 所需要的 DNA 多聚酶及脱氧胸腺嘧啶激酶。然后以子代 DNA 分子为模板,大量转录晚期 mRNA,继而在胞质核糖体上翻译出病毒的晚期蛋白即结构蛋白,主要为衣壳蛋白。其实,病毒在合成衣壳蛋白时,首先合成一个大的蛋白,再由蛋白酶将其降解为若干个小的衣壳蛋白,为以后的组装做好准备。

如果没有蛋白酶作用,或者由于蛋白酶抑制剂的作用灭活了蛋白酶,不能形成衣壳蛋白,则病毒无法完成组装。dsDNA 通过半保留复制形式,大量生成与亲代结构完全相同的子代 DNA（图 22-4）。

（2）单链 DNA 病毒:单链 DNA（ssDNA）病毒以亲代为模板,在 DNA 聚合酶的作用下,产生互补链,并与亲代 DNA 链形成 ±dsDNA 作为复制中间型（replicative intermediate, RI）,然后解链,由新合成互补链为模板复制出子代 ssDNA,转录 mRNA 和翻译合成病毒蛋白质。

（3）单正链 RNA 病毒:单正链 RNA（+ssRNA）病毒不含 RNA 聚合酶,但其本身具有 mRNA 的功能,可直接附着于宿主细胞的核糖体上翻译早期蛋白——依赖 RNA 的 RNA 聚合酶。在该酶的作用下,转录出与亲代正链 RNA 互补的负链 RNA。形成的双链 RNA（±RNA）即复制中间型（RNA RI）,其

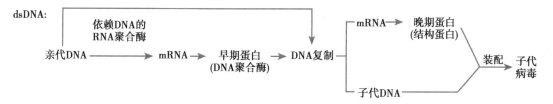

图 22-4　dsDNA 病毒复制示意图

中正链 RNA 起 mRNA 作用翻译晚期蛋白(病毒衣壳蛋白及其他结构蛋白),负链 RNA 起模板作用,转录与负链 RNA 互补的子代病毒 RNA(图 22-5)。

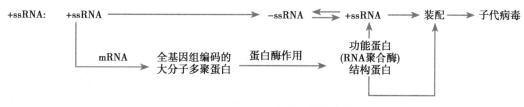

图 22-5　+ssRNA 病毒复制示意图

(4) 单负链 RNA 病毒:大多数有包膜的 RNA 病毒都属于单负链 RNA(-ssRNA)病毒。这种病毒含有依赖 RNA 的 RNA 聚合酶。病毒 RNA 在此酶的作用下,首先转录出互补正链 RNA,形成 RNA 复制中间型,再以其正链 RNA 为模板(起 mRNA 作用),转录出与其互补的子代负链 RNA,同时翻译出病毒结构蛋白和酶。

(5) 双链 RNA 病毒:病毒双链 RNA(dsRNA)在依赖 RNA 的 RNA 聚合酶作用下转录 mRNA,再翻译出蛋白。双链 RNA 病毒的复制与双链 DNA 病毒不同。双链 DNA 病毒分别由正、负链复制出对应链,而双链 RNA 病毒仅由负链 RNA 复制出正链 RNA,再由正链 RNA 复制出新负链 RNA,如轮状病毒 RNA 复制就不遵循 DNA 半保留复制的原则,因而轮状病毒子代 RNA 全部为新合成的 RNA。

(6) 逆转录病毒:病毒在逆转录酶的作用下,以病毒 RNA 为模板,合成互补的负链 DNA 后,形成 **RNA:DNA 中间体**。中间体中的 RNA 由 RNA 酶 H 水解,在 DNA 聚合酶作用下,由 DNA 复制成双链 DNA。该双链 DNA 则整合至宿主细胞的 DNA 上,成为**前病毒**(provirus),再由其转录出子代 RNA 和 mRNA。mRNA 在胞质核糖体上翻译出子代病毒的蛋白质。

(7) 嗜肝 DNA 病毒:乙型肝炎病毒(HBV)属于该类型病毒,其基因组为不完全闭合 dsDNA,其复制有逆转录过程。逆转录过程发生在病毒转录后,在装配好的病毒衣壳中,以前病毒 DNA 转录的 RNA(前基因组)为模板进行逆转录,形成 RNA:DNA 中间体,RNA 水解后,以-ssDNA 为模板,合成部分互补+ssDNA,形成不完全双链的环状子代 DNA。

5. **装配与释放**(assembly maturation and release)　病毒核酸与蛋白质合成之后,根据**病毒的种类不同,在细胞内装配的部位和方式亦不同**。除痘病毒外,DNA 病毒均在细胞核内组装;大多数 RNA 病毒则在细胞质内组装。装配一般要经过核酸浓聚、壳粒集聚及包裹装灌核酸等步骤。包膜病毒还需在核衣壳外加一层包膜。包膜中的蛋白质是由病毒基因编码合成的,脂质及糖类都来自宿主细胞的细胞膜,个别病毒如疱疹病毒则来自细胞核膜。在装配完成后,裸露病毒随宿主细胞破裂而释放病毒,而有包膜的 DNA 病毒和 RNA 病毒则以出芽方式释放到细胞外,宿主细胞通常不死亡。包膜蛋白质向胞质移动过程中经糖基转移酶与糖结合成为糖蛋白,与脂类结合成为脂蛋白。有些病毒如巨细胞病毒,很少释放到细胞外,而是通过细胞间桥或细胞融合在细胞之间传播,致癌病毒的基因组则可与宿主细胞染色体整合,随细胞分裂而出现在子代细胞中。

病毒复制周期的长短与病毒种类有关,如小 RNA 核糖核酸病毒为 6～8 小时,正黏病毒为 15～30 小时。每个细胞产生子代病毒的数量也因病毒和宿主细胞不同而异,多者可产生 10 万个病毒。

（二）病毒的异常增殖与干扰现象

1. 病毒的异常增殖　病毒在宿主细胞内复制时，并非所有的病毒成分都能组装成完整的病毒体，常有异常增殖。

（1）顿挫感染（abortive infection）：病毒进入宿主细胞后，如细胞不能为病毒增殖提供所需要的酶、能量及必要的成分，则病毒就不能合成本身的成分，或者虽合成部分或合成全部病毒成分，但不能组装和释放出有感染性的病毒颗粒，称为顿挫感染。不能为病毒复制提供必要条件的细胞称**非容纳细胞**（nonpermissive cell）。非容纳细胞对另一种病毒可能为容纳细胞（permissive cell）。病毒在非容纳细胞内呈顿挫感染，而在另一些细胞内则可能增殖，造成感染。例如，人腺病毒感染人胚肾细胞能正常增殖，若感染猴肾细胞则发生顿挫感染。猴肾细胞对人腺病毒而言，被称为非容纳细胞，但对脊髓灰质炎病毒则是容纳细胞。

（2）缺陷病毒（defective virus）：指因病毒基因组不完整或者因某一基因位点改变，不能进行正常增殖，复制不出完整的有感染性病毒颗粒，此病毒称为缺陷病毒。但当与另一种病毒共同培养时，若后者能为前者提供所缺乏的物质，就能使缺陷病毒完成正常的增殖，这种有辅助作用的病毒被称为**辅助病毒**（helper virus）。腺病毒伴随病毒（adenoassociated virus）就是一种缺陷病毒，用任何细胞培养都不能增殖，只有与腺病毒共同感染细胞时才能完成复制周期。腺病毒即为腺病毒伴随病毒的辅助病毒。丁型肝炎病毒（hepatitis D virus，HDV）也是缺陷病毒，必须依赖 HBV 才能复制。

2. 干扰现象（interference）　两种病毒感染同一细胞时，可发生一种病毒抑制另一种病毒增殖的现象，称为干扰现象。干扰现象不仅发生在异种病毒之间，也可发生在同种、同型病毒之间。如流感病毒的自身干扰。在同一病毒株中混有缺陷病毒，当与完整病毒同时感染同一细胞时，完整病毒的增殖受到抑制的现象叫自身干扰现象，发挥干扰作用的缺陷病毒称为**缺陷干扰颗粒**（defective interfering particle，DIP）。干扰现象不仅在活病毒间发生，灭活病毒也能干扰活病毒。病毒之间的干扰现象能够阻止发病，也可以使感染终止，使宿主康复。发生干扰的原因可能是因为病毒诱导宿主细胞产生了干扰素，也可能是病毒的吸附受到干扰或改变了宿主细胞代谢途径，阻止了另一种病毒的吸附和穿入等过程。

第四节　病毒的遗传与变异

病毒的基因组较简单，基因数多为 3~10 个，有些病毒增殖速度极快，是较早用于遗传学研究的工具。病毒遗传与变异机制的明晰对于阐明某些病毒性疾病的发病机制、病毒疫苗的制备以及病毒性疾病的防治具有重要意义。

由于病毒的基因组很小，为充分利用其核酸，病毒基因组中的多种基因常以互相重叠的形式存在，即基因中的编码序列**外显子**（exon）之间有重叠。病毒基因的转录与翻译均需在细胞内进行，其基因组结构必须具有真核细胞基因组结构的特点，如含有**内含子**（intron）序列，具有转录后的剪切和后加工过程等。

一、基因突变

病毒在增殖过程中常发生基因组中碱基序列的置换、缺失或插入，引起基因突变，其自发突变率为 10^{-8}~10^{-6}。用物理因素（如紫外线或 γ 射线）或化学因素（如亚硝基胍，5-氟尿嘧啶或 5-溴脱氧尿苷）处理病毒时，也可诱发突变，提高突变率。由基因突变产生的病毒表型性状改变的毒株称为突变株（mutant），突变株可呈多种表型，如病毒空斑或痘斑的大小、病毒颗粒形态、抗原性、宿主范围、营养要求、细胞病变以及致病性的改变等。常见的并有实际意义的突变株有以下几种。

1. 条件致死性突变株（conditionallethal mutant）　只能在某种条件下增殖，而在另一种条件下则不能增殖的病毒株，如**温度敏感性突变株**（temperaturesensitive mutant，ts）在 28~35℃ 条件下可增殖（称容许性温度），而在 37~40℃ 条件下不能增殖（称非容许性温度）。ts 株可来源于基因任何部位的改变,产生各种各样的 ts 突变株,典型 ts 株的基因所编码的酶蛋白或结构蛋白质,在较高温度下(36～41℃)失去功能,故病毒不能增殖。ts 突变株常伴有毒力减低而保持其免疫原性的特点,是生产减毒活疫苗的理想株,但 ts 株容易出现回复突变(回复率为 10^{-4}),因此在制备疫苗株时,必须经多次诱变后,才可获得在一定宿主细胞内稳定传代的突变株,亦称变异株(variant)。脊髓灰质炎减毒活疫苗就是这种稳定性 ts 变异株。

2. **缺陷型干扰突变株（defective interference mutant，DIM）**　指因病毒基因组中碱基缺失突变引起,其所含核酸较正常病毒明显减少,并发生各种各样的结构重排。多数病毒可自然的发生 DIM。当病毒以高感染复制(高 PFU)传代时可出现 DIM。其特点是由于基因的缺陷而不能单独复制,必须在辅助病毒(通常是野生株)存在时才能进行复制,并同时能干扰野生株的增殖。对 DIM 的认识主要是来自细胞培养中的增殖试验,通过对野毒株的干扰作用,可以减弱野毒株的毒性;但 DIM 在一些疾病中也起重要作用,特别是与某些慢性疾病的发病机制有关。

3. **宿主范围突变株（host-range mutant）**　指病毒基因组突变而影响了对宿主细胞的感染范围,能感染野生型病毒所不能感染的细胞,利用此特性可制备狂犬病疫苗,也可对分离的流感病毒株等进行基因分析,及时发现是否带有非人来源(禽、猪)流感毒株血凝素的毒株等。

4. **耐药突变株（drug-resistant mutant）**　临床上应用针对病毒酶的药物后,有时病毒经短暂被抑制后又重新复制,常因编码病毒酶基因的改变而降低了病毒酶对药物的亲和力或作用,从而使病毒对药物产生抗药性而能继续增殖。从研究角度也可分析病毒酶的基因编码区,以发现碱基序列的变异与耐药性发生的关系。

二、基因重组与重配

当两种或两种以上病毒感染同一宿主细胞时,它们之间可发生多种形式的相互作用,如干扰现象、共同感染、基因转移与互换、基因产物的相互作用等,但常发生于有近缘关系的病毒或宿主敏感性相似的病毒间。两种病毒感染同一宿主细胞发生基因的交换,产生具有两个亲代特征的子代病毒,并能继续增殖,该变化称为**基因重组**(gene recombination),其子代病毒称为**重组体**(recombinants)。基因重组不仅能发生于两种活病毒之间,也可发生于一活病毒与另一灭活病毒之间,甚至发生于两种灭活病毒之间。对于基因分节段的 RNA 病毒,如流感病毒、轮状病毒等,通过交换 RNA 节段而进行基因重组的被称为**重配**(reassortment);一般而言,发生重配概率可高于不分节段的病毒。已灭活的病毒在基因重组中可成为具有感染性的病毒,如经紫外线灭活的病毒与另一近缘的活病毒一同培养时,经基因重组而使灭活病毒复活,称为**交叉复活**(crossing reactivation);当两种或两种以上的近缘的灭活病毒(病毒基因组的不同部位受损)一同培养时,经过基因重组而出现感染性的子代病毒,称为**多重复活**(multiplicity reactivation)。

三、基因整合

指病毒基因组与宿主细胞基因组的整合。在病毒感染宿主细胞的过程中,有时病毒基因组中 DNA 片段可插入到宿主染色体 DNA 中,这种病毒基因组与细胞基因组的重组过程称为**基因整合**(gene integration)。转导性噬菌体可引起宿主菌基因的普遍转导和局限性转导,溶原性噬菌体可使宿主菌变为溶原状态,这已在细菌遗传学中介绍。多种 DNA 病毒、逆转录病毒等均有整合宿主细胞染色体的特性,整合既可引起病毒基因的变异,也可引起宿主细胞染色体基因的改变(如出现 V-Onc),导致细胞转化发生肿瘤等。

四、病毒基因产物的相互作用

当两种病毒感染同一细胞时,除可发生基因重组外,也可发生病毒基因产物的相互作用,包括互补、表型混合与核壳转移等,产生子代病毒的表型变异。

1. **互补作用和加强作用**　互补作用(complementation)是指两种病毒感染同一细胞时,其中一种病毒的基因产物(如结构蛋白和代谢酶等)促使另一病毒增殖。这种现象可发生于感染性病毒与缺陷病毒或灭活病毒之间,甚至发生于两种缺陷病毒之间的基因产物互补,而产生两种感染性子代病毒。其原因并非是缺陷病毒之间的基因重组,而是两种病毒能相互提供另一缺陷病毒所需的基因产物,例如病毒的衣壳或代谢酶等。

2. **表型混合与核壳转移**　病毒增殖过程中,核酸复制与转录,病毒蛋白质的翻译是分别在细胞的不同部位进行,因此有时两株病毒共同感染同一细胞时,一种病毒复制的核酸被另一病毒所编码的蛋白质衣壳或包膜包裹,也会发生诸如耐药性或细胞嗜性等生物学特征的改变,这种改变不是遗传物质的交换,而是基因产物的交换,称表型混合(phenotypic mixing)。表型混合获得的新性状不稳定,经细胞传代后又可恢复为亲代表型。无包膜病毒发生的表型混合称**核壳转移**(transcapsidation),如脊髓灰质炎病毒与柯萨奇病毒感染同一细胞时,常发生核壳转移,甚至有两亲代编码的壳粒相互混合组成的衣壳。因此在获得新表型病毒株时,应通过传代来确定病毒新性状的稳定性,以区分是基因重组体还是表型混合。

第五节　理化因素对病毒的影响

病毒受理化因素作用后,失去感染性称为灭活(inactivation)。**灭活的病毒仍能保留其他特性**,如抗原性、红细胞吸附、血凝及细胞融合等。

一、物理因素

1. **温度**　大多数病毒耐冷不耐热,在0℃以下的温度,特别是在干冰温度(-70℃)和液态氮温度(-196℃)下,可长期保持其感染性。大多数病毒于50~60℃、30分钟即被灭活。热对病毒的灭活作用,主要是使病毒衣壳蛋白变性和病毒包膜的糖蛋白刺突发生变化,阻止病毒吸附于宿主细胞。热也能破坏病毒复制所需的酶类,使病毒不能脱壳。

2. **酸碱度**　大多数病毒在pH 5~9的范围内比较稳定,而在pH 5.0以下或pH 9.0以上迅速灭活,但不同病毒对pH的耐受能力有很大不同,如在pH 3.0~5.0时肠道病毒稳定,鼻病毒很快被灭活。

3. **射线和紫外线**　γ线、X线和紫外线都能使病毒灭活。射线引起核苷酸链发生致死性断裂;紫外线是引起病毒的多核苷酸形成双聚体(如胸腺核苷与尿核苷),抑制病毒核酸的复制,导致病毒失活。但有些病毒经紫外线灭活后,若再用可见光照射,因激活酶的原因,可使灭活的病毒复活,故不宜用紫外线来制备灭活病毒疫苗。

二、化学因素

病毒对化学因素的抵抗力一般较细菌强,可能是由于病毒缺乏酶类的原因。

1. **脂溶剂**　病毒的包膜含脂质成分,易被乙醚、三氯甲烷、去氧胆酸盐等脂溶剂溶解。因此,包膜病毒进入人体消化道后,即被胆汁破坏。在脂溶剂中,乙醚对病毒包膜破坏作用最大,所以乙醚灭活试验可鉴别有包膜和无包膜病毒。

2. **酚类**　酚及其衍生物为蛋白变性剂,故可作为病毒的消毒剂。

3. **盐类**　有稳定病毒抵抗热灭活的作用,可用于疫苗制备等技术中。$MgCl_2$、$MgSO_4$、Na_2SO_4等盐类对小RNA病毒科、疱疹病毒科和正黏病毒科等病毒有稳定作用。如脊髓灰质炎疫苗必须冷冻保存,但通过添加盐类,病毒活性可以在室温下保持数周。

4. **氧化剂、卤素及其化合物**　病毒对这些化学物质都很敏感。

5. **抗生素与中草药**　现有的抗生素对病毒无抑制作用,但可以抑制待检标本中的细菌,有利于分离病毒。近年来研究证明,有些中草药如板蓝根、大青叶、大黄、黄芪和七叶一枝花等对某些病毒有一定的抑制作用。

第六节 病毒的分类

病毒分类的研究历史较短,一般采用一种非系统的、多原则的、分等级的分类法。**国际病毒分类委员会**(international committee on taxonomy of viruses,ICTV)2017 年公布的病毒分类命名最新报告中将病毒分为 122 个科,35 个亚科,735 个属。

随着病毒学研究的不断深入,尤其是病毒基因和基因组测序研究的推进,**使病毒分类从单一基因水平发展到了全基因组水平。**

病毒分类的依据有:①核酸的类型与结构(DNA 或 RNA、单链或双链、分子量、基因数和全基因组信息);②病毒体的形状和大小;③衣壳对称性和壳粒数目;④有无包膜;⑤对理化因素的敏感性;⑥抗原性;⑦生物学特性(繁殖方式、宿主范围、传播途径和致病性)(表 22-3,表 22-4)。

表 22-3　DNA 病毒分科及重要病毒

病毒科名	分类的主要特点	主要成员
痘病毒科 Poxviridae	dsDNA,有包膜	天花病毒,痘苗病毒,猴痘病毒,传染性软疣病毒
疱疹病毒科 Herpesviridae	dsDNA,有包膜	单纯疱疹病毒Ⅰ型和Ⅱ型,水痘-带状疱疹病毒,EB 病毒,巨细胞病毒,人疱疹病毒 6、7、8 型
腺病毒科 Adenoviridae	dsDNA,无包膜	腺病毒
嗜肝病毒科 Hepadnaviridae	dsDNA,复制过程有逆转录	乙型肝炎病毒
乳头瘤病毒科 Papillomaviridae	dsDNA,环状,无包膜	乳头瘤病毒
小 DNA 病毒科 Parvoviridae	+ssDNA 无包膜	细小 B19 病毒,腺病毒伴随病毒

表 22-4　RNA 病毒分科及重要病毒

病毒科名	分类的主要特点	主要成员
副黏病毒科 Paramyxoviridae	-ssRNA,不分节,有包膜	副流感病毒,仙台病毒,麻疹病毒,腮腺炎病毒,呼吸道合胞病毒,偏肺病毒
正黏病毒科 Orthomyxoviridae	-ssRNA,分节,有包膜	流感病毒甲(A),乙(B),丙(C)型
逆转录病毒科 Retroviridae	两条相同的 +ssRNA,不分节,有包膜	人类免疫缺陷病毒,人类嗜 T 细胞病毒
小 RNA 病毒科 Picornaviridae	+ssRNA,不分节,无包膜	脊髓灰质炎病毒,埃可病毒,柯萨奇病毒
冠状病毒科 Coronaviridae	+ssRNA,不分节,有包膜	冠状病毒
沙粒病毒科 Arenaviridae	-ssRNA,分节,有包膜	拉沙热病毒,塔卡里伯病毒群(鸠宁和马秋波病毒),淋巴细胞性脉络丛脑膜炎病毒
弹状病毒科 Rhabdoviridae	-ssRNA,不分节,有包膜	狂犬病病毒,水疱口炎病毒
丝状病毒科 (Filoviridae)	-ssRNA,不分节,有包膜	埃博拉病毒,马堡病毒

亚病毒（subvirus）自然界中还存在一类比病毒还小、结构更简单的微生物,称为亚病毒。包括类病毒、卫星病毒和朊粒,是一些非寻常病毒的致病因子。

1. **类病毒**（viroid） 为植物病毒,是 1971 年美国 Diener 等长期研究马铃薯纺锤形块茎后报道命名的,迄今已发现有 12 种植物病由类病毒引起。**类病毒仅由约 360 个核苷酸组成**,为单链杆状 RNA,有二级结构,无包膜或衣壳,不含蛋白质。在细胞核内增殖,利用宿主细胞的 RNA 聚合酶 II 进行复制。对核酸酶敏感,对热、有机溶剂有抵抗力。致病机制可能是由于 RNA 分子直接干扰宿主细胞的核酸代谢。类病毒与人类疾病的关系尚不清楚。

2. **卫星病毒**（satellite virus） 是在研究类病毒过程中发现的又一种与植物病害有关的致病因子。卫星病毒可分为两大类,一类可编码自身的衣壳蛋白,另一类为卫星病毒 RNA 分子,曾称为拟病毒（virusoid）,需利用辅助病毒的蛋白衣壳。其特点为由 500~2000 个核苷酸构成的单链 RNA,与缺陷病毒不同,表现为与辅助病毒基因组间无同源性;复制时常干扰辅助病毒的增殖。

有人认为人类的丁型肝炎病毒具有部分卫星病毒和类病毒的特征,是一种特殊的嵌合 RNA 分子。

3. **朊粒**（prion） 近年研究认为将朊粒列入病毒范畴不适宜,其生物学地位尚未确定。但目前国际病毒分类委员会仍把 prion 列为亚病毒,具体内容详见朊粒章节。

（李 凡）

第二十三章 病毒的感染与免疫

第一节 病毒的致病作用

病毒的感染是从病毒侵入宿主开始,其致病作用则主要是通过侵入易感细胞、损伤或改变细胞的功能而引发。病毒感染的结局取决于宿主、病毒和其他影响机体免疫应答的因素。宿主因素包括:遗传背景、免疫状态、年龄以及个体的一般健康状况。病毒因素包括:病毒株、病毒感染量和感染途径等病毒毒力相关因素。因此,不同个体感染同一病毒体,其感染及抗感染结局可各异。

一、病毒感染的传播方式

病毒主要通过破损的皮肤、黏膜(眼、呼吸道、消化道或泌尿生殖道)传播,但在特定条件下可直接进入血循环(如输血、机械损伤、昆虫叮咬等)感染机体。反之,皮肤黏膜也是机体最好的防御屏障,泪液、黏液、纤毛上皮、胃酸、胆汁等均具有保护作用。**病毒可以经一种途径进入宿主机体,也可经多途径感染机体**,例如人类免疫缺陷病毒(HIV)。

病毒感染的传播方式有**水平传播**(horizontal transmission)和**垂直传播**(vertical infection)两种。**水平传播是指病毒在人群不同个体之间的传播**,包括人-人和动物-人之间(包括通过媒介)的传播,为大多数病毒的传播方式。

垂直传播是指病毒由亲代宿主传给子代的传播方式,人类主要通过胎盘或产道传播,也可见其他方式,例如围产期哺乳和密切接触感染等方式。主要是孕产妇发生病毒血症,或病毒与血细胞紧密结合造成子代的感染,但人类尚未证实病毒基因可经生殖细胞传给后代。多种病毒可经垂直传播引起子代病毒感染,如风疹病毒、巨细胞病毒、HIV、HBV 及 HCV 等(表 23-1)。此外,围产期(孕 28 周～产后 4 周)病毒通过胎盘屏障、产道或产后哺乳及密切接触等形式由母亲传给胎儿或新生儿导致其感染甚至致病,此为**围产期感染**(perinatal infection)。围产期感染不易区分是发生在出生前、生产过程中或出生后,一般认为归属于垂直传播的范畴。垂直传播方式产生的感染称垂直感染,垂直感染可致死

表 23-1 人类病毒的感染途径

主要感染途径	传播方式及途径	病毒种类
呼吸道	空气、飞沫或皮屑	流感病毒、鼻病毒、麻疹病毒、腮腺炎病毒、腺病毒及部分 EB 病毒与肠道病毒、水痘病毒等
消化道	污染水或食品	脊髓灰质炎病毒等肠道病毒、轮状病毒、甲肝病毒、戊肝病毒、部分腺病毒
血液	注射、输血或血液制品、器官移植等	HIV、HBV、HCV、风疹病毒、HCMV 等
眼或泌尿生殖道	接触、游泳池、性交	HIV、单纯疱疹病毒 1、2 型、肠道病毒 70 型、腺病毒、乳头瘤病毒
经胎盘、围产期	宫内、分娩产道、哺乳等	HBV、HIV、CMV、风疹病毒等
破损皮肤	昆虫叮咬、狂犬咬伤、鼠类咬伤	乙型脑炎病毒、克里米亚-刚果出血热病毒、狂犬病毒、汉坦病毒等

胎、流产、早产或先天畸形,子代也可没有任何症状或成为病毒携带者。

病毒在机体内呈不同程度的播散,有些病毒只在入侵部位感染局部组织细胞,称局部感染(local infection)或表面感染(superficial infection);另一些病毒可在入侵局部增殖经血流、淋巴液或神经系统向全身或远离入侵部位的器官播散,称为全身感染(systemic infection)。病毒进入血液称为**病毒血症**(viremia)。

二、病毒感染的致病机制

(一)病毒对宿主细胞的致病作用

1. **杀细胞效应(cytocidal effect)** 病毒在宿主细胞内复制完毕,可在很短时间内一次释放大量子代病毒,细胞被裂解而死亡,称为杀细胞性感染(cytocidal infection)。主要见于无包膜、杀伤性强的病毒,如脊髓灰质炎病毒、腺病毒等。其机制是病毒在增殖过程中,阻断细胞核酸与蛋白质的合成,使细胞新陈代谢功能紊乱,造成细胞病变与死亡。如某些病毒的衣壳蛋白直接杀伤宿主细胞的作用。在病毒的大量复制过程中,细胞核、细胞膜、内质网、线粒体均可被损伤,导致细胞裂解死亡。在体外实验中,通过细胞培养和接种杀细胞性病毒,经一定时间后,可用显微镜观察到细胞变圆、坏死,从瓶壁脱落等现象,称为致**细胞病变作用**(cytopathic effect,CPE)。

病毒的杀细胞效应发生在重要器官,如中枢神经系统,当达到一定程度可引起严重后果,甚至危及生命或造成严重后遗症。

2. **稳定状态感染(steady state infection)** 某些病毒进入细胞后能够复制,却不引起细胞立即裂解、死亡,这常常见于包膜病毒感染,如流感病毒、疱疹病毒、某些披膜病毒等。病毒以出芽方式释放子代,其过程缓慢,一般不引起细胞立即溶解死亡。这些**不具有杀细胞效应的病毒所引起的感染称为稳定性感染**。但感染可引起宿主细胞融合及细胞表面产生新抗原。而且,稳定感染的细胞由于表达了病毒抗原,成为细胞免疫攻击的靶细胞,最终导致感染细胞的死亡。

(1)细胞融合:某些病毒的酶类或感染细胞释放的溶酶体酶,能使感染细胞膜改变,导致感染细胞与邻近的细胞融合。病毒借助于细胞融合,扩散到未受感染的细胞。**细胞融合是包膜病毒扩散的方式之一**。细胞融合的结果是形成多核巨细胞或合胞体,如麻疹病毒在体内形成华新(Warthin)多核巨细胞。

(2)细胞表面出现病毒基因编码的抗原:**病毒感染的细胞膜上常出现由病毒基因编码的新抗原**。如流感病毒、副黏病毒在细胞内装配成熟后,以出芽方式释放时,细胞表面形成血凝素,因而能吸附某些动物的红细胞。病毒导致细胞癌变后,因病毒核酸整合到细胞染色体上,细胞表面也表达病毒特异性新抗原,使宿主细胞成为靶细胞,最终受细胞免疫作用而死亡。此外,还有因感染病毒引起细胞表面抗原决定簇的变化,暴露了在正常情况下隐蔽的抗原决定簇。

3. **包涵体形成** 某些受病毒感染的细胞内,用普通光学显微镜可看到有与正常细胞结构差异和着色不同的圆形或椭圆形斑块,称为**包涵体**(inclusion body)。有的位于胞质内(痘病毒),有的位于胞核中(疱疹病毒),或两者都有(麻疹病毒);包涵体有嗜酸性的或嗜碱性的,因病毒种类而异。其本质是:①有些病毒的包涵体就是病毒颗粒的聚集体;②有些是病毒增殖留下的痕迹;③或病毒感染引起的细胞反应物。因包涵体与病毒的增殖、存在有关,且病毒包涵体各自具有一定的特征,故可作为病毒感染的诊断依据。如从可疑狂犬病的脑组织切片或涂片中发现细胞内有嗜酸性包涵体,即**内基小体**(Negri body),可诊断为狂犬病。

4. **细胞凋亡(apoptosis)** 病毒感染可导致宿主细胞发生凋亡,这一过程可能促进细胞中病毒释放,限制细胞生产的病毒体的数量。但有些病毒感染则可抑制宿主细胞的早期凋亡,提高细胞产生子代病毒体的数量。

5. **基因整合与细胞转化** 某些 DNA 病毒和逆转录病毒在感染中可将基因整合于宿主细胞基

因组中。一种是逆转录 RNA 病毒先以 RNA 为模板逆转录合成 cDNA,再以 cDNA 为模板合成双链 DNA,此双链 DNA 全部整合于细胞染色体 DNA 中;另一种是 DNA 病毒在复制中,可将部分 DNA 片段随机整合于细胞染色体 DNA 中。两种整合方式均可**导致细胞转化,增殖变快,失去细胞间接触抑制**,细胞转化也可由病毒蛋白诱导发生。基因整合或其他机制引起的**细胞转化与肿瘤形成密切相关**。

(二) 病毒感染的免疫病理作用

病毒在感染损伤宿主的过程中,通过与免疫系统相互作用,诱发免疫应答损伤机体是重要的致病机制之一。目前虽有不少病毒的致病作用及发病机制尚不明确,但通过免疫应答所致的损伤在病毒感染性疾病中的作用越发显得重要,尤其是持续性病毒感染及与病毒感染有关的自身免疫性疾病。免疫病理损伤机制包括特异性体液免疫和特异性细胞免疫。一种病毒感染可能诱发一种发病机制,也可能两种机制并存。有些还可能存在对非特异性免疫机制造成损伤。

1. **抗体介导的免疫病理作用** 病毒的包膜蛋白、衣壳蛋白均为良好的抗原,能刺激机体产生相应抗体,抗体与抗原结合可阻止病毒扩散导致病毒被清除。然而感染后许多病毒抗原可出现于宿主细胞表面,与抗体结合后,激活补体,导致宿主细胞破坏,属 Ⅱ 型超敏反应。

抗体介导损伤的另一机制是抗原抗体复合物引起的 Ⅲ 型超敏反应。病毒抗原与抗体形成的复合物可经常出现于血液循环中,若沉积在任何部位均可导致损伤。慢性病毒性肝炎病人常出现关节症状,与免疫复合物沉积于关节滑膜引起关节炎有关。若发生在肺部,引起细支气管炎和肺炎,如婴儿呼吸道合胞病毒感染。登革病毒的复合物可沉积于血管壁,激活补体使血管通透性增高,引起出血和休克。

2. **细胞介导的免疫病理作用** 特异性细胞免疫是宿主清除胞内病毒的重要机制。细胞毒性 T 细胞(CTL)对靶细胞膜病毒抗原识别后引起的杀伤,能终止细胞内病毒复制,对感染的恢复起关键作用。但细胞免疫也损伤宿主细胞,造成宿主细胞功能紊乱,这可能是病毒致病机制中的一个重要方面,属 Ⅳ 型超敏反应。

另外,通过对 DNA 病毒和 RNA 的病毒蛋白基因序列分析,发现有些病毒蛋白与宿主蛋白存在共同抗原决定簇。慢性病毒性肝炎、麻疹病毒和腮腺炎病毒感染后脑炎等疾病的发病机制可能与针对自身抗原的细胞免疫有关。

3. **致炎性细胞因子的病理作用** INF-γ、TNF-α、IL-1 等细胞因子的大量产生将导致代谢紊乱,并活化血管活化因子,引起休克,弥散性血管内凝血(DIC),恶病质等严重病理过程,甚至危及生命。

4. **免疫抑制作用** 某些病毒感染可抑制免疫功能,其作用机制是病毒可主动抑制宿主的免疫应答。如下调机体干扰素诱生表达和(或)干扰素受体水平等,或通过编码微小 RNA 等机制,从而抑制机体固有免疫,如甲型流感病毒、肠道病毒、轮状病毒、乙型肝炎病毒和丙型肝炎病毒等;也可导致高亲和力 T 细胞的清除,诱导部分免疫耐受;破坏抗原提呈细胞;抑制效应细胞等,从而降低机体适应性免疫的功能等,如麻疹病毒、风疹病毒、巨细胞病毒及 HIV 等。病毒感染所致的免疫抑制可激活体内潜伏的病毒或促进某些肿瘤的生长,使疾病复杂化,亦可能成为病毒持续性感染的原因之一。

(三) 病毒的免疫逃逸

病毒性疾病除与病毒的直接作用及引起免疫病理损伤有关外,也与病毒的免疫逃逸(viral mechanisms of escape of immune responses)能力相关。病毒可能通过逃避免疫防御、防止免疫激活或阻止免疫应答的发生等方式来逃脱免疫应答。有些病毒通过编码抑制免疫应答的蛋白质实现免疫逃逸;有些病毒形成合胞体让病毒在细胞间传播逃避抗体作用;有些病毒通过编码微小 RNA 靶向调节免疫应答蛋白,抑制宿主的固有免疫。常见病毒的免疫逃逸机制见表23-2。

表23-2　病毒免疫逃逸机制

免疫逃逸机制	病毒举例及作用方式
细胞内寄生	所有病毒皆为严格细胞内寄生,通过逃避抗体、补体及药物作用而发挥逃避免疫机制的作用
抗原变异	HIV、甲型流感病毒高频率的抗原变异使得免疫应答滞后
抗原结构复杂	鼻病毒、柯萨奇病毒、ECHO病毒等型别多,抗原多态性致使免疫应答不力
损伤免疫细胞	HIV、EB病毒、麻疹病毒等可在T或B细胞内寄生并导致宿主细胞死亡
降低抗原表达	腺病毒、巨细胞病毒可抑制MHC-Ⅰ转录、表达
病毒的免疫增强作用	登革病毒以及其他黄病毒再次感染,因机体内预先存在或经胎盘获得中和抗体能促进游离的病毒进入单核细胞内,并大量增殖,导致病毒血症及病毒-抗体复合物形成,继之大量细胞因子及血管活性因子释放,导致登革休克综合征等

三、病毒感染的类型

根据有无临床症状,病毒感染可分为隐性感染和显性感染;根据病毒在机体内感染的过程及滞留的时间,病毒感染可分为急性感染和持续性感染。持续性感染又可分为潜伏感染、慢性感染、慢发病毒感染。

（一）隐性感染和显性感染

1. 隐性病毒感染（inapparent viral infection）　病毒进入机体不引起临床症状的感染,称隐性感染或亚临床感染（subclinical viral infection）,这可能与病毒毒力弱或机体防御能力强、病毒在体内不能大量增殖,因而对组织细胞的损伤不明显有关;也可能与病毒种类和性质有关,病毒侵犯后不能到达靶细胞,故不表现出临床症状。

病毒隐性感染者虽不出现临床症状,但仍可获得免疫力而终止感染。部分病毒隐性感染者不能产生有效的免疫力,病毒可在体内增殖不被清除,并可长期向外界播散,这种隐性感染者称为**病毒携带者**（viral carrier）。**病毒携带者为重要的传染源**,在流行病学上具有十分重要的意义。

2. 显性病毒感染（apparent viral infection）　病毒感染后出现临床症状和体征,称为显性感染或临床感染（clinical infection）。有些病毒可造成多数感染者发病,如天花病毒、麻疹病毒;也有些病毒感染后只有极少数人发病,大多数感染者呈隐性感染,如脊髓灰质炎病毒、流行性乙型脑炎病毒。这是由机体抵抗力、入侵病毒的毒力和数量所决定的。

（二）急性病毒感染

急性病毒感染（acute viral infection）也称为**病原消灭型感染**,病毒侵入机体后,在细胞内增殖,经数日乃至数周的潜伏期后发病,如甲型流感病毒等。在潜伏期内病毒增殖到一定水平,导致靶细胞损伤和死亡而造成组织器官损伤和功能障碍,出现临床症状。但从潜伏期起,宿主即动员固有免疫和适应性免疫机制清除病毒。除死亡病例外,宿主一般能在出现症状后的一段时间内,将病毒清除掉而进入恢复期。其特点为潜伏期短,发病急,病程数日至数周,病后常获得特异性免疫。因此,特异性抗体可作为受过感染的证据。

（三）持续性病毒感染

病毒可在机体持续存在数月至数年,甚至数十年。可出现症状,也可不出现症状而长期携带病毒,成为重要的传染源,如HIV、HBV等。形成**持续性病毒感染**（persistent viral infection）有病毒和机体两方面的因素:①机体免疫功能弱,无力完全清除病毒,使得病毒在体内可长期存留;②病毒存在于受保护的部位,可逃避宿主的免疫作用;③某些病毒的抗原性太弱,机体难以产生免疫应答将其清除;④有些病毒在感染过程中产生缺损性干扰颗粒,干扰病毒增殖,因而改变了病毒感染过程,形成持续性感染;⑤病毒基因整合在宿主细胞的基因组中,长期与宿主细胞共存。

持续性感染有下述 3 种类型：

1. **潜伏感染（latent infection）**　某些病毒在显性或隐性感染后，病毒基因存在细胞内，有的病毒潜伏于某些组织器官内而不复制。但在一定条件下，病毒被激活又开始复制，使疾病复发。在显性感染时，可查到病毒的存在，而在潜伏期查不出病毒。疱疹病毒属的全部病毒（HSV、带状疱疹病毒、巨细胞病毒、EB 病毒和人疱疹病毒 6 型）均可引起潜伏感染。**凡使机体免疫力下降的因素均可激活这些潜伏的病毒使感染复发**。例如艾滋病人、晚期肿瘤病病人、放射及免疫抑制剂治疗者，以及外界气候变化、生理周期及情绪变化等均可能激活潜伏病毒。唇疱疹是由 HSV-1 从潜伏的三叉神经节沿感觉神经到达口唇皮肤与黏膜交界处，并在这些部位的细胞中增殖所致；带状疱疹是因儿童时期感染了水痘病毒，病愈后病毒潜伏于脊髓后根神经节或脑神经节，可在数十年后的老年期同一部位复发；病愈后病毒又回到潜伏部位。

2. **慢性感染（chronic infection）**　病毒在显性或隐性感染后未完全清除，血中可持续检测出病毒，因而可经输血、注射而传播。病人可表现轻微或无临床症状，但常反复发作，迁延不愈，例如乙型肝炎、丙型肝炎。

3. **慢发病毒感染（slow virus infection）**　指显性或隐性感染后，病毒有很长的潜伏期，可达数月，数年甚至数十年。在症状出现后呈进行性加重，最终导致死亡。**为慢性发展进行性加重的病毒感染，较为少见但后果严重**。如 HIV 引起的艾滋病、麻疹病毒引起的亚急性硬化性全脑炎（subacute sclerosing panencephalitis，SSPE）及朊粒感染引起的疾病等。

四、病毒与肿瘤

大量的研究表明，**病毒是人类肿瘤的致病因素之一**，全世界至少有 15% ~ 20% 的人类肿瘤与病毒感染有关，尤其是宫颈癌和肝癌。表 23-3 列出了与人类癌症密切相关的病毒。它们包括人乳头瘤病毒（HPV），EB 病毒（EBV），人类疱疹病毒 8 型，乙型肝炎病毒，丙型肝炎病毒和两种人类逆转录病毒以及几种潜在人类癌症病毒。上述病毒均已被世界卫生组织国际癌症研究机构（IARC）归为 1 类致癌物。许多病毒在自然感染或是人为接种下都能在动物体内诱发肿瘤。

表 23-3　人类癌症相关病毒

病毒科名	病毒	人类癌症
乳头瘤病毒科	人乳头瘤病毒	生殖器肿瘤 鳞状细胞癌 口咽癌
疱疹病毒科	EB 病毒	鼻咽癌 Burkitt 淋巴瘤 霍奇金病 B 细胞淋巴瘤
	人疱疹病毒-8	卡波洛肉瘤
嗜肝病毒科	乙型肝炎病毒	肝细胞癌
多瘤病毒科	Merkel 细胞多瘤病毒	Merkel 细胞癌
逆转录病毒科	人类嗜 T 细胞病毒	成人 T 细胞白血病
	人类免疫缺陷病毒	艾滋病相关恶性肿瘤
黄病毒科	丙型肝炎病毒	肝细胞癌

RNA 肿瘤病毒的研究揭示了细胞癌基因参与肿瘤形成；DNA 肿瘤病毒的研究确立了细胞抑癌基因的作用。这些发现彻底改变了癌症生物学，为癌变的分子机制提供了理论基础。

1. **肿瘤病毒的类型**　肿瘤病毒根据其基因组核酸类型和病毒粒子的生物物理特性，可分为不同的病毒科。大多数公认的肿瘤病毒或具有 DNA 基因组，或在感染细胞后可产生 DNA 前病毒（丙型肝炎病毒除外）。DNA 肿瘤病毒主要包括乳头瘤病毒、多瘤病毒、腺病毒、疱疹病毒、嗜肝病毒和痘病毒。DNA 肿瘤病毒编码病毒复制必需的蛋白通常也影响宿主细胞生长控制通路。大多数 RNA 肿瘤病毒属于逆转录病毒科。RNA 肿瘤病毒根据肿瘤诱导能力可分为两种类型。高度致癌（直接转化）病毒携带细胞来源的癌基因。弱致癌（慢转化）病毒不含癌基因，其通过间接机制经长时间的潜伏后诱发肿瘤。人类中已知的两种致癌逆转录病毒都属于后面这种类型。丙型肝炎病毒是一种黄病毒，不会产生前病毒，间接诱发癌症。

2. 癌症发生的步骤　癌症发生是一个多步骤过程，须经多种遗传变化才能将正常细胞转化为恶性细胞。研究表明，无论是否涉及病毒感染，肿瘤的发生发展均涉及多种细胞癌基因的激活和抑癌基因的失活。肿瘤病毒通常充当辅因子，提供产生恶性细胞所需的一些步骤。肿瘤形成不是肿瘤病毒感染的必然结果，病毒通常作为肿瘤发生过程的诱生者，并可能通过不同的机制来实现。

第二节　抗病毒免疫

由于病毒的生物学性状特殊，且与宿主细胞关系极为密切，抗病毒免疫除具抗菌免疫的共性外，还有其特殊性（表 23-4）。

表 23-4　抗病毒免疫机制

免疫因素	免疫机制
巨噬细胞	可吞噬血液中病毒颗粒，使被调理的病毒颗粒灭活，将病毒抗原递呈给 T 细胞
IFN	诱导细胞产生抗病毒蛋白，抑制病毒复制，在病毒感染早期起作用
NK 细胞	释放 TNF-α、β 和 IFN-γ，非特异性杀伤病毒感染的靶细胞，在感染早期发挥作用
抗体	中和抗体能阻止病毒吸附，有调理作用，主要对细胞外游离的病毒起作用
T 细胞	其中 Th1 细胞反应比 Th2 更重要。CTL 能同靶细胞表面的病毒抗原反应，杀伤靶细胞，清除细胞内病毒

一、固有免疫

抗病毒固有免疫是针对病毒感染的第一道防线。干扰素、细胞因子、巨噬细胞和 NK 细胞等因素，均针对病毒的进入迅速发生反应，并且激活适应性免疫防御系统。通常固有免疫防御可控制病毒感染，防止临床症状出现。其中，干扰素、巨噬细胞和 NK 细胞起主要作用。

（一）干扰素

干扰素（interferon，IFN）是病毒或其他干扰素诱生剂刺激人或动物细胞所产生的一种糖蛋白，具有抗病毒、抗肿瘤和免疫调节等多种生物学活性。RNA 病毒较 DNA 病毒具有更强的干扰素诱生作用，细菌内毒素、人工合成的双链 RNA 等诱生剂也可诱导干扰素的产生。巨噬细胞、淋巴细胞及体细胞均可产生干扰素。**干扰素具有广谱抗病毒作用**，IFN 不直接杀伤病毒，而是通过与细胞表面干扰素受体结合，激活 IFN 下游信号通路、诱导细胞产生抗病毒效应蛋白或分子，从而发挥广谱抗病毒作用。干扰素抗病毒作用具有种属特异性，**一般同一种属细胞产生的干扰素在同种体内应用活性最佳，而对不同种属细胞则无活性**。

1. 种类与性质　由人类细胞诱生的干扰素，根据其不同的抗原性分为 α、β 和 γ 三种；每种又根据其氨基酸序列不同分若干亚型。IFN-α 主要由人白细胞产生，IFN-β 主要由人成纤维细胞产生，两者均属于 Ⅰ 型干扰素，抗病毒作用强于免疫调节作用。IFN-γ 由 T 细胞和 NK 细胞产生，也称免疫干扰素，属 Ⅱ 型干扰素，其免疫调节作用强于抗病毒作用。IFN-γ 亦称为巨噬细胞活化因子，是致 Th1 反应的组分之一。编码产生人 IFN 的基因分别位于第 9 对染色体的短臂（IFN-α、IFN-β）以及第 12 对染色体的长臂上（IFN-γ）。目前上市的三种干扰素均为基因工程产品。

干扰素分子量小,对热比较稳定,4℃可保存较长时间,−20℃可长期保存活性,56℃被灭活;可被蛋白酶破坏。

2. **抗病毒活性**　干扰素不能直接灭活病毒,而是**通过诱导细胞合成抗病毒蛋白**(antiviral protein,AVP)**发挥效应**。干扰素首先与敏感细胞表面的干扰素受体结合,触发信号传递等一系列的生物化学过程,激活细胞内基因合成多种 AVP 从而实现对病毒的抑制作用。AVP 主要有 2′,5′-腺嘌呤核苷合成酶(2′,5′-A 合成酶)和蛋白激酶(protein kinase R,PKR)等。其作用机制有 2′,5′-A 合成酶途径和PKR 途径,两种途径的激活都需要病毒中间产物双链 RNA(dsRNA)的存在(图 23-1)。除上述两种主要的 AVP 外,干扰素尚可诱导细胞产生其他种类的 AVP,不同的干扰素诱导蛋白(抗病毒蛋白)介导不同的抗病毒机制。

(1) 2′,5′-A 合成酶途径:2′,5′-A 合成酶可导致病毒 mRNA 的降解。其作用机制是:①由 dsRNA 激活 2′,5′-A 合成酶,使 ATP 多聚化,形成不定长度的寡聚腺苷酸(2′,5′-A);②2′,5′-A 再活化 RNA酶 L(RNaseL);③活化的 RNaseL 可切断病毒 mRNA。

(2) PKR 途径:PKR 使蛋白翻译起始因子 eIF 磷酸化而失去活性。其作用机制是:①PKR 在 dsRNA 存在下产生自身磷酸化而被激活;②活化的 PKR 作用于一种通用的翻译起始因子 eIF2 的 α 亚基,使之磷酸化;③磷酸化 eIF2-α 失去协助 tRNA 转运对应于起始密码子 AUG 的甲硫氨酸(Met)的能力,故破坏了蛋白质翻译起始过程,导致病毒多肽链合成受阻。

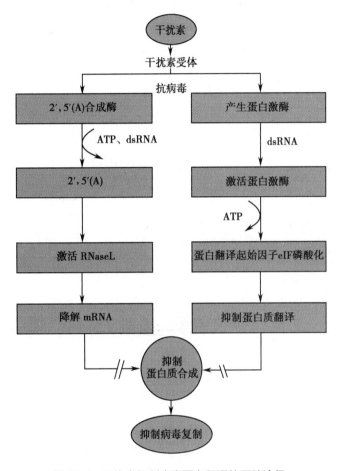

图 23-1　干扰素抑制病毒蛋白翻译的两种途径

干扰素发挥作用迅速,在感染的几小时内就能起作用,抗病毒状态可持续 2~3 天。IFN 合成后很快释放到细胞外,扩散至邻近细胞发挥抗病毒作用。因此干扰素既能中断受感染细胞的病毒感染,又能限制病毒扩散。在感染的起始阶段即适应性免疫发生作用之前,干扰素发挥重要作用。**干扰素的抗病毒作用具有广谱性**。理论上讲,干扰素对多数病毒均有一定抑制作用。但近年来,已发现许多病毒已形成了一些较为复杂的机制来对抗或逃避干扰素的抗病毒作用。有效的抗病毒治疗需要正确选用干扰素的亚型(如 IFN-α),维持其在体内有效的浓度和迅速释放。

临床已将 I 型 IFN 制剂(如 PEG-IFN-α)用于治疗某些重要的急、慢性病毒性疾病,如带状疱疹、慢性乙型肝炎以及丙型肝炎等。干扰素的毒性作用和病毒对干扰素的拮抗或逃逸,是目前限制其在临床广泛应用的重要原因。

3. **免疫调节及抗肿瘤活性**　干扰素还具有免疫调节作用,其中 IFN-γ 尤为重要。包括激活巨噬细胞,活化 NK 细胞,促进细胞 MHC 抗原的表达,增强淋巴细胞对靶细胞的杀伤等。此外,干扰素还能直接抑制肿瘤细胞的生长,被用于某些癌症的治疗中。但是,干扰素治疗有流感病毒样副作用,譬如冷战、发热和疲劳。

（二）先天不感受性

主要取决于细胞膜上有无病毒受体。机体的遗传因素决定了种属和个体对病毒感染的差异。如有些动物病毒不能使人感染；也有些人类病毒不能进入动物细胞内增殖，如脊髓灰质炎及麻疹病毒，因为动物细胞膜上无相应的受体而不被感染。

（三）屏障作用

血脑屏障能阻挡病毒经血流进入中枢神经系统。胎盘屏障保护胎儿免受母体所感染病毒的侵害，但其屏障的保护作用与妊娠时期有关。妊娠3个月以内，胎盘屏障尚未发育完善。在此期间，孕妇若感染风疹病毒或巨细胞病毒，极易通过胎盘感染胎儿，引起先天性畸形或流产。

（四）细胞作用

巨噬细胞（macrophage，Mφ）对阻止病毒感染和促使病毒感染的恢复具有重要作用。如果Mφ受损，病毒易侵入血流引起病毒血症。中性粒细胞虽也能吞噬病毒，但不能将其杀灭，病毒在其中还能增殖，反而将病毒带到全身，引起扩散。NK细胞能杀伤许多病毒感染的靶细胞，是抗病毒感染中主要的固有免疫杀伤细胞，IFN-γ可增强其活性，活化的NK细胞还可通过释放TNF-α或IFN-γ等细胞因子发挥抗病毒效应。

二、适应性免疫

免疫应答是宿主清除病毒感染或防止再次感染的最好方式，病毒以其毒力及免疫逃避机制危害机体，而机体则以适应性免疫来清除病毒。体液免疫和细胞免疫的抗病毒作用都很重要。一般说来，体液免疫主要是存在于黏膜表面的中和抗体（sIgA）或血流中的中和抗体（IgM、IgG），可以清除黏膜表面及血流中病毒并有效防止再次感染；而细胞免疫主要是CTL对靶细胞的杀伤和活化的吞噬细胞对病毒的有效杀灭，是促进机体从初次感染中恢复的主要因素。

病毒感染过程中，病毒的各种结构蛋白和非结构蛋白可经抗原的加工与递呈，活化T细胞及B细胞，诱生体液及细胞免疫。细胞免疫中的CTL能杀伤病毒感染的靶细胞，阻断病毒在细胞内复制，是终止病毒感染的主要免疫机制。活化T细胞所分泌的多种细胞因子如IFN-γ、TNF等也对清除病毒有利。

（一）体液免疫

抗体可清除细胞外的病毒，并可有效抑制病毒通过病毒血症向靶组织扩散。中和性抗体可中和游离的病毒体，主要对再次入侵的病毒体有保护作用。抗体（包括中和抗体和非中和抗体）也可通过调理作用增强吞噬细胞吞噬杀灭病毒的能力。

1. 中和抗体（neutralizing antibodies）　指针对病毒某些表面抗原的抗体。此类抗体能与细胞外游离的病毒结合从而消除病毒的感染能力。其作用机制主要是**直接封闭与细胞受体结合的病毒抗原表位**，或改变病毒表面构型，阻止病毒吸附、侵入易感细胞。**中和抗体不能直接灭活病毒**。病毒与中和抗体形成的免疫复合物，可被巨噬细胞吞噬清除。有包膜的病毒与中和抗体结合后，可通过激活补体导致病毒裂解。

IgG、IgM、IgA三类免疫球蛋白都有中和抗体的活性，但特性不同。IgG分子量小，是唯一能通过胎盘的抗体，在体液中含量最高。一般出生后6个月以内的婴儿，由于保留来自母体的IgG抗体，较少患病毒性传染病。IgM分子量大，不能通过胎盘；如在新生儿血中测得特异性IgM抗体，提示有宫内感染。IgM也是最早产生的抗体，故检查IgM抗体可作早期诊断。分泌型IgA（sIgA）存在于黏膜分泌液中，是参与黏膜局部免疫的主要抗体，可阻止病毒经局部黏膜入侵。

2. 血凝抑制抗体（haemagglutination inhibition antibodies）　表面含有血凝素的病毒可刺激机体产生抑制血凝现象的抗体。检测该类抗体有助于血清学诊断。

3. 补体结合抗体（complement fixation antibodies）　此类抗体由病毒内部抗原或病毒表面非中和抗原所诱发，不能中和病毒的感染性，但可通过调理作用增强巨噬细胞的吞噬作用。可协助诊断某些病毒性疾病。

（二）细胞免疫

细胞免疫在抗病毒感染中起着重要作用,可从各种先天性免疫异常病人对病毒感染的抵抗力的差异加以证实。构成病毒适应性细胞免疫应答的主要效应因素是 CD8$^+$细胞毒性 T 细胞(CTL)和 CD4$^+$辅助性细胞(Th1)。

1. **CTL**　CTL 可通过其抗原受体识别病毒感染的靶细胞,通过细胞裂解和细胞凋亡两种机制,直接杀伤靶细胞。CD8$^+$CTL 受 MHC I 类分子限制,是发挥细胞毒作用的主要细胞。在多数病毒感染中,因 CTL 可杀伤靶细胞达到清除或释放在细胞内复制的病毒体,从而在抗体的配合下清除病毒,因此被认为是终止病毒感染的主要机制。CTL 还可通过分泌多种细胞因子,如 IFN-γ、TNF 等发挥抗病毒作用。个别病毒感染后 CTL 虽有抗病毒作用,但并未发生靶细胞破坏的现象,此种非溶细胞性 T 细胞的作用,在神经系统病毒感染,以及 HBV 持续感染中已被证实。

2. **CD4$^+$ Th1 细胞**　活化的 Th1 细胞释放 IFN-γ,TNF 等多种细胞因子,通过激活巨噬细胞和 NK 细胞,诱发炎症反应,促进 CTL 的增殖和分化等,在抗病毒感染中起重要作用。

三、抗病毒免疫持续时间

抗病毒免疫持续时间的长短在各种病毒之间差异很大,但一般来讲具有以下特点:

1. 有病毒血症的全身性病毒感染,由于病毒抗原能与免疫系统广泛接触,病后往往免疫较为牢固,且持续时间较长,如水痘、天花、腮腺炎、麻疹、脊髓灰质炎病毒等。另一类病毒感染往往只局限于局部或黏膜表面,无病毒血症,这类病毒常引起短暂的免疫,宿主可多次感染。如可引起普通感冒的鼻病毒等。

2. 只有单一血清型的病毒感染,病后有牢固性免疫,持续时间长,如乙型脑炎病毒。而鼻病毒则因血清型别多(已有 100 多个血清型),通过感染所建立的免疫对其他型病毒无免疫作用。

3. 易发生抗原变异的病毒感染,病后只产生短暂免疫力。例如,甲、乙型流感病毒表面抗原发生变异后,由于人群对变异病毒无免疫力,易引起流感的流行。

（李　凡）

第二十四章 病毒感染的检查方法 与防治原则

病毒感染性疾病在人类疾病中占有十分重要的地位。病毒是非细胞型微生物,病毒性疾病的治疗不同于细菌等其他微生物,正确的病原学诊断不但有助于指导临床治疗,而且可为控制病毒性疾病的流行提供实验室依据。

病毒性疾病的防治分为特异性防治和非特异性防治,前者包括接种疫苗、注射抗体、细胞免疫制剂等,后者包括使用抗病毒药物等。它们的应用对控制病毒性疾病的流行起到了重要的作用。

第一节 病毒感染的检查方法

目前常用的病毒感染的微生物学检查程序主要包括标本的采集与送检、病毒的分离鉴定以及病毒感染的诊断。随着分子病毒学的发展,不断建立的新型快速诊断方法,极大地提高了病毒性感染的诊断水平。

一、标本的采集与送检

病毒标本的采集与送检原则与细菌的基本相似,但还要特别注意下列原则:

1. 采集急性期标本 用于分离病毒或检测病毒及其核酸的标本应采集病人急性期标本,以提高检出阳性率。

2. 使用抗生素 对本身带有其他微生物(如咽拭子、粪便)或易受污染的标本,进行病毒分离培养时,应使用抗生素以抑制标本中的细菌或真菌等生长繁殖。

3. 冷藏保存、快速送检 因病毒在室温中易失去活性,故所采集的标本应低温保存并尽快送检。如需较长时间运送,应将标本置于装有冰块或维持低温的材料(如固态二氧化碳、低温凝胶袋等)的保温容器内冷藏。病变组织可置于含抗生素的50%甘油缓冲盐水中低温保存。不能立即检查的标本,应置于-70℃保存。

4. 采集双份血清 血清学检查标本的采取应在发病初期和病后2~3周内各取1份血清,以利于动态观察双份血清抗体效价。

二、病毒的分离与鉴定

由于病毒具有严格的细胞内寄生性,故应根据病毒的种类选用相应的组织细胞、鸡胚或敏感动物进行病毒的分离与鉴定,这是病毒性疾病病原学诊断的金标准。但因其方法复杂、要求严格且需较长时间,故不适合临床诊断,只适用于病毒的实验室研究或流行病学调查。一般在下述情况下需进行病毒的分离与鉴定:①需对疾病进行病原学的鉴别诊断;②确定新的病毒性疾病或再发性病毒性疾病的病原体;③对治疗疾病有指导性意义(尤其病程较长者);④监测病毒减毒活疫苗效果(如及时发现回复毒力的变异株等);⑤病毒性疾病的流行病学调查;⑥病毒生物学性状等研究。

(一)病毒的分离培养

1. 动物接种 是最早的病毒分离方法,目前用得不多。可根据病毒的亲嗜性选择敏感动物及其适宜的接种部位,观察动物的发病情况,进行血清学检测,测定 ID_{50} 和 LD_{50} 等。该方法简便,实验结果易观察,对某些尚无敏感的细胞进行培养的病毒,该方法仍在沿用。但动物对许多人类病毒不敏感,或感染后症状不明显,而且动物体内常带有潜在病毒,应防止将这些潜在病毒误作接种的病原体。

2. **鸡胚培养**　鸡胚对多种病毒敏感,通常选用孵化 9～14 天的鸡胚(embryonated egg),按病毒接种部位分为:①绒毛尿囊膜接种(allantochorion inoculation),用于培养天花病毒、痘苗病毒及人类疱疹病毒等;②尿囊腔接种(allantoic cavity inoculation),用于培养流感病毒及腮腺炎病毒等;③羊膜腔接种(amniotic cavity inoculation),用于流感病毒的初次分离培养;④卵黄囊接种(yolk sac inoculation),用于某些嗜神经病毒的培养。因鸡胚对流感病毒最敏感,故目前除分离流感病毒还继续选用外,其他病毒的分离基本已被细胞培养所取代。

3. **细胞培养**　细胞培养法为病毒分离鉴定中最常用的方法。可根据细胞生长的方式分为单层细胞培养(monolayer cell culture)和悬浮细胞培养(suspended cell culture)。从细胞的来源、染色体特征及传代次数等可分为:①**原代细胞**(primary cell),来源于动物、鸡胚或引产人胚组织的细胞(如人胚肾细胞等),对多种病毒敏感性高,但来源困难。②**二倍体细胞**(diploid cell),指细胞在体外分裂 50～100 代后仍保持 2 倍染色体数目的单层细胞。但经多次传代也会出现细胞老化,以至停止分裂。常用的二倍体细胞株有来自人胚肺的 WI-26 与 WI-38 株等,用于人类病毒的分离或病毒疫苗生产。③**传代细胞系**(continuous cell line),由肿瘤细胞或二倍体细胞突变而来,能在体外持续传代,对病毒的敏感性稳定,因而被广泛应用。但不能用来源于肿瘤的传代细胞生产疫苗。

(二) 病毒的鉴定

1. 病毒感染的常用鉴定方法

(1) 病毒形态学鉴定:病毒悬液经高浓度浓缩和纯化后,借助磷钨酸负染及电子显微镜可直接观察到病毒颗粒,根据形态、大小可初步判断病毒属于哪一科。如肠道病毒、登革病毒为圆形,狂犬病病毒为子弹形,呼肠病毒为六角形,疱疹病毒为圆形或多边形。大小也是鉴定病毒的依据之一,如小RNA 病毒为 20～40 nm,痘病毒为 200～400 nm。电镜技术已成为检测、分类和鉴定病毒的重要手段之一。

(2) 病毒血清学鉴定:即用已知的诊断血清对病毒进行种、型和亚型的鉴定。**方法除常用的免疫标记法外,还有血凝抑制试验等。**

(3) 病毒分子生物学鉴定:其方法主要包括核酸扩增、核酸杂交、基因芯片、基因测序等分子生物学技术。

对于新分离出的未知病毒,尚需增加下列程序以便作出准确鉴定:①核酸类型的测定:用 RNA 酶及 DNA 酶,可鉴别出病毒核酸类型。此外,DNA 病毒受 5-氟尿嘧啶的抑制,而 RNA 病毒不受影响。用此方法亦可区分 DNA 与 RNA 病毒;②理化性状的检测:包括病毒颗粒的大小及结构、衣壳对称类型、有无包膜等;③基因测序和生物对比等。

2. 病毒在细胞中增殖的鉴定指标

(1) 细胞病变(cytopathy):部分病毒在敏感细胞内增殖时可引起特有的细胞病变,称为致细胞病变作用(CPE)。CPE 在未固定、未染色时,用低倍显微镜即可观察到,可作为病毒增殖的指标。常见的病变有细胞变圆、胞质颗粒增多、细胞聚集、融合、坏死、溶解或脱落,形成包涵体等(图 24-1),不同病毒的 CPE 特征不同,如腺病毒可引起细胞圆缩、团聚或呈葡萄串状;副黏病毒、巨细胞病毒、呼吸道合胞病毒等可引起细胞融合,形成多核巨细胞或称融合细胞等。

(2) 红细胞吸附(hemadsorption):带有血凝素的病毒(如流感病毒)感染细胞后,细胞膜上可出现血凝素(hemagglutinin),能与加入的脊椎动物(豚鼠、鸡、猴等)的红细胞结合,此现象称红细胞吸附,常用作含有血凝素的正黏病毒与副黏病毒等的增殖指标。若有相应的抗血清,则能中和细胞膜上的血凝素,阻断红细胞吸附的形成,称红细胞吸附抑制试验。

(3) 病毒干扰作用(viral interference):某些病毒感染细胞后不出现 CPE,但能干扰在其后感染同

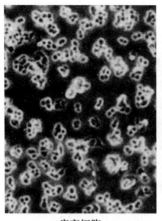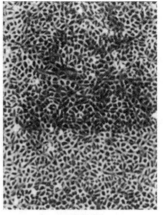

病变细胞　　　　　　　　　　　正常细胞

图 24-1　病毒所致细胞病变（×40）

一细胞的另一病毒的增殖,从而阻抑后者所特有的 CPE。据此,可用不能产生 CPE 的病毒干扰随后接种且可产生 CPE 的病毒,以检测病毒的存在。如埃可病毒 11 型和风疹病毒均可感染猴肾细胞,前者单独感染可引起 CPE,后者不能引起 CPE,但可抑制随后接种的埃可病毒 11 型在细胞中的增殖,故可用于风疹病毒的检测。此方法因缺乏特异性而已被免疫学等方法所代替。

（4）细胞代谢的改变:病毒感染细胞可使培养液的 pH 改变,说明细胞的代谢在病毒感染后发生了变化。这种培养环境的生化改变也可作为判断病毒增殖的指征。

3. 病毒的感染性与数量测定　对于已增殖的病毒,必须进行感染性和数量的测定。在单位体积中测定感染性病毒的数量称为滴定。常用的方法有:

（1）50% 组织细胞感染量（50% tissue culture infectious dose,$TCID_{50}$）测定:将待测病毒液进行 10 倍系列稀释,分别接种于单层细胞,经培养后观察 CPE 等病毒增殖指标,以感染 50% 细胞的最高病毒稀释度为判定终点,经统计学处理计算出 $TCID_{50}$。此方法是以 CPE 作指标,判断病毒的感染性和毒力。

（2）红细胞凝集试验（red cell agglutination test）:亦称血凝试验。将含有血凝素的病毒接种鸡胚或感染细胞后,收集其鸡胚羊膜腔液、尿囊液或细胞培养液,加入动物红细胞后可出现红细胞凝集。如将病毒悬液做不同稀释度,以血凝反应的最高稀释度作为血凝效价,可半定量检测病毒颗粒的含量。

（3）空斑形成试验（plaque forming test）:将适当稀释浓度的病毒液定量接种于敏感的单层细胞中,经一定时间培养后,覆盖薄层未凝固的琼脂于细胞上,待其凝固后继续培养,由于病毒的增殖使感染的单层细胞病变脱落,可形成肉眼可见的空斑,一个空斑即一个**空斑形成单位**（plaque forming unit,PFU）,通常由一个感染病毒增殖所致,计数平板中空斑数可推算出样品中活病毒的数量,通常以 PFU/ml 表示。

（4）感染复数（multiplicity of infection,MOI）:测定传统的 MOI 概念起源于噬菌体感染细菌的研究。其含义是感染时噬菌体与细菌的数量比值,也就是平均每个细菌感染噬菌体的数量。后来 MOI 被普遍用于病毒感染细胞的研究中,含义是感染时病毒与细胞数量的比值。

三、病毒感染的诊断

病毒感染的诊断非常复杂,常用方法可分为形态学检查、病毒成分检测和血清学诊断。

（一）形态学检查

1. 电镜和免疫电镜检查　含有高浓度病毒颗粒（$\geq 10^7$ 颗粒/ml）的样品,可直接应用电镜技术进行观察。对那些含低浓度病毒的样本,可用免疫电镜技术观察。即先将标本与特异抗血清混合,使病毒颗粒凝聚,这样更便于在电镜下观察,可提高病毒的检出率和特异性。

2. **光学显微镜检查**　有些病毒在宿主细胞内增殖后,于细胞的一定部位(胞核、胞质或两者兼有)出现嗜酸性或嗜碱性包涵体,可在光学显微镜下观察到,对病毒感染的诊断有一定价值。如取可疑病犬的大脑海马回制成染色标本,发现细胞质内有内基小体便可确诊为狂犬病病毒感染,被咬者则需接种狂犬病疫苗。

(二) 病毒成分检测

1. **病毒蛋白抗原检测**　可采用免疫学标记技术直接检测标本中的病毒抗原进行早期诊断。目前常用酶免疫测定(enzyme immunoassay,EIA)和免疫荧光测定(immunofluorescence assay,IFA),较少用有放射性污染的放射免疫测定(radioimmunoassay,RIA),取而代之的是非放射性标记物(如地高辛等)标记技术。这些技术操作简单、特异性强、敏感性高。特别是用标记质量高的单克隆抗体可检测到 ng 至 pg 水平的抗原或半抗原。应用蛋白印迹(Western blot)技术也可检测病毒抗原,但一般不常用。

2. **病毒核酸检测**

(1) 核酸扩增(nucleic acid amplification)技术:选择病毒保守区的特异片段作为扩增的靶基因,用特异引物扩增病毒特异序列,以诊断病毒性感染;也可选择病毒变异区的片段作为靶基因,结合限制性片段长度多态性分析(RFLP)、测序等分子生物学技术对病毒进行分型和突变的研究。目前 PCR 技术已发展到既能定性又能定量的水平,应用较多的是实时定量 PCR(quantitative real-time PCR,qPCR),而对于 RNA 病毒,则需要逆转录后进行实时定量 PCR(reverse transcription quantitative real-time PCR,RT-qPCR)。

(2) 核酸杂交(nucleic acid hybridization)技术:常用于病毒检测的核酸杂交技术有:斑点杂交(dot blot hybridization)、原位杂交(in situ hybridization)、DNA 印迹(Southern blot)和 RNA 印迹(Northern blot)等。

(3) 基因芯片(gene chip)技术:是指将大量探针分子固定于支持物上后与标记的样品分子进行杂交,通过检测每个探针分子的杂交信号强度进而获取样品分子的数量和序列信息,是对数以万计的 DNA 片段同时进行处理分析的技术,该技术在病毒诊断和流行病学调查方面有着广阔的应用前景。

(4) 基因测序技术:因目前对已发现的病毒全基因测序已基本完成,故可将所检测的病毒进行特征性基因序列测定并与这些基因库的病毒标准序列进行比较,以达到诊断病毒感染的目的。

需要说明的是,病毒核酸检测阳性,并不代表标本中或病变部位一定有活病毒。对未知基因序列的病毒及新病毒不能采用这些方法检测。

(三) 病毒感染的血清学诊断

采用血清学方法辅助诊断病毒性疾病,其原理是用已知病毒抗原来检测病人血清中有无相应抗体。遇下列情况时尤需作血清学诊断:①采取标本分离病毒为时已晚;②目前尚无分离此病毒的方法或难以分离的病毒;③为证实所分离病毒的临床意义;④进行血清流行病学调查等。

1. **中和试验(neutralization test)**　病毒在细胞培养中被特异性抗体中和而失去感染性的一种试验,常用于检测病人血清中抗体的消长情况。用系列稀释的病人血清与等体积的已知病毒悬液(100 $TCID_{50}$ 或 100 ID_{50})混合,在室温下作用一定时间后接种敏感细胞进行培养,以能保护半数细胞培养孔不产生 CPE 的血清最高稀释度作为终点效价。中和抗体是作用于病毒表面(衣壳或包膜)抗原的抗体,同种不同型病毒间一般无交叉,特异性高,而且抗体在体内维持时间长。中和抗体阳性不一定表示正在感染中,也可能因以前的隐性感染所致。因此,中和试验适用于人群免疫情况的调查,较少用于临床诊断。

2. **血凝抑制试验(hemagglutination inhibition test,HI)**　具有血凝素的病毒能凝集鸡、豚鼠和人等的红细胞,称血凝现象。这种现象能被相应抗体抑制,称血凝抑制。其原理是相应抗体与病毒结合后,阻抑了病毒表面的血凝素与红细胞的结合。本试验简易、经济,特异性高,常用于黏病毒、乙型脑炎病毒感染的辅助诊断及流行病学调查,也可鉴定病毒的型与亚型。

3. 特异性 IgM 抗体检测   病毒感染机体后,特异性 IgM 抗体出现较早,检测病毒 IgM 抗体可辅助诊断急性病毒感染。常用的方法包括 ELISA 和 IFA,ELISA 中又以 IgM 捕捉法最为特异。

另外,检测早期抗原的抗体是快速诊断的另一途径。如检测针对 EB 病毒的早期抗原、核心抗原和衣壳抗原等的抗体,可以区别急性或慢性 EB 病毒感染。

综上所述,病毒的分离鉴定、病毒抗原检测、病毒的核酸检测技术及血清学试验是病毒性疾患的主要检查手段,具体可根据病毒与所引起疾病的临床特点选择合适的检测方法。

第二节 病毒感染的特异性预防

病毒感染的特异性预防是应用适应性免疫的原理,以病毒抗原刺激机体,或给予抗病毒特异性免疫产物(如抗体、细胞因子等),使机体主动产生或被动获得抗病毒的特异性免疫,从而达到预防和治疗病毒感染性疾病的目的。

一、人工主动免疫常用生物制品

1. 灭活疫苗(inactivated vaccine)   通过理化方法将具有毒力的病毒灭活后制成灭活疫苗,这种疫苗失去了感染性但仍保留原病毒的抗原性,常用的有肾综合征出血热疫苗、狂犬病疫苗、甲型肝炎疫苗、流感疫苗等。

2. 减毒活疫苗(attenuated vaccine)   通过毒力变异或人工选择培养将毒株变为减毒株或无毒株,常用的有脊髓灰质炎疫苗、流感疫苗、麻疹疫苗、腮腺炎疫苗、风疹疫苗、乙型脑炎疫苗等。

3. 亚单位疫苗(subunit vaccine)   是指用病毒保护性抗原如病毒包膜或衣壳的蛋白亚单位制成的不含有核酸、但能诱发机体产生免疫应答的疫苗。如流感病毒血凝素 18 个氨基酸肽、I 型脊髓灰质炎病毒 VP1 结构蛋白、HBsAg 及狂犬病病毒刺突糖蛋白等。

4. 基因工程疫苗(genetically engineering vaccine)   采用 DNA 重组技术,提取编码病毒保护性抗原基因,将其插入载体,并导入细菌、酵母菌或哺乳动物细胞中表达、纯化后制成的疫苗。例如目前已广泛使用的重组乙肝疫苗(rHBsAg)。

5. 重组载体疫苗(recombinant carrier vaccine)   是指将编码病毒抗原的基因转入到载体,通常是减毒的病毒或细菌中制成的疫苗,痘苗病毒是常用的载体,已被用于 HAV、HBV、HSV、麻疹病毒等重组载体疫苗的研制。

6. 核酸疫苗(nucleic acid vaccine)   目前研究较多的是 DNA 疫苗,是把编码病毒有效免疫原的基因克隆到真核质粒表达载体上,然后将重组的质粒 DNA 直接注射到宿主体内,使外源基因在活体内表达,产生的抗原刺激机体产生免疫反应。目前已被应用于多种病毒疫苗的研究。

二、人工被动免疫常用生物制品

1. 免疫球蛋白   主要是从正常人血浆中提取的丙种球蛋白(gammaglobulin),可用于对某些病毒性疾病(如麻疹、甲型肝炎等)的紧急预防。此外,还有专门针对某一种特定病毒的高效价的特异性免疫球蛋白,如抗狂犬病的免疫球蛋白。

2. 细胞免疫制剂   目前临床用于治疗的细胞因子包括 IFN-α、IFN-β、IFN-γ、白细胞介素(IL-2、IL-6、IL-12 等)肿瘤坏死因子(TNF)、集落刺激因子(CSF)等。主要用于某些病毒性疾病和肿瘤的治疗。

第三节　病毒感染的治疗

病毒为严格的细胞内寄生性微生物,抗病毒药物必须进入细胞内才能作用于病毒,且必须对病毒有选择性抑制作用而对宿主细胞或机体无损伤。但病毒的复制过程与宿主细胞的生物合成过程相似,两者难以区分,故很难获得理想的抗病毒药物。从理论上讲,病毒复制周期中的任何一个环节都可作为抗病毒药物作用的靶位,例如:阻止病毒吸附和穿入宿主细胞,阻碍病毒脱壳,干扰病毒核酸复制与生物合成,抑制病毒的装配、成熟和释放等。

近年随着分子病毒学及生物信息学的发展,应用计算机进行病毒分子的模拟,极大地提高了抗病毒药物的筛选和研制的效率,但仍不能满足临床病毒性疾病治疗的需要。病毒病的特异性药物治疗一直是医药学界关注和研究的热点。

目前,抗病毒药物的应用仍有较大的局限性,其主要原因是:①药物靶位均是病毒复制周期中的某一环节,故对不复制的潜伏感染病毒(如疱疹病毒等)无效;②某些复制突变率高的病毒(如HIV、甲型流感病毒等),易产生耐药毒株。

一、抗病毒化学制剂

1. 核苷类药物　核苷类药物是最早用于临床的抗病毒药物,其作用机制主要是抑制病毒基因的转录和复制。

(1) 碘苷(idoxuridine,IDU):即疱疹净,是1959年由Prusoff合成,用于治疗疱疹病毒引起的角膜炎获得成功,被誉为抗病毒发展史上的里程碑,并沿用至今。

(2) 阿昔洛韦(acyclovir,ACV):即无环鸟苷,为鸟嘌呤或脱氧鸟嘌呤核苷类似物。该药细胞毒性很小,是目前最有效的抗疱疹病毒药物之一。广泛用于疱疹病毒感染引起的单纯疱疹、生殖器疱疹及带状疱疹。

(3) 阿糖腺苷(vidarabine,adenine arabinoside,Ara-A):在细胞内被磷酸化形成Ara-ATP,后者与dTMP竞争阻止DNA的合成。此外,Ara-A还选择抑制DNA聚合酶,故用于疱疹病毒、巨细胞病毒以及HBV感染的治疗。

(4) 齐多夫定(azidothymidine,AZT):即叠氮胸苷,胸腺嘧啶核苷类似物,通过阻断前病毒DNA的合成而抑制HIV的复制,AZT对病毒逆转录酶的抑制比对细胞DNA聚合酶敏感100倍以上。可以有效地降低艾滋病的发病率与病死率。耐药株的出现系由基因突变导致逆转录酶具有耐药性。因有抑制骨髓作用和形成病毒的耐药而将被淘汰。

(5) 双脱氧肌苷(dideoxyinosine,didanosine,DDI)、双脱氧胞苷(dideoxyinosune,dideoxycytosine,DDC)、dTC(stavidine):为胸腺嘧啶核苷类药物,这几类核苷衍生物对HIV有明显抑制作用。

(6) 拉米夫定(lamivudine):是一种脱氧胞嘧啶核苷类似物(全称2′,3′-双脱氧-3-硫代胞嘧啶核苷),临床上该药最早用于艾滋病的抗病毒治疗。近年来,临床发现可迅速抑制慢性乙型肝炎病人体内HBV的复制,是目前治疗慢性乙型肝炎的药物之一。

(7) 利巴韦林(ribavirin):即病毒唑(virazole),对多种RNA和DNA病毒的复制都有抑制作用,但主要用于RNA病毒感染的治疗,对细胞的核酸也有抑制作用。目前临床主要用于流感和呼吸道合胞病毒感染的治疗。

(8) 索非布韦(sofosbuvir):是2013年12月美国食品药品监督管理局(FDA)批准上市的丙型肝炎病毒(HCV)RNA聚合酶NS5B的抑制剂。

2. 非核苷类逆转录酶抑制剂

(1) 奈韦拉平(nevirapine):是第一个新合成的非核苷类逆转录酶抑制剂。1996年获准用于治疗HIV感染,但耐药株已出现,故建议与其他药物联合使用。

（2）吡啶酮（pyridone）：作用类似奈韦拉平。

3. 蛋白酶抑制剂　除了病毒聚合酶，病毒蛋白酶也是研究最多的抗病毒靶点之一,病毒特异性的蛋白酶抑制剂已成功应用于 HIV 和 HCV 感染。

（1）沙奎那韦（saquinavir）：1995 年批准的第一个蛋白酶抑制剂。系应用电脑模型对 HIV 活性位点分析后设计的。沙奎那韦能够抑制 HIV 复制周期中的晚期蛋白酶活性,从而阻断病毒的装配。蛋白酶抑制剂与逆转录酶抑制剂联合应用可十分有效地减少血液中 HIV 含量和延长存活期,但对细胞内的病毒作用欠佳。尚未发现耐药病毒株。在蛋白酶抑制剂和逆转录酶抑制剂之间无交叉耐药,因为其涉及的是不同的酶。

（2）茚地那韦（indinavir）、利托那韦（ritonavir）：是 1996 年批准的新一代蛋白酶抑制剂,用于 HIV 感染的治疗。

（3）替拉瑞韦（telaprevir）、波普瑞韦（boceprevir）和西咪匹韦（simeprevir）：是抗 HCV NS3/4A 蛋白酶抑制剂。

4. 整合酶抑制剂　拉替拉韦（raltegravir）和艾维雷韦（elvitegravir）是 HIV 整合酶抑制剂,抑制 HIV 的 DNA 整合入宿主 DNA,阻断病毒复制和感染新细胞。

5. 神经氨酸酶抑制剂　奥司他韦（oseltamivir）和扎那米韦（zanamivir）是流感病毒神经氨酸酶（neuraminidase,NA）抑制剂。流感病毒神经氨酸酶通过切割唾液酸残基从被感染细胞中释放病毒颗粒,而奥司他韦和扎那米韦可抑制该酶的水解活性。

二、干扰素和干扰素诱生剂

1. 干扰素（IFN）　具有广谱抗病毒作用,毒性小,使用同种 IFN 无抗原性,主要用于 HBV、HCV、人类疱疹病毒和乳头瘤病毒等感染的治疗。

2. 干扰素诱生剂

（1）多聚肌苷酸和多聚胞嘧酸（poly I:C）：为目前最受重视的 IFN 诱生剂。此干扰素诱生剂制备较易,作用时间较长。但因对机体具有一些毒性,尚未达到普及阶段。

（2）甘草甜素：是甘草酸与半胱氨酸、甘氨酸组成的合剂,具有诱生 IFN 和促进 NK 细胞活性的作用,可大剂量静脉滴注治疗肝炎。

（3）芸芝多糖：是从杂色芸芝担子菌菌丝中提取的葡聚糖,具有诱生 IFN、抗病毒、促进免疫功能和抗肿瘤等作用。

三、中草药防治病毒感染

中草药如黄芪、板蓝根、大青叶、贯众、蟛蜞菊以及甘草和大蒜提取物等均有抑制病毒的作用,对肠道病毒、呼吸道病毒、虫媒病毒、肝炎病毒感染有一定防治作用,其作用机制尚在研究中。

四、新抗生素类

近年来抗病毒药物研究的进展表明,一些来自真菌、放线菌等微生物的抗生素具有抗病毒感染作用。例如真菌产物 isochromophilones Ⅰ 和 Ⅱ 及其衍生物能抑制 HIV 包膜表面 gp120 与 T 细胞表面 CD4 分子结合,阻止病毒吸附和穿入细胞;放线菌产物 chloropeptins Ⅰ 和 Ⅱ 也能有效抑制 HIV gp120 与 T 细胞 CD4 分子结合;新霉素 B 是一种氨基糖苷类抗生素,可作用病毒复制中的调控因子,阻断 RNA 与蛋白质的结合,从而干扰病毒 RNA 的复制。

五、治疗性疫苗

所谓治疗性疫苗有别于传统的预防性疫苗,它是一种以治疗疾病为目的的新型疫苗,主要有 DNA 疫苗和抗原抗体复合物疫苗。国内外已有学者将乙肝疫苗（HBsAg）与其抗体（抗 HBs）及其编码基因一起制备治疗性疫苗用于病毒携带者及慢性乙肝的治疗。

六、治疗性抗体

治疗性抗体对于病毒感染性疾病的治疗具有重要作用,它可以通过中和病毒、杀伤感染细胞以及调节免疫等机制达到治疗目的。

1998 年美国 FDA 批准上市了第一个用于治疗病毒感染性疾病的具有中和活性的人源化鼠单克隆抗体帕利珠单抗(palivizu mab),该抗体主要用于严重呼吸道合胞病毒(RSV)肺部感染的高危儿童。它是目前市场上唯一被批准上市的治疗病毒性疾病的单抗药物。此外,最近美国、加拿大联合研究的抗埃博拉病毒抗体 ZMapp 和我国学者研究的抗埃博拉病毒抗体 MIL77,已被批准在紧急状态下用于埃博拉出血热病人的治疗,实践证明药效明确,且未见明显不良反应。

七、基因治疗剂

抗病毒基因治疗(antiviral gene therapy)目前还处于研究阶段,尚未应用于人体,许多问题有待进一步解决。有如下几种治疗剂:

1. **反义寡核苷酸(antisense oligonucleotide,asON)** 根据病毒基因组的已知序列,设计能与病毒基因的某段序列互补的寡核苷酸,称为反义寡核苷酸,或反义核酸。反义寡核苷酸可在基因的复制、转录和翻译阶段起抑制病毒的复制作用。一般设计的寡核苷酸都是针对病毒基因中的某关键序列。反义 RNA 与病毒靶基因的 mRNA 互补结合后,可阻断病毒 mRNA 与核糖体的结合,从而抑制病毒蛋白的翻译。反义 DNA 可与病毒的关键序列结合,阻抑病毒 DNA 的复制和 RNA 的转录。

2. **干扰 RNA(short interfering RNA,siRNA)** 用双链短小 RNA 抑制相同序列病毒基因的表达,降解同源 mRNA,通常双链 RNA 的长度要小于 29 个核苷酸。siRNA 所引起的基因沉默作用不仅在注射部位的细胞内发生,并可转移到其他部位的组织和细胞,而且可传代,因此这种干扰现象具有放大效应。

3. **核酶(ribozyme)** 核酶是继反义 RNA 之后的又一种抑制病毒靶基因的基因治疗剂。一方面,核酶能识别特异的靶 RNA 序列,并与之互补结合,类似于反义核酸的特性;另一方面具有酶活性,能通过特异性位点切割降解靶 RNA。因此设计核酶不仅要根据靶分子的序列,还要根据靶分子的结构特征。核酶通过切割病毒的基因组、mRNA,减少或消除病毒的转录物,从而抑制病毒的复制。但核酶的本质是 RNA,易被组织中的 RNA 酶破坏,实际应用尚有困难。

(吴兴安)

第二十五章 呼吸道病毒

呼吸道病毒(viruses associated with respiratory infections)是指以呼吸道为侵入门户,在呼吸道黏膜上皮细胞中增殖,引起呼吸道局部感染或呼吸道以外组织器官病变的一类病毒。主要包括**正黏病毒科**(流感病毒)、**副黏病毒科**(副流感病毒、呼吸道合胞病毒、麻疹病毒、腮腺炎病毒、亨德拉病毒、尼帕病毒和人偏肺病毒)、**披膜病毒科**(风疹病毒)、**小 RNA 病毒科**(鼻病毒)和**冠状病毒科**(SARS 冠状病毒)等不同病毒科的多种病毒。此外,腺病毒、呼肠病毒、柯萨奇病毒与 ECHO 病毒、疱疹病毒等也可引起呼吸道感染性疾病。主要的呼吸道病毒及其所致呼吸道感染性疾病见表 25-1。

表 25-1　主要的呼吸道病毒及其所致呼吸道感染性疾病

病毒科	病毒种类	所致呼吸道感染性疾病
正黏病毒	甲、乙、丙型流感病毒	流行性感冒
副黏病毒	副流感病毒 1~5 型	普通感冒、支气管炎等
	呼吸道合胞病毒	婴儿支气管炎、支气管肺炎
	麻疹病毒	麻疹
	腮腺炎病毒	流行性腮腺炎
	亨德拉病毒	脑炎、呼吸道感染
	尼帕病毒	脑炎、呼吸道感染
	人偏肺病毒	毛细支气管炎、肺炎、上呼吸道感染
披膜病毒	风疹病毒	小儿风疹、胎儿畸形或先天性风疹综合征
小 RNA 病毒	鼻病毒	普通感冒、急性上呼吸道感染
冠状病毒	SARS 冠状病毒	SARS(严重急性呼吸综合征)
	人其他型别冠状病毒	普通感冒、急性上呼吸道感染
腺病毒	腺病毒	小儿肺炎

第一节　正　黏　病　毒

正黏病毒(*Orthomyxoviridae*)是指对人或某些动物细胞表面的黏蛋白有亲和性的一类有包膜的病毒,具有分节段的单负链 RNA 基因组。只有**流行性感冒病毒**(influenza virus)一个种,简称流感病毒,包括人流感病毒和动物流感病毒。人流感病毒是人流行性感冒(流感)的病原体,分为甲(A)、乙(B)、丙(C)三型;其中甲型流感病毒抗原性易发生变异,多次引起世界性大流行。如 1918—1919 年的世界性流感大流行,造成约 4000 万人死亡。

一、生物学性状

(一)形态与结构

流感病毒一般为球形,直径为 80~120nm,初次从病人体内分离出的病毒有时呈丝状或杆状;**病毒体结构包括病毒基因组与蛋白质组成的核衣壳和包膜**(图 25-1)。

1. **病毒基因组与编码蛋白质**　流感病毒基因组是分节段的单负链 RNA,全长 13.6kb,其末端的 12~13 个核苷酸高度保守,与病毒复制有关,病毒复制在细胞核内进行。甲型和乙型流感病毒有 8 个

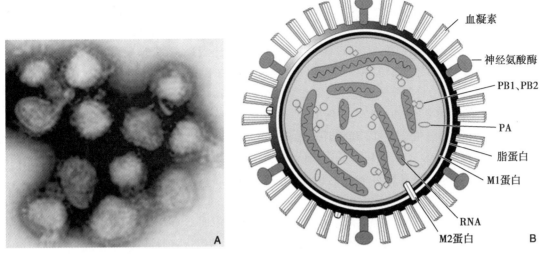

图 25-1　流行性感冒病毒的形态与结构

A. 病毒形态(负染,×100 000,透射电镜);B. 病毒结构由内向外分别是核衣壳和包膜

RNA 节段,丙型流感病毒只有 7 个 RNA 节段。每个 RNA 节段的长度在 890~2341bp 之间,分别编码不同的蛋白质。第 1~3 个 RNA 片段分别编码聚合酶碱性蛋白 2(polymerase basic protein 2,PB2)、聚合酶碱性蛋白 1(polymerase basic protein 1,PB1)和聚合酶酸性蛋白(polymerase acidic protein,PA),共同组成 **RNA 依赖的 RNA 聚合酶**(RNA dependent RNA polymerase)复合体,PB1 和 PB2 有 RNA 聚合酶活性,PA 有核酸外切酶活性;第 4~6 个 RNA 片段分别编码**血凝素**(hemagglutinin,HA)、核蛋白(nucleoprotein,NP)和**神经氨酸酶**(neuraminidase,NA);第 7 个 RNA 片段编码基质蛋白(matrix protein,MP),包括 M1 和 M2;第 8 个 RNA 片段编码非结构蛋白(non-structural protein,NS),包括 NS1 和 NS2。丙型流感病毒缺乏第 6 个 RNA 片段,而第 4 个 RNA 片段编码的蛋白质具有 NA 和 HA 的功能。流感病毒基因片段与编码的蛋白及功能见表 25-2。

表 25-2　流感病毒基因片段与编码的蛋白及功能

基因节段	编码的蛋白质	蛋白质功能
1	PB2	RNA 聚合酶组分
2	PB1	RNA 聚合酶组分
3	PA	RNA 聚合酶组分
4	HA	血凝素,为包膜糖蛋白,介导病毒吸附,酸性情况下介导膜融合
5	NP	核蛋白,为病毒衣壳成分,参与病毒转录和复制
6	NA	神经氨酸酶,促进病毒释放
7	M1	基质蛋白,促进病毒装配
	M2	膜蛋白,为离子通道,促进病毒脱壳
8	NS1	非结构蛋白,抑制 mRNA 前体的拼接,降低干扰素对流感病毒的作用
	NS2	非结构蛋白,帮助病毒 RNP 出核

2. **核衣壳**　位于病毒体的核心,呈螺旋对称,**无感染性**。由病毒基因组、RNA 依赖的 RNA 聚合酶复合体(PB1、PB2 和 PA),以及覆盖表面的 NP 共同组成,即**病毒的核糖核蛋白**(viral ribonucleoproteins,vRNP)。其中,**NP 是主要的结构蛋白,抗原结构稳定,很少发生变异,与 M 蛋白共同决定病毒的型特异性,但不能诱导中和抗体产生**。在流感病毒复制过程中,vRNP 可以经主动转运进入细胞核,启动病毒基因组的转录与复制。

3. **包膜**　由内层的**基质蛋白**(MP)和外层的**脂蛋白**(lipoprotein,LP)组成,具有维持病毒外形与完整性等作用。MP 抗原结构较稳定,具有**型特异性**,不能诱导中和抗体产生;其中 M1 蛋白是病毒主要结构成分,与病毒形态、装配和出芽释放有关,M2 蛋白是离子通道型跨膜蛋白,参与病毒复制。LP 主要来源于宿主细胞膜。

病毒体包膜上镶嵌有两种刺突,以疏水末端插入到脂质双层中,即**血凝素**(HA)和**神经氨酸酶** (NA)。HA 数量较 NA 多,约为 5∶1。HA 和 NA 的**抗原结构不稳定,易发生变异**,一个氨基酸的置换就可能改变其抗原性,是划分甲型流感病毒亚型的主要依据。

(1) HA:约占病毒蛋白的 25%,为糖蛋白三聚体,每个单体的前体蛋白(HA0)由血凝素 1(HA1)和血凝素 2(HA2)通过精氨酸和二硫键连接而成。HA 必须在细胞蛋白酶水解作用下裂解精氨酸而活化为由二硫键连接的 HA1 和 HA2 后,才能形成病毒的感染性。HA1 是病毒与红细胞、宿主细胞受体唾液酸(sialic acid,SA)连接的部位,与病毒吸附与感染有关;HA2 具有膜融合活性,参与病毒包膜与细胞膜融合并释放病毒核衣壳的过程。

HA 的主要功能包括:①凝集红细胞:HA 通过与红细胞表面的糖蛋白受体结合,引起多种动物或人红细胞凝集,但病毒特异性抗体可以抑制红细胞凝集的形成。用**血凝试验**(hemagglutination test)与**血凝抑制试验**(hemagglutination inhibition test,HI)可辅助检测和鉴定流感病毒等;②吸附宿主细胞:HA 通过与细胞表面特异性受体结合,促进流感病毒与宿主细胞的吸附,参与病毒的组织嗜性和病毒进入细胞的过程;③具有抗原性:**HA 刺激机体产生的特异性抗体为保护性抗体**,具有中和病毒感染性和抑制血凝的作用。

(2) NA:约占病毒蛋白的 5%,为糖蛋白四聚体,由 4 个立体亚单位组成,呈纤维状镶嵌于包膜脂质双层中,末端有扁球形结构。

NA 的主要功能包括:①参与病毒释放:NA 通过水解病毒感染细胞表面糖蛋白末端的 N-乙酰神经氨酸,促使成熟病毒体的出芽释放;②促进病毒扩散:NA 通过破坏病毒与细胞膜上病毒特异受体的结合,液化细胞表面黏液,促进病毒从细胞上解离以及病毒的扩散;③具有抗原性:**NA 刺激产生的特异性抗体可以抑制病毒的释放与扩散**,但不能中和病毒的感染性。

(二) 复制周期

流感病毒感染宿主时,病毒 HA 与宿主呼吸道黏膜上皮细胞膜表面的受体唾液酸结合,引起细胞膜内陷,并以胞饮方式吞入病毒颗粒;随后在病毒 M 蛋白离子通道作用下,降低细胞内 pH,引起 HA 蛋白变构,以及病毒包膜与细胞膜融合而释放病毒核衣壳进入细胞质。病毒核衣壳以 vRNP 形式,通过核膜孔从细胞质转移到细胞核内,启动病毒 RNA 的转录复制,生成的 mRNA 转移到胞质,指导合成病毒的结构蛋白和非结构蛋白,并装配流感病毒,最后以出芽方式释放出子代病毒颗粒。

(三) 分型与变异

根据 NP 和 MP 的抗原性不同,流感病毒被分为**甲、乙、丙三型**。根据病毒表面 HA 和 NA 抗原性的不同,**甲型流感病毒又分为若干亚型**,迄今发现 HA 有 16 种(1~16)抗原,NA 有 9 种(1~9)抗原。目前,人类的甲型流感病毒亚型主要有 H1、H2、H3 和 N1、N2 抗原构成的亚型,1997 年以来发现 H5N1、H7N2、H7N7、H9N2 等型禽流感病毒也可以感染人;乙型流感病毒间虽有变异大小之分,但未划分为亚型;丙型流感病毒未发现抗原变异与新亚型。

流感病毒变异包括抗原性变异、温度敏感性变异、宿主范围变异以及对非特异性抑制物敏感性变异等。抗原性变异是流感病毒变异的主要形式,病毒表面抗原 HA 和 NA 是主要的变异成分。在感染人类的三种流感病毒中,甲型流感病毒有着极强的变异性,乙型次之,而丙型流感病毒的抗原性非常稳定。

流感病毒的抗原性变异包括**抗原性转变**(antigenic shift)和**抗原性漂移**(antigenic drift)两种形式。**抗原性转变属于质变**,是指在自然流行条件下,甲型流感病毒表面的一种或两种抗原结构发生大幅度的变异,或者由于两种或两种以上甲型流感病毒感染同一细胞时发生基因重组,而形成与前次流行株的抗原结构不同的新亚型(如 H1N1 转变为 H2N2 等)的变异形式。由于人群缺少对变异病毒株的免疫力,变异形成的新亚型可与旧亚型交替出现或共同存在,引起人类之间的流感大流行。甲型流感病毒的抗原性变异及其引起的流感大流行见表25-3。

表 25-3　甲型流感病毒的抗原性变异与流感大流行

亚型名称	抗原结构	流行年代	代表病毒株型别/分离地点/毒株序号/分离年代(亚型)
Hsw1N1	H1N1	1918—1919(西班牙流感)	猪流感病毒相关(H1N1)
亚洲甲型(A1)	H1N1	1946—1957	A/FM/1/4/(H1N1)
亚洲甲型(A2)	H2N2	1957—1968(亚洲流感)	A/Singapore/1/57(H2N2)
香港甲型	H3N2	1968—1977(香港流感)	A/HongKong/1/68(H3N2)
香港甲型与新甲型	H3N2,H1N1	1977—(俄罗斯流感)	A/USSR/90/77(H1N1)
新甲型	H5N1,H1N1	1997—(高致病性禽流感、猪流感)	A/California/7/2009(H1N1)

抗原性漂移属于量变,即亚型内变异,变异幅度小或连续变异,通常由病毒基因点突变和人群免疫力选择性降低引起,可引起小规模的流感流行。

(四) 培养特性

流感病毒能在鸡胚羊膜腔和尿囊腔中增殖。增殖的病毒游离于羊水或尿囊液中,用红细胞凝集试验可检出病毒。流感病毒在细胞培养(人羊膜、猴肾、狗肾、鸡胚等细胞)中可以增殖,但不引起明显的CPE,依HA的凝集与吸附红细胞能力建立的红细胞吸附试验(hemadsorption test)可以判定病毒感染与增殖情况。流感病毒在小鼠中连续传代可提高毒力,引起小鼠肺部广泛性病变或死亡。雪貂对流感病毒易感。

(五) 抵抗力

流感病毒抵抗力弱,不耐热,56℃ 30分钟即可灭活;室温下病毒传染性很快丧失,在0～4℃能存活数周。对干燥、日光、紫外线以及乙醚、甲醛等化学试剂敏感。

二、致病性和免疫性

(一) 致病性

流感病毒易发生抗原变异,是引起流行性感冒的主要病毒。甲型流感病毒除感染人类以外,还可以感染禽、猪、马等动物;乙型流感病毒可以感染人和猪;而丙型流感病毒只感染人类。流感病毒通常引起呼吸道局部感染,不引起病毒血症;多呈季节性广泛流行,北方以冬季为主,南方四季都有发生,在夏季和冬季达到高峰。传染源主要是感染者,其次为隐性感染者,感染的动物亦可传染人;主要传染途径是经飞沫、气溶胶通过呼吸道在人间传播。人群普遍易感,潜伏期长短取决于侵入病毒量和机体免疫状态,一般为1～4天。

病毒感染呼吸道上皮细胞后,可迅速产生子代病毒并扩散和感染邻近细胞,引起广泛的细胞空泡变性;随后病人出现畏寒、头痛、发热、浑身酸痛、鼻塞、流涕、咳嗽等症状。在症状出现的1～2天内,病毒随分泌物大量排出,以后则迅速减少。流感发病率高,但病死率低,死亡病例多见于伴有细菌性感染等并发症的婴幼儿、老人等。1997年以来,我国香港和多个国家与地区发生了较大规模的H5N1高致病性禽流感(highly pathogenic avian influenza,HPAI)病例,累计禽流感病人达数百例。禽流感病毒不能在人类之间直接传播,但重组形成的新病毒可能引起人类之间流行。高致病性禽流感病毒H5N1的主要致病机制是影响干扰素等的抗病毒作用、激发机体免疫病理性损伤;其非结构蛋白NS1有重要作用。

唾液酸是甲型和乙型流感病毒受体的基本成分,其末端携带的唾液酸-α-半乳糖-β-葡萄糖残基包括 α-2、3-Gal-β1、4-Glu 与 α-2、6-Gal-β1、4-Glu 残基两种,前者是禽流感病毒受体,主要分布于人下呼吸道的支气管和其前端的肺泡细胞上,后者是人流感病毒受体,主要分布于人咽喉和鼻腔的细胞表面,但两种类型受体均可以分布于猪气管上皮细胞表面。两种受体分布差异与禽流感病毒在人间扩散与传播有关。

（二）免疫性

在流感病毒感染或疫苗接种后,机体可形成特异性免疫应答。**呼吸道黏膜局部分泌的 sIgA 抗体有阻断病毒感染的保护作用**,但只能短暂存留几个月。**血清中抗 HA 特异性抗体为中和抗体**,有抗病毒感染、减轻病情的作用,可持续存在数月至数年;抗 NA 特异性抗体可以抑制病毒的释放与扩散,但不能中和病毒的感染性;抗 NP 特异性抗体具有型特异性,可用于病毒的分型。不同型别流感病毒感染不能诱导交叉性保护抗体的产生。流感病毒特异性 CD4⁺ T 淋巴细胞可以辅助 B 淋巴细胞产生特异性抗体,CD8⁺ T 细胞可通过直接作用和溶解病毒感染细胞,发挥交叉抗病毒作用,参与病毒的清除与疾病的恢复。

三、微生物学检查

在流感流行期间,根据典型临床症状可以初步诊断,但确诊或流行监测必须结合实验室检查,主要包括病毒分离与鉴定、血清学诊断和快速诊断方法。

1. **病毒的分离与鉴定** 采集发病 3 天以内病人的咽洗液或咽拭子,经抗生素处理后接种于 9～11 日龄鸡胚羊膜腔或尿囊腔中,于 33～35℃孵育 3～4 天后,收集羊水或尿囊液进行红细胞凝集试验;如红细胞凝集试验阳性,再用已知免疫血清进行红细胞凝集抑制试验,以鉴定分离病毒的型别,若阴性则需用鸡胚盲目传代 3 次以上,仍无红细胞凝集现象为病毒分离阴性。细胞培养(如人胚肾或猴肾)也可用于病毒分离,用红细胞吸附方法或荧光抗体方法可以判定病毒感染和增殖情况。

2. **血清学诊断** 采取病人急性期(发病 5 天内)和恢复期(病程 2～4 周)双份血清,用 **HI 试验**检测抗体效价,如果恢复期比急性期血清抗体效价升高 4 倍以上,即可作出诊断。进行 HI 试验时,需要选用流行的病毒株,用胰蛋白酶等处理血清以排除血清中存在的非特异性抑制物。用**补体结合试验**(complement fixation, CF)可以检测 NP、MP 抗体,这些抗体出现早、消失快,可以作为新近感染的指标。

3. **快速诊断** 采用间接或直接免疫荧光法、ELISA 检测病毒抗原,可进行快速诊断。病毒抗原检测主要用荧光素标记的流感病毒特异性抗体,检查病人鼻黏膜印片或呼吸道脱落上皮细胞涂片中的病毒抗原,或用单克隆抗体 ELISA 检查病人呼吸道脱落上皮细胞或咽漱液中的病毒颗粒或病毒抗原,可于 24～72 小时内辅助诊断。另外,用 RT-PCR、核酸杂交或序列分析等方法检测病毒核酸有助于快速诊断。

四、防治原则

加强锻炼,流行期间避免到人群聚集的公共场所,必要的空气消毒等可以在一定程度上预防流感的发生。在流感流行季节之前对人群进行流感疫苗预防接种,可有效减少接种者感染流感的机会或减轻流感症状。但由于流感病毒的变异,需要选育流行病毒株及时制备特异性预防疫苗。目前使用的流感疫苗包括**全病毒灭活疫苗、裂解疫苗和亚单位疫苗** 3 种。每种疫苗均含有甲 1 亚型、甲 3 亚型和乙型 3 种流感病毒的灭活病毒颗粒或抗原组分。疫苗经皮下接种可产生大量的 IgG 抗体,但产生局部 sIgA 抗体较少,需多次接种。在流感流行高峰前 1～2 个月接种流感疫苗可有效发挥保护作用。

流感的治疗以对症治疗和预防继发性细菌感染为主。金刚烷胺可抑制甲型流感病毒的穿入与脱壳过程。奥司他韦(Oseltamivir)可以选择性抑制甲型流感病毒的 NA 活性。利巴韦林(Ribavirin)、干扰素具有广谱的抗病毒作用,中草药也有一定疗效。

第二节　副 黏 病 毒

副黏病毒科(*Paramyxoviridae*)包括副流感病毒、麻疹病毒、呼吸道合胞病毒、腮腺炎病毒、尼帕病毒和人偏肺病毒。与正黏病毒相比,副黏病毒具有相似的病毒形态及血凝作用,但具有不同的基因结构、抗原性、免疫性及致病性等。副黏病毒与正黏病毒的比较见表25-4。

表 25-4　副黏病毒与正黏病毒的特性比较

特性	正黏病毒	副黏病毒
病毒形态	有包膜,球形 80～120nm,有时呈丝形	有包膜,球形,大小 150～300nm
基因特征	分 8 个节段,单负链 RNA,对 RNA 酶敏感	不分节段,单负链 RNA,对 RNA 酶稳定
抗原变异	高频率	低频率
血凝特点	有	有
溶血特点	无	有
包膜表面蛋白	HA 蛋白和 NA 蛋白	HN 蛋白(副流感病毒、腮腺炎病毒) HA 蛋白无 NA 蛋白(麻疹病毒) 无 HA 蛋白和 NA 蛋白(冠状病毒、呼吸道合胞病毒、亨德拉病毒、尼帕病毒、人偏肺病毒)

一、麻疹病毒

麻疹病毒(measles virus)属于副黏病毒科的麻疹病毒属(*Morbillivirus*),是麻疹(measles)的病原体。麻疹是一种传染性很强的急性传染病,常见于儿童,以皮丘疹、发热及呼吸道症状为特征,如无并发症,预后良好。麻疹是发展中国家儿童死亡的一个主要原因。此外,麻疹病毒感染还与**亚急性硬化性全脑炎**(subacute sclerosing panencephalitis,SSPE)的发生有关。

（一）生物学性状

1. 形态与结构　麻疹病毒为球形或丝形,直径约 120～250nm,有包膜,核衣壳呈螺旋对称,核心为不分节段的单负链 RNA,基因组全长约 16kb,包括 N、P、M、F、H、L 共 6 个基因,分别编码 6 种结构和功能蛋白,包括核蛋白(nucleoprotein,NP)、磷蛋白(phosphoprotein,P)、膜蛋白(membrane protein,M)、融合蛋白(fusion protein,F)、血凝素(hemagglutinin,HA)和依赖 RNA 的 RNA 聚合酶(large polymerase,L)。病毒表面有 HA 和溶血素(haemolysin,HL)两种糖蛋白刺突,但没有 NA。HA 和 HL 有抗原性,可诱导产生保护性抗体。HA 能与宿主细胞受体吸附,参与病毒感染,但只能凝集红细胞。HL 具有溶血和促进感染细胞融合和形成多核巨细胞的作用。

2. 培养特性　病毒可在多种原代或传代细胞(如人胚肾、人羊膜、Vero、HeLa 等细胞)中增殖,并出现细胞融合或形成多核巨细胞病变等。在病毒感染细胞质及细胞核内可见嗜酸性包涵体。

3. 抗原性　麻疹病毒抗原性较稳定,只有一个血清型,但存在小幅度的抗原变异。根据麻疹病毒核蛋白基因 C 末端高变区或全长血凝素基因特点,可以将野生型麻疹病毒分为 A～H 8 个基因群(genetic group),包括 23 个基因型(genotype)。

4. 抵抗力　麻疹病毒抵抗力较弱,加热 56℃ 30 分钟或常用消毒剂均可灭活,且对日光及紫外线敏感。

（二）致病性与免疫性

1. 致病性　人是麻疹病毒的唯一自然储存宿主。传染源是急性期麻疹病人,在病人出疹前 6 天至出疹后 3 天内有传染性;主要通过**飞沫传播**,也可经病人用品或密切接触传播。**麻疹传染性极强,易感者接触后几乎全部发病**。潜伏期为 9～12 天。麻疹病毒经呼吸道进入机体后,首先感染具有麻疹病毒受体 CD46 分子的靶细胞,并在其中增殖,再侵入淋巴结增殖后,入血形成第一次病毒血症;同时病毒在全身淋巴组织中大量增殖后再次入血,形成第二次病毒血症。此时病人出现发热,以及病毒感染结膜、鼻咽黏膜和呼吸道黏膜等引起的**上呼吸道卡他症状**;病毒还可在真皮层内增殖,在口腔两颊内侧黏膜表面形成特征性的中心灰白、周围红色的 Koplik 斑(Koplik spots)。发病 3 天后,病人可出现特征性米糠样皮疹;麻疹患儿在皮疹出齐 24 小时后体温开始下降,1 周左右呼吸道症状消退,皮疹变暗,有色素沉着。部分年幼体弱的患儿,易并发细菌性感染,如继发性细菌性肺炎、支气管炎和中耳炎等,是麻疹患儿死亡的主要原因。免疫缺陷儿童感染麻疹病毒,常无皮疹,但可发生严重致死性麻疹巨细胞肺炎。

麻疹病毒感染后,大约有 0.1% 的病人可以发生迟发型超敏反应性疾病,引起脑脊髓炎,常于病愈 1 周后发生,呈典型的脱髓鞘病理学改变及明显的淋巴细胞浸润,伴有永久性后遗症,病死率为 15%。另外,约百万分之一的麻疹病人,在疾病恢复后数年内或在学龄期前,可以发生亚急性硬化性全脑炎,为急性病毒感染的迟发并发症,表现为渐进性大脑衰退,一般在 1~2 年内死亡。在病人血清及脑脊液中可以检测到高效价的 IgG 或 IgM 抗麻疹病毒抗体,但是麻疹病毒的分离很困难,推测可能是由于脑细胞内存在的麻疹病毒是缺陷病毒,因 M 基因变异而不能合成麻疹病毒 M 蛋白,导致病毒不能正常装配、出芽与释放。将 SSPE 尸检脑组织细胞与麻疹病毒敏感细胞(如 HeLa、Vero 等)进行共同培养,可分离出麻疹病毒。病毒受体是膜辅助蛋白(membrane cofactor protein,MCP)和信号淋巴细胞活化分子(signaling lymphocyte activation molecule,SLAM)。

2. 免疫性　麻疹愈后可获得终生免疫力,包括体液免疫和细胞免疫。感染后产生的抗 HA 抗体和 HL 抗体均有中和病毒作用,HL 抗体还能阻止病毒在细胞间扩散;在感染初期以 IgM 抗体为主,随后以 IgG1 和 IgG4 抗体为主。**细胞免疫有很强的保护作用,在麻疹恢复中起主导作用**,即使伴有免疫球蛋白缺陷的麻疹病人也可能痊愈并抵抗再感染,但细胞免疫缺陷的麻疹病人预后很差。在出疹初期病人的末梢血中可检出特异的杀伤性 T 细胞。出生后 6 个月内的婴儿因从母体获得 IgG 抗体,故不易感染,但随着年龄增长,抗体逐渐消失,易感性也随之增加;故麻疹多见于 6 个月至 5 岁的婴幼儿。

(三) 微生物学检查法

根据临床症状即可诊断典型麻疹,对轻症和不典型病例需要微生物学检查进行确诊。但病毒分离鉴定方法复杂、费时,因此常用血清学实验进行诊断。

1. 病毒分离与鉴定　取病人发病早期的血液、咽洗液或咽拭子,经抗生素处理后接种于人胚肾、猴肾或人羊膜细胞中进行病毒分离培养;病毒增殖缓慢,7~10 天后可出现典型 CPE,形成多核巨细胞、胞内或核内嗜酸性包涵体等;用免疫荧光技术检测病变细胞中的麻疹病毒抗原等可以进行病毒鉴定。

2. 血清学诊断　取病人急性期和恢复期双份血清,进行 HI 试验、CF 试验或中和试验等,可以检测病毒特异性抗体。当抗体滴度增高 4 倍以上时,可辅助诊断麻疹病毒感染。此外,用间接荧光抗体法或 ELISA 检测 IgM 抗体,可以辅助早期诊断。

3. 快速诊断　采集病人咽漱液中的黏膜细胞,用荧光标记抗体检查麻疹病毒抗原,或用核酸分子杂交技术、RT-PCR 技术等检测病毒核酸,可以快速诊断麻疹病毒感染。

(四) 防治原则

预防麻疹的主要措施是隔离病人,以及进行人工主动免疫提高儿童免疫力。儿童在 8 月龄接种 1 剂麻疹-风疹联合减毒活疫苗(麻风疫苗,measles-rubella vaccine,MR),在 18~24 月龄接种 1 剂**麻疹-腮腺炎-风疹三联疫苗**(measles-mumps-rubella vaccine,MMR)。疫苗接种后抗体阳转率达 90% 以上,免疫力可持续 10~15 年。对于与麻疹患儿有密切接触,但未注射过疫苗的易感儿童,可在接触后 5 天内肌注麻疹恢复期病人血清或丙种球蛋白等进行被动免疫,有一定的预防效果。

二、腮腺炎病毒

腮腺炎病毒(mumps virus)属于副黏病毒科的德国麻疹病毒属(*Rubulavirus*),主要引起流行性腮腺炎,以腮腺肿胀、疼痛为主要症状,多见于儿童。腮腺炎病毒呈球形,直径为 100~200nm,核衣壳呈螺旋对称。核酸为非分节段的单负链 RNA,长 15.3kb,共编码 7 种蛋白,即核蛋白(N)、磷蛋白(P)、膜蛋白(M)、融合蛋白(F)、小疏水蛋白(small hydrophobic protein,SH)、血凝素/神经氨酸酶(HN)和依赖 RNA 的 RNA 聚合酶(L)。病毒包膜上有 HA 和 NA 糖蛋白刺突。腮腺炎病毒仅有一个血清型。根据病毒 SH 基因序列的差异可以区分出 A~K 共 11 个基因型。腮腺炎病毒可在鸡胚羊膜腔内增殖,在猴肾细胞等细胞培养中增殖能引起细胞融合,形成多核巨细胞。

人是腮腺炎病毒唯一储存宿主,主要通过飞沫传播。病毒首先于鼻或呼吸道上皮细胞中增殖,随后入血引起病毒血症,并扩散感染至唾液腺及其他器官,还可引起部分病人的胰腺、睾丸或卵巢等感染,严重者可并发脑炎。

疾病潜伏期为 7~25 天,平均为 18 天。排毒期为发病前 6 天至发病后 1 周。病人表现为软弱无力、食欲减退等前驱期症状,随即出现腮腺肿大、疼痛,并伴有低热。病程大约持续 7~12 天。病后可获持久免疫力,6 个月以内婴儿可从母体获得特异性抗体,而不易患腮腺炎。

根据典型病例的临床表现,腮腺炎易于诊断,但不典型病例需做病毒分离或血清学诊断,也可用 RT-PCR 或核酸序列测定方法进行实验室诊断。腮腺炎的预防以隔离病人,减少传播机会和接种疫苗为主。目前,采用麻疹-腮腺炎-风疹三联疫苗(MMR)进行接种,免疫保护效果较好。尚无有效药物治疗,中草药有一定治疗效果。

三、呼吸道合胞病毒

呼吸道合胞病毒(respiratory syncytial virus,RSV)属于副黏病毒科的肺病毒属(*Pneumovirus*),**只有一个血清型**。主要引起 6 个月以下婴儿患细支气管炎和肺炎等下呼吸道感染,以及较大儿童和成人的鼻炎、感冒等上呼吸道感染。

病毒形态为球形,直径为 120~200nm,有包膜,基因组为非分节段的单负链 RNA,主要编码 10 种蛋白质,即融合蛋白(F)、黏附蛋白(G)和小疏水蛋白(SH)三种跨膜蛋白,两种基质蛋白 M1 和 M2,三种与病毒 RNA 相结合形成核衣壳的蛋白(N、P 和 L),两种非结构蛋白(NS1 和 NS2)。病毒包膜上有糖蛋白组成的刺突,无 HA、NA 和 HL。该病毒不能在鸡胚中生长,但可在多种培养细胞中缓慢增殖,约 2~3 周出现细胞病变。病变特点是形成细胞融合形成的多核巨细胞,胞质内有嗜酸性包涵体。

病毒抵抗力较弱,对热、酸及胆汁以及冻融处理敏感,因此最好是直接将标本接种至培养细胞中,避免冻存处理。

RSV 感染流行于冬季和早春,传染性较强,主要经飞沫传播,或经污染的手和物体表面传播。病毒首先在鼻咽上皮细胞中增殖,随后扩散至下呼吸道,但不形成病毒血症。潜伏期为 4~5 天,可持续 1~5 周内释放病毒。RSV 感染仅引起轻微的呼吸道纤毛上皮细胞损伤,但**在 2~6 个月的婴幼儿感染中,可引起细支气管炎和肺炎等严重呼吸道疾病**,其发生机制除病毒感染直接作用外,可能与婴幼儿呼吸道组织学特性、免疫功能发育未完善及免疫病理损伤有关。而且,严重 RSV 疾病免疫病理损伤主要是机体产生特异性 IgE 抗体与 RSV 相互作用引起 I 型超敏反应的结果,与血清中 IgG 抗体无关。

RSV 所致疾病在临床上与其他病毒或细菌所致类似疾病难以区别,因此需要进行病毒分离和抗体检查,但操作复杂、费时。常用免疫荧光试验等直接检查咽部脱落上皮细胞内的 RSV 抗原,以及 RT-PCR 检测病毒核酸等进行辅助诊断。尚无特异性的治疗药物和预防疫苗。

四、副流感病毒

副流感病毒(parainfluenza virus)属于副黏病毒科的德国麻疹病毒属。病毒呈球形,直径为125~250nm。核酸为不分节段的单负链RNA,主要编码融合蛋白F、凝血素/神经氨酸酶(HN)、基质蛋白(M)、核蛋白(N)、聚合酶复合物(P+C)和RNA依赖的RNA聚合酶(L)蛋白。核衣壳呈螺旋对称,包膜上有两种刺突,一种是HN蛋白,具有HA和NA作用;另一种是F蛋白,具有融合细胞及溶解红细胞的作用。病毒RNA在细胞质内复制。

根据抗原构造不同,副流感病毒分为5型。其中1、2、3型副流感病毒是感染人类的主要型别。病毒通过人间直接接触或飞沫传播,首先在呼吸道上皮细胞中增殖,一般不引起病毒血症。副流感病毒可引起各年龄段人群的上呼吸道感染,并可引起婴幼儿及儿童发生严重的呼吸道疾病,如小儿哮喘、细支气管炎和肺炎等。儿童感染的潜伏期尚不清楚,成人感染潜伏期为2~6天,感染1周内可以有病毒排出。所有婴儿可自母体获得副流感病毒抗体,但无保护作用。自然感染产生的sIgA对再感染有保护作用,但只能保持几个月,因此再感染多见。

实验室诊断主要通过细胞培养分离鉴定病毒,或用免疫荧光检查鼻咽部脱落细胞中的病毒抗原等来完成。尚无特异性的有效药物与疫苗。

五、亨德拉病毒与尼帕病毒

亨德拉病毒(Hendra virus,HeV)与尼帕病毒(Nipah virus,NiV)是近年发现的人兽共患的副黏病毒,属于副黏病毒科的亨尼帕病毒属(*Henipavirus*)。病毒的单股负链RNA基因组约18kb,包含N、P、M、F、G和L共6个基因读码框,分别编码核蛋白(N)、磷蛋白(P)、基质蛋白(M)、融合蛋白(F)、黏附蛋白(G)和RNA依赖的RNA聚合酶(L);其中P基因还可以编码V、C和W蛋白,是影响宿主免疫的病毒毒力因子。

亨德拉病毒、尼帕病毒感染主要通过密切接触的形式,在动物以及动物与人之间传播,果蝠(fruit-bat)是主要的中间宿主。亨德拉病毒主要引起人和马的神经系统及呼吸系统感染,马是主要传染源;尼帕病毒主要引起人和猪的神经系统及呼吸系统感染,猪是主要传染源。病人主要表现为病毒脑炎,潜伏期为4~18天,初期症状轻微,呈类流感症状,随后出现高热、头痛、视力模糊和昏迷等症状,成人病人多见,80%以上为男性,致死率高,部分痊愈病人遗留不同程度的脑损伤。尚无特异性的治疗方法和疫苗。

六、人偏肺病毒

人偏肺病毒(human metapneumovirus,HMPV)是2001年荷兰学者首次在不明原因的呼吸道感染儿童中分离出的一种新病毒,属于副黏病毒科的偏肺病毒属(*Metapneumovirus*),是偏肺病毒属中第一个人类病毒,具有类似副黏病毒的电镜形态与生化特征。HMPV的单负链RNA基因组约13.3kb,主要编码核蛋白(N)、磷蛋白(P)、基质蛋白(M)、小疏水蛋白(SH)、黏附蛋白(G)、融合蛋白(F)、转运延长因子(M2-1)、RNA合成调节因子(M2-2)和RNA依赖的RNA聚合酶(L)共9种蛋白。HMPV在系统发生上有2个基因型,在血清学上为2个血清型及4个亚型。

HMPV主要经呼吸道传播,引起与RSV感染相似的症状,但病情较缓和,病程较短。人群普遍易感,低龄儿童、老年人和免疫功能受损人群中发病率较高,并可造成致死性感染。通常表现为毛细支气管炎、肺炎、上呼吸道感染、眼结合膜炎、中耳炎等,如与其他呼吸道病毒混合感染时症状加重,易合并心力衰竭、呼吸衰竭。病毒感染与复制主要局限于呼吸道纤毛上皮顶端,一般不累及I型肺泡细胞和肺吞噬细胞。在感染后2周可检测到特异性IgG抗体,4周达高峰,伴有NK细胞和T细胞明显减少。通过血清学诊断,以及对咽拭子标本进行病毒培养分离、RT-PCR或RT-qPCR等可辅助诊断。其中,针对病毒N和L基因特异性的RT-qPCR是敏感、快速的诊断方法。尚无特异性的治疗药物和疫苗。

第三节　冠　状　病　毒

冠状病毒(coronavirus)属于冠状病毒科(*Coronaviridae*)冠状病毒属(*Coronavirus*)。由于病毒包膜上有向四周伸出的突起,形如花冠而得名(图25-2)。冠状病毒感染动物和人。目前从人分离的冠状病毒主要有普通冠状病毒229E、OC43、NL63、HKU1、**SARS 冠状病毒**(severe acute respiratory syndrome coronavirus,SARS-CoV)和**中东呼吸综合征冠状病毒**(Middle East respiratory syndrome coronavirus,MERS-CoV)六个型别。

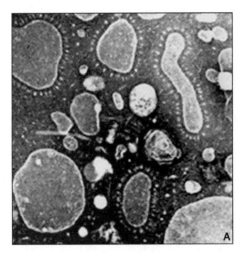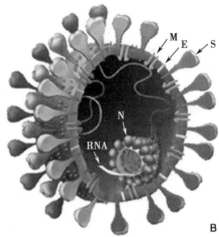

图 25-2　**冠状病毒形态与结构**
A. 病毒形态(负染,×80 000,透射电镜);B. 病毒结构

(一) 生物学性状

病毒直径约 80～160nm,核衣壳呈螺旋对称,包膜表面有 20nm 的长管状或纤维状刺突,呈多形性花冠状突起。冠状病毒是基因组最大的 RNA 病毒。病毒基因组为非分节段的单正链 RNA,约 27～32kb,其 3′末端有 poly A,裸露的 RNA 有感染性;分别编码核蛋白(N)、包含基质蛋白(matrix protein)的膜蛋白(M)、包膜蛋白(E)与包膜表面的刺突糖蛋白(spike glycoprotein,S),以及 RNA 聚合酶(polymerase,Pol)。某些病毒包膜上存在的血凝素-酯酶蛋白(hemagglutinin-esterase protein,HE),既有 HA 的血凝活性,又有类似 NA 的酯酶活性。病毒对乙醚、三氯甲烷、酯类、紫外线以及理化因子较敏感,37℃数小时便丧失感染性。冠状病毒可在人胚肾、肠、肺的原代细胞中生长,感染初期细胞病变不明显,连续传代后细胞病变明显加强;与冠状病毒属中其他已知的成员不同,SARS-CoV 可引起 Vero 细胞和 FRhk-4 细胞的 CPE,SARS-CoV 的受体是血管紧张素酶 2(angiotensin-converting enzyme 2,ACE2)。冠状病毒229E 的受体是氨基肽酶 N(aminopeptidase N,APN)。

(二) 致病性与免疫性

常见的冠状病毒主要感染成人或较大儿童,引起普通感冒、咽喉炎或成人腹泻,病毒经飞沫传播,粪口途径亦可以传播;主要在冬春季流行,疾病的潜伏期平均 3～7 天。病后免疫记忆不强,再感染仍可发生。

冠状病毒的某些毒株还可引起**严重急性呼吸综合征**(severe acute respiratory syndrome,SARS)和**中东呼吸综合征**(Middle East respiratory syndrome,MERS)等。SARS 的主要症状有发热、咳嗽、头痛、肌肉痛及呼吸道感染症状,病死率约 14%,尤以 40 岁以上或有潜在疾病者(如冠心病、糖尿病、哮喘以及慢性肺病)病死率高。蝙蝠可能是 SARS-CoV 的自然储存宿主。

(三) 微生物学检查与防治原则

结合临床症状及实验室检验可以辅助诊断。SARS 相关样品处理、病毒培养和动物试验需要在生物安全三级(biosafety level-3,BSL-3)实验室中进行。一般用细胞培养、器官培养等方法,对鼻分泌物、咽漱液等标本进行病毒分离。用双份血清做中和试验、ELISA等进行血清学诊断。用免疫荧光技术、酶免疫技术和RT-PCR技术检测病毒抗原或核酸等进行快速诊断。尚无特异性的治疗药物和预防疫苗。

第四节　其他呼吸道病毒

一、风疹病毒

风疹病毒(rubella virus,RV)为披膜病毒科(Togaviridae)风疹病毒属(Rubivirus)的唯一成员,是**风疹**(rubella,Germen measles)的病原体,除引起儿童和成人普通风疹以外,还引起胎儿畸形等**先天性风疹综合征**(congenital rubella syndrome,CRS),危害严重。

风疹病毒为单股正链RNA病毒,直径约60nm,有包膜,核衣壳为二十面体对称,基因组全长9.7kb,含2个ORF。5′端为ORF1编码两个非结构蛋白(NSP),3′端为ORF2编码一条分子量为230kD的多聚蛋白前体,酶切后形成3种结构蛋白,即核衣壳蛋白(C)和两个包膜蛋白(E1和E2)。病毒包膜蛋白刺突有血凝性。风疹病毒只有一个血清型,能在细胞内增殖。风疹病毒对热、脂溶剂和紫外线敏感。

人是风疹病毒唯一的自然宿主。风疹病毒经呼吸道传播,病毒在呼吸道局部淋巴结增殖后,经病毒血症播散全身,引起风疹。**儿童风疹最为常见**,通常在2周左右的潜伏期后,出现发热和轻微的麻疹样出疹,伴耳后和枕下淋巴结肿大等。成人感染风疹病毒的症状较严重,除出疹外,还有关节炎和关节疼痛、血小板减少、出疹后脑炎等。**风疹病毒感染最严重的危害是通过垂直传播引起胎儿先天性感染**,孕妇在孕期20周内感染风疹病毒对胎儿危害最大,病毒感染通过影响胎儿细胞的正常生长、有丝分裂和染色体结构等,导致流产或死胎,还可以引起先天性风疹综合征,如先天性心脏病、先天性耳聋、白内障等畸形,以及黄疸性肝炎、肺炎、脑膜脑炎等临床表现。风疹病毒自然感染后可获得持久免疫力,约95%以上的正常人血清中具有保护性抗体,孕妇血清中的抗体可以保护胎儿免受风疹病毒的感染。

对孕妇感染风疹病毒进行早期诊断,可有效减少畸形儿的发生。常用的诊断方法有:①通过检测孕妇血液中的特异性IgM抗体进行早期诊断,或通过检测双份血清中病毒特异性抗体,若抗体滴度呈4倍以上增高也可辅助诊断;②检测胎儿羊水或绒毛膜中的病毒抗原或病毒核酸等可以进行产前诊断;③取羊水、绒毛膜可进行病毒分离,用红细胞凝集抑制试验和免疫荧光试验进行病毒鉴定,但比较繁琐。目前,风疹病毒感染尚无有效的治疗方法。风疹减毒活疫苗接种是预防风疹的有效措施,儿童在8月龄接种1剂麻风疫苗,在18~24月龄接种1剂**麻疹-腮腺炎-风疹三联疫苗**,可以获得高水平的抗体,并保持十数年以上或终身免疫。

二、腺病毒

腺病毒(adenovirus)属于腺病毒科(Adenoviridae)哺乳动物腺病毒属(Mastadenovirus)。腺病毒颗粒直径为60~90nm,无包膜;基因组为线状DNA,约3.6kb;**衣壳呈二十面体立体对称**,由252个壳粒组成,其中240个壳粒是**六邻体**(hexon),含有组特异性α抗原;位于二十面体顶端的12个壳粒组成**五邻体**(penton);每个五邻体包括基底部分和伸出表面的一根末端有顶球的纤突;基底部分含有组特异性β抗原和毒素样活性,可引起细胞病变;纤突蛋白包含型特异性γ抗原,与病毒凝集动物红细胞活性有关(图25-3)。HeLa细胞和人胚原代细胞对腺病毒敏感,能引起明显的细胞病变。耐温、耐酸、耐脂溶剂的能力较强,56℃30分钟可被灭活。

人类腺病毒分为A~G共7组,42个血清型;多数可以引起人类呼吸道、胃肠道、泌尿道及眼部感染等。**腺病毒主要通过呼吸道传播**,3、7、11、21、14型等主要引起婴幼儿肺炎和上呼吸道感染;其中

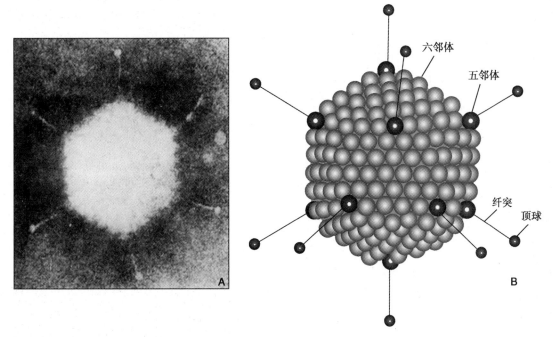

图 25-3　腺病毒电镜形态与结构模式图
A. 病毒形态(负染,×500 000,透射电镜);B. 病毒结构

3 型和 7 型腺病毒为腺病毒肺炎的主要病原。此外,3、7、14 型可以引起咽结膜热(pharyngoconju-nctival fever,PCF),8、19、31 型可以引起**流行性角膜炎**(epidemic keratoconjunctivitis,EKC),40、41 型可以引起儿童病毒性胃肠炎。

　　腺病毒肺炎约占病毒性肺炎的 20% ~ 30%,在北方多见于冬春两季,南方多见于秋季。由于缺乏腺病毒特异抗体,80% 的腺病毒肺炎发生于 6 个月至 2 岁的婴幼儿。潜伏期 3 ~ 8 天。多以骤热(39℃以上)、咳嗽、呼吸困难及发绀等呼吸道症状为主,有时出现嗜睡、惊厥、腹泻、结膜炎,甚至心力衰竭等。学龄前期与学龄期儿童的腺病毒肺炎以持续高热为主,其他症状较轻。主要病理改变是灶性或融合性坏死性肺浸润和支气管炎,还伴有中枢神经系统及心脏的间质性炎症与小血管壁细胞增生反应。

　　根据流行情况和临床表现可初步诊断腺病毒肺炎。用间接免疫荧光技术、ELISA 检测特异性 IgM可以进行快速诊断,但不能进行腺病毒分型。常规咽拭子病毒分离及双份血清抗体检查可用于回顾诊断。以对症治疗和抗病毒治疗为主。尚缺乏有效的抗病毒药物与疫苗。

三、鼻病毒

　　鼻病毒(rhinovirus)属于小 RNA 病毒科(*Picornaviridae*)鼻病毒属(*Rhinovirus*),病毒颗粒由病毒单股正链 RNA 与 VP1 ~ VP4 蛋白组成,呈二十面体立体对称,有 114 种血清型。鼻病毒具有与肠道病毒相似的结构、组成与生物学性状,但有与肠道病毒不同的特点,包括:①鼻病毒需要在 33℃旋转培养条件下,于人胚肾、人胚二倍体细胞或人胚气管培养中增殖;②鼻病毒不耐酸,在 pH 3.0 时迅速被灭活。细胞间黏附分子-1(ICAM-1)是鼻病毒感染细胞的受体。

　　鼻病毒通常寄居于上呼吸道,**可引起成人普通感冒以及儿童的上呼吸道感染、支气管炎等**。潜伏期为 24 ~ 48 小时,临床症状有流涕、鼻塞、头痛、咳嗽,体温升高不明显。多为自限性疾病,1 周左右可自愈。

　　鼻病毒感染后可产生呼吸道局部 sIgA,对同型病毒有免疫力,持续时间短。另外,多个型别的鼻病毒可发生抗原性漂移,因而可引起反复再感染。微生物学检查临床诊断意义不大。干扰素有一定治疗效果。

四、呼肠病毒

呼肠病毒(reovirus)属于呼肠病毒科(*Reoviridae*)呼肠病毒属(*Reovirus*)。病毒直径 60～80nm,基因组为 10 个节段的双链 RNA,外被为二十面体立体对称的双层蛋白质衣壳,无包膜,有 3 个血清型。呼肠病毒对动物具有广泛的致病性,在人类主要引起无症状的感染,少数人可引起胃肠道疾病、上呼吸道疾病和神经系统疾病,较少数病人可能出现严重并发症。

（张凤民）

第二十六章 肠道病毒

肠道病毒（enterovirus）是指经消化道感染和传播、能在肠道中复制、并引起人类相关疾病的胃肠道感染病毒（gastrointestinal infection virus）。肠道病毒虽然主要经消化道传播和感染，但引起的主要疾病却在肠道外，包括脊髓灰质炎、无菌性脑膜炎、心肌炎、手足口病等多种疾病。

肠道病毒在分类学上归属于**小 RNA 病毒科**（*Picornaviridae*）下的肠道病毒属（*Enterovirus*，EV），是一类生物学性状相似、病毒颗粒非常小的**单正链 RNA 病毒**。2016 年，国际病毒命名委员会（ICTV）将小 RNA 病毒科分为 35 个病毒属，其中肠道病毒属下有 7 个病毒种可以感染人类，即甲～丁种肠道病毒（EV-A、B、C、D）和甲～丙种鼻病毒（RV-A、B、C）。**人肠道病毒**（human enterovirus，HEV）是指仅可感染人类的甲～丁种肠道病毒（表 26-1）。虽然甲～丙种鼻病毒也感染人并引起人普通感冒，但不称其为人肠道病毒。

20 世纪 50 年代，人肠道病毒的分类是依据其对人类和实验动物的致病性、体外培养引起的细胞病变效应等，并分为脊髓灰质炎病毒、柯萨奇病毒 A 组和 B 组、埃可病毒等。由于新型肠道病毒不断被发现，原来的血清型标准无法对其归类，ICTV 决定按其发现顺序统一命名，如 EV 68、EV 69、EV 70 和 EV 71 等。迄今已发现**有 100 多种不同血清型的人肠道病毒**，其与病毒种的关系见表 26-1。

表 26-1　人肠道病毒种与相应血清型别

病毒种	病毒血清型
甲种肠道病毒（EV-A）	coxsackievirus（CV）-A2-A8，CV-A10，CV-A12，CV-A14，CV-A16；enterovirus（EV）-A71，EV-A76，EV-A89-A92，EV-A114，EV-A119，EV-A120，EV-A121
乙种肠道病毒（EV-B）	CV-B1-B6；CV-A9；echovirus（E）1-E7，E9，E11-21，E24-E27，E29-E33；EV-B69，EV-B73-B75，EV-B77-B88，EV-B93，EV-B97，EV-B98，EV-B100，EV-B101，EV-B106，EV-B107，EV-B110，EV-B111
丙种肠道病毒（EV-C）	poliovirus（PV）1-3；CV-A1，CV-A11，CV-A13，CV-A17，CV-A19-A22，CV-A 24；EV-C95，EV-C96，EV-C99，EV-C102，EV-C104，EV-C105，EV-C109，EV-C113，EV-C116-C118
丁种肠道病毒（EV-D）	EV-D68，D70，D94，D111

肠道病毒具有以下共同特征：

1. **形态结构**　肠道病毒为**无包膜**的小 RNA 病毒，直径 24～30nm，衣壳为**二十面体立体对称**。基因组为**单正链 RNA**（+ssRNA），长约 7.4kb，两端为保守的非编码区（UTR），中间为 P1、P2 和 P3 连续的一个开放读码框，编码一个约 2200 个氨基酸的大分子前体蛋白。此外，5′端共价结合一小分子蛋白质 VPg，与病毒 RNA 合成和基因组装配有关（图 26-1）。

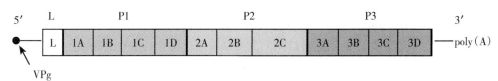

图 26-1　肠道病毒基因结构模式图

2. **培养特性**　多数肠道病毒能在有相应膜受体的易感细胞中增殖,迅速产生细胞病变;但柯萨奇病毒 A 组的某些型别(如 A1、A19 和 A22),只能在新生乳鼠体内增殖。

3. **抵抗力**　对理化因素的**抵抗力较强**,在污水、和粪便中能存活数月;对酸有一定抵抗力,在 pH 3.0~5.0 的酸性条件下作用 1~3 小时还保持稳定;能耐受蛋白酶和胆汁的作用;对乙醚、热和去垢剂有一定抗性,1mol/L $MgCl_2$ 或其他二价阳离子能明显提高病毒对热的抵抗力。

4. **传播途径**　主要经**粪—口途径**传播,以隐性感染多见。虽然肠道病毒在肠道中增殖,却引起多种肠道外感染性疾病,如脊髓灰质炎、无菌性脑膜炎、心肌炎以及急性出血性结膜炎等。一种型别的肠道病毒可引起几种疾病或病征,而一种疾病或病征又可由不同型别的肠道病毒引起。

第一节　脊髓灰质炎病毒

脊髓灰质炎病毒(poliovirus,PV)是**脊髓灰质炎**(poliomyelitis)的病原体,ICTV 将其归属于丙种肠道病毒(EV-C,参见表 26-1)。脊髓灰质炎病毒主要侵犯**脊髓前角运动神经元**,导致**急性弛缓性肢体麻痹**(acute flaccid paralysis,AFP),病人以儿童多见,故亦称**小儿麻痹症**(infantile paralysis)。脊髓灰质炎病毒分为 Ⅰ、Ⅱ、Ⅲ三个血清型(PV1-3),**各型间没有交叉免疫反应**,但 85% 左右的脊髓灰质炎病人均由Ⅰ型病毒引起。通过相应疫苗接种可有效地预防脊髓灰质炎发生,WHO 已将脊髓灰质炎列为第二个在全球消灭的病毒感染性疾病。

一、生物学性状

1. **形态结构**　脊髓灰质炎病毒具有典型的肠道病毒形态,病毒体呈**球形**,直径 22~30 nm,衣壳呈**二十面体立体对称,无包膜**(图 26-2)。病毒衣壳由 32 个相同的壳粒组成,衣壳蛋白由 VP1、VP2、VP3 和 VP4 组成。VP1 为主要外露的衣壳蛋白,与受体具有特殊亲和力,可诱导产生中和抗体。核心为**单正链 RNA,核酸不分节段**。

2. **基因组与编码蛋白**　病毒基因组为**单正链 RNA**,长约 7.4kb。基因组中间为**连续开放读码框**,两端为保守的**非编码区**,非编码区与其他肠道病毒的非编码区具有很高的同源性。此外,5′端共价结合一小分子蛋白质 Vpg(由 22~24 个氨基酸组成),与病毒 RNA 合成和基因组装配有关;3′端带有 polyA 尾,可增强病毒的感染性。病毒 RNA 进入细胞后,可直接作为 mRNA,翻译出一个约 2200 个氨基酸的大分子**多聚蛋白**(polyprotein)前体,然后经酶切后形成病毒结构蛋白 VP1~VP4 和各种功能性蛋白。功能性蛋白包括 2A~2C、3A~3D,其中至少含两个蛋白酶和一个依赖

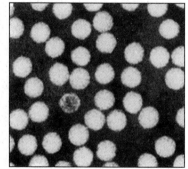

图 26-2　Ⅰ型脊髓灰质炎病毒电镜图(×594 000)

RNA 的 RNA 聚合酶。脊髓灰质炎病毒还产生一种功能性蛋白,可降解真核细胞核糖体 200kD 帽结合蛋白,以此封闭细胞 mRNA 的翻译。

VP1、VP2 和 VP3 暴露在病毒衣壳表面,但 **VP1 是外露的主要衣壳蛋白,与病毒吸附有关**;带有可诱生中和抗体的抗原表位,诱导产生的抗体还可用于对病毒分型。位于衣壳内部的 VP4 在 VP1 与细胞表面受体结合后才被释出,病毒衣壳也随之松动并有助于病毒脱壳,有利病毒基因组穿入细胞。脊髓灰质炎病毒在细胞质中进行生物合成,装配成完整的病毒体后,通过细胞裂解方式释放。

3. **抵抗力**　与其他肠道病毒一样,脊髓灰质炎病毒**对理化因素的抵抗力较强**。在污水和粪便中病毒可存活数月,在胃肠道中能耐受胃酸,蛋白酶和胆汁的作用。脊髓灰质炎病毒对热、干燥较敏感,紫外线和 55 ℃湿热条件下可迅速灭活病毒。含氯(0.1ppm)的消毒剂,如次氯酸钠、二氧化氯等对脊髓灰质炎病毒有较好的灭活效果;有机物对病毒有保护作用,对有机物中的病毒灭活时需要提高消毒

剂的浓度。

二、致病性与免疫性

1. **传染源与传播途径**　传染源是**脊髓灰质炎病人或无症状带毒者**。主要通过**粪—口途径传播**，夏秋季是主要流行季节，1～5 岁儿童为主要易感者，潜伏期一般为 7～14 天。

2. **致病性**　病毒以上呼吸道、口咽和肠道黏膜为侵入门户，先在局部黏膜和咽、扁桃体等淋巴组织和肠道集合淋巴结中增殖，病毒释放入血形成**第一次病毒血症**，扩散至带有受体的靶组织，在淋巴结、心、肝、肾、脾等非神经组织中再次增殖并释放进入血液，引起**第二次病毒血症**。在少数感染者，病毒可以侵入**中枢神经系统**，感染脊髓前角运动神经元、脑干和脑膜组织等。脊髓灰质炎病毒识别的受体为免疫球蛋白超家族的**细胞黏附分子（ICAM）—CD155**，主要在人体脊髓前角细胞、背根节细胞、运动神经元、骨骼肌细胞和淋巴细胞表达，因而限制了脊髓灰质炎病毒感染的宿主细胞范围。脊髓灰质炎病毒引起宿主细胞的**杀细胞效应**，所以细胞损伤是由病毒的直接作用造成的，病人**由于运动神经元损伤而导致肌肉瘫痪**。

脊髓灰质炎病毒感染人体后，**机体免疫力的强弱明显影响其感染的结局**。至少 90% 的感染者因免疫力强或病毒毒力弱，仅表现为**隐性感染**；约 5% 的感染者因血清中有中和抗体，只发生顿挫感染，病人出现发热、头痛、乏力、咽痛和呕吐等非特异性症状，并迅速恢复；约 1%～2% 的感染者因病毒毒力强或中和抗体少，病毒侵入中枢神经系统和脑膜，产生**非麻痹型脊髓灰质炎**或**无菌性脑膜炎**（aseptic meningitis），出现颈背强直、肌痉挛等症状。只有 0.1%～2.0% 的感染者产生最严重的结局，包括暂时性肢体麻痹或**永久性弛缓性肢体麻痹**，其中以下肢麻痹多见；极少数病人发展为**延髓麻痹**，导致呼吸功能、心脏功能衰竭而死亡。脊髓灰质炎流行期间，进行扁桃体摘除、拔牙等手术或其他各种疫苗接种等，均可增加麻痹病例的发生。另外，成人脊髓灰质炎的病情往往比儿童病人严重。

由于脊髓灰质炎疫苗的广泛使用，脊髓灰质炎病毒野毒株所致的病例已显著减少，仅见于少数国家和地区；但**疫苗相关麻痹型脊髓灰质炎**（vaccine-associated paralytic poliomyelitis，VAPP）病例在全世界每年都有发生，日益受到关注。疫苗相关麻痹型脊髓灰质炎主要由疫苗中毒力恢复的 Ⅱ 型和 Ⅲ 型病毒引起，病人以免疫功能低下的人群多见。另外，还需警惕**疫苗衍生脊髓灰质炎病毒**（vaccine-derived poliovirus，VDPV）所致的病例，世界各地都有发生。

3. **免疫性**　人体感染脊髓灰质炎病毒后，病人可获得长期而**牢固的型特异性免疫**，主要以体液免疫的**中和抗体为主**。**黏膜局部的 sIgA** 可阻止脊髓灰质炎病毒在咽喉部、肠道内的吸附，阻断病毒经粪便排出播散；**血清中和抗体**（IgG、IgM）可阻止脊髓灰质炎病毒侵入中枢神经系统。血液中的抗脊髓灰质炎病毒的 IgG 抗体可经胎盘由母亲传给胎儿，故出生 6 个月以内的婴儿较少发生脊髓灰质炎。

三、微生物学检查法

1. **病毒分离与鉴定**　取病人粪便、咽拭子、血液标本，经抗生素处理后接种于原代猴肾细胞或人源性传代细胞。病毒在细胞质中复制，培养 7～10 天后出现典型的细胞病变，再用中和试验进一步鉴定病毒的血清型别。

2. **血清学试验**　取病人发病早期和恢复期双份血清，做中和试验检测血清中的抗体效价。若恢复期血清特异性抗体效价有 4 倍或以上增长，则有诊断意义。亦可检测血清中特异性 IgM 抗体，以作出近期感染的诊断。

3. **病毒基因组检测**　采用核酸杂交、PCR 等分子生物学方法，可检测病人咽拭子、粪便等标本中的病毒基因组而进行快速诊断。同时可进行病毒基因组测序，并根据核苷酸序列的差异或酶切位点的不同来区别病毒的疫苗株与野毒株。

四、防治原则

自 20 世纪 50 年代中期以来,**灭活脊髓灰质炎疫苗**(inactivated polio vaccine,IPV,Salk vaccine)和**口服脊髓灰质炎减毒活疫苗**(live oral polio vaccine,OPV,Sabin vaccine)相继问世并得以广泛应用,使脊髓灰质炎发病率显著下降,绝大多数发达国家已消灭了脊髓灰质炎病毒野毒株。1988 年 8 月,WHO 在 41 届世界卫生大会上,提出"2000 年在全球消灭脊髓灰质炎的决议",全球脊髓灰质炎发病率进一步下降。2001 年 10 月,WHO 宣布我国为亚太地区第二批消灭脊髓灰质炎的国家之一。但在非洲、中东和亚洲的少数发展中国家仍有野毒株的存在,因此疫苗主动免疫仍需继续加强,以尽早实现 WHO 提出的在全球消灭脊髓灰质炎的目标。

1. **人工主动免疫**　人工主动免疫就是使用 IPV 和 OPV,特异性预防脊髓灰质炎。IPV 和 OPV 都是三型脊髓灰质炎病毒的混合疫苗,免疫后都可获得针对三个血清型病毒的保护性抗体。OPV 口服免疫类似自然感染,既可诱发血清抗体,预防麻痹型脊髓灰质炎的产生,又可刺激肠道局部产生 sIgA,阻止野毒株在肠道的增殖和人群中的流行。此外,口服 OPV 后,病毒会在咽部存留 1~2 周,并从粪便中排出达数周,而疫苗病毒的传播可使接触者产生间接免疫。我国自 1986 年起实行卫生部颁布的免疫程序,即 2 个月龄开始连服三次 OPV,每次间隔一个月;4 岁时加强一次的免疫程序,可形成和保持持久免疫力。IPV 通过肌内注射接种,具有接种剂量大、不能产生肠道局部免疫、使用不方便等缺点,使其曾一度被 OPV 所代替。但目前改进的增效 IPV 可使 99%~100% 接种者产生针对三型病毒的抗体,也能诱导低水平的黏膜免疫。该 IPV 疫苗在欧洲多个国家使用后,已经在这些国家中控制并消灭了脊髓灰质炎,充分证明了 IPV 的有效性。

由于 OPV 热稳定性差,保存、运输、使用要求高,还有病毒毒力返祖的可能,特别是近年部分国家发生了 VAPP。因此,新的免疫程序建议首先使用 IPV 免疫两次,然后再口服 OPV 进行全程免疫,可消除或降低 VAPP 发生的危险。

2. **人工被动免疫**　人工被动免疫就是使用免疫球蛋白进行紧急预防。对脊髓灰质炎流行期间与病人有过密切接触的易感者,注射 10% 丙种球蛋白[0.3~0.5/(kg·d)],可以避免发病或减轻症状。

第二节　柯萨奇病毒和埃可病毒

柯萨奇病毒(Coxsackievirus,CV)是 1948 年从纽约州 Coxsackie 镇临床诊断为脊髓灰质炎的患儿粪便中分离到的一组病毒,分属于甲、乙、丙种肠道病毒(EV-A、B、C,参见表 26-1)。**埃可病毒**(echovirus)亦称人肠道致细胞病变孤儿病毒(enteric cytopathogenic human orphan virus,ECHO),现归属于乙种肠道病毒(EV-B,参见表 26-1)。柯萨奇病毒和埃可病毒的形态、生物学性状以及感染过程、免疫特性等均与脊髓灰质炎病毒相似。

根据柯萨奇病毒对乳鼠的致病特点和对细胞培养的敏感性不同,可将其分为 A、B 两组。A 组柯萨奇病毒(CVA)有 1~22 和 24 等 23 个血清型,感染乳鼠后引起肌肉松弛型麻痹,部分型别(如 A1、A19 和 A22)不能在培养细胞中生长;B 组柯萨奇病毒(CVB)有 1~6 等六个血清型,感染乳鼠后引起肌肉痉挛型麻痹,能在多种培养细胞中生长。埃可病毒包括 1~9,11~27,29~33 等 31 个血清型。

柯萨奇病毒和埃可病毒的血清型别很多,分布广泛,感染人的机会多。柯萨奇病毒和埃可病毒的受体分布于多种组织和细胞,包括中枢神经系统、心、肺、胰、黏膜、皮肤等,因而引起的疾病谱复杂。柯萨奇病毒和埃可病毒主要通过**粪—口途径传播**,但也可经呼吸道或眼部黏膜感染。其致病的显著特点是:**病毒主要在肠道中增殖,却很少引起肠道疾病;不同的肠道病毒可引起相同的临床疾病**,如散发性脊髓灰质炎样麻痹症、无菌性脑膜炎、脑炎、轻型上呼吸道感染等;**同一型病毒也可引起几种不同的临床疾病**,相关内容的总结见表 26-2。

表 26-2　人肠道病毒感染的临床病症和常见的病毒型别

临床病症	脊髓灰质炎病毒	柯萨奇病毒	埃可病毒	新型肠道病毒
麻痹症	1~3	A7,9;B2~5	2,4,6,9,11（可能 1,7,13,14,16,18,31）	70,71
无菌性脑膜炎	1~3	A2,4,7,9,10;B1~6	1~11,13~23,25,27,28,30,31	70,71
无菌性脑炎		B1~5	2,6,9,19（可能 3,4,7,11,14,19,20）	70,71
疱疹性咽峡炎		A2~6,8,10		
手足口病		A5,10,16		71
皮疹		A4,5,6,9,16;B5	2,4,6,9,11,16,18（可能 1,3,5,7,12,14,19,20）	
流行性胸痛		A9;B1~5	1,6,9	
心肌炎,扩张型心肌病		A4,16;B1~5	1,6,9,19	
急性结膜炎		A24		
急性出血性结膜炎				70
感冒		A21,24;B4,5	4,9,11,20,25 可能（1~3,6~8,16,19,22）	
肺炎		A9,16;B4,5		68
腹泻		A18,20,21,22,24	18,20	
肝炎		A4,9;B5	4,9	
发热	1~3	B1~6		
新生儿全身感染		B1~5	3,4,6,9,17,19	
病毒感染后疲劳综合征		B 组		

由于柯萨奇病毒和埃可病毒的生物学性状相似,所以主要介绍它们所致疾病的特点。

1. **心肌炎和扩张型心肌病**　柯萨奇病毒 B 组（CVB）**是病毒性心肌炎**（viral myocarditis）**常见的病原体**,可引起成人和儿童的原发性心肌病,约占心脏病的 5%。在心肌炎和扩张型心肌病（dilated cardiomyopathy,DCM）病人的心肌组织中,都检查到肠道病毒基因组 RNA;CVB 的 $2A^{pro}$ 可破坏肌养蛋白（dystrophin）,而肌养蛋白的破坏可导致扩张型心肌病。病毒性心肌炎散发流行于成人和儿童,但**新生儿患病毒性心肌炎死亡率高**。其致病机制可能是通过直接作用和免疫病理机制而引起心肌细胞的损伤,部分病人可演变为扩张型心肌病。多数病人一般先有短暂的发热、感冒症状,或恶心、呕吐、腹泻等症状,继而出现心脏病的相应症状。

2. **手足口病**　手足口病（hand-foot-mouth disease,HFMD）主要由 **A 组柯萨奇病毒 16 型**（CVA16）**和肠道病毒 71 型**（EV71）引起,但 EV71 曾引起过多次大流行,其重症率和病死率均高于柯萨奇病毒 A16 所致的手足口病。手足口病好发于 6 个月至 3 岁的儿童,疾病的特点为手、足、臀部皮肤的皮疹和口舌黏膜水疱疹等,可伴有发热。手足口病的流行季节以夏秋季多见,详见本章第三节。

3. **无菌性脑膜炎**　几乎所有的肠道病毒都与**无菌性脑膜炎**（aseptic meningitis）、**脑炎和轻瘫**有关,但多由 CVB 和 CVA7、CVA9 引起。无菌性脑膜炎病人先出现的症状为发热,头痛和全身不适,然后出现颈项强直和脑膜刺激症状等。肠道病毒所致的无菌性脑膜炎几乎每年夏秋季均有发生,而且埃可病毒 3、11、18、19 型,肠道病毒 71 型等所致的病毒性脑膜炎曾引起过暴发性流行。

4. **疱疹性咽峡炎**　疱疹性咽峡炎（herpangina）主要由 A 组柯萨奇病毒的 2~6、8、10 型引起,以夏秋季节多见,病人主要为 1~7 岁儿童。典型症状是发热、咽痛,在软腭、悬雍垂周围出现水疱性溃疡损伤。

5. **流行性胸痛**　流行性胸痛（pleurodynia）通常由**柯萨奇 B 组病毒**引起,突出的症状是突发性发热和单侧胸痛,胸部 X 射线检查多无异常;散发性胸痛则可由其他肠道病毒引起。

6. 眼病 主要见于由**柯萨奇病毒 A24 型**引起的**急性结膜炎**(acute conjunctivitis)和**肠道病毒 70 型**引起的**急性出血性结膜炎**(acute hemorrhage conjunctivitis),临床表现为结膜充血和水肿,分泌物增多,结膜下出血等。

此外,肠道病毒感染还可能与病毒感染后疲劳综合征、Ⅰ型糖尿病等有关。

柯萨奇病毒和埃可病毒感染人体后,可以刺激机体产生型特异性的保护性抗体,形成**针对同型病毒的持久免疫力**。

由于柯萨奇病毒和埃可病毒所致疾病的临床症状和病毒型别均具有多样性,因此仅根据临床表现不能作出病因诊断,**确诊必须依赖于微生物学检查**。标本可采取病人的咽拭、粪便、脑脊液等。除柯萨奇 A 组病毒的少数几个型别必须在乳鼠中增殖外,其余病毒均可在易感细胞中增殖,产生典型的细胞病变。一般是先用细胞培养分离到病毒后,再用中和试验进行鉴定和分型,这也是鉴定肠道病毒的常用方法,但敏感性较低。也可采用单克隆抗体建立的间接免疫荧光法检测病毒抗原,用 ELISA 方法检测抗病毒抗体,RT-PCR 方法检测病毒核酸等进行快速诊断。

目前尚无有效疫苗用于预防,也没有特效的治疗药物。

第三节 新型肠道病毒

新型肠道病毒(new enteroviruses)是指 1969 年以后陆续分离到的肠道病毒,并按其发现的顺序统一命名,目前包括 68、69、70 和 71 等多种型别。这些病毒与其他肠道病毒有相似的形态、结构、基因组及理化特性,也可以在猴肾细胞中培养,但在抗原性方面,它们与脊髓灰质炎病毒、柯萨奇病毒和埃可病毒有着明显的不同。新型肠道病毒主要经粪—口途径传播,可引起多种神经系统疾病以及机体其他部位的疾病。

一、肠道病毒 68 和 69 型

肠道病毒 68 型是从呼吸道感染患儿的标本中分离获得,主要与儿童毛细支气管炎和肺炎有关。肠道病毒 69 型是从健康儿童的直肠标本中分离得到,其致病性目前尚不清楚。

二、肠道病毒 70 型

肠道病毒 70 型(EV70)虽不能感染肠道黏膜细胞,但可以直接感染眼结膜,是人类**急性出血性结膜炎**(acute hemorrhagic conjunctivitis)主要的病原体。EV70 复制的最适温度为 33 ~ 35℃。急性出血性结膜炎俗称"红眼病",非洲和东南亚等地是该病最早的流行地区,现在世界各地均有报道。急性出血性结膜炎以点状或片状的突发性结膜下出血为特征,主要通过接触传播,传染性较强,病人以成人多见。该病的潜伏期为 1 ~ 2 天,临床病程约 1 ~ 2 周;在疾病的早期容易从结膜中分离到病毒。治疗以对症处理为主,干扰素滴眼液有较好的治疗效果。

三、肠道病毒 71 型

肠道病毒 71 型(EV71)是 1969 年首次从美国加利福尼亚州的患中枢神经系统疾病的婴儿粪便标本中分离到的,此后在世界范围内出现多次 EV71 感染导致的手足口病流行。

1. 生物学性状 EV71 的生物学性状与其他肠道病毒相似,病毒颗粒为典型的小 RNA 病毒颗粒。在体外细胞培养时,EV71 存在空心(empty,E)和实心(full,F)两种病毒颗粒,E 颗粒为空心的缺陷结构,F 颗粒是实心的成熟病毒颗粒。

EV71 基因组全长约 7.4kb(7.2 ~ 8.5kb),为单股正链 RNA,含有丰富的腺嘌呤核苷酸和尿嘧啶核苷酸。基因组中只有一个开放阅读码框,编码由 2194 个氨基酸组成的多聚蛋白。根据病毒衣壳蛋白 VP1 核苷酸序列的差异,可将 EV71 分为 A、B、C 三个基因型,各型间至少存在 15% 核苷酸序列的差异；B 和 C 型各自包括 B1～B5 和 C1～C5 五个亚型。A 型多流行于美国，B 型和 C 型呈全球分布，**我国大陆传播较为广泛的是 C4 型**。

培养 EV71 的细胞有 Vero 细胞（非洲绿猴肾细胞）和 RD 细胞（横纹肌肉瘤细胞）。病毒液接种 RD 细胞三天后，可逐渐观察到 RD 细胞变圆、分散、胞质内颗粒增加、细胞从管壁脱落等现象（图 26-3）。也可用敏感的实验动物进行病毒培养和分离，常用 1～3 日龄的 ICR 乳鼠进行。EV71 经腹腔途径感染乳鼠后，小鼠出现精神萎靡、肢体麻痹瘫痪、消瘦、死亡等现象，并可在病变最明显的脑组织中分离到病毒或检测到病毒 RNA。

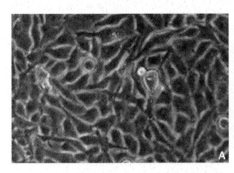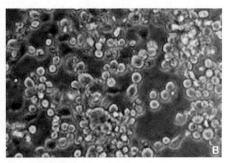

图 26-3 EV71 在 RD 细胞中所致的细胞病变效应（×200）

A. 正常细胞；B. 病变细胞

目前已经报道的 EV71 受体有人类清道夫受体 B2（Scavenger receptor B2，SCAR-B2）、P 选择素的糖蛋白配体 1（P-selecting glycoprotein ligand-1，PSGL-1，CD162）和唾液酸多聚糖。病毒受体广泛分布于白细胞、内皮细胞和神经细胞表面，因此 EV71 感染常**累及中枢神经系统**，且感染具有**较高的重症率和病死率**。

EV71 抵抗力较强，能够耐受胃酸、胆汁，在室温下可存活数天。能够抵抗乙醚和三氯甲烷等有机溶剂，还能够抵抗 70% 乙醇和 5% 甲酚皂溶液等常用的消毒剂；但对 56℃ 以上的高温、氯化消毒、甲醛和紫外线的抵抗力较差。

2. **致病性** EV71 的传染源是病人和无症状带毒者，经粪—口途径、呼吸道飞沫或直接接触传播。EV71 可引起**手足口病（HFMD）**、疱疹性咽峡炎和无菌性脑膜炎等多种疾病，严重感染者可引起死亡。

病毒侵入人体后，在淋巴组织中增殖后入血，形成第一次病毒血症。病毒经血循环带到器官和组织中大量繁殖，再次入血形成第二次病毒血症。病毒在侵入部位大量繁殖可引起严重病变。

EV71 感染者多表现为隐性感染，有症状的显性感染者多为 6 个月～5 岁的婴幼儿。病人表现为发热，1～2 天后在手、足、唇和口腔黏膜、臀部等出现皮疹或疱疹，即手足口病。**手足口病是一种急性传染病**，我国于 1981 年首次报道此病，1995 年分离到 EV71，是我国近年来手足口病的主要病原体，并呈持续流行状态，已经成为我国**严重的公共卫生问题之一**，2008 年 5 月被列入法定丙类传染病。EV71 也可引起疱疹性咽峡炎。少数病人可并发无菌性脑膜炎、脑干脑炎、急性迟缓性麻痹和心肌炎等，病后可出现一过性或终生后遗症。重症患儿病情进展快，可因心肺功能衰竭及急性呼吸道水肿而死亡。

手足口病可由 20 多种肠道病毒引起，包括柯萨奇病毒、埃可病毒和新型肠道病毒等，但以 EV71 和 CVA16 常见。手足口病是全球性传染病，已有的流行病学资料显示，手足口病的重症、危重症和死亡病例多由 EV71 感染引起，其中神经源性肺水肿（neurogenic pulmonary edema，NPE）是 EV71 感染所致的重要并发症和病人死亡的主要原因。

3. **免疫性** 固有免疫和适应性免疫中的体液免疫和细胞免疫均参与抗 EV71 免疫，≤6 个月的婴儿因为从母亲获得有 IgG 型抗体，对 EV71 感染具有一定免疫力。机体被 EV71 感染后，可以诱生

抗-VP1 的特异性中和抗体。

4. **微生物学检查**   EV71 是所有肠道病毒中难以鉴别的病毒之一,因为其所致的中枢神经系统疾病与脊髓灰质炎病毒类似,而引起的 HFMD 难与柯萨奇病毒 A16 区分。EV71 的微生物学检查方法主要有以下三类。

(1)病毒分离培养和鉴定:采集病人粪便或疱疹液标本,接种易感细胞培养后进行病毒学鉴定。EV71 的分离培养具有费力、繁琐、耗时长、不能达到早期诊断要求等缺点,故临床实验诊断不常用。

(2)病毒核酸检测:采用 RT-PCR 等分子生物学方法,检测标本中的 EV 71 的基因组 RNA,具有快速、简单、敏感性高等优点,是目前比较常用的检测方法。

(3)血清学诊断:检测抗-EV71 的 IgM 型抗体,可对 EV71 的近期感染进行诊断。对已知病毒血清型的感染者/病人,可采集发病早期和恢复期双份血清标本进行病毒中和试验,若血清抗体效价有 4 倍或以上增长,具有诊断意义。

5. **防治原则**   目前我国**已有 EV71 疫苗**,可用于 EV71 感染所致手足口病的预防。针对手足口病尚无特效的抗病毒药物和特异性治疗手段,一般都采用常规的抗病毒和对症处理的方法。多数病人一周左右痊愈,但重症病人需住院治疗,而且要密切注意病情变化,才能减少患儿的死亡。

(李明远)

第二十七章 急性胃肠炎病毒

急性胃肠炎病毒(acute gastroenteritis virus)是指经消化道感染和传播、主要引起急性肠道内感染性疾病的胃肠道感染病毒,也是人类**食源性疾病**(foodborne disease)的主要病原体。急性胃肠炎病毒包括**轮状病毒、杯状病毒、星状病毒和肠道腺病毒**(表27-1)。这些病毒虽然基因组各异,并分别属于不同的病毒科,但它们所致的急性胃肠炎的临床表现却很相似,均以**腹泻和呕吐**症状为主。不同的急性胃肠炎病毒感染的**流行方式**明显不同,大致分为两类:一类是引起**5岁以内的小儿腹泻**,另一类是引起**与年龄无关的暴发流行**。

表27-1　急性胃肠炎病毒的分类及其所致疾病

病毒名称	大小(nm)	核酸类型	所致的主要疾病
轮状病毒	60~80	双链RNA	
A组			流行性婴幼儿严重腹泻,是最常见的病原体
B组			儿童和成人腹泻
C组			散发性儿童腹泻
杯状病毒	27~38	单正链RNA	散发性婴幼儿和儿童腹泻
星状病毒	28~30	单正链RNA	散发性婴幼儿和儿童腹泻
肠道腺病毒	70~75	双链DNA	流行性婴幼儿严重腹泻,是常见的病原体之一

第一节　轮　状　病　毒

轮状病毒(rotavirus)是因为电镜下的病毒颗粒形态酷似"车轮状"而被命名的。1973年,澳大利亚学者Bishop等对儿童急性胃肠炎的病毒进行了详细描述;1974年,Flewett通过电子显微镜首次观察到该病毒颗粒并命名;1978年,该命名得到国际病毒命名委员会的认可;1983年,我国病毒学家洪涛发现了成人轮状病毒(adult diarrhea rotavirus,ADRV)。轮状病毒在分类学上归属于**呼肠病毒科**(*Reoviridae*),是引起人类、哺乳动物和鸟类腹泻的重要病原体。依据病毒结构蛋白VP6的抗原性,将轮状病毒分为A~G七个组,其中**A组轮状病毒**是世界范围内**婴幼儿重症腹泻最常见的病原体**,也是婴幼儿死亡的主要原因之一;**B组轮状病毒**引起成人腹泻,病死率低。

一、生物学性状

1. **形态结构**　轮状病毒颗粒呈球形,直径60~80nm。病毒衣壳呈**20面体立体对称**,具有内外**双层衣壳,无包膜**。负染后在电镜下观察,**病毒外形酷似"车轮状"**(图27-1)。轮状病毒腹泻病人粪便中可见三种类型的病毒颗粒。①光滑型颗粒:结构完整,直径75nm,表面光滑,具有感染性;②粗糙型颗粒:直径50nm,丢失外衣壳,暴露出车轮状辐条,没有感染性;③单层颗粒:直径37nm,常缺少基因组RNA,也没有感染性。

2. **基因组及其编码蛋白**　病毒体核心含有病毒核酸和依赖RNA的RNA多聚酶。病毒**基因组为双链RNA**(dsRNA),由11个**基因片段**(segment)组成,总长约18.55 kb。每个片段含一个可读框(ORF),编码一种病毒特异性蛋白(viral protein,VP)。**轮状病毒的结构蛋白有六种**,包括内部核心蛋

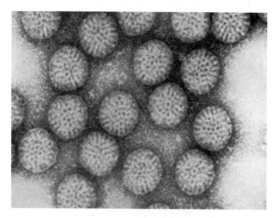

图 27-1 轮状病毒电镜图

白、主要内衣壳蛋白和外衣壳蛋白。**内部核心蛋白 VP1 ~ VP3** 由片段 1 ~ 3 分别编码,为病毒依赖 RNA 的 RNA 多聚酶、转录酶和与帽状 RNA 转录子形成有关的蛋白,在病毒复制中发挥转录酶和复制酶的作用。**主要内衣壳蛋白 VP6** 由片段 6 编码,约占病毒总蛋白的 51%,抗原具有组和亚组特异性。**外衣壳蛋白 VP4 和 VP7** 由片段 4 和 9 分别编码,VP4 为病毒的血凝素,**对蛋白酶敏感**,与病毒吸附到易感细胞表面和增强穿入有关,是**重要的中和抗原**;VP7 为表面糖蛋白,亦为中和抗原,决定病毒的血清型。

轮状病毒的非结构蛋白(non-structural protein, NSP)有五种(NSP1 ~ 5),由基因片段 5、7、8、10 和 11 分别编码。**NSP 为病毒复制的功能性酶或调节蛋白**,在病毒复制和致病性中发挥着重要作用,如 NSP1 和 NSP2 是核糖核酸结合蛋白;NSP4 是病毒性肠毒素,与引起腹泻有关。

轮状病毒基因组片段在进行**聚丙烯酰胺凝胶电泳**(polyacrylamide gel electrophoresis,PAGE)时,由于迁移率的不同而形成**特征性的电泳图谱**,不同轮状病毒的电泳图谱不同,据此可对轮状病毒进行快速鉴定(图 27-2)。

3. **分组与分型**　根据主要内衣壳蛋白 VP6 的抗原性,将轮状病毒分为 **A ~ G 七个组**,其中 A、B、C 组与人腹泻有关。A 组轮状病毒还可根据 VP6 蛋白的差异再分为四个亚组(Ⅰ、Ⅱ、Ⅰ+Ⅱ、非Ⅰ非Ⅱ)。此外,A 组轮状病毒根据型特异性抗原 VP7 的不同,可分为 **14 个 G 血清型**(亦称 VP7 血清型);根据 VP4 抗原的不同,将其分为至少 **20 个 P 血清型**(亦称 VP4 血清型)。

4. **培养特性**　体外培养轮状病毒时常选用**非洲绿猴肾细胞 MA-104**,标本接种前宜用胰蛋白酶(10μg/ml)处理,使 VP4 裂解成 VP5 和 VP8 两个片段,以增加病毒穿入细胞的能力。培养过程中可加入低浓度胰酶(0.5 ~ 1.0μg/ml),并逐日观察细胞病变效应。

5. **抵抗力**　轮状病毒**对理化因素的抵抗力较强**,耐酸、耐碱,能在 pH 3.5 ~ 10 的环境中存活。耐乙醚、三氯甲烷和反复冻融。在室温下相对稳定,在粪便中可存活数天到数周,但 55℃ 30 分钟可被灭活。

二、致病性与免疫性

1. **致病性**　轮状病毒流行呈世界性分布,A ~ C 组轮状病毒能引起人类和动物腹泻,D ~ G 组病毒只引起动物腹泻。全世界每年约有上亿的婴幼儿患轮状病毒性腹泻,死亡近 60 万人,主要分布在发展中国家。

A 组轮状病毒感染最为常见,是引起 6 个月 ~ 2 岁婴幼儿严重胃肠炎的主要病原体,占病毒性胃肠炎的 80% 以上,也是导致婴幼儿死亡的主要原因之一。传染源是病人和无症状带毒者,主要通过**粪—口途径传播**,也可通过呼吸道传播。潜伏期为 1 ~ 4 天。轮状病毒腹泻多发于深秋和初冬季节,在我国常被称为**"秋季腹泻"**。

轮状病毒的致病机制是病毒经胃肠道侵入人体后,在小肠黏膜绒毛细胞的胞质内增殖,并损伤其转运机制。增殖的大量子代病毒释放到肠腔后再感染其他细胞,造成**小肠上皮细胞微绒毛萎缩、脱落**

图 27-2　轮状病毒 RNA
片段电泳图

A:人 A 组轮状病毒　B:人
B 组轮状病毒

和细胞溶解死亡,使肠道吸收功能受损。轮状病毒的 NSP4 有肠毒素样的作用,可刺激细胞内钙离子浓度升高,通过相关信号通路引发肠液过度分泌和重吸收减少,出现严重腹泻。

轮状病毒腹泻的典型症状是**水样腹泻**(每日可达 5 ~ 10 次以上)、**发热、腹痛、呕吐,最终导致脱水**。轮状病毒**感染多为自限性**,一般可完全恢复。病情严重者可出现脱水和酸中毒,若不及时治疗,可导致患儿死亡,死亡的主要原因是严重脱水和电解质紊乱。若儿童营养不良,病毒感染后容易出现严重病情。

B 组轮状病毒是引起**成人病毒性腹泻**的病原体,曾在我国出现过暴发流行。传播途径亦是粪—口途径,主要感染者为 15 ~ 45 岁的青壮年。潜伏期为 2 天左右,病程 2.5 ~ 6 天。临床症状为**黄水样腹泻、腹胀、恶心和呕吐**。成人轮状病毒腹泻多为自限性,可完全恢复,病死率低。

C 组轮状病毒在儿童腹泻中多呈散发,发病率很低,偶见暴发流行。

2. **免疫性** 机体被轮状病毒感染后可诱生型特异性抗体,而且 90% 的三岁儿童有抗轮状病毒抗体(一种血清型或多种血清型),包括 IgM、IgG 和 sIgA 类抗体,对同型病毒再感染有保护作用,其中肠道 sIgA 最为重要。由于诱生的抗体对其他型别的轮状病毒的保护作用弱,加上婴幼儿免疫系统发育尚不完善,sIgA 含量低,所以婴幼儿病愈后还可重复感染。抗轮状病毒的细胞免疫具有交叉保护作用。

三、微生物学检查

1. **电镜检测病毒颗粒** 由于在轮状病毒腹泻高峰时,病人粪便中存在大量病毒颗粒(一般可达 10^{10}/每克粪便);取粪便作**直接电镜或免疫电镜**检查,容易检出轮状病毒颗粒,是一种快速可靠的检测方法。

2. **病毒核酸检测** 从粪便标本中提取病毒 RNA,进行聚丙烯酰胺凝胶电泳,根据轮状病毒 11 个基因片段特殊分布图形(图 27-2)进行分析判断,在临床诊断和流行组别判断中均具有重要意义。RT-PCR 方法检测轮状病毒核酸不仅敏感性高,还可设计不同引物进行 G、P 血清型别的鉴定。

3. **病毒抗原检测** 可采用放射免疫技术、直接或间接 ELISA 方法检测粪便上清液中的轮状病毒抗原,具有敏感、特异和快速的优点,也可对轮状病毒进行分型。

4. **病毒的分离培养** 临床标本可用胰蛋白酶处理后,接种原代猴肾细胞或传代猴肾上皮细胞 MA-104 进行病毒分离。但因病毒分离鉴定过程复杂,时间长、费用高,很少用于轮状病毒感染的实验诊断。

四、防治原则

对轮状病毒感染的预防以管理传染源和切断传播途径为主,其中消毒污染物品和加强洗手环节是重要措施。轮状病毒疫苗研究主要集中在**减毒活疫苗**,已经进入临床试验的疫苗有轮状病毒牛株和猴株、轮状病毒新生儿株、猴—人和牛—人轮状病毒重配株等。这些疫苗可刺激机体产生特异性抗体,取得有效的保护效果。

对病人的治疗主要是及时输液,补充血容量,纠正电解质紊乱和酸中毒等支持疗法,以减少婴幼儿的病死率。也可辅以益生菌制剂和肠黏膜保护剂等,可促进病人的康复。

第二节 杯 状 病 毒

杯状病毒(calicivirus)颗粒呈**球形**,直径约 27 ~ 38nm。杯状病毒基因组为**单正链 RNA**(+ssRNA),长度约 7.3 ~ 7.7kb;衣壳呈**二十面体立体对称,无包膜**。杯状病毒科包括 4 个属,即诺如病毒属(*Norovirus*)、札幌病毒属(*Sapovirus*)、囊泡病毒属(*Vesivirus*)和兔病毒属(*Lagovirus*);可引起人类急性病毒性胃肠炎的杯状病毒是**诺如病毒属**和**札幌病毒属**,它们是除轮状病毒外的人类病毒性腹泻的主要病原体。

1. 诺如病毒　诺如病毒以往被称为小圆状结构病毒(small round structure virus，SRSV)，其原型(prototype)病毒为**诺瓦克病毒**(Norwalk virus)。诺瓦克病毒是1968年在美国俄亥俄州诺瓦克镇(Norwalk)一所小学暴发流行的急性胃肠炎病人粪便中首次发现的病原体，故名；ICTV在1990年将其归类于杯状病毒，但2002年又将其重新命名为**诺如病毒**(Norovirus)，Norovirus是由Norwalk virus缩拼而成。

诺如病毒体直径27nm，二十面体立体对称，无包膜。病毒基因组和抗原成分呈高度多样性，依据病毒RNA聚合酶和衣壳蛋白的核苷酸序列，目前将其分为5个基因群(gene group Ⅰ～Ⅴ)，同一基因群可进一步再分为不同基因型(genotype)，如基因群Ⅱ的病毒株可分为19个基因型，其中Ⅱ群4型(GⅡ4)是感染人类最主要的型别。同一基因群病毒株核酸序列差异小于45%，同一基因型病毒株核酸序列差异小于15%。诺如病毒在细胞质中进行复制，但至今尚不能人工培养，除能感染黑猩猩外没有其他动物模型。诺如病毒对热、乙醚和酸稳定，60℃ 30分钟仍有感染性，对污染物可用去污剂与次氯酸钠联合进行消毒。

诺如病毒是全球引起**急性病毒性胃肠炎暴发流行的主要病原体之一**，在美国约85%以上的急性非细菌性胃肠炎的暴发与诺如病毒有关，我国也有暴发流行的报道。诺如病毒急性胃肠炎的高发季节为秋冬季，**可感染任何年龄组人群。病人、隐性感染者及健康带毒者均可为传染源**，但污染的水和烹制不当的食品(如海鲜、冷饮、凉菜等)也是常见的原因。**粪—口为主要传播途径**，也可通过呕吐物的气溶胶传播。诺如病毒传染性强，人群普遍易感；在人口聚集的学校、幼儿园、医院等场所容易引起暴发流行，从而成为**突发公共卫生问题**。诺如病毒感染后引起小肠绒毛轻度萎缩和黏膜上皮细胞的破坏。诺如病毒感染的潜伏期约24～48小时，然后突然发病，恶心、呕吐、腹痛和水样腹泻，症状通常持续1～3天。多数感染者呈自限性，预后较好，**无死亡病例发生**。诺如病毒感染人体后可诱生相应抗体，仅有一定的保护作用，不足以抵抗再次感染，但再次感染通常无症状。

2. 札幌病毒　札幌病毒(Sapovirus，SV)因其表面有典型的杯状凹陷，棱高低不平，故被称为"**典型杯状病毒**"(classic calicivirus)；也曾被称为"沙坡病毒"。札幌病毒是日本学者Chiba等1977年在札幌某托儿所腹泻患儿的研究中被证实的，该病毒为引起该托儿所腹泻暴发的病原体。然后被国际病毒命名委员会命名为札幌病毒。札幌病毒**主要引起5岁以下小儿腹泻**，但发病率很低，其临床症状类似轻症的轮状病毒感染。

3. 杯状病毒的微生物学检查及防治　发病急性期(48～72小时)采集标本，通过免疫电镜可从粪便中浓缩和查见病毒颗粒。诺如病毒的ELISA检测方法已经建立，既可检测标本中的病毒抗原，也可检测病人血清中特异性抗体。杯状病毒核酸检测可采用核酸杂交和RT-PCR方法，核酸检测是杯状病毒感染微生物学检测的主要方法。目前尚无有效疫苗，提高个人卫生和食品安全是预防杯状病毒感染的主要措施。诺如病毒感染一般不需要住院治疗，病人可口服补液防止脱水，重症病人需要静脉补液和对症治疗。

第三节　星状病毒和肠道腺病毒

轮状病毒和杯状病毒是引起人类病毒性腹泻的主要病原体，而人星状病毒和肠道腺病毒感染也可引起人类急性胃肠炎。

1. 星状病毒　星状病毒(astrovirus)包括**哺乳动物星状病毒属**(*Mamastrovirus*)和**禽星状病毒属**(*Avastrovirus*)，前者有19种病毒，如人星状病毒、牛星状病毒等，主要引起哺乳类动物的急性胃肠炎；后者包括3个种，如鸡星状病毒、鸭星状病毒等，主要引起禽和鸟类动物的急性胃肠炎。人星状病毒是1975年从腹泻的婴儿粪便中分离得到的，病毒颗粒呈**球形**，直径28～30nm，**无包膜**，电镜下**表面结构呈星形**，有5～6个角。核酸为**单正链RNA**(+ssRNA)，长约6.4～7.4kb；两端为非编码区(UTR)，中间为三个重叠的开放读码框架。在有胰酶存在的条件下,星状病毒可在某些培养细胞(如结肠癌细胞)中生长并产生致细胞病变作用(CPE)。人星状病毒至少有 8 个血清型。

人星状病毒感染呈世界性分布,经**粪—口途径传播**,主要引起**婴幼儿腹泻**。在温带地区,冬季为流行季节,但发病率只占病毒性腹泻的 2.8% 左右,病人以儿童和老年人为主。

人星状病毒侵犯十二指肠黏膜细胞,并在其中大量增殖,造成细胞死亡裂解,将病毒颗粒释放到肠腔中。在感染的急性期,每克粪便中人星状病毒颗粒可达 10^{10},是导致星状病毒医院感染的重要原因。星状病毒胃肠炎的临床表现类似于轮状病毒胃肠炎,主要症状是恶心、呕吐、腹痛、腹泻,以水样便为主;但症状较轻,病程 1～4 天。感染后可产生有保护作用的抗体,免疫力较牢固。目前尚无有效疫苗和治疗药物。

2. 肠道腺病毒　肠道腺病毒(enteric adenovirus,EAdv)是指主要引起急性胃肠炎的腺病毒,其中 40、41、42 三型腺病毒已经被证实可引起消化道感染,是引起**婴儿病毒性腹泻的常见病原体之一**;因腹泻而住院治疗的患儿中,大约有 15% 是由肠道腺病毒引起的。虽然三型腺病毒均可引起消化道感染,但以 **41 型最多见**。

肠道腺病毒归属于人类腺病毒 F 亚属,其形态结构、基因组成、复制特点等与其他腺病毒基本一致。**基因组为双链 DNA**,衣壳为**二十面体立体对称**,病毒体大小为 70～75nm,**无包膜**。肠道腺病毒在通常用于分离腺病毒的细胞中不能增殖,但可以在用腺病毒 5 型 DNA 转染的人胚肾细胞株 Graham 中增殖,所以该细胞常用于肠道腺病毒的分离;我国学者应用 A549 细胞分离肠道腺病毒 40 型也获得成功。

世界各地均有小儿腺病毒急性胃肠炎的报告。病毒主要经**粪—口途径传播**,也可经呼吸道传播。四季均可发病,但以**夏秋季多见**,并可引起暴发流行。腺病毒急性胃肠炎主要侵犯 5 岁以下小儿,引起的主要症状是腹泻,大便呈水样便或稀便,儿童每天排便最多可达 8～9 次,病程一般 4～8 天;可伴有咽炎、咳嗽等呼吸道症状,或较轻的发热及呕吐症状。可通过电镜检测病毒颗粒,也可检查病毒核酸或抗原等进行微生物学检查。目前尚无有效疫苗和特别的抗肠道腺病毒治疗方法,主要采取补液等对症治疗。

(李明远)

第二十八章 肝炎病毒

肝炎病毒是指一类主要侵犯肝脏并引起病毒性肝炎的病毒。目前已证实的人类肝炎病毒有 5 种,即**甲型肝炎病毒**(hepatitis A virus,HAV)、**乙型肝炎病毒**(hepatitis B virus,HBV)、**丙型肝炎病毒**(hepatitis C virus,HCV)、**丁型肝炎病毒**(hepatitis D virus,HDV)**和戊型肝炎病毒**(hepatitis E virus,HEV)。在病毒分类学上这些病毒分别隶属于不同病毒科的不同病毒属,它们的传播途径和致病特点也不尽相同,其中 HAV 与 HEV 经消化道途径传播,引起急性肝炎,不发展成慢性肝炎或慢性病毒携带者;HBV 与 HCV 主要经血液和体液等胃肠道外途径传播,除可引起急性肝炎外,主要呈慢性感染,并与肝硬化及原发性肝细胞癌的发生密切相关;HDV 是一种缺陷病毒,必须与 HBV 等嗜肝 DNA 病毒共生时才能复制,故其传播途径和致病特点与乙型肝炎病毒相似(表 28-1)。

表 28-1　人类肝炎病毒的主要特征

病毒	分类	大小	基因组	主要传播途径	所致疾病	致癌性
HAV	小 RNA 病毒科 嗜肝病毒属	27nm	ssRNA 7.5kb	粪-口传播	急性甲型肝炎	否
HBV	嗜肝 DNA 病毒科 正嗜肝 DNA 病毒属	42nm	dsDNA 3.2kb	血源性传播 母婴传播	急、慢性乙型肝炎, 重型肝炎,肝硬化	是
HCV	黄病毒科 丙型肝炎病毒属	60nm	ssRNA 9.5kb	血源性传播 母婴传播	急、慢性丙型肝炎, 重型肝炎,肝硬化	是
HDV	未确定 δ 病毒属 (*Deltavirus*)	35nm	ssRNA 1.7kb	血源性传播 母婴传播	急、慢性丁型肝炎, 重症肝炎,肝硬化	是
HEV	戊肝病毒科 戊肝病毒属	30～32nm	ssRNA 7.6kb	粪-口传播	急性戊型肝炎	否

除上述 5 种肝炎病毒外,目前尚有 10%～20% 左右的肝炎病因不明,提示可能存在尚未发现的新的肝炎病毒。此外,还有一些病毒如巨细胞病毒、EB 病毒、单纯疱疹病毒、黄热病病毒、风疹病毒和肠道病毒等也可引起肝脏炎症,但不列入肝炎病毒范畴。

第一节　甲型肝炎病毒

甲型肝炎病毒(hepatitis A virus,HAV)是甲型肝炎的病原体。1973 年 Feinstone 采用免疫电镜技术,首次在急性肝炎病人的粪便中发现 HAV 颗粒。1979 年 Provost 首次利用传代恒河猴肾细胞(FRhk6)成功培养出病毒,为甲型肝炎疫苗的研制奠定了基础。1983 年国际病毒分类命名委员会(ICTV)将 HAV 归类于小 RNA 病毒科肠道病毒属 72 型。进一步的研究发现,HAV 的大小和形态虽然与肠道病毒相似,但其基因组序列及生物学性状与肠道病毒明显不同,因此,1993 年 ICTV 将其重新归类为**小 RNA 病毒科**(*Picornaviridae*)**嗜肝病毒属**(*Hepatovirus*)。**甲型肝炎一般为急性自限性疾病**,预后良好,不发展成慢性肝炎和慢性病毒携带者。

一、生物学性状

（一）形态与结构

HAV 颗粒呈球形，直径 27～32nm，核衣壳为二十面体立体对称，无包膜（图 28-1）。电镜下 HAV 呈实心颗粒和空心颗粒两种类型，前者为成熟的完整病毒颗粒，具有感染性，后者为缺乏病毒核酸的空心衣壳，无感染性但具有抗原性。HAV 基因组为单正链 RNA（+ssRNA），长约 7.5kb，由 5′末端非编码区（5′-noncoding region，5′NCR）、编码区和 3′末端非编码区（3′-noncoding region，3′NCR）组成。编码区只有一个可读框（ORF），分为 P1、P2、P3 三个功能区，P1 区编码 VP1、VP2、VP3 及 VP4 四种多肽，其中 VP1、VP2、VP3 为病毒衣壳蛋白的主要成分，含相对保守的中和抗原表位，可诱导机体产生中和抗体。VP4 含量很少，其功能尚不清楚。P2 和 P3 区编码病毒 RNA 多聚酶、蛋白酶等非结构蛋白，在病毒 RNA 复制和蛋白加工过程中起作用。

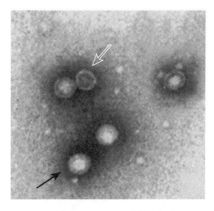

图 28-1　HAV 电镜图
（实心箭头所示为成熟的病毒颗粒，空心箭头所示为不含核酸的空心颗粒）

从世界各地分离的 HAV 毒株**抗原性稳定，仅有一个血清型**。根据基因组 1D 和 2A 连接处基因序列的同源性，可将 HAV 分为 7 个基因型（Ⅰ～Ⅶ型），其中Ⅰ型、Ⅱ型和Ⅲ型又可分为两个亚型，即ⅠA 和ⅠB、ⅡA 和ⅡB、ⅢA 和ⅢB。Ⅰ、Ⅱ、Ⅲ、Ⅶ型均可感染人类，其中Ⅲ型在全球广泛流行，我国流行的主要为ⅠA 亚型。

（二）抵抗力

HAV 对理化因素的抵抗力较强，耐热、耐酸、耐碱、耐乙醚，60℃ 12 小时不能完全灭活，在 pH 2～10 的环境中稳定，在淡水、海水、泥沙和毛蚶等水生贝类中可存活数天至数月。但 100℃ 5 分钟、70% 乙醇可使之灭活，对紫外线、甲醛和氯敏感。

（三）动物模型与细胞培养

我国学者毛江森等最早建立了短尾猴 HAV 感染动物模型。**黑猩猩、狨猴、猕猴及短尾猴等对 HAV 易感**，经口或静脉注射途径感染 HAV 后均可发生肝脏炎症、粪便中排出病毒颗粒、血清中出现 HAV 特异性抗体。动物模型主要用于 HAV 的病原学研究、疫苗免疫效果评价及药物筛选等。

HAV 可在多种原代及传代细胞系中增殖，原代狨猴肝细胞、传代恒河猴胚肾细胞（FRhk4、FRhk6）、非洲绿猴肾细胞（Vero）、人胚肺二倍体细胞（MRC5 或 KMB17）及人肝癌细胞（PLC/PRF/S）等均可用于 HAV 的分离培养，但病毒在培养细胞中的增殖速度非常缓慢且不引起细胞病变，因此，从标本中分离 HAV 常需数周甚至数月，并且需要通过检测病毒的抗原或核酸才能确定是否有病毒在细胞中增殖。

二、致病性与免疫性

（一）传染源与传播途径

HAV 的传染源为急性期病人和隐性感染者，主要由粪-口途径传播。HAV 通过污染水源、食物、海产品、食具等传播，引起散发流行或暴发流行。1988 年春季，上海市曾发生因食用被 HAV 污染的未煮熟的毛蚶所致的甲型肝炎暴发流行，病人多达 30 余万例，死亡 47 人。甲型肝炎的潜伏期为 15～50 天，平均 30 天，在潜伏期末粪便就大量排出病毒，传染性强。发病 2 周以后，随着肠道中抗-HAV IgA 及血清中抗-HAV IgM 和 IgG 抗体的产生，粪便中不再排出病毒。HAV 感染后大多表现为隐性感染，不出现明显的症状和体征，但粪便中有病毒排出，是重要的传染源。感染者可出现持续时间约 1～2 周的病毒血症，在此期间存在经血液传播的可能性，但由于病毒血症持续时间较短，血中病毒滴度低，因此临床上经血传播的甲型肝炎罕见。HAV 主要侵犯儿童和青少年,近年来,随着甲型肝炎疫苗的广泛接种,儿童的发病率大幅度下降,成人的发病构成比相对升高。

（二）致病与免疫机制

HAV 经口侵入人体后**首先在口咽部或唾液腺中初步增殖**,然后到达肠黏膜及肠道局部淋巴结中大量增殖并侵入血流形成病毒血症,**最终侵犯靶器官肝脏**,在肝细胞中增殖后**随胆汁排入肠道并通过粪便排出**。甲型肝炎病人有明显的肝脏炎症,出现肝细胞肿胀、核增大、气球样变性及炎症细胞浸润等病理改变,**临床上表现为无黄疸型肝炎和黄疸型肝炎两种类型**,前者以中等程度发热、乏力、厌食、恶心、呕吐、腹痛、肝脾大、血清中丙氨酸转移酶(ALT)升高等肝脏炎症的典型临床特征,后者除有上述的临床表现外还可出现皮肤及巩膜黄染、尿色深黄和黏土样粪便等。一般情况下,**病程持续约 3 ~ 4 周,预后良好**。静脉药瘾者、男同性恋者、HIV 感染者以及慢性肝病病人等特殊人群感染 HAV 后可表现为重症肝炎。

HAV 引起肝细胞损伤的机制尚不十分清楚,目前认为,**HAV 在肝细胞内增殖缓慢,一般不直接造成肝细胞的损害,其致病机制主要与免疫病理反应有关**。在感染早期,主要通过自然杀伤细胞(NK 细胞)杀伤受感染的肝细胞。随后机体特异性细胞免疫被激活,细胞毒性 T 淋巴细胞(CTL)在 MHC-Ⅰ 分子的介导下杀伤肝细胞。干扰素在 HAV 感染和免疫损伤机制中也起重要作用,在感染的过程中,机体可产生高水平的 IFN-γ,促进肝细胞表达 MHC-Ⅰ 分子,增强 MHC-Ⅰ 介导的 CTL 对肝细胞的杀伤作用。

HAV 的显性感染或隐性感染均可诱导机体产生持久的免疫力。抗-HAV IgM 在感染早期即出现,发病后一周达高峰,维持两个月左右逐渐下降。抗-HAV IgG 在急性期末或恢复期早期出现,并可维持多年,对 HAV 的再感染

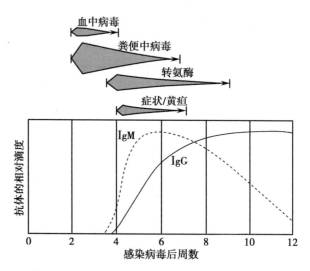

图 28-2　甲型肝炎病毒感染的临床与血清学过程

有免疫保护作用,是获得免疫力的标志(图 28-2)。成人多因隐性感染获得免疫力,我国成人血清 HAV 抗体阳性率达 70% ~ 90%。

三、微生物学检查法

HAV 的微生物学诊断以血清学检查和病原学检查为主,一般不做病原体的分离培养。血清学检查包括用 ELISA 检测病人血清中的抗-HAV IgM 和 IgG。抗-HAV IgM 出现早,消失快,是甲型肝炎早期诊断可靠的血清学指标。抗-HAV IgG 检测主要用于了解既往感染史或流行病学调查。病原学检查主要采用粪便标本,包括用 RT-PCR 或 RT-qPCR 法检测 HAV RNA、用 ELISA 法检测 HAV 抗原和用免疫电镜法检测病毒颗粒等。

四、防治原则

甲型肝炎的一般性预防措施是做好卫生宣传,**加强食物、水源和粪便管理**,严格消毒处理病人的排泄物、食具、物品和床单衣物等。疫苗接种是预防甲型肝炎的有效手段,目前已有**减毒活疫苗和灭活疫苗**用于特异性预防。我国于 1992 年和 2002 年分别研制成功甲型肝炎减毒活疫苗和灭活疫苗,前者是将从病人粪便中分离到的 HAV 经人胚肺二倍体细胞株连续传代充分减毒而成,目前主要在我国使用,后者是将 HAV 病毒灭活后纯化而来,在国内外广泛使用。上述两种疫苗均具有良好的免疫原性,接种后可诱导机体产生体液免疫和细胞免疫应答,免疫力稳定而持久。2008 年我国已将儿童

接种甲型肝炎疫苗纳入国家免疫规划。WHO 建议将 HIV 感染者、慢性肝病病人、静脉吸毒者等高危人群也纳入甲型肝炎疫苗接种计划。

目前尚无有效的抗病毒药物用于甲型肝炎的治疗，临床上以对症治疗及支持疗法为主。

第二节 乙型肝炎病毒

乙型肝炎病毒(hepatitis B virus,HBV)在分类上归属于嗜肝 DNA 病毒科(*Hepadnaviridae*)正嗜肝 DNA 病毒属(*Orthohepadnavirus*),是乙型肝炎的病原体。1965 年 Blumberg 等首次报道在澳大利亚土著人血清中发现一种与肝炎相关的抗原成分,称为澳大利亚抗原或肝炎相关抗原(hepatitis associated antigen,HAA),随后证实这种抗原为 HBV 的表面抗原。1970 年 Dane 在电镜下发现病人血清中存在 HBV 颗粒。HBV 感染是全球性的公共卫生问题,估计全球 HBV 携带者高达 3.7 亿人。**我国是乙型肝炎的高流行区**,整体人群 HBV 携带率约 7.18%。**HBV 感染后临床表现呈多样性**,可表现为重症肝炎、急性肝炎、慢性肝炎或无症状携带者,其中部分慢性肝炎可发展成肝硬化或肝细胞癌(hepatocellular carcinoma,HCC)。

一、生物学性状

(一) 形态与结构

HBV 感染者的血清在电镜下可见三种不同形态的病毒颗粒,即大球形颗粒、小球形颗粒和管形颗粒(图 28-3)。

1. **大球形颗粒** 又称为 Dane 颗粒,**是具有感染性的完整的 HBV 颗粒**,电镜下呈球形,具有双层结构,直径约 42nm,外层相当于病毒的包膜,由脂质双层和病毒编码的包膜蛋白组成。包膜蛋白有 3 种,分别为小蛋白(small protein,S 蛋白)、中蛋白(middle protein,M 蛋白)和大蛋白(large protein,L 蛋白),三者的比例约为 4∶1∶1。**S 蛋白为 HBV 表面抗原**(hepatitis B surface antigen,HBsAg)。**M 蛋白含HBsAg 及前 S2 蛋白(PreS2),L 蛋白含 HBsAg、PreS2 和前 S1 蛋白(PreS1)**。内层为病毒的核心,相当于病毒的核衣壳,呈 20 面体立体对称,直径约 27nm,核心表面的**衣壳蛋白也称为 HBV 核心抗原**(hepatitis B core antigen,HBcAg)。病毒核心内部含病毒的双链 DNA 和 DNA 多聚酶等(图 28-4)。

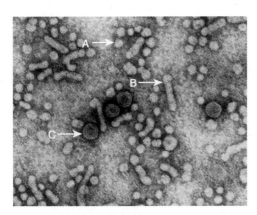

图28-3 HBV 感染者血清电镜照片(×400 000) A. 小球形颗粒;B. 管形颗粒;C. 呈大球形的 Dane 颗粒

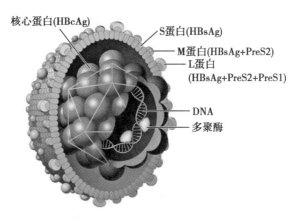

图28-4 HBV 的形态与结构示意图

核心蛋白(HBcAg)
S蛋白(HBsAg)
M蛋白(HBsAg+PreS2)
L蛋白(HBsAg+PreS2+PreS1)
DNA
多聚酶

2. **小球形颗粒** 为一种中空颗粒,直径为 22nm,大量存在于感染者的血液中,主要成分为**HBsAg**,是由 HBV 在肝细胞内复制时产生过剩的 HBsAg 装配而成,不含病毒 DNA 及 DNA 多聚酶,因此无感染性。

3. 管形颗粒　由小球形颗粒聚合而成,直径与小球形颗粒相同,长度约 100~500nm,亦存在于血液中。

（二）基因组结构与编码蛋白

HBV 基因组的结构特殊,为**不完全双链环状 DNA**,两条 DNA 链的长度不一致,长链为负链,含完整的 HBV 基因组,大小约 3200 个核苷酸。短链为正链,长度约为负链的 50%~99% 不等。两条 DNA 链的 5′端各有约 250 个碱基可相互配对,因此,正负链 5′端可构成黏性末端,使 DNA 分子形成环状结构。在黏性末端两侧各有由 11 个核苷酸(5′-TTCACCTCTGC)组成的直接重复序列(direct repeat,DR),称为 DR1 和 DR2 区。DR 区是病毒 DNA 成环和病毒复制的关键序列。在病毒复制时,负链DNA 的 5′末端与病毒 DNA 聚合酶 N 末端的末端蛋白(terminal protein,TP)共价结合,从而启动负链DNA 的合成。正链的 5′末端有一段短的核苷酸序列,是引导正链 DNA 合成的引物。

HBV 负链 DNA **含有 4 个可读框**(ORF),分别称为 S、C、P 和 X 区。各 ORF 相互重叠,使基因组的利用率大大提高(图 28-5)。

1. S 区　由 S 基因、*preS2* 基因和 *preS1* 基因组成,均有各自的起始密码子。*S* 基因编码 S 蛋白,即 HBsAg;*S* 和 *preS2* 基因编码 M 蛋白,即 HBsAg+PreS2 蛋白;*S*、*preS2* 和 *preS1* 基因编码 L 蛋白,即 HBsAg+PreS2 蛋白+ PreS1 蛋白。HBsAg 为糖基化蛋白,大量存在于感染者的血液中,是 HBV 感染的主要标志。HBsAg 含有 B 细胞表位和 T 细胞表位,可刺激机体产生保护性细胞免疫和体液免疫应答,因此 HBsAg 是制备疫苗最主要的成分。PreS1蛋白及 PreS2 蛋白也具有免疫原性,可刺激机体产生特异性抗体。此外,PreS1 可能具有与肝细胞表面受体结合的表位,在介导 HBV 对肝细胞的吸附过程中起关键作用。最近的研究发现,肝细胞表面的

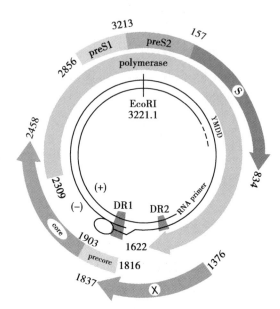

图 28-5　HBV 基因结构模式图

HBV 受体可能为**钠离子-牛磺胆酸共转运多肽**(sodium taurocholate cotransporting polypeptide,NTCP)。

2. C 区　由前 C(*pre-C*)基因和 *C* 基因组成。*pre-C* 基因位于 *C* 基因上游,长 87bp,与 *C* 基因共同编码 Pre-C 蛋白。Pre-C 蛋白是 HBeAg 的前体蛋白,经切割加工后形成 HBeAg 并分泌到血液循环中也可存在于肝细胞的胞质和胞膜上。**HBeAg 为非结构蛋白**,一般不出现在 HBV 颗粒中。HBeAg 可刺激机体产生抗-HBe,该抗体能与受染肝细胞表面的 HBeAg 结合,通过补体介导的杀伤作用破坏受染的肝细胞,从而有助于病毒的清除。

C **基因编码病毒的衣壳蛋白,即 HBcAg**。HBcAg 除作为衣壳蛋白构成病毒的核衣壳外,还存在于感染细胞的胞核、胞质和胞膜上,但**一般不游离于血液循环中**,故不易从感染者的血中检出。HBcAg 抗原性强,能刺激机体产生抗体及细胞免疫应答。

3. P 区　最长,编码 DNA 聚合酶,该酶含有 4 个结构域,分别为 N 末端蛋白区(TP)、DNA 聚合酶/逆转录酶区(DNA polymerase/reverse transcriptase,Pol/RT)、RNA 酶 H 区(RNase H)和间隔区(spacer),因此**该酶既具有 DNA 聚合酶的活性亦具有逆转录酶和 RNase H 的活性**。

4. X 区　编码的 X 蛋白是一种多功能蛋白质,具有广泛的反式激活作用,可反式激活细胞内的原癌基因、HBV 基因及多种信号通路,并具有与 *p53* 基因相互作用及影响细胞周期等活性,因此 **X 蛋白能促进 HBV 的复制并与肝癌的发生发展密切相关**。

（三）HBV 的复制

HBV 复制的分子机制尚未完全清楚,其复制过程大致如下(图 28-6):

1. HBV 可能通过包膜 L 蛋白的 PreS1 区与肝细胞表面特异性受体结合,吸附到肝细胞表面,继

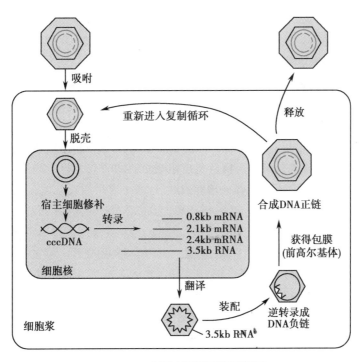

图 28-6　HBV 复制周期示意图

而进入肝细胞,在胞质中脱去衣壳。

2. 病毒 DNA 进入细胞核内,在 HBV 编码的 DNA 聚合酶的催化下,以负链 DNA 为模板,延长修补正链 DNA 缺口,形成共价闭合环状 DNA(covalently closed circular DNA,cccDNA)。在细胞 RNA 聚合酶的作用下,以负链 DNA 为模板,转录出 3.5kb、2.4kb、2.1kb 和 0.8kb 四种 RNA,其中 3.5kb RNA 在病毒复制过程中具有双重作用,既可作为病毒前基因组 RNA(pregenome RNA,pgRNA)复制子代病毒 DNA,又具有 *PreC/C*mRNA 的功能。

在胞质中,*PreC/C*mRNA 编码 DNA 聚合酶、HBcAg 和 HBeAg 前体蛋白;2.4kb RNA 即 *preS1/ preS2/S*mRNA,编码包膜 L 蛋白;2.1kb RNA 即 *preS2/S*mRNA,编码包膜 M 蛋白和 S 蛋白;0.8kbRNA 编码 X 蛋白。

3. 病毒前基因组 RNA、DNA 聚合酶和衣壳蛋白(HBcAg)在胞质中装配成核衣壳。

4. 在核衣壳内,以前基因组 RNA 为模板,在具有逆转录酶活性的 DNA 聚合酶的催化下逆转录合成 HBV 全长负链 DNA,同时前基因组 RNA 模板被 RNase H 降解。新合成的负链 DNA 作为模板合成子代正链 DNA,通常不等正链合成完毕,基因组即完成环化,形成核衣壳,因此子代病毒基因组常为不完整双链 DNA。

5. 核衣壳进入内质网和高尔基体内进行蛋白加工并获得包膜和包膜蛋白成为完整的病毒颗粒,最后借助细胞分泌通路释放到细胞外。此外,核衣壳亦可重新将基因组释放到细胞核内进行再复制。

过去认为 HBV 为专一的嗜肝病毒,但近年来发现在单核细胞、脾、肾、胰、骨髓、淋巴结、睾丸、卵巢等器官或组织中亦检出 HBV DNA,提示 HBV 亦可能在肝外复制。

（四）HBV 的血清型和基因型

1. **血清型**　HBsAg 分子中有一段抗原性很强的序列,称为 a 抗原表位,此外还有二组互相排斥的抗原表位(d/y 和 w/r),这些抗原表位按不同组合形式,构成 **HBsAg 的四种主要血清型,即 adr、adw、ayr、ayw**。HBsAg 血清型的分布有明显的地区性和种族差异,我国汉族以 adr 多见,少数民族多为 ayw。因有共同的 a 抗原表位,故血清型之间有一定的交叉免疫保护作用。

2. **基因型**　根据 HBV 基因组全序列的差异≥8%,可将 HBV 分为 A~J 10 个基因型,各基因型又可分为多个不同的亚型。不同地区流行的基因型不同,A 型主要见于美国和西欧,D 型见于中东、北非和南欧,E 型见于非洲,我国及亚洲其他地区流行的主要是 B 型和 C 型,我国北方以 C 型为主,南方以 B 型为主,偶有 A 型和 D 型的报道。

（五）动物模型与细胞培养

HBV 具有严格的种属特异性,宿主范围狭窄,自然状态下只能感染人和少数灵长类动物。 黑猩猩是对 HBV 最敏感的动物,常用来进行 HBV 的致病机制研究和疫苗效果评价。嗜肝 DNA 病毒科的其他成员如鸭乙型肝炎病毒、土拨鼠肝炎病毒及地松鼠肝炎病毒等可在其相应的天然宿主中造成类似人类乙型肝炎的感染,因此可用这些动物作为实验动物模型,其中鸭乙型肝炎病毒因动物宿主来源方便,已被国内外广泛用于筛选抗病毒药物及免疫耐受机制的研究。此外,树鼩及 HBV 转基因小鼠等也可作为 HBV 的动物模型。**HBV 的体外培养困难,** 目前主要采用人原代肝细胞或病毒 DNA 转染的肝癌细胞系培养 HBV,后者可长期稳定表达 HBV 抗原成分或产生 Dane 颗粒。

（六）抵抗力

HBV 对外界环境的抵抗力较强, 对低温、干燥、紫外线均有耐受性。不被 70% 乙醇灭活,因此乙醇消毒这一常用的方法对 HBV 的消毒并不适用。高压蒸汽灭菌法、100℃加热 10 分钟可灭活 HBV,0.5% 过氧乙酸、5% 次氯酸钠和环氧乙烷等常用于 HBV 的消毒。然而,HBV 的传染性和 HBsAg 的抗原性并不一致,上述消毒手段仅能使 HBV 失去传染性,但仍可保留 HBsAg 的抗原性。

二、致病性与免疫性

（一）传染源

HBV 的主要传染源为乙型肝炎病人或无症状 HBV 携带者。 在感染者的血液、尿液、唾液、乳汁、阴道分泌物、精液等多种体液中均检测到 HBV,不论在潜伏期、急性期或慢性活动期,病人的血液和体液都有传染性。HBV 携带者因无症状,不易被发现,因此是 HBV 的重要传染源。

（二）传播途径

1. **血液、血制品及医源性传播**   HBV 在血液循环中大量存在,感染者血液中的病毒颗粒含量可高达 10^{10}/ml,微量的污染血进入人体即可导致感染。输血或血制品、器官移植、外科手术、牙科手术、血液透析、采血、注射及内镜等诊疗过程均可导致传播。此外,针刺(文身)、静脉药瘾者及皮肤黏膜的微小损伤等亦可导致感染。

2. **母婴传播**   HBsAg 和 HBeAg 双阳性母亲的 HBV 传播率可高达95%,传播方式包括宫内感染、围产期传播、哺乳或密切接触传播,其中围产期传播是母婴传播的主要传播途径,常发生在分娩时新生儿破损的皮肤黏膜与母体的血液接触而受感染。HBV 的宫内感染虽不常见,但若孕妇体内病毒载量高则可能发生胎儿宫内感染。

3. **性传播及密切接触传播**   由于 HBV 感染者的唾液、精液及阴道分泌物等体液中均含有病毒,因此,性滥交者、同性恋者及不安全性行为者是 HBV 感染的高危人群,HBV 感染者的配偶也比其他家庭成员更易受到感染。在我国等 HBV 高流行区,性传播不是 HBV 的主要传播方式,但在低流行区,HBV 感染主要发生在性乱者和静脉药瘾者中,所以西方国家将乙型肝炎列为性传播疾病。此外,HBV 感染有一定的家庭聚集性,日常生活密切接触、共用剃刀或牙刷等亦可造成传播。

（三）致病与免疫机制

乙型肝炎的潜伏期为 30~160 天。**临床表现呈多样性,可表现为无症状 HBV 携带者、急性肝炎、慢性肝炎及重症肝炎。** HBV 的致病机制迄今尚未完全明了,肝细胞是 HBV 的靶细胞,但 **HBV 感染通常不会对肝细胞造成直接损伤,免疫病理反应以及病毒与宿主细胞的相互作用是 HBV 的主要致病机制。** 在 HBV 感染早期,活化的 NK 细胞、单核-巨噬细胞和浆细胞样树突状细胞等可发挥早期抗病毒作用。随后,存在于血液或肝细胞表面的病毒或病毒抗原成分可诱导机体产生适应性免疫应答。免疫反应的强弱与疾病的临床过程及转归密切相关。

1. **细胞免疫及其介导的免疫病理反应**   活化的 CD8$^+$ 和 CD4$^+$ T 细胞在彻底清除 HBV 过程中

起关键作用,CD8$^+$ T 细胞(CTL)通过识别肝细胞膜上的 HBV 抗原成分和 MHC- Ⅰ 类分子而与之结合,继而分泌穿孔素(perforin)和颗粒酶等效应分子直接杀伤靶细胞;活化的 CD4$^+$ Th1 细胞能分泌 IFN-γ、IL-2 和 TNF-α 等多种细胞因子,通过激活巨噬细胞、NK 细胞、促进 CTL 的增殖分化及诱导炎症反应等发挥抗病毒效应;HBV 感染可诱导肝细胞凋亡,感染的肝细胞表面可表达高水平的 Fas,CTL 通过 Fas 配体(Fas ligand,FasL)而与肝细胞结合,诱导肝细胞凋亡。然而,特异性细胞免疫效应在清除病毒的同时伴随着肝细胞损伤,过度的细胞免疫反应可引起大面积的肝细胞破坏,导致重型肝炎。若特异性细胞免疫功能低下则不能有效清除病毒,病毒在体内持续存在而形成慢性肝炎。

2. **体液免疫及其介导的免疫病理反应**　HBV 感染可诱导机体产生抗-HBs 和抗-PreS1 等特异性抗体,这些抗体通过直接清除血循环中游离的病毒或阻断病毒对肝细胞的吸附而起免疫保护作用。然而,血中的 HBsAg、HBcAg 和 HBeAg 及其相应抗体可形成免疫复合物,并随血液循环沉积于肾小球基底膜、关节滑液囊等处,激活补体,导致Ⅲ型超敏反应,故乙型肝炎病人可伴有肾小球肾炎、关节炎等肝外损害。如果免疫复合物大量沉积于肝内,可使肝毛细管栓塞,导致急性肝坏死,临床上表现为重型肝炎。

3. **自身免疫反应引起的病理损害**　HBV 感染肝细胞后,细胞膜上除出现病毒特异性抗原外,还会引起肝细胞表面自身抗原发生改变,暴露出**肝特异性脂蛋白**(liver specific protein,LSP)和肝细胞膜抗原(LMAg)。这些抗原可作为自身抗原诱导机体产生自身抗体,通过 ADCC 作用、CTL 的杀伤作用或释放细胞因子等直接或间接损伤肝细胞。在慢性肝炎病人血清中常可检测到 LSP 抗体、抗核抗体或抗平滑肌抗体等自身抗体。

4. **免疫耐受与慢性肝炎**　机体对 HBV 的免疫耐受是导致 HBV 持续性感染的重要原因。当 HBV 感染者细胞免疫和体液免疫处于较低水平或完全缺乏时,机体既不能有效地清除病毒,也不能产生有效的免疫应答杀伤靶细胞,病毒与宿主之间"和平共处",形成免疫耐受,临床上表现为无症状 HBV 携带状态或慢性持续性肝炎。对 HBV 的免疫耐受可发生在母婴垂直感染和成人感染过程中,当发生 HBV 宫内感染时,胎儿胸腺淋巴细胞与 HBV 抗原相遇,导致特异性淋巴细胞克隆被排除而发生免疫耐受;幼龄感染 HBV 后,因免疫系统尚未发育成熟,也可对病毒形成免疫耐受;成人 HBV 感染后,如果病毒的感染量大,导致特异性 T 细胞被耗竭或由于大量细胞凋亡而使特异性 T 细胞消耗过多时,机体也可形成免疫耐受。此外,HBV 感染后,机体免疫应答能力低下,干扰素产生不足,可导致靶细胞的 MHC- Ⅰ 类抗原表达低下,由于 CTL 杀伤靶细胞需要 MHC- Ⅰ 类抗原的参与,因此靶细胞MHC- Ⅰ 类抗原表达低下可使 CTL 的杀伤作用减弱,不能有效地清除病毒,形成慢性感染。

如前所述,**机体对 HBV 的免疫效应具有双重性:既可清除病毒,也可造成肝细胞的损伤**。当机体免疫功能正常时,感染后可获得特异性的免疫保护,很快将病毒局限化,受累的肝细胞不多,可通过彻底清除病毒而痊愈,临床上表现为急性肝炎。相反,若被感染的肝细胞较多,机体出现强烈的免疫反应导致大量的肝细胞坏死,表现为重型肝炎。当机体免疫功能低、免疫耐受或由于病毒变异而发生免疫逃逸时,机体免疫系统不能有效清除病毒,病毒则持续存在并不断复制,表现为慢性肝炎。慢性肝炎造成的肝细胞慢性病变过程可促进成纤维细胞增生,引起肝硬化。

5. **病毒变异与免疫逃逸**　HBV DNA 的 4 个 ORF 区均可发生变异,导致病毒的抗原性和机体的适应性免疫应答随之改变,从而影响疾病的发生、发展与转归。常见的变异形式有以下几种:①S 基因编码的"a"抗原表位基因可发生点突变或插入突变,"a"基因的变异可导致 HBsAg 抗原性改变,使现有的诊断方法不能检出,临床上虽有 HBV 感染,但 HBsAg 却呈阴性结果,出现所谓的**"诊断逃逸"**;②*preC* 基因的变异常发生在 1896 位核苷酸,该位核苷酸由鸟嘌呤(G)变为腺嘌呤(A),使 *preC* 区的第 28 位密码子由 TGG 变为终止密码子 TAG,从而不能转译出完整的 HBeAg,表现为 HBeAg 阴性并导致出现**"免疫逃逸"**,使病毒能逃避机体的免疫清除作用;③*C* 基因编码的 HBcAg 是特异性 CTL 的靶抗原,C 基因基本核心启动子的 A1762T 和 G1764A 双突变可影响 C 基因的转录,导致 HBcAg 抗原位点的改变,从而影响 CTL 对 HBcAg 的识别,产生**"CTL 逃逸突变株"**,影响 CTL 对靶细胞的杀伤;④在长期接受逆转录酶抑制剂或 DNA 聚合酶抑制剂治疗的过程中,HBV 的 P 区基因可发生突变,导致耐药性变异。

6. HBV 与原发性肝癌　HBV 感染与原发性肝细胞癌有密切关系。研究发现,出生即感染土拨鼠肝炎病毒(WHV)的土拨鼠,经 3 年饲养后 100% 发生肝癌,而未感染 WHV 的土拨鼠无一发生肝癌;流行病学调查的结果显示,我国 90% 以上的 HCC 病人感染过 HBV,HBsAg 携带者较正常人发生原发性肝癌的危险性高 200 倍以上;肝癌细胞染色体中有 HBV DNA 的整合,整合的 HBV 基因片段有 50% 左右为负链 DNA 5′ 末端片段,即 X 基因片段,而 X 基因编码的 X 蛋白可通过广泛的反式激活作用和其他多种生物学作用影响细胞周期,促进细胞转化,导致肝癌的发生。

三、微生物学检查法

HBV 感染的实验室诊断方法主要是血清标志物检测,包括抗原抗体检测和病毒核酸检测等。

（一）HBV 抗原、抗体检测

用 ELISA 检测病人血清中 HBV 抗原和抗体是目前临床上诊断乙型肝炎最常用的检测方法。主要检测 HBsAg、抗-HBs、HBeAg、抗-HBe 及抗-HBc(俗称**"两对半"**),必要时也可检测 PreS1 抗原和 PreS2 抗原。

1. HBsAg 和抗-HBs　HBsAg 大量存在于感染者的血液中,是机体感染 HBV 后最先出现的血清学指标,HBsAg 阳性见于急性肝炎、慢性肝炎或无症状携带者,**是 HBV 感染的重要标志,也是筛选献血员的必检指标**。急性肝炎恢复后,一般在 1～4 个月内 HBsAg 消失,若持续 6 个月以上则认为已向慢性肝炎转化。无症状 HBV 携带者的肝功能正常,但可长期 HBsAg 阳性。HBsAg 阴性并不能完全排除 HBV 感染,需注意因 S 基因突变或低水平表达导致的诊断逃逸。抗-HBs 是 HBV 的特异性中和抗体,见于乙型肝炎恢复期、既往 HBV 感染者或接种 HBV 疫苗后。抗-HBs 的出现表示机体对乙型肝炎有免疫力。

2. HBeAg 和抗-HBe　HBeAg 是 PreC 蛋白翻译加工后的产物,其消长与病毒颗粒及病毒 DNA 多聚酶的消长基本一致,因此 HBeAg 阳性提示 HBV 在体内复制活跃,有较强的传染性,如转为阴性,表示病毒复制减弱或停止。若持续阳性则提示有发展成慢性肝炎的可能。抗-HBe 阳性表示机体已获得一定的免疫力,HBV 复制能力减弱,传染性降低。但在 PreC 基因发生变异时,由于变异株的免疫逃逸作用,即使抗-HBe 阳性,病毒仍大量增殖,因此,对抗-HBe 阳性的病人也应注意检测其血中的 HBV DNA,以全面了解病毒的复制情况。

3. 抗-HBc　HBcAg 是病毒的衣壳蛋白,其外有包膜包裹,仅存在于病毒颗粒内及感染的肝细胞中,一般不在血液循环中游离存在,不易在血清中检出,故不用于常规检测。抗-HBc 产生早,滴度高,持续时间长,几乎所有急性期病例均可检出。抗-HBc IgM 阳性提示 HBV 处于复制状态,具有强的传染性。抗-HBc IgG 在血中持续时间较长,是感染过 HBV 的标志,低滴度的抗-HBc IgG 提示既往感染,高滴度提示急性感染。

4. PreS1 抗原和 PreS2 抗原　PreS1 和 PreS2 抗原的出现与病毒的活动性复制有关,且含量的变化与血中 HBV DNA 的含量成正比,因此这两种抗原的检出可作为病毒复制的指标。但抗-PreS1 及抗-PreS2 检测在临床上不常用。

HBV 抗原、抗体检测结果及临床意义见表 28-2 及图 28-7。

（二）血清 HBV DNA 检测

目前一般采用 PCR 或 qPCR 法检测 HBV DNA。感染者血清 HBV DNA 出现早,在慢性感染者中 HBV DNA 可持续阳性,检出 HBV DNA 是病毒复制和传染性的最可靠的指标,因此已被广泛应用于临床诊断和药物效果评价。

表 28-2　HBV 抗原、抗体检测结果及临床意义

HBsAg	HBeAg	抗-HBs	抗-HBe	抗-HBc IgM	抗-HBc IgG	结果分析
+	−	−	−	−	−	HBV 感染者或无症状携带者
+	+	−	−	+	−	急性或慢性乙型肝炎(传染性强,俗称"大三阳")
+	−	−	+	−	+	急性感染趋向恢复(俗称"小三阳")
+	+	−	−	+	+	急、慢性乙型肝炎或无症状携带者
−	−	+	+	−	+	既往感染
−	−	−	−	−	+	既往感染
−	−	+	−	−	−	既往感染或接种过疫苗

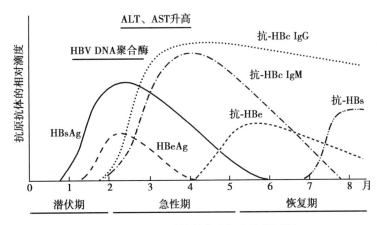

图 28-7　HBV 感染的临床与血清学过程

除了上述的检测方法外,近年来一些新型的检测方法,如 cccDNA 检测、HBsAg 及 HBeAg 的定量分析等也被用于 HBV 感染的诊断、药物效果评价和预后评估。

四、防治原则

HBV 感染的一般性预防包括加强对供血员的筛选,以降低输血后乙型肝炎的发生率;病人的血液、分泌物和排泄物,用过的食具、药杯、衣物、注射器和针头等均须严格消毒;注意个人卫生,避免共用牙刷、剃刀、指甲钳和其他可能污染血液的个人用品等。

(一) 主动免疫

接种疫苗是预防 HBV 感染的最有效方法,我国已将乙型肝炎疫苗接种纳入计划免疫,从而大大降低了我国 HBV 的携带率。HBsAg 血源疫苗曾作为第一代乙型肝炎疫苗在我国广泛使用,但由于这种疫苗是从 HBsAg 携带者血液中提纯的 HBsAg 经甲醛灭活而成,其来源及安全性均存在问题,现已停止使用。第二代乙型肝炎疫苗为基因工程疫苗,是将编码 HBsAg 的基因克隆到酵母菌或哺乳动物细胞中高效表达后纯化而来,其优点是具有良好的安全性,可以大量制备且排除了血源疫苗的潜在的安全问题,全程免疫共接种 3 次,按 0、1、6 个月方案接种,可获良好的免疫保护作用。

(二) 被动免疫

含高效价抗-HBs 的人**血清免疫球蛋白(HBIG)可用于紧急预防**。意外暴露者在 7 日内注射 HBIG 0.08mg/kg,一个月后重复注射一次,可获得免疫保护。HBsAg 阳性母亲的新生儿,应在出生后 24 小时内注射 HBIG 1ml,然后再全程接种 HBV 疫苗,可有效预防新生儿感染。

目前仍缺乏高效的药物用于乙型肝炎的治疗。常用的抗病毒药物有干扰素和核苷类似物两大类,干扰素类药物包括 IFN-α 及聚乙二醇干扰素(pegylated interferon,Peg-IFN)。核苷类似物常用的有拉米夫啶(lamivudine,LAM)、阿德福韦酯(adefovir dipivoxil,ADV)、贝西福韦(besifovir)和恩替卡韦(entecavir,ETV)等,这类药物通过竞争性抑制 HBV DNA 聚合酶的逆转录酶活性而抑制病毒复制。但是上述两类药物虽能有效抑制病毒复制,但难于彻底清除病毒。此外,清热解毒、活血化淤的中草药等对 HBV 感染有一定的疗效。

第三节　丙型肝炎病毒

丙型肝炎病毒(hepatitis C virus,HCV)引起的丙型肝炎以前曾被称为肠道外传播的非甲非乙型肝炎(parenterally transmitted nonA,nonB hepatitis,PT-NANB)。1989 年,美国学者 Choo 等首次在实验感染 PT-NANB 的黑猩猩血浆中获得了病毒的 cDNA 克隆,测定了约70% 的 HCV 基因序列,并用这些基因表达产物作为抗原,检测到 PT-NANB 病人血清中存在该抗原的特异性抗体。随后又从 PT-NANB 病人的血清中获得了病毒全基因组序列,从而确认了 PT-NANB 的病原体,并将其命名为 HCV。1991 年国际病毒命名委员会将其归类为**黄病毒科**(*Flaviviridae*) **丙型肝炎病毒属**(*Hepacivirus*)。

HCV 感染呈全球性分布,主要经血或血制品传播。**HCV 感染的重要特征是易于慢性化**,急性期后易于发展成慢性肝炎,部分病人可进一步发展为肝硬化或肝癌。

一、生物学特性

(一)形态结构

HCV 呈球形,有包膜,直径约 55 ~ 65nm。基因组为单正链 RNA,长度约 9.5kb。基因组由 5′端非编码区(5′UTR)、编码区和 3′端非编码区(3′UTR)组成,在编码区 E 基因内含有一个约 40 个核苷酸的高度变异区(highly variable region,HVR-1)(图28-8)。5′端非编码区是 HCV 基因组中最保守的序列,是设计诊断用 PCR 引物的首选部位,该区还存在一个内部核糖体进入位点,对 HCV 基因的表达起调控作用。编码区仅含一个长的可读框(ORF),编码一个大分子的多聚蛋白前体,该蛋白前体在病毒蛋白酶和宿主信号肽酶的作用下切割产生病毒的 3 种结构蛋白和 7 种非结构蛋白。结构蛋白包括衣壳蛋白(C 蛋白)和包膜蛋白 E1 和 E2。C 蛋白是一种 RNA 结合蛋白,与病毒基因组一起组成病毒的核衣壳,其抗原性强,含有多个 CTL 表位,可诱导细胞免疫反应。包膜蛋白 E1 和 E2 是**两种高度糖基化的蛋白**,编码这两种蛋白的基因具有高度变异性,导致包膜蛋白的抗原性发生快速变异。这种**变异引起的免疫逃逸作用是病毒在体内持续存在,感染易于慢性化的主要原因**,也是 HCV 疫苗研制的一大障碍。非结构蛋白包括 NS2、NS3、NS4A、NS4B、NS5A、NS5B 和 p7 蛋白,其中 NS3 蛋白具有解旋酶和**丝氨酸蛋白酶活性**,其丝氨酸蛋白酶活性需要 NS4A 作为辅助因子,所以也称为 NS3/NS4A 蛋白酶,NS5B 是依赖 RNA 的 RNA 多聚酶,这两种非结构蛋白在病毒的复制过程中起重要作用,已成为新型抗病毒药物的靶点。p7 为一种小分子膜相关蛋白质,其确切功能尚不清楚,可能在病毒的装配和释放过程中起作用。3′端非编码区的功能尚不清楚,可能与病毒复制有一定关系。

(二)基因分型

根据 HCV 基因组全序列同源性的差异,可将 HCV 分为 7 个基因型和至少 100 个基因亚型。欧美

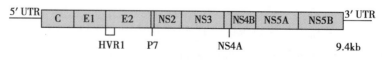

图 28-8　HCV 的基因结构示意图

流行株多为 1 型和 2 型。中东地区以 4 型多见。我国以 1 型、2 型、3 型和 6 型流行为主。不同的基因型除了在地域分布上不同外,在传播途径、疾病严重程度、对治疗的应答及疾病的预后等方面也存在差异。

(三) 培养特性

HCV 体外培养困难,至今仍缺乏稳定高效的细胞培养模型。近年来发展了用 HCV cDNA 或 RNA 转染肝癌细胞系的培养系统(HCV cell culture,HCVcc),其中最常用的是 JEH-1/HCVcc 系统,该系统是采用 HCV 2a 亚型 JEH-1 毒株的全长 cDNA 转染肝癌细胞系 Huh-7 构建而成,可稳定支持 HCV 复制并产生具有感染性的 JEH-1 病毒颗粒。黑猩猩对 HCV 敏感,病毒可在其体内连续传代,是目前常用的动物模型。

(四) 抵抗力

HCV 对理化因素抵抗力不强,对乙醚、三氯甲烷等有机溶剂敏感,100℃ 5 分钟、紫外线照射、甲醛(1∶6000)、20% 次氯酸、2% 戊二醛等均可使之灭活。血液或血制品经 60℃ 处理 30 小时可使 HCV 的传染性消失。

二、致病性与免疫性

人类是 HCV 的天然宿主。传染源主要为急、慢性丙型肝炎病人和慢性 HCV 携带者。**传播途径主要为输血或血制品传播**。此外,亦可通过非输血途径的隐性微小创伤、性接触、家庭密切接触及母婴传播。人群对 HCV 普遍易感,同性恋者、静脉药瘾者及接受血液透析的病人为高危人群。

HCV 感染的临床过程轻重不一,可表现为急性肝炎、慢性肝炎或无症状携带者。**HCV 感染极易慢性化**,40% ~ 50% 的丙肝病人可转变成慢性肝炎。大多数急性 HCV 感染者临床表现不明显,发现时已呈慢性过程。约 20% 的慢性丙型肝炎可发展成肝硬化,在此基础上又可发展成肝细胞癌。大量研究结果提示 HCV 感染与肝细胞癌密切相关,如意大利、希腊、日本等国家的研究结果显示,50% ~ 70% 肝癌病人血中抗-HCV 阳性;我国的肝癌病人血中抗-HCV 阳性率约为 10%;用 RT-PCR 技术可从约 10% 的肝癌组织中检出 HCV RNA。

HCV 的致病机制尚未完全明了。目前认为,HCV 的致病机制与病毒的直接致病作用、细胞免疫介导的免疫病理反应及 NK 细胞的杀伤作用有关。HCV 通过包膜蛋白 E2 与肝细胞表面的相应受体 CD81 分子结合,介导病毒进入肝细胞。病毒在肝细胞内复制,导致肝细胞结构和功能发生改变或通过干扰蛋白质合成,导致肝细胞变性与坏死;细胞免疫介导的免疫病理反应是 HCV 另一重要的致病机制,HCV 诱导产生的特异性 $CD8^+$ CTL 对靶细胞的直接作用、活化的 $CD4^+$ Th1 细胞释放多种炎症细胞因子和自身免疫反应、Fas/FasL 介导的细胞凋亡均可造成肝细胞损伤;此外,NK 细胞的杀伤作用除了能清除病毒感染的细胞外,在肝细胞损害的致病机制中也发挥重要作用。

HCV 感染易于慢性化的可能机制除了与 HCV 基因组易于变异导致免疫逃逸有关外,还可能与 HCV 在体内呈低水平复制,病毒血症水平较低,不易诱导高水平的免疫应答或存在于外周血单核细胞等肝外组织中的 HCV 不易被清除等因素有关。

HCV 感染后诱导产生的适应性免疫应答没有明显的免疫保护作用。机体感染 HCV 后,虽然可产生特异性 IgM 和 IgG 型抗体,但由于病毒易于变异,不断出现免疫逃逸突变株,因此,抗体的免疫保护作用不强。HCV 感染后可诱生细胞免疫反应,但其主要作用可能是参与肝细胞损伤,而不能提供有效的免疫保护。

三、微生物学检查法

1. **检测病毒核酸**　HCV RNA 的检测是判断 HCV 感染及传染性的可靠指标。目前检测 HCV RNA 的常用方法有 RT-PCR 和 RT-qPCR 法,这些方法敏感性高,可检出病人血清中极微量的 HCV-RNA,可用于早期诊断及疗效评估。

2. 检测抗体   HCV 感染后机体可产生结构蛋白和非结构蛋白的特异性抗体,采用 C22、NS3、NS4、NS5 等基因重组蛋白为抗原,用 ELISA 和 Western blot 检测血清中特异性 HCV 抗体,是简便、快速、特异的检测手段,可用于丙型肝炎的诊断、筛选献血员和流行病学调查。

四、防治原则

目前尚无有效疫苗用于丙型肝炎的特异性预防,严格筛选献血员、加强血制品管理是控制 HCV 感染最主要的预防手段。我国丙型肝炎治疗的标准方案是采用聚乙二醇干扰素和利巴韦林(ribavirin,RBV)二联疗法,该疗法的有效率为 50% ~ 80%。近年来,HCV 的抗病毒治疗取得了重大进展,一批具有良好疗效的**直接抗病毒药物**(direct antiviral agents,DAAs)已用于临床,目前常用的直接抗病毒药物有 NS3/4A 蛋白酶抑制剂特拉匹韦(telaprevir)、博赛匹韦(boceprevir)和 simeprevir 等,NS5B 聚合酶抑制剂**索菲布韦**(sofosbuvir)和 NS5A 抑制剂雷迪帕韦(ledipasvir)等。HCV 的直接抗病毒治疗可使 90% 以上的病人获得持续病毒学应答(SVR),使丙型肝炎从难治性疾病变为可治愈疾病。

第四节 丁型肝炎病毒

1977 年,意大利学者 Rizzetto 在用免疫荧光法检测乙型肝炎病人的肝组织切片时,发现肝细胞内除 HBsAg 外,还有一种新的抗原,当时称其为 δ 因子或 δ 病毒。通过黑猩猩实验证实这是一种不能独立复制的**缺陷病毒**(defective virus),其复制必须在 HBV 或其他嗜肝 DNA 病毒的辅助下才能进行,1983 年正式命名为**丁型肝炎病毒**(hepatitis D virus,HDV)。

一、生物学特性

HDV 为球形,直径 35 ~ 37nm,有包膜,但**包膜蛋白并非为 HDV 的基因产物,而是由 HBV 编码产生的 HBsAg**。病毒核心由 HDV RNA 和与之结合的 HDV 抗原(HDAg)组成(图 28-9)。HDV RNA 为单负链环状 RNA,长度约 1.7kb,是目前已知的动物病毒中基因组最小的病毒。HDAg 是 HDV 基因组编码的唯一的蛋白质,有 P24 和 P27 两种多肽形式,在病毒复制过程中起重要作用。若 HDAg 单独被 HBsAg 包装,可形成不含 HDV RNA 的“空壳颗粒”。HDAg 主要存在于肝细胞内,在血清中出现早,维持时间短,故不易检出。但 HDAg 可刺激机体产生抗体,可从感染者血清中检出抗-HD。应用抗-HD 还可检测肝组织中的 HDAg。

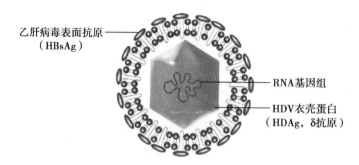

乙肝病毒表面抗原
(HBsAg)

RNA基因组

HDV衣壳蛋白
(HDAg,δ抗原)

图 28-9 HDV 的形态与结构示意图

黑猩猩、土拨鼠和北京鸭对 HDV 敏感,可作为 HDV 研究的动物模型。

二、致病性与免疫性

HDV 的传染源为急、慢性丁型肝炎病人和 HDV 携带者,**传播途径与 HBV 相同**,主要是血源性传播。感染后可表现为急性肝炎、慢性肝炎或无症状携带者。**HDV 感染有联合感染**（coinfection）**和重叠感染**（superinfection）**两种类型**。联合感染是指从未感染过 HBV 的正常人同时发生 HBV 和 HDV 的感染；重叠感染是指已受 HBV 感染的乙型肝炎病人或无症状的 HBsAg 携带者又继发 HDV 感染。重叠感染常可导致原有的乙型肝炎病情加重与恶化，易于发展成重型肝炎，故在发现重症肝炎时，应注意是否存在 HBV 与 HDV 的重叠感染。在感染早期，HDAg 主要存在于肝细胞核内，随后出现 HDAg 血症。目前认为 HDV 的致病机制可能与病毒对肝细胞的直接损伤作用和机体的免疫病理反应有关。HDAg 可刺激机体产生特异性 IgM 和 IgG 型抗体，但这些抗体不是中和抗体，不能清除病毒。

HDV 感染呈世界性分布，意大利、地中海沿岸国家、非洲和中东地区等为 HDV 感染的高发区。我国各地 HBsAg 阳性者中 HDV 感染率约 0～32%，北方偏低，南方较高。

三、微生物学检查法

1. **抗原抗体检测**　丁型肝炎病程早期，病人血清中存在 HDAg，因此**检测 HDAg 可作为 HDV 感染的早期诊断**。但 HDAg 在血清中存在时间短，平均仅 21 天左右，因此标本采集时间是决定检出率的主要因素。部分病人可有较长时间的抗原血症，但 HDAg 滴度较低，故不易检出。用 RIA 或 ELISA 检测血清中 HDV 抗体是目前诊断 HDV 感染的常规方法，抗-HD IgM 在感染后 2 周出现，4～5 周达高峰，随之迅速下降，因此，检出抗-HD IgM 有早期诊断价值。抗-HD IgG 产生较迟，在恢复期才出现。如 HDV 抗体持续高效价，可作为慢性 HDV 感染的指标。

2. **HDV RNA 检测**　肝细胞内 HDAg 的检出是 HDV 感染的可靠证据，并且是 HDV 感染活动的指标，但活检标本不易获得，故不常用。此外，斑点杂交或 RT-PCR 等技术检测病人血清中或肝组织内的 HDV RNA 也是诊断 HDV 感染可靠方法。

四、防治原则

HDV 的传播途径与 HBV 相似，此外，HDV 是一种缺陷病毒，其复制必须在 HBV 的辅助下才能完成，因此**丁型肝炎的预防原则与乙型肝炎相同**，如加强血液和血液制品管理、严格筛选献血员、防止医源性感染及广泛接种乙肝疫苗等。目前尚无直接抗 HDV 的抗病毒药物问世，IFN-α 及聚乙二醇干扰素等对丁型肝炎有一定疗效。

第五节　戊型肝炎病毒

戊型肝炎病毒（hepatitis E virus，HEV）引起的戊型肝炎过去曾称为经消化道传播的非甲非乙型肝炎，1989 年，美国学者 Reyes 等成功地克隆了 HEV 基因组，并将其正式命名为 HEV。印度次大陆是戊型肝炎的高流行区，我国为地方性流行区，全国各地均有戊型肝炎发生。1986 年，我国新疆南部发生戊型肝炎大流行，约 12 万人发病，700 余人死亡，是迄今世界上最大的一次流行。

一、生物学特性

HEV 病毒呈球状，无包膜，平均直径为 32～34nm，表面有锯齿状刻缺和突起，似似杯状，曾归类于杯状病毒科，但基因分析的结果表明其不同于杯状病毒，因此国际病毒分类学委员会将其归类为**戊肝病毒科**（Hepeviridae）**戊肝病毒属**（Hepevirus）。HEV 对高盐、氯化铯、三氯甲烷等敏感；在 -70～8℃ 条件下易裂解，但在液氮中保存稳定。HEV 体外培养困难，迄今仍不能在细胞中大量培养。HEV 可感染食蟹猴、非洲绿猴、猕猴、黑猩猩及乳猪等多种动物。

HEV 基因组为单正链 RNA，全长约 7.5kb，具有 poly A 尾，共有 3 个 ORF，ORF1 编码病毒复制所需的依赖 RNA 的 RNA 多聚酶等非结构蛋白，ORF2 编码病毒的衣壳蛋白，ORF3 与 ORF1 和 ORF2 有部分重叠，其编码的多肽可能具有型特异性抗原表位（图 28-10）。

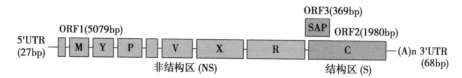

图 28-10　HEV 的基因结构示意图

M：甲基转移酶；Y：Y 区；P：木瓜蛋白样酶；V：脯氨酸富集铰链区；X：X 区；R：RNA 多聚酶；
C：衣壳蛋白；SAP：骨架相关的磷酸化蛋白

目前认为 HEV 至少存在 8 个基因型，基因型 I 和基因型 Ⅱ 分别以缅甸株（HEV-B）和墨西哥株（HEV-M）为代表。在我国流行的 HEV 为基因型 I 和基因型 Ⅳ。

二、致病性与免疫性

HEV 的传染源为戊型肝炎病人和亚临床感染者，猪、牛、羊等啮齿类动物也可携带 HEV，成为散发性戊型肝炎的传染源。HEV **主要经粪-口途径传播**，病毒经胃肠道进入血流，在肝细胞内复制，然后释放到血液和胆汁中，经粪便排出体外。随粪便排出的病毒污染水源、食物和周围环境而造成传播，其中水源污染引起的流行较为多见。戊型肝炎的潜伏期为 10～60 天，平均为 40 天。人感染 HEV 后可表现为临床型和亚临床型，成人中以临床型多见。潜伏期末和急性期初的病人粪便排毒量最大，传染性最强，是本病的主要传染源。HEV 通过对肝细胞的直接损伤和免疫病理作用引起肝细胞的炎症或坏死。临床表现与甲型肝炎相似，多为急性感染，表现为急性黄疸型肝炎和急性无黄疸型肝炎，部分急性戊型肝炎可发展成胆汁淤积型肝炎或重症肝炎。孕妇感染 HEV 后病情常较重，尤以怀孕 6～9 个月最为严重，常发生流产或死胎，病死率达 10%～20%。**戊型肝炎为自限性疾病，多数病人于发病后 6 周左右即好转并痊愈，不发展为慢性肝炎或病毒携带者。**抗-HEV IgG 常于发病后 4 周左右转为阳性，多数病人于 5～6 个月后逐渐消失。因此多数人虽然在儿童期曾感染过 HEV，至青壮年后仍可再次感染。

三、微生物学检查法

目前临床上常用的检测方法是用 ELISA 检查血清中的抗 HEV IgM 或 IgG，抗 HEV IgM 出现早，消失快，可作为早期现症病人的诊断依据。抗-HEV IgG 在血中存在时间可达数月至数年，抗 HEV IgG 阳性则不能排除既往感染。此外，可用 RT-PCR 法检测粪便或胆汁中的 HEV RNA，也可用电镜或免疫电镜技术检测病人粪便中的 HEV 颗粒。

四、防治原则

HEV 的传播途径与 HAV 相似，主要经粪-口途径传播，因此其**一般性预防原则与甲型肝炎相同**，主要是保护水源，做好粪便管理，加强食品卫生管理，注意个人和环境卫生等。接种疫苗是预防 HEV 感染的最直接最有效手段，2012 年，**世界首支戊型肝炎疫苗在我国研制成功**，标志着 HEV 的防控进入了新阶段。

（江丽芳）

第二十九章 虫 媒 病 毒

虫媒病毒（arbovirus）是指通过吸血节肢动物叮咬易感的脊椎动物而传播疾病的病毒。节肢动物叮咬带有病毒血症的脊椎动物后受感染并终生带毒。病毒能在节肢动物体内增殖，并可经卵传代，因此节肢动物既是病毒的传播媒介，又是储存宿主。目前已证实的传播媒介达 580 多种，如蚊、蜱、蠓、白蛉、蚋、蠓、虱、螨、臭虫和蚜等，其中蚊和蜱是最重要的传播媒介。鸟类、蝙蝠、灵长类和家畜等是最重要的脊椎动物宿主，带毒的节肢动物通过叮咬自然界的脊椎动物而使病毒在动物与动物之间传播，并维持病毒在自然界的循环，带毒的节肢动物若叮咬人类则可引起人类感染，因此，**大多数虫媒病毒病既是自然疫源性疾病，也是人畜共患病**。由于节肢动物的分布、消长和活动与自然环境和季节密切相关，因此**虫媒病毒病具有明显的地方性和季节性**。

虫媒病毒是一个生态学名称，是根据其传播方式归纳在一起的一大类病毒，在病毒分类学上这些病毒隶属于不同病毒科和不同病毒属，引起不同的虫媒病毒病。虫媒病毒在全球分布广泛，种类繁多，目前在国际虫媒中心登记的虫媒病毒包括 6 个病毒科的至少 557 种病毒，其中 130 余种可对人畜致病。虫媒病毒病的临床表现呈多样性，可表现为脑炎或脑脊髓炎、发热、皮疹、关节痛、出血热、休克等，严重者可引起死亡。在全球流行的虫媒病毒病主要有黄热病、登革热、流行性乙型脑炎、圣路易脑炎、西方马脑炎、东方马脑炎、森林脑炎、西尼罗热、寨卡病毒病和白蛉热等，其中在我国流行的主要有**流行性乙型脑炎、登革热、森林脑炎、基孔肯雅热和克里米亚-刚果出血热**，以及新近在我国发现并流行的**发热伴血小板减少综合征等**。

重要的虫媒病毒及其所致疾病见表 29-1。

表 29-1　**重要的虫媒病毒及其所致疾病**

病毒科、属	病毒种	传播媒介	储存宿主	所致疾病	主要分布
黄病毒科					
黄病毒属					
	登革病毒	蚊	灵长类	登革热或登革出血热	热带、亚热带
	乙型脑炎病毒	蚊	猪、鸟类	乙型脑炎	亚洲
	黄热病病毒	蚊	灵长类	黄热病	中美，南美，非洲
	Kyasanur 森林热病毒	蜱	灵长类	科萨努尔森林热	印度
	森林脑炎病毒	蜱	鸟类、啮齿动物	森林脑炎	俄罗斯、中国
	墨累西谷脑炎病毒	蚊	鸟类	墨累西谷脑炎	澳大利亚，新几内亚
	圣路易脑炎病毒	蚊	鸟类	圣路易脑炎	北美，加勒比地区
	西尼罗病毒	蚊	鸟类	西尼罗热	非洲，欧洲、中亚、北美
	寨卡病毒	蚊	?	寨卡病毒病	非洲西部、东部、中部，印度尼西亚
披膜病毒科					
甲病毒属					
	东方马脑炎病毒	蚊	马、鸟类	东方马脑炎	北美、南美、加勒比地区
	西方马脑炎病毒	蚊	马、鸟类	西方马脑炎	北美、南美
	委内瑞拉马脑炎病毒	蚊	马、驴	委内瑞拉马脑炎	美洲
	辛德毕斯病毒	蚊	鸟类	发热、皮疹、关节炎	非洲、澳大利亚、亚洲
	基孔肯雅病毒	蚊	人、猴	基孔肯雅热	非洲、亚洲

续表

病毒科、属	病毒种	传播媒介	储存宿主	所致疾病	主要分布
布尼亚病毒科					
白蛉病毒属	白蛉病毒	白蛉	白蛉热	地中海流域,印度,中国,东非,巴拿马,巴西
	发热伴血小板减少综合征病毒	蜱	发热伴血小板减少综合征	中国

第一节 流行性乙型脑炎病毒

流行性乙型脑炎病毒(epidemic type B encephalitis virus)简称乙脑病毒。1935 年日本学者首先从脑炎死亡病人的脑组织中分离到该病毒,故国际上称为**日本脑炎病毒**(Japanese encephalitis virus,JEV)。乙脑病毒**经蚊子叮咬传播**,引起流行性乙型脑炎,简称乙脑。乙脑是我国和亚洲地区的一种严重的急性传染病,病人多为儿童和年长者,病毒**主要侵犯中枢神经系统**,严重者病死率高,幸存者常留下神经系统后遗症。

一、生物学性状

(一) 形态结构

乙脑病毒为**黄病毒科**(*Flaviviridae*)**黄病毒属**(*Flavivirus*)成员,病毒的形态结构、基因组特征、蛋白合成及加工成熟等与黄热病病毒、登革病毒和森林脑炎病毒等其他黄病毒属成员高度相似。病毒颗粒呈球形,直径45~50nm,核衣壳呈二十面体立体对称,有包膜,包膜上含有糖蛋白刺突。病毒核酸为单正链 RNA,基因组全长约11kp,5′端为 I 型帽状结构,3′端无多聚腺苷酸(polyA)尾。5′端和3′端各有一段非编码区,中间是编码区。编码区仅含一个可读框(ORF),其基因排列次序为:5′-C-PrM-E-NS1-NS2a-NS2b-NS3-NS4a-NS4b-NS5-3′。在病毒复制过程中,ORF 先翻译成一个由 3432 个氨基酸组成的多聚蛋白前体,然后经宿主蛋白酶和病毒蛋白酶切割加工成 3 种结构蛋白和至少 7 种非结构蛋白(图 29-1)。

病毒基因组编码的 3 种结构蛋白分别为**衣壳蛋白**(capsid protein,C 蛋白)、**前膜蛋白**(pre-membrane protein,prM 蛋白)和**包膜蛋白**(envelope protein,E 蛋白)。C 蛋白是一种碱性蛋白,富含精氨酸和赖氨酸,在病毒的复制、转录调节、装配及释放过程中起重要作用。prM 蛋白仅存在于未成熟病毒颗粒的包膜上,在病毒成熟过程中,prM 蛋白被细胞的弗林蛋白酶裂解为成熟的 M 蛋白并锚定在成熟病毒的包膜上。M 蛋白与核衣壳紧密相连,在病毒包装过程中,其羧基端可与 E 蛋白和 C 蛋白特异结合,因此,M 蛋白也参与病毒的成熟过程。E 蛋白是镶嵌在病毒包膜上的糖基化蛋白,

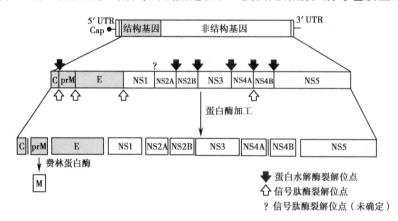

图 29-1 乙型脑炎病毒基因结构及其编码蛋白模式图

是病毒表面的主要成分,具有与细胞表面受体结合和介导膜融合等活性,与病毒的吸附、穿入、致病等作用密切相关。E 蛋白含型特异性抗原表位和中和抗原表位,并具有血凝活性,可凝集雏鸡、鸽、鹅和绵羊的红细胞,能刺激机体产生中和抗体和血凝抑制抗体。E 蛋白还含有黄病毒属特异性和亚组特异性抗原表位,与其他黄病毒成员如登革病毒、**圣路易脑炎病毒**和**西尼罗病毒**等有一定的交叉抗原性。

非结构蛋白包括 NS1、NS2a、NS2b、NS3、NS4a、NS4b 和 NS5,是病毒的酶或调节蛋白,在病毒的复制、蛋白加工及病毒颗粒的装配与释放过程中发挥重要作用。NS1 存在于感染细胞表面,也可分泌到细胞外,有很强的抗原性,能诱导产生细胞免疫及体液免疫反应,其诱生的抗体虽然没有中和病毒的作用,但具有免疫保护性;NS3 是一种多功能的蛋白质,具有蛋白酶、RNA 三磷酸酶和 RNA 解旋酶的功能,并含有 T 细胞表位;NS5 具有 RNA 聚合酶和甲基转移酶活性。

乙脑病毒**抗原性稳定**,只有 1 个血清型,在同一地区不同年代的分离株之间未发现明显的抗原性变异,不同地区不同时间的分离株之间也无明显差异。根据 E 基因全序列的同源性,可将乙脑病毒分为 5 个基因型(Ⅰ、Ⅱ、Ⅲ、Ⅳ和Ⅴ),各基因型之间具有较强的交叉免疫保护作用。基因型的分布有一定的区域性,我国流行的主要为基因Ⅰ型和Ⅲ型。

(二)培养特性

乙脑病毒能在白纹伊蚊 C6/36 细胞、Vero 细胞及 BHK21 细胞等多种传代和原代细胞中增殖并引起明显的细胞病变。其中 C6/36 细胞是乙脑病毒最敏感的细胞,广泛用于病毒的分离培养。乳鼠是最易感的动物,脑内接种 3~5 天后发病,表现为典型的神经系统症状,如兴奋性增高、肢体痉挛和尾巴强直等,最后因麻痹而死亡。感染乳鼠有病毒血症,脑组织中含有大量病毒。小白鼠和金黄地鼠也对乙脑病毒易感,脑内接种病毒后,可引起发病和死亡。病毒在培养细胞中连续传代后可使毒力下降,我国研制成功的减毒活疫苗就是将强毒株在原代仓鼠肾细胞中连续传代后选育而来的。

(三)抵抗力

乙脑病毒对酸、乙醚和三氯甲烷等脂溶剂敏感,不耐热,56℃ 30 分钟、100℃ 2 分钟均可使之灭活。对化学消毒剂也较敏感,多种消毒剂可使之灭活。

二、流行病学特征

(一)传染源和宿主

乙脑病毒的**主要传染源是携带病毒的猪、牛、羊、马、驴、鸭、鹅、鸡等家畜、家禽和各种鸟类**。动物感染后,没有明显的症状及体征,但出现病毒血症,成为传染源。在我国,**猪是最重要的传染源和中间宿主**,特别是当年生仔猪,由于缺乏免疫力,具有高的感染率和高滴度的病毒血症,养殖者及周围人群可因高频率接触病毒而感染。通常猪的感染高峰期比人群的发病高峰期早 3 周左右,因此可通过检查猪的感染率预测当年的流行趋势。人感染病毒后仅发生短暂的病毒血症,且血中病毒滴度不高,因**此病人不是主要的传染源**,人类在乙脑的传播链中是终末宿主。受感染的蚊子可带毒越冬并可经卵传代,因此**蚊子既是传播媒介又是重要的储存宿主**。此外,蝙蝠经带毒蚊子叮咬后可出现长达 6 天的病毒血症,并可带毒越冬,因此,蝙蝠也可能是乙脑病毒的传染源和储存宿主。

(二)传播媒介和传播途径

乙脑病毒的**主要传播媒介是三带喙库蚊**(*Culex tritaeniorhynchus*),此外,致乏库蚊、白纹伊蚊、二带喙库蚊、雪背库蚊、中华按蚊等亦可带毒。除蚊子外,在蠛蠓、尖蠓及库蠓中也分离到乙脑病毒,因此,这些昆虫也可能是乙脑病毒的传播媒介。蚊子吸血后,病毒先在中肠上皮细胞中增殖,然后经血腔进入唾液腺,通过叮咬猪、牛、羊、马等家畜或禽类等易感动物而传播。**病毒通过蚊子在动物—蚊—动物中形成自然循环**,其间带毒蚊子叮咬人类,则可引起人类感染。

（三）流行地区和季节

乙脑主要在亚洲的热带和亚热带国家和地区流行。**我国是乙脑的主要流行区**，除青海、新疆和西藏外均有乙脑流行。乙脑的流行与蚊子的密度有关，在热带地区，蚊子一年四季均可繁殖，故全年均可发生流行或散发流行。在亚热带和温带地区则**有明显的季节性**，**流行季节与蚊子密度的高峰期一致**，以夏、秋季流行为主，80% ~90% 的病例集中在 7 ~9 月份。

（四）易感人群

人群对乙脑病毒普遍易感，但多表现为隐性感染，显性感染与隐性感染的比例约为 1∶300。由于成人可因隐性感染获得免疫力，因此**以 10 岁以下儿童发病者居多**，尤以 2 ~9 岁年龄组发病率较高。近年来由于在儿童中普遍接种疫苗，故成年人和老年人的发病率相对增高。

三、致病性与免疫性

（一）致病性

病毒经带毒蚊子叮咬进入人体后，先在皮肤朗格罕氏细胞、巨噬细胞和局部淋巴结等处增殖，经毛细血管和淋巴管进入血流，引起**第一次病毒血症**。病毒随血流播散到肝、脾等处的单核-巨噬细胞中，继续大量增殖，再次入血，引起**第二次病毒血症**，临床上表现为发热、头痛、寒战、全身不适等流感样症状。绝大多数感染者病情不再继续发展，成为**顿挫感染**（abortive infection）。但在少数免疫力不强的感染者，**病毒可突破血脑屏障侵犯中枢神经系统**，在脑组织神经细胞内增殖，引起神经细胞变性、坏死、脑实质和脑膜炎症，**出现中枢神经系统症状和体征**，如高热、头痛、意识障碍、抽搐和脑膜刺激征等，严重者可进一步发展为昏迷、中枢性呼吸衰竭或脑疝，**病死率可高达 10% ~30%**，约 5% ~20% 的**幸存者留下后遗症**，表现为痴呆、失语、瘫痪及精神障碍等。若妊娠期第 1 ~2 个月被感染则可能导致死胎和流产。

乙脑病毒的致病机制目前尚未完全清楚。研究表明，**免疫病理反应**可能起重要作用。在感染早期，病毒可诱导单核巨噬细胞分泌某些细胞因子，如 MDF（macrophage derived neutrophil chemotactic factor）、IL-6 等，这些细胞因子可增加血脑屏障的通透性，使病毒易于侵入中枢神经系统感染神经细胞。病毒感染还可使脑内小胶质细胞、星形胶质细胞和肥大细胞等释放多种炎症细胞因子，如 TNF-α、IL-8、IFN-α 和趋化因子 RANTES 等，外周免疫细胞如单核细胞、NK 细胞和 T 细胞等也可进入脑内，从而引起不可控的炎症反应和细胞损伤。急性期病人循环免疫复合物检出率高，补体含量降低，提示免疫复合物可能参与病毒的致病过程。此外，病毒感染诱导的细胞凋亡也可能在病毒的致病过程中起作用。

（二）免疫性

乙脑病毒抗原性稳定，病后免疫力稳定而持久，隐性感染也可获得牢固的免疫力。机体对乙脑病毒的免疫包括体液免疫、细胞免疫和完整的血脑屏障。其中体液免疫起主要作用，感染后机体可产生具有中和作用的特异性 IgM、IgG 抗体和血凝抑制抗体。此外，亦可产生补体结合抗体，但这类抗体无免疫保护作用。

四、微生物学检查法

（一）病毒分离培养

可采集发病初期病人的血清或脑脊液用细胞培养法或乳鼠脑内接种法分离培养乙脑病毒，但阳性率不高。病毒的鉴定可采用观察细胞病变、红细胞吸附试验、病毒中和试验、免疫荧光试验或基因分析等方法。

（二）病毒抗原检测

可用免疫荧光或 ELISA 检测发病初期病人血液或脑脊液中的乙脑病毒抗原，阳性结果对早期诊断有重要意义。

（三）血清学试验

血清学试验包括用血凝抑制试验、ELISA 等检测特异性抗体。乙脑病毒特异性 IgM 抗体一般在感染后 4 天开始出现,2～3 周达高峰,采用 IgM 抗体捕获的 ELISA 检测病人血清或脑脊液中的特异性 IgM 抗体,阳性率可达 90% 以上,因此可用于早期快速诊断。乙脑病毒特异性 IgG 抗体检测通常需检测急性期和恢复期双份血清,当恢复期血清抗体效价比急性期升高 4 倍或 4 倍以上时,才有诊断价值。

（四）病毒核酸检测

用 RT-PCR 或 RT-qPCR 技术检测乙脑病毒特异性核酸片段是一种特异而敏感的诊断方法,近年来已开始用于乙脑的早期快速诊断。

五、防治原则

预防乙型脑炎的关键措施包括**疫苗接种、防蚊灭蚊**和**动物宿主管理**。乙脑疫苗有**灭活疫苗**和**减毒活疫苗**两大类。国际上广泛使用的乙脑疫苗主要是鼠脑纯化灭活疫苗。我国自 1968 年以来使用地鼠肾细胞培养的灭活疫苗对儿童进行**计划免疫**,获得了显著效果,有效地控制了乙脑的流行。1988 年我国研制成功的乙脑减毒活疫苗 SA14-14-2,具有良好的安全性和免疫保护效果,目前已成为我国预防乙脑的主要疫苗,也是目前唯一用于人类的乙脑减毒活疫苗。猪是乙脑病毒的主要传染源和中间宿主,因此通过做好猪的管理工作或**对猪群进行免疫预防可以降低人群的发病率**。目前,对乙型脑炎尚无特效的治疗方法。

第二节　登 革 病 毒

登革病毒（dengue virus, DENV）是**登革热**（dengue fever, DF）、**登革出血热/登革休克综合征**（dengue hemorrhagic fever/dengue shock syndrome, DHF/DSS）的病原体。**埃及伊蚊**（*A. aegypti*）和**白纹伊蚊**（*A. albopictus*）是登革病毒的主要传播媒介,人类和灵长类动物是登革病毒的自然宿主。登革热广泛流行于全球热带、亚热带的 100 多个国家和地区,其中以东南亚和西太平洋地区的流行最为严重。自 1978 年以来,我国南方不断发生登革热的流行或暴发流行。近年来,由于全球气候变暖、传播媒介的扩散和国际人口大量流动等原因,登革热的流行范围有不断扩大的趋势。目前,登革热已成为**世界上分布最广、发病最多的虫媒病毒病**。

一、生物学性状

（一）形态结构

登革病毒是黄病毒科黄病毒属的成员,其形态、结构和基因组特征与乙脑病毒相似。根据抗原性不同,可将登革病毒分为**四个血清型**（DENV1～DENV4）,各型病毒间有交叉抗原性。

登革病毒的基因组为单正链 RNA,长约 11kb,基因组 5′端和 3′端为非编码区,中间为可读框（ORF）,编码 **3 种结构蛋白和至少 7 种非结构蛋白**。结构蛋白包括衣壳蛋白（C 蛋白）、膜蛋白（M 蛋白）和包膜蛋白（E 蛋白）。C 蛋白为一种非糖基化蛋白,具有特异的抗原表位,但一般不诱导机体产生中和性抗体。M 蛋白由前 M 蛋白经蛋白酶裂解而来,存在于成熟的病毒颗粒的包膜中,是一种非糖基化膜蛋白。E 蛋白是病毒的主要包膜糖蛋白,在病毒的致病和免疫过程中起十分重要的作用。E 蛋白能与易感细胞表面的特异性受体结合,并含有与膜融合相关的结构域,因此与病毒的吸附、穿入和细胞融合有关;E 蛋白含有型特异性、亚群特异性、群特异性、黄病毒亚组特异性、黄病毒组特异性等抗原表位,是登革病毒分型的依据;E 蛋白还具有中和抗原表位,能诱导机体产生中和抗体;E 蛋白具有血凝素活性,能凝集鹅或鸽红细胞;此外,E 蛋白可能还含有**抗体依赖的感染增强作用**（antibody-dependent enhancement, ADE）表位,与 ADE 作用有关。7 种非结构蛋白分别为括 NS1、NS2a、NS2b、

NS3、NS4a、NS4b、NS5，存在于病毒感染的细胞中，它们的功能与乙脑病毒和其他黄病毒属相似，与病毒的复制、蛋白加工及病毒颗粒的装配与释放有关。此外，NS1 蛋白还可分泌到细胞外或存在于感染细胞的胞膜上，具有很强的抗原性，可诱导机体产生特异性抗体，抗 NS1 抗体虽然对病毒没有中和作用，但可通过 ADCC 或补体激活等途径杀伤携带 NS1 抗原的靶细胞，在抗病毒免疫过程中起作用。

（二）培养特性

乳鼠是对登革病毒最敏感的实验动物，可用脑内接种分离培养病毒。成鼠对登革病毒不敏感，但 DENV-2 经鼠脑传代成为适应株后，可使三周龄小鼠发病。猩猩、猕猴和长臂猿等灵长类动物对登革病毒易感，并可诱导特异性免疫反应，可以作为疫苗研究的动物模型。多种哺乳类及昆虫来源的传代细胞对登革病毒敏感，其中白纹伊蚊 C6/36 细胞是最常用的细胞，病毒在细胞中增殖并引起明显的细胞病变。登革病毒也可在人单核细胞和人血管内皮细胞中增殖，但不引起明显的细胞病变。此外，白纹伊蚊、埃及伊蚊和巨蚊经胸腔接种登革病毒后，可产生高滴度的病毒。

二、流行病学特征

人和灵长类动物是登革病毒的主要储存宿主。白纹伊蚊和埃及伊蚊是主要传播媒介。在热带和亚热带丛林地区，猴和猩猩等灵长类动物对登革病毒易感，是丛林登革热的主要传染源。动物感染后不出现明显的症状及体征，但有病毒血症，蚊子通过叮咬带毒动物而形成病毒在自然界的原始循环。在城市和乡村地区，**病人和隐性感染者是主要传染源**，感染者在发病前 24 小时到发病后 5 天内出现病毒血症，血液中含有大量的病毒，在此期间通过蚊虫叮咬而传播，形成**人-蚊-人循环**。

登革病毒广泛分布于热带和亚热带有传播媒介存在的地方，有时可以侵入温带地区。主要流行于东南亚、太平洋岛屿、中南美洲和非洲等 100 多个国家和地区，大部分地区同时存在登革病毒 3~4 个血清型的流行。东南亚是世界上最重要的登革病毒疫源地。我国南方在 20 世纪 20~40 年代曾发生过登革热流行，但在经过 30 多年的中断期后，1978 年又在广东省重新出现登革热的暴发流行，此后，**我国南方的许多省、市也不断发生登革热疫情，甚至频繁发生流行或暴发流行**。近年来，我国登革热的流行日趋严重，流行范围不断扩大，2014 年广东省暴发了近 20 年来最大的登革热疫情，发病人数达到 4.5 万例。

登革热的流行季节与蚊虫的消长一致。**人群对登革病毒普遍易感**，但在地方性流行区，儿童发病率较高，DSS/DHF 的发生率也较高。

三、致病性与免疫性

登革病毒通过蚊子叮咬进入皮肤后，先在树突状细胞进行增殖，随后移行到毛细血管内皮细胞和淋巴结的单核细胞系统中继续增殖，最后经血流播散，引起疾病，潜伏期约 4~8 天。临床上，登革热可表现为两种不同类型：**登革热（DF）**和**登革出血热/登革休克综合征（DHF/DSS）**，前者也称为**典型登革热，为自限性疾病**，病情较轻，以高热、头痛、皮疹、全身肌肉和关节疼痛等为典型临床特征。其发热一般持续 3~7 天后骤退至正常，部分病人在热退后 1~5 天体温又再次升高，表现为**双峰热或马鞍热**（saddleback fever）。少数病人疼痛剧烈，因此，登革热也曾被称为**"断骨热"**。后者是登革热的严重临床类型，病情较重，初期有典型登革热的症状体征，随后病情迅速发展，出现严重出血现象，表现为皮肤大片紫癜及瘀斑、鼻出血、消化道及泌尿生殖道出血等，并可进一步发展为出血性休克，病死率高。

DSS/DHF 的主要病理改变是全身血管通透性增高，血浆渗漏而导致广泛的出血和休克，其发病机制至今尚未完全清楚，目前普遍认为与免疫病理反应及"抗体依赖的增强作用（ADE）"有关。免疫病理反应主要与细胞因子过度释放有关，登革病毒感染后，活化的树突状细胞、单核巨噬细胞和 T 淋巴细胞可大量释放炎症细胞因子（如 IL-2、TNF-α、IFN-γ 及血小板活化因子等），导致毛细血管通透性增加，血浆渗漏，引起出血和休克等严重症状。ADE 作用与病毒的再次感染有关，初次感染登革病毒后机体可产生非中和性或亚中和浓度的 IgG 抗体,当再次感染同型或异型登革病毒时,抗体与病毒形成免疫复合物,通过与单核巨噬细胞表面的 Fc 受体结合增强了病毒对细胞的吸附和感染作用。此外,抗原抗体复合物激活补体导致的靶细胞损伤以及病毒的毒力改变等也可能在 DSS/DHF 的发生发展过程中起一定的作用。

四、微生物学检查法

（一）病毒的分离培养

采集早期病人血清接种白纹伊蚊 C6/36 细胞或乳鼠脑内接种进行病毒的分离培养,亦可用白纹伊蚊或埃及伊蚊胸腔接种法分离培养病毒。

（二）血清学检查

应用抗体捕获 ELISA 或免疫层析法检测登革热病人血清中特异性 IgM 抗体,是最常用的登革热早期快速诊断技术。用 ELISA 或免疫层析法检测血清中特异性 IgG 抗体也广泛用于登革热的实验室诊断。特异性 IgG 抗体检测需取急性期和恢复期双份血清,恢复期血清 IgG 抗体水平比急性期呈 4 倍或 4 倍以上升高有诊断意义。此外,在登革病毒感染早期,NS1 抗原大量存在于感染者的血液中,因此用 ELISA 检测病人血清中登革病毒 NS1 抗原亦可对登革热进行早期快速诊断。

（三）病毒核酸检测

应用实时 RT-PCR 或 RT-qPCR 技术检测登革病毒核酸,可用于病毒的早期快速诊断及病毒分型。

五、防治原则

防蚊、灭蚊是目前预防登革热的主要手段。疫苗接种是预防登革热最有效途径。近年来,登革疫苗的研究取得了重要进展,数种基因工程疫苗已进入临床试验,其中重组四价减毒活疫苗(CYD-TDV)获准在一些流行区使用,该疫苗含有登革病毒 4 种血清型的抗原成分,但其安全性、有效性和免疫持久性尚需进一步确认。

第三节　森林脑炎病毒

森林脑炎病毒(forest encephalitis virus)又称为**蜱传脑炎病毒**(tick-borne encephalitis virus,TBEV),**森林中的蝙蝠及啮齿类动物为储存宿主,蜱为传播媒介**,引起以中枢神经系统病变为特征的森林脑炎。因该病首先在俄罗斯的远东地区发现,以春夏季发病为主,故又称为**俄罗斯春夏脑炎**(Russian spring-summer encephalitis)。森林脑炎主要流行于俄罗斯、东欧、北欧以及我国东北和西北林区。我国西南地区可能存在自然疫源地。

森林脑炎病毒隶属于黄病毒科黄病毒属,其形态结构、基因组特征和培养特性等均与其他黄病毒属成员相似。森林脑炎病毒可分为三个亚型,即欧洲亚型、远东亚型和西伯利亚亚型。不同来源的毒株毒力差异较大,但抗原性较一致。森林脑炎病人的血清与乙型脑炎和圣路易脑炎病人血清在血凝抑制试验中有交叉反应。森林脑炎病毒动物感染范围广,以小鼠的敏感性最高,多种接种途径均能使之感染。

森林脑炎是一种**中枢神经系统的急性传染病**,森林中的蝙蝠、野鼠、松鼠、野兔、刺猬等野生动物以及牛、马、羊等家畜均可作为传染源。蜱是传播媒介,如全沟硬蜱、蓖子硬蜱和微小牛蜱等。病毒不仅能在蜱体内增殖,还能经卵传代,并能在蜱体内越冬,因此**蜱既是传播媒介又是储存宿主**。在自然疫源地,病毒通过蜱叮咬野生动物和野鸟而在自然界循环。人类进入自然疫源地被带毒蜱类叮咬而受感染。**病毒亦可通过胃肠道传播,感染病毒的山羊可通过乳汁排出病毒,饮用含病毒的生羊奶可引起感染**。此外,实验室工作者和与感染动物密切接触者还可通过吸入气溶胶感染。人感染病毒后,大多数表现为隐性感染,少数感染者经 7~14 天的潜伏期后突然发病,出现高热、头痛、呕吐以及颈项强直、昏睡、肢体弛缓性瘫痪等症状。重症病人可出现发音困难、吞咽困难、呼吸及循环衰竭等延髓麻痹症状,病死率可高达30%。**显性感染和隐性感染均可获得持久的免疫力。**

病原学诊断主要有病毒的分离培养和血清学试验。但由于病毒血症时间短,发病初期血中病毒含量已很低,故病毒分离的阳性率不高。血清学试验有 ELISA、血凝抑制试验、中和试验及补体结合试验等,若恢复期血清 IgG 抗体水平呈 4 倍以上升高则有诊断价值。

目前对森林脑炎没有特效的治疗方法,在感染早期,大剂量丙种球蛋白或免疫血清可能有一定的疗效。**疫苗接种**是控制森林脑炎的重要措施,完成森林脑炎病毒灭活疫苗全程免疫后可获得免疫保护作用。

第四节　发热伴血小板减少综合征病毒

发热伴血小板减少综合征病毒(severe fever with thrombocytopenia syndrome virus, SFTSV) 是 2009 年首次从我国的发热伴血小板减少综合征的病人体内分离到的一种新的布尼亚病毒。通过对病毒全基因组序列分析和电子显微镜形态观察,确认该病毒为布尼亚病毒科白蛉病毒属的一个新成员。

SFTSV 感染引起**发热伴血小板减少综合征**(severe fever with thrombocytopenia syndrome, SFTS) , **临床主要表现为发热、白细胞减少、血小板减少和多器官功能损害等**,严重者可因多器官衰竭而死亡。SFTSV 的传播媒介和自然宿主尚未完全明了。目前认为,**蜱可能是 SFTSV 的传播媒介**,蜱叮咬可致人类感染。急性期病人血液和血性分泌物具有传染性,**直接接触病人血液或血性分泌物亦可导致感染**。SFTS 流行季节主要在春夏季,病例主要分布在山区和丘陵地带的农村地区,多呈散发流行,亦有少数为聚集性病例。人群对 SFTSV 普遍易感,从事野外作业和户外活动的人群感染风险较高。目前,SFTS 主要流行于我国河南、湖北、山东、安徽、辽宁、江苏等 10 余个省份。2013 以来,韩国、日本等国已有 SFTS 病例报告。

SFTSV 感染的微生物学检查主要包括用 Vero 或 Vero E6 等敏感细胞分离培养病毒、用 RT-PCR 或 RT-qPCR 法检测病毒核酸、用 ELISA 法检测血清中的 SFTSV 特异性 IgM 或 IgG 抗体等。目前对 SFTS 尚无特异性治疗手段,临床上主要是采取对症支持治疗疗法,绝大多数病人预后良好。

第五节　西尼罗病毒

西尼罗病毒(West Nile virus, WNV) 在分类上属于黄病毒科黄病毒属,因 1937 年首次从乌干达西尼罗地区的发热病人体内分离成功而得名。人类及多种动物,如鸟类、马、猪、鸡等对西尼罗病毒易感。**病人、隐性感染者和带毒动物为主要传染源**,其中鸟类是最重要的传染源,病毒可在鸟的体内大量繁殖,形成高滴度的病毒血症。**伊蚊和库蚊是主要传播媒介**。病毒可在蚊子的唾液腺及神经细胞中大量增殖,一周左右受感染的蚊子即具有传染性,并可终年带毒。此外,病鸟的口腔和泄殖腔分泌物中均含有大量病毒,因此,病毒亦可通过直接接触在鸟与鸟之间传播。

西尼罗病毒感染可引起**西尼罗热**和**西尼罗脑炎**两种临床类型。前者以急性发热、头痛、乏力、皮疹为主要特征,可伴有肌肉、关节疼痛及全身淋巴结肿大等,预后良好。后者起病急骤,体温39℃以上,出现头痛、恶心、呕吐、嗜睡,伴颈项强直、深浅反射异常等神经系统症状和体征,重症病人出现惊厥、昏迷及呼吸衰竭,病死率高。

西尼罗病毒感染广泛分布于非洲、中东、欧洲、东南亚、南亚及澳大利亚。1999 年夏天,西尼罗病毒传入美洲,美国纽约首先发现病例,随后在北美洲迅速传播。病人表现为高热、头痛、意识障碍、弛缓性瘫痪等脑炎的症状和体征。西尼罗病毒在美国出现的同时,当地有大批候鸟死亡。分子流行病学的研究结果表明,本病可能是通过受感染的候鸟或蚊子从中东传至美洲的。**西尼罗病毒抗原性稳定**,只有一个血清型,病后免疫力持久。西尼罗病毒与乙脑病毒和登革病毒等黄病毒属的其他成员有共同抗原,可诱导一定的交叉免疫保护作用。目前我国尚未发现西尼罗病毒感染的病例,但是我国具备西尼罗病毒传播的气候条件和传播媒介,因此,必须重视对该病毒的监测和研究。

第六节 寨卡病毒

寨卡病毒(Zika virus,ZIKV)是寨卡病毒病的病原体。1947 年寨卡病毒首次从乌干达的一只有发热症状恒河猴体内分离成功。2007 年以前,寨卡病毒主要在非洲和亚洲南部的一些国家和地区的动物中流行,仅在局部地区引起散发的人类感染。2015 年以后,寨卡病毒在拉丁美洲等多个国家发生暴发流行,并蔓延至非洲、北美洲、亚洲和太平洋地区,成为一种新现的虫媒病毒。我国也存在输入性寨卡病毒病病例。

寨卡病毒属于黄病毒科黄病毒属,其形态结构及其他生物学特性与其他黄病毒相似。寨卡病毒的储存宿主尚不清楚。传播途径主要为蚊子叮咬传播,**埃及伊蚊和白纹伊蚊是主要传播媒介**,因此,其流行区域与伊蚊分布有关。**流行方式与登革病毒相似**,存在丛林流行循环和城市流行循环两种,前者通过伊蚊在灵长类动物间传播,人类若被带毒伊蚊叮咬可引起感染,后者是指在疫情暴发时,人作**为主要传染源**,病毒在人-蚊-人之间传播。此外,病毒也可通过胎盘传播,引起宫内感染,亦可经围产期、性接触和输血传播。

人群对寨卡病毒普遍易感,绝大多数感染者为隐性感染,仅少数出现临床症状。**寨卡病毒病一般为自限性**,临床特征与普通登革热十分相似,主要表现为发热、头痛、疲乏、皮疹(多为斑丘疹)、结膜炎及关节痛等,症状持续数日至 1 周,重症者罕见。目前的研究发现,**寨卡病毒可以突破血胎、血眼、血睾和血脑 4 道屏障,且具有嗜神经性**,可能与先天性小头畸形及自身免疫性神经系统疾病—吉兰-巴雷(Guillain Barre)综合征等有关。

微生物学检查法主要有病毒的分离培养、病毒核酸检测或血清学试验。在发病后 1 周内可用RT-PCR 法检测病毒核酸。IgM 抗体需发病 1 周后方能检出,但黄病毒间有广泛的交叉反应,病毒特异性中和抗体可用病毒空斑减少中和试验检测。尚无疫苗和特效药物可供寨卡病毒病的防治,避免蚊子叮咬、保护孕妇和胎儿是目前预防寨卡病毒病主要的手段。

(江丽芳)

第三十章 出血热病毒

出血热(hemorrhagic fever)不是某一种疾病的名称,而是一大类疾病的统称。这类疾病在临床上以"3H"症状,即hyperpyrexia(高热)、hemorrhage(出血)、hypotension(低血压)为主要的共同特征,并有较高的病死率,而其不同之处主要表现在发热的程度、热型,出血的程度、部位,以及损害的脏器等。

引起出血热的病毒种类较多,根据国际病毒分类委员会第十次会议确定的最新分类,它们分属于7个病毒科的8个病毒属,并经由不同的媒介和途径传播,引起不同的出血热(表30-1)。**我国目前已发现的出血热病毒主要有汉坦病毒、登革病毒和克里米亚-刚果出血热病毒。**

表30-1 人类出血热病毒及其所致疾病

病毒类属	病毒	主要媒介	所致疾病	主要分布
汉坦病毒科	汉坦病毒	啮齿动物	肾综合征出血热	亚洲、欧洲、非洲、美洲
			汉坦病毒肺综合征	美洲、欧洲
内罗病毒科	克里米亚-刚果出血热病毒	蜱	克里米亚-刚果出血热	非洲、中亚、中国新疆
白细病毒科	Rift山谷热病毒	蚊	Rift山谷热	非洲
	发热伴血小板减少综合征病毒	蜱	发热伴血小板减少综合征	东亚
黄病毒科	登革病毒	蚊	登革热	亚洲、南美
	黄热病病毒	蚊	黄热病	非洲、南美
	Kyasanur森林热病毒	蜱	Kyasanur森林热	印度
	鄂目斯克出血热病毒	蜱	鄂目斯克出血热	俄罗斯
披膜病毒科	基孔肯雅病毒	蚊	基孔肯雅热	亚洲、非洲
沙粒病毒科	Junin病毒	啮齿动物	阿根廷出血热	南美
	马丘波病毒	啮齿动物	玻利维亚出血热	南美
	Lassa病毒	啮齿动物	Lassa热	非洲
	Sabia病毒	啮齿动物	巴西出血热	南美
	Guanarito病毒	啮齿动物	委内瑞拉出血热	南美
丝状病毒科	埃博拉病毒	未确定	埃博拉出血热	非洲、美洲
	马堡病毒	未确定	马堡出血热	非洲、欧洲

第一节 汉坦病毒

汉坦病毒属于布尼亚病毒目(*Bunyavirales*)、汉坦病毒科(*Hantaviridae*)的**正汉坦病毒属**(*Orthohantavirus*)。该病毒名称来自汉坦病毒科的原型病毒**汉滩病毒**(Hantaan virus),为避免发生混乱,故在译名用字上加以区别。在中文文献中使用"汉坦病毒"时一般是泛指,既表示汉坦病毒这一科,也泛指其下属的各型病毒;而用"汉滩病毒"时则是特指,即指正汉坦病毒属中的一个型别——汉滩型。根据汉坦病毒的抗原性和基因结构特征的不同,目前已知正汉坦病毒属包括40多个不同的型别,其中主要的型别及其所致疾病见表30-2。

表 30-2　汉坦病毒的主要型别及其所致疾病

病毒型别（英文简称）	主要宿主	所致疾病	主要分布地区
汉滩病毒（HTNV）	黑线姬鼠	HFRS	中国、俄罗斯、韩国、朝鲜、日本
汉城病毒（SEOV）	褐家鼠	HFRS	世界分布
多布拉伐病毒（DOBV）	黄喉姬鼠	HFRS	巴尔干
普马拉病毒（PUUV）	棕背䶄	HFRS	欧洲、俄罗斯、斯堪的纳维亚
泰国病毒（THAIV）	板齿鼠	HFRS	泰国
辛诺柏病毒（SNV）	鹿鼠	HPS	美国、加拿大
黑港渠病毒（BCCV）	棉鼠	HPS	美国
长沼病毒（BAYV）	米鼠	HPS	美国
安第斯病毒（ANDV）	长尾米鼠	HPS	阿根廷
希望山病毒（PHV）	草原田鼠	不详	美国、加拿大
哈巴罗夫斯克病毒（KHB）	东方田鼠	不详	俄罗斯
索塔帕拉雅病毒（TPMV）	臭鼩	不详	印度
图拉病毒（TULV）	普通田鼠	不详	欧洲
El Moro Canyon（ELMCV）	西方巢鼠	不详	美国、墨西哥

汉坦病毒在临床上主要引起两种急性传染病，一种是以发热、出血、急性肾功能损害和免疫功能紊乱为主要特征的**肾综合征出血热**（hemorrhagic fever with renal syndrome，HFRS）；另一种是以肺浸润及肺间质水肿，迅速发展为呼吸窘迫、呼吸衰竭为特征的**汉坦病毒肺综合征**（hantavirus pulmonary syndrome，HPS）。

中国是世界上 HFRS 疫情最严重的国家，流行范围广、发病人数多、病死率较高。迄今为止，我国尚未见 HPS 的病例报道。因此，本节主要以 HFRS 为例来介绍汉坦病毒。

一、生物学性状

（一）形态结构

汉坦病毒的核酸类型为**单股负链 RNA，分为 L、M、S 三个片段**，分别编码病毒的 RNA 聚合酶（L）、**包膜糖蛋白**（Gn 和 Gc）和核衣壳蛋白（NP）。不同血清型汉坦病毒的 S、M、L 三个片段的末端 14 个核苷酸序列高度保守，3′端为 AUCAUCAUCUGAGG，5′端为 UAGUAGUAG（G/A）CUCC，这些互补序列可使病毒基因组 RNA 通过非共价的碱基配对形成环状或柄状结构，从而保持 RNA 的稳定性，并与病毒的复制和装配有关。

汉坦病毒颗粒具有多形性，多数呈圆形或卵圆形，直径为 75～210nm（平均 120nm）；汉坦病毒的这种多形性在新分离的病毒表现得尤为明显，而经过连续体外传代培养，其形态和大小便趋于一致。**病毒颗粒表面有脂质双层包膜**，包膜表面有由 Gn 和 Gc 糖蛋白组成的突起。汉坦病毒的 NP 具有很强的免疫原性，可刺激机体的体液免疫和细胞免疫应答；**Gn 和 Gc 糖蛋白上均有中和抗原位点和血凝活性位点**（图 30-1）。病毒在 pH 5.6～6.4 时可凝集鹅红细胞。

（二）培养特性

多种传代、原代及二倍体细胞均对汉坦病毒敏感。实验室常用非洲绿猴肾细胞（Vero E6）来分离培养该病毒。**汉坦病毒在培养的细胞中生长较为缓慢**，病毒滴度

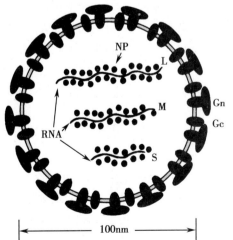

图 30-1　汉坦病毒结构模式图
L、M、S 为基因片段；NP 为核衣壳蛋白

一般在接种病毒后的 7～14 天后才达高峰。不同型别甚至同一型别的不同病毒株在细胞中的生长速率有一定的差别,这主要与病毒在培养系统中的适应性有关,与病毒致病性的强弱可能也有一定关系。目前适合汉坦病毒生长的几种细胞系在**病毒感染后大多并不产生明显的细胞病变**(CPE),通常需采用免疫学方法来检测证实;部分毒株在感染的 Vero 细胞中可观察到典型的 CPE,其特征为细胞黏聚、融合及出现网格样改变。

汉坦病毒对大多数啮齿动物(黑线姬鼠、小白鼠、大白鼠、长爪沙鼠等)均呈自限性的隐性感染,仅有小白鼠乳鼠和几种免疫缺陷动物(如裸鼠、接受免疫抑制剂的金黄地鼠等)在接种感染后可出现不同的发病症状甚至死亡。

(三) 抵抗力

汉坦病毒抵抗力不强。对酸和脂溶剂(如乙醚、三氯甲烷、丙酮、苯等)敏感;一般消毒剂如苯扎溴铵等能灭活病毒;56～60℃ 1 小时、紫外线照射(50cm、1 小时)以及 ^{60}Co 照射等也可灭活病毒。

二、流行病学特征

(一) 传染源和储存宿主

HFRS 是一种多宿主性的自然疫源性疾病,其**主要宿主动物和传染源均为啮齿动物**,在啮齿动物中又主要是鼠科中的姬鼠属、家鼠属和仓鼠科中的林䶄属、白足鼠属等。一般认为汉坦病毒有较严格的宿主特异性,不同型别的汉坦病毒有着不同的啮齿动物宿主,因此,不同型别汉坦病毒的分布主要是由宿主动物的分布不同所决定的。

(二) 传播途径

HFRS 的传播途径尚未完全确定。目前认为可能的途径有 3 类 5 种,即动物源性传播(包括通过呼吸道、消化道和伤口途径)、垂直(胎盘)传播和虫媒(螨)传播。其中**动物源性传播是主要的传播途径**,即携带病毒的动物通过唾液、尿液、粪便等排出病毒污染环境,人或动物通过呼吸道、消化道摄入或直接接触感染动物受到传染。感染病毒的孕妇有可能经胎盘将病毒传给胎儿,带毒孕鼠亦可将病毒传给胎鼠,这一传播途径对人类 HFRS 的传播意义不大,但对维持该病毒自然疫源地的形成和发展具有重要作用。虽然能够从 HFRS 病人的血、尿中分离到病毒,但尚未见在人-人之间水平传播 HFRS 的报道;只是在 HPS 中证实了存在人-人之间的水平传播。

(三) 易感人群

人类对汉坦病毒普遍易感,但多呈隐性感染,仅少数人发病;正常人群的隐性感染率因病毒型别和生产、生活条件的不同而异,从 1%～20% 不等。

(四) HFRS 的流行地区和季节

HFRS 的发生和流行具有明显的地区性和季节性,这与宿主动物的分布与活动密切相关。在我国,汉坦病毒的主要宿主动物和传染源是**黑线姬鼠**和**褐家鼠**,主要存在姬鼠型(汉滩型)疫区、家鼠型(汉城型)疫区和混合型疫区。姬鼠型疫区的 HFRS 流行高峰在 11～12 月间(6～7 月间还有一小高峰),家鼠型疫区的流行高峰在 3～5 月间,而混合型疫区在冬、春季均可出现流行高峰。

三、致病性与免疫性

(一) 致病性

HFRS 的潜伏期一般为两周左右,起病急,发展快。**典型病例具有三大主症**,即发热、出血和肾脏损害;**典型临床经过可分为五期**,即发热期、低血压休克期、少尿期、多尿期和恢复期。

HFRS 的发病机制及病理变化很复杂,有些环节尚未完全搞清;目前认为与病毒的直接损伤作用和免疫病理损伤作用均有关。

1. **病毒的直接损伤作用**　近年来对汉坦病毒受体的研究取得了一定的进展,已证实致病性和非致病性汉坦病毒的主要受体分别是 β3 和 β1 整合素。汉坦病毒具有泛嗜性,可感染体内的多种组织细胞,如血管内皮细胞、淋巴细胞、单核巨噬细胞、血小板等,但**主要的靶细胞是血管内皮细胞**。病毒在血管内皮细胞内增殖,引起细胞肿胀和损伤、细胞间隙形成、血管通透性增加,血管内皮生长因子通路在病毒致内皮细胞通透性增加和损伤的过程中起到了重要作用。另外,汉坦病毒感染还可造成血小板的损伤并直接引起细胞凋亡。感染的单核细胞可携带病毒向其他组织扩散。

2. 免疫病理损伤　汉坦病毒诱导机体产生的体液免疫和细胞免疫具有双重作用,既参与机体对病毒的清除,又可介导对机体的免疫损伤,参与病毒的致病过程:①体液免疫应答:HFRS 病人早期血清中 IgE 和组胺水平明显增高,毛细血管周围有肥大细胞浸润和脱颗粒,说明存在 I 型超敏反应;在HFRS 发病早期病人血中即产生大量特异性抗体,并迅速形成循环免疫复合物,沉积到小血管、毛细血管、血小板、肾小球、肾小管基底膜等处,随之激活补体,促使肥大细胞及受损血小板释放血管活性物质、凝血因子等参与血管扩张和通透性增加的作用,引起血管和组织的病理损伤,产生低血压、休克和肾脏功能障碍;大量血小板聚集、破坏并发生功能障碍等,是引起广泛出血的原因之一,以上均表明Ⅲ型超敏反应参与了发病。②细胞免疫应答:HFRS 病人急性期外周血中特异性 CD8+ T 细胞、NK 细胞活性增强,IFN、TNF、sIL-2 受体水平明显增高,IL-2 水平下降,提示细胞免疫在汉坦病毒的致病过程中也具有重要作用。

（二）免疫性

HFRS 病人发热 1～2 天即可检测出特异性 IgM 抗体,第 7～10 天达高峰;第 2～3 天可检测出特异性 IgG 抗体,第 14～20 天达高峰,可持续多年甚至终生;但隐性感染产生的免疫力则不持久。近年来的研究表明,在不同的抗体成分中,对机体起免疫保护作用的主要是由病毒包膜糖蛋白刺激产生的中和抗体;细胞免疫在对机体的免疫保护中也起重要作用。**HFRS 病后可获稳定而持久的免疫力**,二次感染发病者极为罕见。

四、微生物学检查法

（一）血清学检查

1. 检测特异性 IgM 抗体　特异性 IgM 抗体在发病后 1～2 天即可检出,早期阳性率可达 95% 以上,不典型病例或轻型病例亦是如此,因此检测出此抗体具有早期诊断价值。检测方法有间接免疫荧光法和 ELISA,后者又可分为 IgM 捕捉法和间接法,其中以 **IgM 捕捉法的敏感性和特异性为最好**。

2. 检测特异性 IgG 抗体　病后特异性 IgG 抗体出现也较早,且维持时间很长,因此需检测双份血清(间隔至少 1 周),第二份血清抗体滴度升高 4 倍以上方可确诊。常用检测方法为间接免疫荧光法和 ELISA。此两种方法还可用于 HFRS 的血清流行病学调查。

（二）病毒分离

病毒分离只用于少数情况下,如某一地区首例 HFRS 病人的确定,或怀疑感染新的病毒亚型等。取病人急性期血液(或死者脏器组织)或感染动物肺、脑等组织接种于 Vero E6 细胞,培养 7～14 天后,用免疫荧光染色法检查细胞内是否有病毒抗原,胞质内出现黄绿色颗粒状荧光为阳性。也可取检材通过颅内接种小白鼠乳鼠,逐日观察动物有无发病或死亡,并定期取动物脑、肺等组织,用免疫荧光法或 ELISA 法检查是否有病毒抗原。用细胞或动物分离培养阴性者应继续盲传,连续三代阴性者方能肯定为阴性。

五、防治原则

（一）预防

一般预防主要采取灭鼠、防鼠、灭虫、消毒和个人防护措施。目前国内使用的 HFRS 疫苗主要是细胞培养灭活双价疫苗(汉滩型和汉城型),接种人体后可刺激产生特异性抗体,对预防 HFRS 有较好效果。

（二）治疗

对于 HFRS 早期病人，一般均采用卧床休息，以及以"**液体疗法**"（输液调节水与电解质平衡）为主的综合对症治疗措施，利巴韦林具有一定疗效。

国内研制的"注射用抗肾综合征出血热病毒单克隆抗体"的临床试验结果表明，安全性好，疗效确切，并优于常规治疗药物。

第二节　克里米亚-刚果出血热病毒

克里米亚-刚果出血热病毒（Crimean-Congo hemorrhagic fever virus）引起以发热、出血、高病死率为主要特征的克里米亚-刚果出血热。该病 1944 年首先发现于前苏联的克里米亚半岛，1967 年从病人及疫区捕获的硬蜱中分离到病毒，并证实该病毒与 1956 年从刚果的一名发热儿童中分离到的病毒相同，于是命名为克里米亚-刚果出血热病毒。1965 年，我国新疆部分地区发生了一种以急性发热伴严重出血为特征的急性传染病，该病与当时国内其他地区流行的出血热不同，故定名为**新疆出血热**；后来从病人的血液、尸体内脏及疫区捕获的硬蜱中分离出了病毒，经形态学和血清学等研究证实，该病毒与已知的克里米亚-刚果出血热病毒相同。因此，新疆出血热实际上是克里米亚-刚果出血热在新疆地区的流行。

一、生物学和流行病学特征

克里米亚-刚果出血热病毒属于布尼亚病毒目的**内罗病毒科**（*Nairoviridae*）的**正内罗病毒属**（*Orthonairovirus*）。该病毒的**形态、结构、培养特性和抵抗力等与汉坦病毒相似**，但抗原性、传播媒介、传播方式、致病性以及部分储存宿主却不相同。

克里米亚-刚果出血热是一种自然疫源性疾病。除野生啮齿类动物外，牛、羊、马、骆驼等家畜及野兔、刺猬和狐狸等也是病毒的主要储存宿主。**硬蜱特别是亚洲璃眼蜱**（*Hyalomma asiaticum*）**既是该病毒的传播媒介，也因病毒在蜱体内可经卵传代而成为储存宿主**。该病的传播途径包括虫媒传播、动物源性传播和人-人传播。虫媒传播是主要的传播途径，通过带毒硬蜱的叮咬而感染；动物源性传播主要指与带毒动物直接接触或与带毒动物的血液、排泄物接触传播；人-人传播主要通过接触病人的血液、呼吸道分泌物、排泄物等引起感染。

克里米亚-刚果出血热的发生有明显的地区性和季节性。我国主要见于新疆地区，青海、云南等地亦有自然疫源地。每年 4~5 月为发病高峰期，这与蜱在自然界的消长情况及牧区活动的繁忙季节相一致。

二、致病性与免疫性

人群普遍易感，但病人多为青壮年。本病的潜伏期为 5~7 天，临床表现为高热、剧烈头痛和肌痛等中毒症状；出血现象明显，轻者多为皮肤黏膜的点状出血，重者可有鼻出血、呕血、血尿、便血甚至低血压休克等；病人一般无明显的肾功能损害。本病的致病机制尚不清楚，可能与 HFRS 相似，即**病毒的直接损害和通过抗体介导的免疫病理损伤均起作用**。

发病后 1 周左右血清中出现中和抗体，2 周左右达高峰，并可持续多年。病后免疫力持久。

三、微生物学检查法和防治原则

采取急性期病人的血清、血液或尸检样本，或动物、蜱的样本，经脑内途径接种小白鼠乳鼠分离病毒，阳性率可达 90% 以上。可采用 RT-PCR 技术检测标本中的病毒核酸，或采用间接免疫荧光试验、ELISA 等检测病人血清中的特异性 IgM 抗体，均可作出早期诊断。

主要预防措施为加强个人防护，防止被硬蜱叮咬，避免与传染源特别是病人的血液或动物血液或脏器等直接接触。我国研制的新疆出血热疫苗(精致乳鼠脑灭活疫苗)已在牧区试用,其免疫预防效果有待进一步考察。

第三节 埃博拉病毒

埃博拉病毒(Ebola virus)以首先发现病人的地点(扎伊尔北部的埃博拉河流域)而得名,具有高度传染性,可引起高致死性的出血热,其主要临床特征为高热、全身疼痛、广泛性出血、多器官功能障碍和休克。该病主要流行于非洲,自 1976 年以来已在非洲暴发数次大流行,是人类迄今为止所发现**的致死率最高的病毒之一**。最近的一次暴发流行发生于几内亚、利比里亚、塞拉利昂和尼日利亚等西非国家,自 2013 年 12 月至 2014 年 11 月 12 日,共报告埃博拉病毒感染病例 14 098 例,其中 5160 人死亡,是有史以来规模最大的一起埃博拉出血热疫情。

一、生物学特性

埃博拉病毒属于**丝状病毒科**(Filoviridae)的**埃博拉病毒属**(Ebolavirus),其基因组为单股负链 RNA,长约 12.7kb,由 7 个可读框组成,依次为 5′-L-VP24-VP30-G-VP40-VP35-N-3′,基因之间有重叠。病毒颗粒为多形性的细长丝状,直径为 80nm,长度差异很大,一般约 800nm,最长可达 1400nm。核衣壳螺旋对称,有包膜,包膜表面有长约 7nm 的糖蛋白刺突。根据埃博拉病毒抗原的不同,可将其分为五个型别:①扎伊尔型:对人致病性最强,曾多次引起暴发流行;②苏丹型:对人致病性次于扎伊尔型,也曾多次引起暴发流行;③本迪布焦型:对人致病性更次,曾引起过两次暴发流行;④塔伊森林型:也称科特迪瓦型,对黑猩猩致病性强,对人致病性较弱;⑤莱斯顿型:至今尚无引起人类疾病的相关报道。

埃博拉病毒可在多种培养细胞中生长,最常用的是 Vero 细胞、MA-104、SW-13 及人脐静脉内皮细胞等。病毒在细胞胞质内增殖,以出芽方式释放。

埃博拉病毒的抵抗力不强,对紫外线、脂溶剂、β-丙内酯、酚类及次氯酸敏感;60℃、30 分钟可将该病毒灭活,但在室温(20℃)下病毒可稳定地保持其感染性。

二、流行病学特征

埃博拉病毒的自然储存宿主目前还不十分清楚,狐蝠科的果蝠可能是其中之一;终末宿主是人类和非人灵长类,如大猩猩、黑猩猩、猕猴等。埃博拉病毒可经感染的人和非人灵长类传播。传播途径主要有:①密切接触:急性期病人血液中病毒含量非常高,这种高病毒血症可持续至病人死亡;病人的呕吐物、排泄物和结膜分泌物等都具有高度的传染性。接触病人的血液、体液和排泄物是产生感染病例的最重要原因。医护人员或病人家庭成员与病人密切接触是造成埃博拉出血热扩大蔓延的一个重要因素。②注射传播:使用受到污染、未经消毒的注射器和针头可造成埃博拉出血热的传播。③空气传播:研究证实,猕猴中埃博拉出血热的传播可因气溶胶引起,但该途径在人类埃博拉出血热传播中的作用尚有待证实。

三、致病性与免疫性

埃博拉病毒主要在猴群中传播,通过猴传给人,并在人群间传播和流行。病毒通过皮肤黏膜侵入宿主,主要在肝内增殖,亦可在血管内皮细胞、单核-巨噬细胞及肾上腺皮质细胞等增殖,导致血管内皮细胞损伤。组织细胞溶解、器官坏死和严重的病毒血症。单核-巨噬细胞释放 TNF-α 等炎症介质及血管内皮细胞损伤是导致毛细血管通透性增加、皮疹、广泛性出血和低血容量性休克的主要原因。

埃博拉出血热的潜伏期为 2～21 天。临床特征是突发起病,开始表现为高热、头痛、肌痛等,随后病情迅速进展,出现恶心、呕吐、腹痛、腹泻等,随后可发生出血现象,表现为黏膜出血、呕血、黑便等。

病人明显消瘦、虚脱和感觉迟钝。发病后 7～16 天常因休克、多器官功能障碍而死亡。

病人发病 7～10 天后出现特异性 IgM、IgG 抗体,但即使在疾病的恢复期也难检出中和抗体。

四、微生物学检查法和防治原则

由于埃博拉病毒传染性极强,其**微生物学检验必须在高等级生物安全实验室中进行**。在实验室检查中,必须仔细收集和处理标本,严格安全防御措施。可用组织和血液标本做动物接种或细胞培养以分离病毒;并可用病毒感染的 Vero 细胞或其提取物作抗原,以免疫荧光法和 ELISA 检测血清抗体;还可用 RT-PCR 法检测病毒 RNA。

目前对埃博拉出血热尚无安全有效的疫苗,预防主要采取综合性措施,包括发现可疑病人应立即隔离,严格消毒病人接触过的物品及其分泌物、排泄物和血液等,尸体应立即火化。与病人密切接触者应受到监视,出现发热时立即入院隔离。

埃博拉出血热的治疗很困难,目前尚无有效的化学治疗剂和生物制剂,因此主要采取强化支持疗法。

（徐志凯）

第三十一章 疱疹病毒

疱疹病毒（herpes virus）是一类中等大小、有包膜的双链 DNA 病毒，具有相似的生物学特性，归类于**疱疹病毒科**（*Herpesviridae*）。现已发现的疱疹病毒有 100 多种，根据其基因组、复制周期、宿主范围、受染细胞病变效应及潜伏感染等特点，可将疱疹病毒分为 α、β、γ 三个亚科；其中与人感染相关的疱疹病毒称为人疱疹病毒（human herpes viruses，HHV），目前已知的有 8 种（表 31-1）：α 疱疹病毒亚科有单纯疱疹病毒 1 型和 2 型、水痘-带状疱疹病毒，均能感染人上皮细胞，潜伏于神经细胞；β 疱疹病毒亚科有人巨细胞病毒、人疱疹病毒 6 型和 7 型，可感染并潜伏在多种组织中；γ 疱疹病毒亚科有 EB 病毒和人疱疹病毒 8 型，主要感染和潜伏在淋巴细胞。此外，猴疱疹病毒 B（Herpes simian B virus）作为动物源性病毒，也可感染人，引起人脊髓灰质炎、脑炎等神经系统感染，病死率可高达 80%。疱疹病毒科病毒的共同特征如下：

表 31-1　人类疱疹病毒的分类

疱疹病毒亚科 "-herpesviridae"	疱疹病毒属 "-virus"	正式命名 "human herpes virus"	常用名	生物学特性		所致疾病
				复制周期和细胞病变	潜伏部位	
Alpha(α)	*Simplex*	人疱疹病毒 1 型（HHV-1）	单纯疱疹病毒 1 型（herpes simplex virus type 1，HSV-1）	宿主范围广，复制周期短，溶细胞性感染（cytolytic）	神经元（三叉神经节和颈上神经节）	口咽炎，唇、眼、脑感染
		人疱疹病毒 2 型（HHV-2）	单纯疱疹病毒 2 型（herpes simplex virus type 2，HSV-2）		神经元（骶神经节）	生殖器疱疹
	Varicello	人疱疹病毒 3 型（HHV-3）	水痘带状疱疹病毒（varicella-zoster virus，VZV）		神经元（脊髓后根神经或颅神经感觉神经节）	水痘、带状疱疹
Beta(β)	*Cytomegalo*	人疱疹病毒 5 型（HHV-5）	人巨细胞病毒（human cytomegalovirus，HCMV）	宿主范围窄，复制周期较长，病变细胞肿胀形成巨细胞	腺组织、肾脏、白细胞	单核细胞增多症，眼、肾、脑和先天性感染
	Roseolo	人疱疹病毒 6 型（HHV-6）	人疱疹病毒 6 型（HHV-6）	复制周期长，淋巴增殖	淋巴样组织，唾液腺	婴儿急疹
		人疱疹病毒 7 型（HHV-7）	人疱疹病毒 7 型（HHV-7）		淋巴样组织，唾液腺	未知
Gamma(γ)	*Lymphocrypto*	人疱疹病毒 4 型（HHV-4）	EB 病毒（Epstein-Barr virus，EBV）	生长周期不定，不引起溶细胞性病变淋巴增殖	淋巴样组织，B 淋巴细胞	传染性单核细胞增多症、Burkitt 淋巴瘤、鼻咽癌
	Rhadino	人疱疹病毒 8 型（HHV-8）	卡波西肉瘤相关疱疹病毒（KSHV）		B 淋巴细胞，唾液腺？前列腺？	卡波西肉瘤

1. 疱疹病毒的主要生物学特性   ①病毒体呈球形,直径为150～200nm,核衣壳为二十面立体对称,核衣壳周围有一层**内膜或皮质**(tegument),其外层是包膜(图31-1),含有病毒编码的糖蛋白。②病毒基因组为线形dsDNA,125～245kb,具有独特序列U_L(unique long)和U_S(unique short),中间和两端有重复序列,故疱疹病毒基因组可发生重组和形成异构体(图31-2)。③病毒基因组除编码多种病毒结构蛋白外,还编码多种功能蛋白(如DNA多聚酶、解旋酶、胸苷激酶、转录因子、蛋白激酶),参与病毒复制或涉及核酸代谢、DNA合成、基因表达、调控等,是抗病毒药物作用的靶位。④病毒在细胞核内复制和装配,通过核膜出芽,由胞吐或细胞溶解方式释放病毒,病毒可通过细胞间桥直接扩散,感染细胞可与邻近未感染的细胞融合,形成多核巨细胞。⑤病毒感染细胞后,可表现为溶细胞性感染或称为急性感染、潜伏感染或细胞永生化(EB病毒)。潜伏感染的个体在免疫力低下(如器官移植、艾滋病、肿瘤病人等)时可反复再**激活**(reactivation);有些疱疹病毒可引起先天性感染,如HCMV和HSV可经胎盘感染胎儿,导致先天性感染;而有些疱疹病毒感染与肿瘤相关,如EBV与鼻咽癌,HHV-8或称为卡波西肉瘤相关疱疹病毒与卡波西肉瘤等。⑥病毒感染的控制主要依赖于细胞免疫。

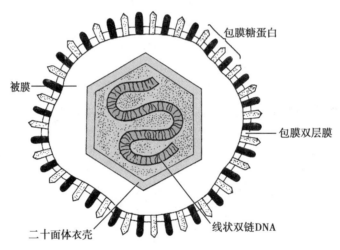

图31-1   疱疹病毒结构模式图

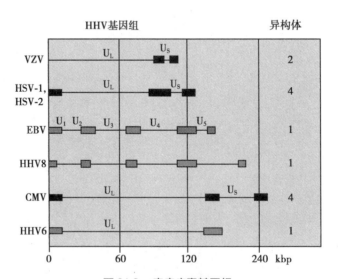

图31-2   疱疹病毒基因组

框为重复序列;黑色:倒置重复;灰色:顺向重复;U_L:长独特序列;U_S:短独特序列;HSV和HCMV有两组倒置序列,可形成4种异构体;VZV有一组倒置重复,可形成2种异构体;EBV、HHV-8和HHV-6仅有顺向重复,故无异构体

2. 疱疹病毒的复制　病毒与细胞表面受体相互作用,病毒包膜与细胞膜融合,核衣壳与核膜相连,病毒基因组释放到核内,开始转录和翻译。疱疹病毒基因组调控病毒基因转录和蛋白质的合成过程,根据转录翻译的先后顺序将病毒蛋白分为即刻早期蛋白(α蛋白)、早期蛋白(β蛋白)和晚期蛋白(γ蛋白):①即刻早期蛋白(immediate early protein)为 DNA 结合蛋白,可反式激活和调节 β 基因和 γ 基因的表达,促进早期蛋白和晚期蛋白的合成;②早期蛋白(early protein),主要是转录因子和聚合酶等,参与病毒 DNA 复制、转录和蛋白质合成,也是 γ 基因的反式激活因子,可抑制细胞的大分子生物合成;③晚期蛋白(late protein),主要是结构蛋白(已知有 35 种之多,包括 7 种核衣壳蛋白和 10 多种包膜糖蛋白),在病毒基因组复制后产生,对即刻早期蛋白和早期蛋白有反馈抑制作用。DNA 复制和装配在细胞核内进行,核衣壳通过核膜或高尔基体获得包膜。在增殖性感染期,病毒产生的即刻早期蛋白具有抑制细胞 DNA 修复酶功能,使病毒基因组维持线性,进行 DNA 复制和转录,产生感染性病毒颗粒;而在潜伏感染时,细胞 DNA 修复酶将病毒线性 DNA 环化,环化的 DNA 基因组潜伏在细胞内,仅能产生潜伏相关转录体(latency-associated transcripts,LAT),但不能翻译蛋白。

第一节　单纯疱疹病毒

一、生物学性状

单纯疱疹病毒(herpes simplex virus,HSV)在人群中分布广泛,感染率高。HSV 具有较宽的宿主范围,能在多种细胞中增殖(人胚肺、人胚肾、地鼠肾等细胞),病毒复制迅速(8~16 小时/周期),致细胞病变快。可感染人及多种动物包括兔、豚鼠和小鼠等实验动物。HSV 可致多种疾病,如龈口炎、角膜结膜炎、脑炎、生殖道感染和新生儿感染等。HSV 可在神经元细胞建立潜伏感染,复发常见。

HSV 有两种血清型,即 HSV-1(HHV-1)和 HSV-2(HHV-2),基因组结构相似,核酸序列约 50% 同源,但通过序列分析或限制性内切酶谱分析可区分,具有型特异性抗原。两型 HSV 的传播途径不同,HSV-1 主要通过密切接触感染,而 HSV-2 则主要通过性接触传播或新生儿经母体生殖道感染,从而所致疾病的临床表现不同。

HSV 基因组约为 150kb,编码至少 70 多种蛋白,虽然大多数蛋白的功能尚不清楚,但已知其编码的核糖核苷酸还原酶、胸苷激酶能促进核苷酸的合成;DNA 聚合酶则能催化病毒 DNA 复制。因病毒编码酶的催化作用不同于细胞酶,可作为抗病毒药物的靶位。HSV 病毒至少有 11 种包膜糖蛋白,在病毒复制和致病过程中发挥重要作用。目前已命名的 HSV 包膜糖蛋白有:gB、gC、gD,gE、gG、gH、gI,gJ、gK、gL 和 gM,以单体或复合体的形式发挥作用;其中 gB、gC、gD 和 gH 均为黏附性糖蛋白。gB 具有黏附和融合两种功能,gD 诱导产生中和抗体的能力最强,gC、gE 和 gI 为结构糖蛋白,具有免疫逃避功能。此外,gC 亦是补体 C3b 的受体,gE/gI 复合物是 IgG Fc 的受体,能阻止抗体的抗病毒作用;gG 为型特异性糖蛋白,分 gG-1 和 gG-2,以区分 HSV-1 和 HSV-2 血清型。

二、致病性与免疫性

人群中 HSV 感染常见,密切接触和性接触是主要传播途径,病毒经破损皮肤黏膜或进入人体。HSV 在多数细胞中表现为溶细胞感染,致细胞病变快,表现为细胞肿胀、变圆(气球样变),出现嗜酸性核内包涵体和细胞融合。细胞融合是 HSV 在细胞与细胞间扩散的有效方式,即使中和抗体存在的情况下 HSV 仍可播散。HSV 感染的典型皮肤损伤为水疱,浆液中充满感染性病毒颗粒,在水疱基底部有典型的多核巨细胞。HSV 感染神经细胞主要呈潜伏感染状态。

(一)感染类型

1. 原发感染(primary infection)　主要临床表现为黏膜与皮肤的局部疱疹,潜伏期 2~12 天(平均 3~5 天),病程持续 2~3 周。一般情况下,HSV-1 经飞沫或直接接触唾液传播,原发感染较轻,仅 10%~15% 表现为显性感染,以腰以上部位感染为主,往往限于口咽部,全身感染少见,在免疫缺损的病人中才会侵犯多器官,如感染神经系统引起病毒性脑炎。HSV-2 则以腰以下及生殖器感染为主,经性途径传播。但 HSV-1 和 HSV-2 感染途径及其分布也可交叉重叠。

2. 潜伏感染(latent infection)　原发感染后,HSV 在感染部分复制,如机体不能彻底清除病毒,病毒由感觉轴突神经(retrograde axonal flow)传递到感觉神经节,以非复制的状态潜伏在神经细胞中,持续终生。一般 HSV-1 潜伏于三叉神经节和颈上神经节;HSV-2 潜伏于骶神经节。在潜伏期,原发感染灶附近检测不到病毒。潜伏的 HSV 并不复制,故对抗病毒药物不敏感。

3. 复发性感染(recurrent infection)　当机体受非特异性刺激,如发热、寒冷、日晒、月经期、情绪紧张,或其他细菌、病毒感染,或短暂抑制细胞免疫时,潜伏病毒被激活,沿感觉神经纤维轴索下行到末梢,在其支配的上皮细胞中复制,引起复发性局部疱疹。可表现为反复发作,复发频率因人而异。由于机体的免疫应答,复发性感染病程短,组织损伤轻,且感染更为局限化,8 ~ 10 天后痊愈。复发期病毒排出,具有传染性。

（二）所致疾病

1. 与 HSV-1 感染有关的主要疾病

（1）龈口炎:属儿童原发感染,以发热、口腔内水疱性损伤为主。多数儿童为无症状的原发感染。

（2）唇疱疹:多为复发性感染,常见于口唇、鼻腔黏膜皮肤交界处的成群水疱。

（3）疱疹性角膜结膜炎:以角膜溃疡为主,常伴有结膜上皮细胞损伤,严重复发可导致瘢痕和失明。

（4）脑炎:原发和复发性感染均可引起脑炎。可出现神经系统后遗症,病死率较高。

2. 与 HSV-2 感染有关的主要疾病

（1）生殖系统疱疹:男女生殖道出现疼痛性水疱损伤,原发感染所致的损伤比复发感染更为严重和持久,可伴有发热和腹股沟淋巴结肿,病毒排出可持续 3 周;复发性生殖疱疹症状较轻,病毒排出持续数天。

（2）新生儿疱疹:感染途径包括宫内、产道和产后接触感染,其中以产道感染为常见(75%)。如孕妇患有急性期生殖器疱疹,新生儿可经产道感染,引起皮肤、眼和口局部疱疹,重症患儿表现为疱疹性脑膜炎或全身播散性感染。新生儿疱疹病毒全身感染的预后差,病死率达 80%,存活者往往伴有永久性神经损伤。孕妇原发感染或潜伏病毒激活,病毒可经胎盘感染胎儿,诱发流产、早产、死胎等。

（3）与宫颈癌的关系:一般认为,HSV-2 在宫颈癌发生中主要起协同作用,即 HSV-2 感染可促进高危型 HPV(如 HPV16、18)所致宫颈癌的概率。

3. 免疫缺损病人的复发感染　免疫力低下的病人(移植、血液病或艾滋病病人等)易发生严重疱疹病毒感染(复发性疱疹),好发于呼吸道、食管、肠道黏膜等部位。

（三）免疫性

在 HSV 原发和复发性感染中,干扰素、NK 细胞、迟发型超敏反应和 CTL 发挥主要作用,控制和清除病毒感染。抗病毒表面糖蛋白的中和抗体可阻断病毒感染易感细胞,但抗体应答与疱疹病毒的复发频率无关,不能阻止潜伏病毒的激活,但可改变病程。由于病毒糖蛋白 gC 和 gE/gI 复合物分别与补体 C3 和抗体 Fc 段结合,可降低体液免疫的抗病毒作用。

三、微生物学检查法

1. 细胞学诊断　刮取宫颈黏膜、皮肤、口腔、角膜等疱疹病损组织的基底部材料作涂片,用荧光素或酶标记抗体染色,检查细胞内 HSV 抗原;标本亦可用 Wright-Giemsa 染色镜检,寻找细胞核内包涵体及多核巨细胞,均有益于病毒感染的诊断。

2. 核酸检测　应用 PCR 或原位杂交技术检测标本中 HSV-DNA,方法快速、敏感而特异;尤其是脑脊液标本的 HSV PCR 检测被认为是诊断疱疹性脑炎的标准方法。

3. 分离培养　采取水疱液、唾液、角膜拭子、阴道拭子或脑脊液等标本,常规处理后接种于人胚肾、兔肾等易感细胞进行分离病毒。HSV 引起的细胞病变常在感染后 2 ~ 3 天出现,细胞病变表现为细胞肿胀、变圆、折光性增强和形成多核巨细胞等,据此可初步判定。然后再采用中和试验或 DNA 酶切电泳等方法进行鉴定。

4. **血清学检查**　常用 ELISA 和间接免疫荧光法检测 HSV 抗体。特异性 IgM 抗体阳性提示近期感染;特异性 IgG 抗体的检测常用于流行病学调查。

四、防治原则

目前尚无 HSV 疫苗可用。新生儿和湿疹病人应避免接触活动期 HSV 感染者。注意安全性生活;在外阴及肛门皮肤黏膜受损时、应避免接触被污染的浴巾、污染的共用马桶圈等设施,以减少 HSV 传播的危险。抗病毒药**阿昔洛韦**(acyclovir,ACV)、**更昔洛韦**(ganciclovir,GCV)等对生殖器疱疹、疱疹性脑炎及复发性疱疹病毒感染和疱疹性角膜炎的疗效较好,但均不能清除潜伏状态的病毒或防止潜伏感染的复发。

第二节　水痘-带状疱疹病毒

一、生物学性状

水痘-带状疱疹病毒(varicella-zoster virus,VZV)是引起水痘和带状疱疹的病原体。在儿童原发感染时,引发水痘,病愈后潜伏在体内,潜伏病毒激活后引起带状疱疹。

VZV 只有一个血清型,无动物贮存宿主。其主要特性包括:①基因组长度约为 120 ~ 130kb;编码约 70 种蛋白;②能在胚胎组织细胞中增殖,形成嗜酸性包涵体和多核巨细胞,但 CPE 出现缓慢;③病毒编码胸苷激酶,故对抗病毒药物敏感;④潜伏于脊髓后根神经细胞,可引起复发性感染;细胞免疫能限制和防止重症水痘的发生;⑤皮肤损伤以水疱为特征;但其原发性感染的播散途径不同于 HSV,由呼吸道传播,经病毒血症播散至皮肤。

二、致病性与免疫性

人类是 VZV 的唯一宿主,皮肤是其主要靶组织。儿童易感,感染发病率可达 90%。VZV 传染性强,水痘病人急性期上呼吸道分泌物及水痘或带状疱疹病人水疱中均含有高滴度的感染性病毒颗粒,通过飞沫或直接接触传播。带状疱疹病人也是儿童水痘的传染源。

(一)感染类型

1. **原发感染**　主要表现为水痘。病毒感染起始于呼吸道黏膜,在局部淋巴结中增殖,而后入血和淋巴系统,进入肝和脾中复制,11 ~ 13 天后,引起第二次病毒血症,播散至全身的皮肤,约经 2 ~ 3 周潜伏期后皮肤出现斑丘疹、水疱疹,并可发展为脓疱疹。皮疹向心性分布,以躯干较多,常伴有发热等症状。数天后结痂,无继发感染者痂脱落不留痕迹。

儿童水痘一般为自限性,症状较轻。成人水痘一般病情较重,20% ~ 30% 并发病毒性肺炎,病死率较高。孕妇患水痘临床症状严重,并可传给胎儿导致流产或死胎;新生儿水痘呈播散性,病死率高,水痘性脑炎可致永久性后遗症。如病人细胞免疫缺陷,则易得重症水痘,并发肺炎、脑炎等致死性疾病。

2. **复发性感染**　多表现为带状疱疹。原发感染后,VZV 潜伏于脊髓后根神经节或脑神经的感觉神经节中。成年以后,或细胞免疫低下时,潜伏的 VZV 被激活,沿感觉神经轴突到达其所支配的皮肤细胞,在细胞内增殖引起疱疹,因疱疹沿感觉神经支配的皮肤分布,串联成带状疱疹,疼痛剧烈。带状疱疹一般多见于胸、腹或头颈部,约 10% ~ 15% 发生于三叉神经眼支所支配的部位。此外,肿瘤、器官移植、接受激素治疗及 HIV 感染人群合并带状疱疹感染时、可出现严重的并发症。

（二）免疫性

特异性抗体可限制 VZV 经血流播散,但不能阻止带状疱疹的发生。细胞免疫在限制疾病发展和感染恢复中均发挥重要作用。干扰素也在抗 VZV 中发挥作用。与其他疱疹病毒相似,VZV 编码有助于免疫逃逸的产物,如下调 MHC Ⅰ类分子和Ⅱ类分子的表达等以实现免疫逃逸。

三、微生物学检查法与防治原则

（一）微生物学检查

根据临床表现一般即可作出 VZV 感染的诊断。必要时取疱疹基底部标本、皮肤刮取物、水疱液、活检组织等作 HE 染色,检查核内嗜酸性包涵体和多核巨细胞等;或用直接免疫荧光法检测 VZV 抗原;或用 ELISA、间接免疫荧光和微量中和试验等检测特异性 IgM 抗体。原位杂交或 PCR 也可用于组织或体液中 VZV 核酸的检测。一般不依赖病毒的分离培养,可选用人二倍体成纤维细胞进行病毒的分离培养,但带状疱疹形成 5 天以上者病毒分离率很低。

（二）防治原则

VZV 减毒活疫苗已用于特异性预防,接种人群为 1 岁以上健康的易感儿童。在接触传染源 72 ~ 96 小时内,**水痘-带状疱疹免疫球蛋白**(varicella-zoster Immunoglobulin, VZIG)对预防感染或减轻临床症状有一定效果,对免疫功能低下的儿童尤为必要;但无治疗和预防复发(带状疱疹)的作用。

正常儿童一般不需采用抗病毒治疗;抗病毒药物主要用于治疗免疫抑制患儿的水痘,成人水痘和带状疱疹。对 VZV 有效的抗病毒药物包括阿糖腺苷、阿昔洛韦和干扰素等。大剂量 IFN 能限制疾病的发展和缓解局部症状。

第三节　人巨细胞病毒

一、生物学性状

人巨细胞病毒(human cytomegalovirus, HCMV)暂定为一个血清型,但病毒株之间抗原性有一定差异。根据 AD169 株、Davis 株和 Kerr 株等抗原性的不同,可分为 3 ~ 4 个血清亚型。HCMV 感染的宿主范围较窄,人类是其唯一宿主,可导致人类疾病,是引起先天性畸形的最常见病原。目前尚无 HCMV 感染动物模型。

HCMV 形态结构与 HSV 相似,病毒颗粒直径约 180 ~ 250nm。基因组 240kb,编码蛋白>200 个,其包膜蛋白具有 Fc 受体的功能。HCMV 在体外仅在成纤维细胞中增殖,在上皮细胞和淋巴细胞中则呈低水平增殖。病毒增殖较缓慢,复制周期较长,出现细胞病变需 2 ~ 6 周,表现为细胞肿胀,核增大,形成巨核细胞。在病毒培养物中,游离病毒较少,病毒主要通过细胞-细胞间扩散。在病人标本中可见核内和细胞质嗜酸性包涵体,特别是核内可出现周围绕有一轮晕的大型包涵体(图 31-3)。HCMV 对脂溶剂敏感,热(56℃ 30 分钟)、酸、紫外线照射均有灭活作用。毒种保存条件要求高,4℃只能保存数日,-190℃和真空冷冻干燥可长期保存。

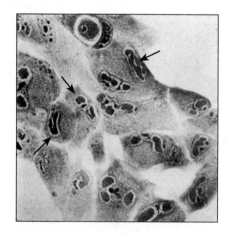

图 31-3　人巨细胞病毒感染人胚成纤维细胞（×400）
箭头所指为核内包涵体

二、致病性与免疫性

HCMV 在人群中的感染极为普遍,我国成人 HCMV 抗体阳性率达 60% ~ 90%。原发感染发生在 2 岁以下,通常为隐性感染,仅少数人有临床表现。在机体免疫功能低下时易发生显性感染。感染后,多数人可长期带毒。病毒潜伏部位主要是：唾液腺、乳腺、肾脏、外周血单核细胞和淋巴细胞。潜伏病毒被激活可导致复发感染。在妊娠期间，潜伏的 HCMV 可被激活而从宫颈排出病毒。

HCMV 的传染源为病人及隐性感染者。病毒可长期或间歇从感染者的尿液、唾液、泪液、乳汁、精液、宫颈及阴道分泌物排出。**病毒可通过垂直或水平方式传播**：①母婴传播，病毒可通过胎盘至胎儿（先天性感染），或产道和（或）乳汁至新生儿（围产期感染）；②接触传播，通过人-人密切接触，经口-口或手-口等途径传播（接触带病毒分泌物/物品），在幼儿园里常见；③性传播，通过性接触传播；④医源性传播，包括输血和器官移植等。接触病毒后，潜伏期一般 4 ~ 8 周。

（一）感染类型

1. **先天性感染（congenital infection）**　孕妇在孕期 3 个月内感染，病毒可通过胎盘引起胎儿原发感染，出现死胎或先天性疾病。先天性感染率为 0.5% ~ 2.5%，其中 5% ~ 10% 的新生儿出现临床症状，称为巨细胞病毒感染（cytomegalovirus infection），有肝脾大、黄疸、血小板减少性紫癜、溶血性贫血及神经系统损伤。少数呈先天性畸形，如小头畸形和智力低下等，严重者可致流产和死胎，也有部分（10%）的亚临床感染病儿在出生后数月至数年才出现智力低下和先天性耳聋等。

2. **围产期感染（perinatal infection）**　分娩时新生儿可经产道、母乳或护理人员（排出病毒者）感染 HCMV。一般多无明显临床症状，尿液和咽分泌物中大量排出病毒，少数表现为短暂的间质性肺炎、肝脾轻度肿大、黄疸。多数患儿预后良好。

3. **儿童和成人原发感染**　通常呈隐性感染，感染后多数可长期带毒，表现为潜伏感染，并长期或间歇地排出病毒。少数感染者出现临床症状，表现为巨细胞病毒单核细胞增多症，出现疲劳、肌痛、发热、肝功能异常和单核细胞增多等症状，但异嗜性抗体阴性。临床症状较轻微、且并发症少见。

4. **免疫功能低下者感染**　在免疫功能低下者（器官移植、艾滋病、白血病和淋巴瘤或长期使用免疫抑制剂者等）中，HCMV 原发感染或潜伏病毒的激活均可引起严重疾病，如 HCMV 肺炎、肝炎和脑膜炎等。HCMV 是导致艾滋病病人最常见机会感染的病原体之一，常导致视网膜炎。HCMV 感染也可抑制机体的免疫功能。

（二）免疫性

HCMV 感染可诱导机体产生特异性 IgG、IgM 和 IgA 抗体，母体抗体可减轻新生儿感染症状，但不能完全阻断母婴传播和围产期感染，也不能阻止潜伏病毒的激活。一般认为，NK 细胞和细胞免疫在限制病毒播散、潜伏病毒激活和限制病毒感染发生和发展中发挥重要作用。

三、微生物学检查法与防治原则

1. **细胞学检查**　收集咽喉洗液、尿液等标本，经离心后取沉渣涂片，吉姆萨染色镜检，观察巨大细胞及包涵体。该方法简便，可用于辅助诊断，但阳性率不高。

2. **病毒分离**　常用标本是中段晨尿、血液、咽部和宫颈分泌物，接种于人胚肺成纤维细胞，培养 4 ~ 6 周后观察细胞病变，也可在玻片短期培养 2 ~ 4 天后，用免疫荧光或免疫酶联技术检测病毒早期抗原（如 pp65 蛋白）。

3. **血清学检查**　应用 ELISA 检测 HCMV-IgM，可以帮助诊断 HCMV 的近期感染，若从新生儿血清中查出 HCMV-IgM，表示宫内感染。IgG 检测可了解人群感染率，急性期和恢复期双份血清检测可用于临床诊断。

4. **核酸检测**　荧光定量 PCR 检测标本中病毒 DNA 拷贝数或用 RT-PCR 法检测病毒 mRNA，可用于快速诊断。

目前尚无安全有效的 HCMV 疫苗，可用高滴度抗 HCMV 免疫球蛋白及抗病毒药物更昔洛韦等联合应用治疗严重 HCMV 感染。

第四节 EB 病毒

1964 年，Epstein 和 Bar 等用改良组织培养技术自非洲儿童恶性淋巴瘤细胞培养物中发现了一种新型人疱疹病毒，其电镜下形态结构与其他疱疹病毒相似，但抗原性不同，且具有嗜 B 淋巴细胞的特性，随后将其命名为 **EB 病毒**（Epstein-Barr virus，EBV）。在 EBV 原发感染中，约有半数病人表现为传染性单核细胞增多症。非洲儿童恶性淋巴瘤和鼻咽癌易发生于感染过 EBV 的病人中，故认为 **EBV 是一种人类重要的肿瘤相关病毒**。用 EBV 感染人 B 淋巴细胞，可建立永久化的细胞系，但只有少数永生化的细胞产生病毒颗粒。

一、生物学性状

EBV 形态与结构与其他疱疹病毒相似，完整的病毒颗粒为圆形，直径为 180nm，核衣壳呈二十面体对称，通过核膜出芽获得包膜，包膜表面有糖蛋白刺突。EBV 基因组为线性 dsDNA，172kbp，至少编码 100 多种病毒蛋白。

EBV 感染可表现为**溶细胞性感染**和潜伏性感染。在潜伏状态时，EBV 基因组以游离环状附加子（episome）的形式存在于感染的细胞核内。溶细胞性感染是指 EBV 在细胞中急性增殖性感染，此时环状基因组需先线性化后，病毒开始复制，子代病毒颗粒以出芽的方式释放。

B 淋巴细胞是 EBV 的主要靶细胞。在感染初始，EBV 膜蛋白 gp350/gp220 与 B 淋巴细胞表面的 C3d 补体受体分子（CD21 或 CR2）结合，启动病毒进入细胞的过程，gH、gL 和 gB 介导病毒-细胞融合。EBV 进入 B 淋巴细胞后，可直接进入潜伏状态，其特征为：病毒持续存在、有限的病毒蛋白表达、具有被激活进入复制周期的潜能。在人体内，EBV 可感染口咽部、腮腺和宫颈上皮细胞。

病毒在不同感染状态，表达的抗原不同，具有临床诊断意义。

1. 增殖性感染表达的抗原

（1）EBV 早期抗原（early antigen，EA）：是病毒的非结构蛋白，具有 DNA 聚合酶活性，EA 表达是 EBV 增殖活跃的标志，病毒进入增殖周期。EA 分两种：EA-R（restricted）局限于细胞质，EA-D（diffuse）弥散至细胞质和核。EA 抗体出现于感染的早期。非洲儿童恶性淋巴瘤病人抗 EA-R 抗体阳性，鼻咽癌病人抗 EA-D 抗体阳性。

（2）EBV 晚期抗原：是病毒的结构蛋白，包括衣壳蛋白和包膜蛋白，在病毒增殖周期时大量表达。在感染细胞中，**EBV 衣壳蛋白**存在于细胞质和细胞核内。VCA-IgM 出现早，消失快；VCA-IgG 出现晚，持续时间长。**EBV 膜抗原**存在于病毒包膜的感染细胞的表面。gp350/gp220 可诱导中和抗体，gp350 特异性 CTL 在控制 EBV 感染中发挥重要作用。MA-IgM 用做早期诊断，MA-IgG 可持续存在。

2. 潜伏感染期表达的抗原

（1）EBV 核抗原（EB nuclear antigen，EBNA）：存在于感染的 B 淋巴细胞核内，为 DNA 结合蛋白，有 6 种。其中 EBNA-1 是在 EBV 各种潜伏状态下均表达的唯一病毒蛋白，其主要作用是稳定病毒环状附加体，以维持病毒基因组在感染细胞增殖的过程中不丢失；EBNA-1 还具有抑制细胞处理和提呈抗原的功能，可使感染细胞逃避细胞毒 T 细胞的杀伤作用。EBNA-2 在细胞永生化过程中发挥关键作用。EBNA 抗体出现在感染的晚期。

（2）潜伏膜蛋白（latent membrane protein，LMP）：存在于 B 淋巴细胞膜表面，包括 LMP-1、LMP-2 和 LMP-3。LMP-1 类似活化的生长因子受体，是一种致癌蛋白，具有与抑癌蛋白即**肿瘤坏死因子受体相关因子**（tumor necrosis factor receptor-associated factor，TRAF）相互作用、抑制细胞凋亡，引起 B 淋巴细胞转化等活性。LMP-1 在鼻咽癌等上皮细胞源性肿瘤的形成中起重要作用。LMP-2 具有阻止潜伏病毒激活的功能。

二、致病性与免疫性

(一) 致病机制

EBV 在人群中感染非常普遍,我国 3 岁左右儿童 EBV 抗体阳性率高达 90% 以上。患儿初次感染多无明显症状,少数出现咽炎和上呼吸道感染,病毒潜伏于体内,终生带毒(图 31-4)。

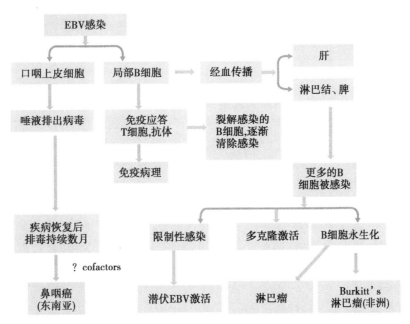

图 31-4　EBV 感染及其致病机制

EBV 传染源为病人和隐性感染者。EBV 主要经唾液传播,也可经性接触传播。EBV 感染后,在口咽部或腮腺上皮细胞增殖,释放的病毒感染局部淋巴组织中的 B 淋巴细胞,B 淋巴细胞入血导致全身性 EBV 感染。在正常个体中,大多数感染的细胞被清除,只有少量 EBV 潜伏感染的 B 淋巴细胞持续存在($1/10^6$ B 淋巴细胞)。

EBV 是 B 淋巴细胞有丝分裂原,可激活多克隆 B 淋巴细胞,产生异嗜性抗体。被感染的 B 淋巴细胞能刺激 T 细胞增殖,形成非典型淋巴细胞,主要是细胞毒 T 细胞和 NK 细胞,使外周血单核细胞明显增高。非典型淋巴细胞亦具有细胞毒作用,杀伤 EBV 感染的细胞。

EBV 基因表达的 IL-10 类似物(BCRF-1)能抑制 Th1 细胞,阻止 IFN-γ 的释放和 T 细胞对病毒的免疫应答,但能促进 B 淋巴细胞生长。B 淋巴细胞的连续增殖与其他协同因子共同作用下,可诱发淋巴瘤。另外,在免疫抑制者中,EBV 感染与肿瘤发生相关。

(二) 所致疾病

1. **传染性单核细胞增多症**　传染性单核细胞增多症(infectious mononucleosis)是一种急性全身淋巴细胞增生性疾病,见于青春期初次感染大量 EBV。潜伏期约为 40 天,典型的临床表现为发热、咽炎、颈淋巴结炎、肝脾大、血单核细胞和异形淋巴细胞增多。病程可持续数周,预后较好。如果没有并发症,病死率很低。急性病人口腔黏膜的上皮细胞内出现大量病毒,由唾液排出病毒可持续 6 个月之久。严重免疫缺陷的儿童、艾滋病及器官移植者病死率较高。

2. **伯基特淋巴瘤**　伯基特淋巴瘤(Burkitt lymphoma)是一种低分化的单克隆 B 淋巴细胞瘤,在中非、新几内亚、南美洲等某些温热带地区呈地方性流行。多见于 6 岁左右儿童,好发部位为颜面、腭部。流行病学调查显示,在 Burkitt 淋巴瘤发生前,病人 EBV 抗体均为阳性,80% 病人的抗体效价高于正常人,且在肿瘤组织中发现 EBV 基因组,故认为 EBV 与非洲儿童恶性淋巴瘤密切相关。

3. **鼻咽癌**　鼻咽癌主要发生在东南亚、北非和北美洲北部地区。我国广东、广西、福建、湖南、江西、浙江和台湾等省（区）为高发区。多发生在 40 岁以上人群。EBV 感染与鼻咽癌发生相关的主要依据：①所有鼻咽癌组织中均可找到 EBV 的核酸和抗原（EBNA 和 LMP）；②鼻咽癌病人血清中的 EBV 抗体效价（VCA、EA、MA、EBNA 的 IgG 及 IgM）高于正常人，有些病人 EBV 抗体的升高出现在肿瘤发生之前；③鼻咽癌经治疗病情好转后，抗体效价亦逐渐下降。然而，EBV 不是致鼻咽癌的唯一因子。

4. **淋巴组织增生性疾病**   在免疫缺损病人中，易发生 EBV 诱发的淋巴组织增生性疾病。1%～10% 的移植病人会发生淋巴组织增生性疾病，如恶性单克隆 B 淋巴细胞瘤。艾滋病病人常会发生 EBV 相关淋巴瘤、舌毛状白斑症（oral hairy leukoplakia）。约 50% 的霍奇金淋巴瘤病人 EBV DNA 检测阳性。

（三）免疫性

EBV 原发感染后，机体产生特异性中和抗体和细胞免疫应答。首先出现 EBV 衣壳蛋白和包膜糖蛋白抗体，即 VCA 抗体和 MA 抗体，其后出现 EA 抗体。随着感染的细胞溶解和疾病的恢复，才能产生 EBNA 抗体。中和抗体可防止外源性 EBV 再感染，但不能完全清除细胞内潜伏的 EBV。细胞免疫在限制原发感染和慢性感染中发挥重要作用。在体内潜伏的病毒与宿主保持相对平衡状态，EBV 可在口咽部继续低滴度的增殖性感染，持续终生。

三、微生物学检查法

EBV 分离培养较为困难，一般常用血清学方法作辅助诊断，多用免疫酶染色法或免疫荧光法检测抗体。

1. **血清学诊断**

（1）异嗜性抗体的检测：异嗜性抗体（heterophile antibody）是 EBV 感染后非特异性活化 B 淋巴细胞产生的抗体，主要用于传染性单核细胞增多症的辅助诊断。在发病早期，血清中出现能非特异凝集绵羊红细胞的 IgM 型抗体，效价在发病 3～4 周内达高峰，恢复期逐渐下降消失。抗体效价≥1:224 有诊断意义。

（2）EBV 抗体检测：用免疫荧光法或免疫酶法检测 EBV 抗体有助于 EBV 感染的诊断。VCA-IgM 的存在提示 EBV 原发性感染。VCA-IgG 出现早于 EBNA-IgG 抗体，因均能持久存在，故 VCA-IgG 抗体或 EBNA-IgG 抗体阳性均表示以往感染。EA-IgA 和 VCA-IgA 效价持续升高，对**鼻咽癌有辅助诊断意义**。

2. **EBV 核酸及抗原检测**   用原位核酸杂交试验或 PCR 法检查标本中的 EBV DNA，以证明是否存在 EBV 感染。也可用免疫荧光法检测细胞中的 EBV 抗原。

3. **病毒的分离培养**   唾液、咽漱液、外周血细胞和肿瘤组织等标本接种至新鲜的人 B 淋巴细胞或脐血淋巴细胞培养中，4 周后可通过荧光抗体染色技术检测 EBV 抗原，以作病毒鉴定。

四、防治原则

95% 的传染性单核细胞增多症病人均可恢复，仅有少数传染性单核细胞增多症病人可发生脾破裂，故在急性期应避免剧烈运动。EBV 在鼻咽癌发生中起重要作用，测定 EBV 抗体可以早期诊断鼻咽癌，以利早期治疗。

预防 EBV 感染的疫苗正在研制中。近年来对纯化 EBV 多肽取得了进展，可用 MA、LMP 等多肽疫苗免疫，有可能借助抗体或细胞免疫以阻断 EBV 的原发感染。

第五节   新型人疱疹病毒

一、人疱疹病毒 6 型

人疱疹病毒 6 型（human herpes virus 6，HHV-6）是 1986 年分离出的嗜淋巴细胞的新型疱疹病毒，基因组为 160～170kb,基因组结构与 HCMV 相似。根据其抗原性的不同分为 HHV-6A 和 HHV-6B;两者的抗原性仅与 HHV-7 有少量交叉,而与其他疱疹病毒无交叉反应。HHV-6 可在 CD4$^+$ T 细胞中增殖,其他细胞如 B 淋巴细胞、神经胶质细胞、成纤维细胞和巨核细胞也支持 HHV-6 复制。人细胞的 CD46 是病毒的受体。

HHV-6 在人群中的感染十分普遍,约 90% 的 1 岁以上人群感染过 HHV-6。HHV-6 感染持续终生,大多数成人唾液中含有病毒,经口腔分泌物唾液传播。HHV-6B 原发感染后,多数婴儿表现为隐性感染,少数婴幼儿感染可引起丘疹或玫瑰疹,伴发热,称为**婴儿玫瑰疹**(roseola infantum)。一般潜伏期为 4～7 天,突然出现高热及上呼吸道症状,持续 4 天左右,热退后在颈部和躯干出现淡红色斑丘疹,维持 24～48 小时。一般预后良好,偶见脑炎、肺炎、肝炎和惊厥等。

在免疫功能低下(器官移植或妊娠妇女)病人中,HHV-6 可被激活,引起急性感染。HHV-6 是器官移植者感染最重要的病原之一,与移植物的排斥反应、中枢神经系统异常以及病死率增加有关。细胞免疫能限制疾病的发展,促进机体的恢复。

HHV-6 感染的实验室诊断,可采集患儿唾液或外周血单核细胞进行病毒分离,但时间较长,需 10～30 天。采用间接免疫荧光法检测 IgM 有助于近期感染的诊断,也可用 PCR 技术检测标本中的 HHV-6 核酸。

目前尚无 HHV-6 的预防疫苗。

二、人疱疹病毒 7 型

人疱疹病毒 7 型(human herpes virus 7,HHV-7)是由 Frenkel 等于 1990 年分离到的嗜 CD4$^+$ T 细胞的新型疱疹病毒。HHV-7 的形态结构与 HHV-6 相似,但其基因组与 HHV-6 只有 50%～60% 的同源性。HHV-7 仅在 PHA 刺激的人脐血淋巴细胞和 HupT1 细胞株中增殖。血清流行病学调查表明,HHV-7 是一种普遍存在的人类疱疹病毒,成人 HHV-7 抗体阳性率高达 90% 以上,2～4 岁儿童的抗体阳性率达到 50%。感染后,HHV-7 主要潜伏在人外周血单核细胞和唾液腺。主要传播途径由唾液介导。

HHV-7 原发感染与疾病的关系尚待证实,可能与幼儿玫瑰疹、神经损伤和器官移植并发症有关。HHV-7 的分离培养与 HHV-6 相似,可用 PCR 等分子生物学方法鉴定病毒。目前尚无有效的预防和治疗措施。

三、人疱疹病毒 8 型

人疱疹病毒 8 型(human herpes virus 8,HHV-8)由 Yuan Chang 等于 1994 年自艾滋病病人的**卡波西肉瘤**(Kaposi's sarcoma,KS)活检组织中发现,故又名为**卡波西肉瘤相关疱疹病毒**(Kaposi's sarcoma associated herpesvirus,KSHV)。HHV-8 基因组约 165kbp,呈线性,在细胞中以附加体形式存在。HHV-8 基因组除编码病毒结构蛋白和代谢相关蛋白质外,还编码一些与细胞因子和细胞因子受体的同源物如 cyclin D、IL-6、Bcl-2、G 蛋白偶联受体(G protein-coupled receptor)以及干扰素调节因子等,与病毒致病、致癌机制有关。

HHV-8 的传播途径尚不清楚,在美国和北欧的艾滋病病人中,性接触可能是 HHV-8 重要的传播方式。此外,HHV-8 也可经唾液、器官移植或输血传播。黏膜是该病毒的侵入门户。

1%～4% 的正常人感染过 HHV-8,感染持续终生。健康人感染该病毒后无症状但可向外排毒,而在免疫缺损的病人中(艾滋病、器官移植、免疫抑制剂使用等)易发生显性感染。HHV-8 感染后,潜伏在 B 淋巴细胞中,当宿主出现免疫抑制状态时进入皮肤真皮层血管或淋巴管内皮细胞,形成病变。HIV 感染可通过相关细胞因子激活体内潜伏的 HHV-8。

目前认为 HHV-8 与 KS 的发生密切相关。KS 是一种混合细胞型的血管性肿瘤,常见于艾滋病病人,多发于皮肤,也有发生于消化道和内脏,常造成致死性后果。在各类型的 KS 中(如 HIV 相关 KS、器官移植后 KS 等) HHV-8 DNA 的检出率都很高,3 年内 KS 的发病率比阴性者高 5 倍,呈现高度相关。

HHV-8 感染的诊断可用 PCR 加核酸杂交的方法检测病毒 DNA,也可采用免疫荧光、ELISA、免疫印迹等方法检测血清抗原或抗体。

目前尚无特异性预防和治疗 HHV-8 感染的有效措施。抗疱疹病毒有效的药物如**更昔洛韦**(ganciclovir)和**西多福韦**(cidofovir)等可用于预防 KS 的发生,但一旦肿瘤形成,抗病毒药物则无效。

(彭宜红)

第三十二章 逆转录病毒

逆转录病毒为单正链 RNA 包膜病毒,含有逆转录酶(reverse transcriptase,RT),可将病毒基因组 RNA 转录为 DNA。逆转录病毒科(*Retroviridae*)中对人类致病的逆转录病毒主要为:正逆转录病毒亚科(*Orthoretroviridae*) 慢病毒属(*Lentivirus*) 中的人类免疫缺陷病毒(Human Immunodeficiency Virus, HIV),以及 δ 逆转录病毒属(*Deltaretrovirus*)中的人类嗜 T 细胞病毒 1 型(Human T Lymphotropic Viruses-1,HTLV-1)。此外,人及多种动物组织中可检出逆转录病毒的基因序列,整合于细胞染色体上,称内源性逆转录病毒(endogenous retrovirus),但其与疾病的相关性尚不清楚。

逆转录病毒的主要特性:①病毒颗粒呈球形,直径 80~120nm,有包膜,表面有刺突;②病毒基因组由两条相同的单正链 RNA 组成,病毒颗粒内含有逆转录酶;③病毒复制需经逆转录过程,病毒基因组 RNA 先逆转录为双链 DNA,然后整合到细胞染色体 DNA 中,构成前病毒;④具有 *gag*、*pol* 和 *env* 3 个结构基因和多个调节基因;⑤易感宿主细胞受体决定病毒的细胞或组织嗜性;⑥成熟的病毒颗粒以出芽方式释放。

第一节 人类免疫缺陷病毒

1981 年美国加州大学洛杉矶分校 Michael S. Gottlieb 描述了最初发现的 5 例艾滋病病例("卡氏肺囊虫肺炎-洛杉矶"),均为青年同性恋者。同年,纽约大学医学中心 Alvin E. Friedman-Kien 发表的《男同性恋者中的卡波西肉瘤和卡氏肺囊虫肺炎》论文引起医学界的关注。病人均出现了严重的免疫缺陷。研究证明该类疾病可通过血液制品以及性传播,美国疾病控制与预防中心将其命名为获得性免疫缺陷综合征(acquired immune deficiency syndrome,AIDS),即艾滋病。1983 年法国病毒学家 Luc Montagenier,Francoise Barre-Sinoussi 等分离到病毒,命名为人类免疫缺陷病毒(HIV)。

HIV 分为两型:HIV-1 和 HIV-2。HIV-1 是导致 AIDS 的主要病原,因此目前关于 HIV 的了解主要来自对 HIV-1 的研究。HIV 主要通过性接触、血液、垂直感染等方式传播,病毒感染后损伤机体免疫系统,最终并发各种致死性的机会性感染或恶性肿瘤。目前 HIV/AIDS 在我国流行的特点是:①性接触为主要传播途径,男男同性恋的性传播比例上升明显;②局部地区和特定人群疫情严重;③感染者陆续进入发病期,AIDS 死亡人数增加。

一、生物学性状

1. **病毒的形态与结构** HIV 呈球形,直径约 100~120nm,有包膜,核衣壳为二十面体(衣壳蛋白,p24),病毒颗粒中含有 2 条相同的单正链 RNA。病毒颗粒表面的刺突为包膜糖蛋白 gp120 和跨膜糖蛋白 gp41,核衣壳与包膜之间为基质蛋白(MA,p17)。病毒颗粒还含有病毒复制不可或缺的逆转录酶(RT)、整合酶(IN)和蛋白酶(PR)(图 32-1)。

HIV 的 gp120 糖蛋白与靶细胞表面受体结合决定病毒的亲嗜性,可诱生中和抗体。HIV 的 gp120 具有五个可变区和几个恒定区,与受体 CD4 分子结合的结构域位于恒定区,而与辅助受体(CXCR4/CCR5)的结合域位于可变区 3(V3 环)。V3 区也是 HIV-1 的主要中和域,易发生变异,有利于病毒免疫逃逸。gp41 为跨膜糖蛋白,介导病毒包膜与宿主细胞膜的融合,相比 gp120 变异较少。根据对辅助受体(co-receptor)的偏好性,HIV-1 分为 T 淋巴细胞嗜性(X4,CXCR4 偏好),巨噬细胞嗜性(R5,CCR5 偏好)和双嗜性(X4/R5)。

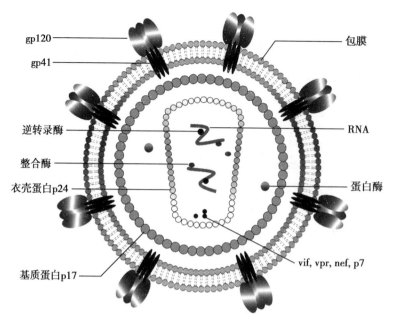

图 32-1　HIV-1 病毒颗粒结构

2. HIV-1 基因组及其编码蛋白　　HIV-1 基因组长约 9.18kb（图 32-2），HIV-2 基因组长约 10.36kb。逆转录病毒均具有 *gag*，*pol* 和 *env* 基因，且 *gag-pol-env* 基因排列顺序相同。*gag*（group-specific antigen）基因编码 HIV-1 的结构蛋白（衣壳蛋白、核衣壳蛋白和基质蛋白）；*pol*（polymerase）基因编码逆转录酶、整合酶和蛋白酶；*env*（envelope）基因编码表面糖蛋白 gp120 和跨膜糖蛋白 gp41。此外，HIV-1 还编码多个调控蛋白和辅助蛋白（Tat，Rev，Nef，Vif，Vpr，Vpu），其表达需经过 mRNA 剪接（图 32-2，表 32-1）。基因组的两端为**长末端重复**（long terminal repeat，LTR），包含启动子、增强子以及其他与转录调控因子结合的序列。

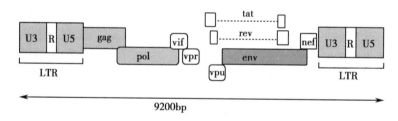

图 32-2　HIV-1 基因组结构

表 32-1　HIV-1 基因、编码蛋白及其主要功能

基　　因	蛋　　白	功　　能
gag，编码多聚前体蛋白 p55，经病毒蛋白酶切割成 3 个蛋白	基质蛋白（Matrix，MA，p17）；衣壳蛋白（Capsid，CA，p24）；核衣壳蛋白（NC，p7）	病毒结构蛋白
pol，编码合成的前体蛋白切割后形成多个蛋白	蛋白酶（PR，p11）；逆转录酶（RT，p51）；RNase H（p15）；整合酶（Integrase，IN，p32）	病毒结构蛋白，参与前体蛋白切割、病毒复制过程中的逆转录和病毒基因组的整合
env，编码前体蛋白 gp160，随后裂解为 gp120 和 gp41	表面糖蛋白（gp120）；跨膜糖蛋白（TM，gp41）	病毒结构蛋白，参与病毒吸附和进入细胞
HIV 调控基因：*tat*，*rev*，*nef*，*vpu*，*vpr*，*vif*	Tat（p14）；Rev（p19）；Nef（p24）；Vpu（p16）；Vpr（p15）；Vif（p23）	调控 HIV 的基因表达，在致病中发挥重要作用（调控病毒基因的表达、复制、免疫逃逸等）

3. **病毒的感染与复制**　HIV 的受体为 CD4 分子,辅助受体为趋化因子受体 CXCR4 或 CCR5,主要位于 CD4$^+$ T 淋巴细胞、单核/巨噬细胞谱系的细胞,以及朗格汉斯细胞、树突状细胞和神经胶质细胞的质膜上。辅助受体协助病毒包膜与细胞膜的融合,CCR5 缺失或 CCR5 基因突变者可以避免 HIV-1 感染或延缓病程。

HIV-1 的表面糖蛋白 gp120 与跨膜糖蛋白 gp41 以非共价方式连接,在病毒颗粒表面以多聚体(常为三聚体)的形式存在。gp120 首先与靶细胞表面的 CD4 分子结合,继而与辅助受体结合,使 gp120 与 gp41 分离,gp41 构象改变而暴露融合肽,介导病毒包膜与细胞膜的融合,使病毒核衣壳进入细胞质。感染细胞表达的病毒包膜糖蛋白可与未被感染的 CD4$^+$ T 淋巴细胞相融合,为细胞与细胞间病毒传播提供了便利。在感染早期,病毒优先使用 CCR5,呈现巨噬细胞嗜性(R5 病毒)。随着感染进程推移,HIV-1 可使用 CXCR4,呈现 T 型淋巴细胞嗜性(X4 病毒)。

HIV-1 核衣壳进入细胞后,在胞质内脱壳并释放出基因组 RNA,在逆转录酶的催化下,逆转录成互补负链 DNA(cDNA),形成中间体 RNA:DNA。中间体的 RNA 被 RNaseH 水解,再合成互补正链 DNA,形成双链 DNA(dsDNA)。在整合酶的作用下,dsDNA 基因组整合入细胞染色体中,成为**前病毒**(provirus),病毒进入潜伏状态。前病毒基因组两端的 LTR 序列含有启动子、增强子以及指导 RNA 多聚酶 II 转录的信号,有启动和增强病毒基因转录的作用。

当前病毒活化进行转录时,在细胞 RNA 聚合酶的催化下,以病毒 DNA 为模板转录 RNA,经过剪接拼接或加帽和加尾合成为病毒结构蛋白和非结构蛋白 mRNA 或病毒子代的基因组 RNA。病毒子代基因组 RNA 与病毒蛋白装配成核心颗粒,经出芽方式获得包膜,从而组装成完整的病毒。

4. **抗原变异与型别**　HIV-1 和 HIV-2 的病毒核苷酸序列差异超过 40%。HIV 的显著特点之一是具有高度变异性。HIV 的逆转录酶无校正功能、错配性高是导致 HIV 基因频繁变异的重要因素。*env* 基因最易发生突变。gp120 表面抗原变异有利于病毒逃避免疫清除,因此 HIV 疫苗研制困难。

根据 *env* 基因序列的同源性将 HIV-1 分为 M(main)、O(outlier)、N(new)3 个组;进而根据 *env*、*gag* 等基因序列可分为 13 个亚型。HIV-2 至少有 7 个亚型(A～G)。不同地区流行的亚型及重组亚型不同。我国以 HIV-1 为主要流行株,在部分地区发现有少数 HIV-2 感染者。

5. **抵抗力**　HIV 对理化因素抵抗力较弱。常用消毒剂 0.5% 次氯酸钠、5% 甲醛、2% 戊二醛、0.5% 过氧乙酸、70% 乙醇等,室温处理 10～30 分钟即可灭活 HIV。高压灭菌 121℃ 20 分钟,或者煮沸 100℃ 20 分钟均可达到灭活病毒的目的;但在冷冻血制品中,须经 68℃ 加热 72 小时才能保证灭活病毒。HIV 对紫外线有较强的抵抗力。

二、致病性与免疫性

(一)传染源和传播途径

AIDS 的传染源是 HIV 感染者和 AIDS 病人。HIV 抗体或抗原阳性而无临床症状的病毒携带者是重要的传染源。HIV 主要存在于血液、精液、阴道分泌物、乳汁等体液中,主要的传播途径有:

1. **性传播**　AIDS 是重要的性传播疾病(STD),**性传播是 HIV 的主要传播方式。**性活跃人群(包含异性恋和同性恋者)是高危人群。患有其他的性传播疾病可能增加 HIV 感染的危险,因梅毒、淋病、生殖器疱疹等所引起的炎症和溃疡可破坏生殖器黏膜屏障,使 HIV 更易侵入。

2. **血液传播**　接受含有 HIV 的血液或血制品、骨髓或器官移植,或使用被污染的注射器、针头、手术器械等,均有发生 HIV 感染的风险。静脉药瘾者是高危人群。

3. **母婴传播**　HIV 可通过胎盘、产道、哺乳等母婴途径传播,其中经胎盘感染胎儿最为常见。如不采取干预措施,HIV 母婴传播的概率为 15%～45%,HIV 感染的母亲接受抗逆转录病毒治疗可显著降低母婴间的传播。

此外,医护人员及检测/研究人员接触 HIV 感染者或 AIDS 病人的血液和体液机会多,工作时应注意职业生物安全防护。HIV 不经日常生活接触或昆虫叮咬传播。

（二）致病机制

HIV 主要侵犯 CD4⁺细胞，病毒的 dsDNA 整合至细胞基因组形成前病毒并在细胞内复制，可通过直接和间接途径损伤免疫细胞，导致机体免疫功能失衡和缺损，进而导致 AIDS 病人发生机会感染或肿瘤。

1. 单核-巨噬细胞损伤   感染早期，以嗜巨噬细胞性 HIV（R5）为优势。单核-巨噬细胞可抵抗 HIV 的裂解细胞作用，病毒可在细胞内长期潜伏并随其游走扩散，且该细胞的趋化、吞噬及抗原呈递功能下降。感染的单核-巨噬细胞可成为 HIV 的重要储存库。

2. CD4⁺ T 淋巴细胞的损伤   CD4⁺ T 淋巴细胞是 HIV 的主要靶细胞。随着感染进程，HIV 的细胞亲嗜性转为嗜 T 淋巴细胞为主。AIDS 主要表现为 CD4⁺ T 细胞数量减少及功能下降。HIV 损伤 CD4⁺ T 细胞的机制较为复杂。主要有：

（1）HIV 直接或间接杀伤 CD4⁺ T 细胞：①HIV 感染诱导 CD4⁺ T 细胞融合，形成多核细胞并导致细胞死亡；②特异性 CTL 对病毒感染 CD4⁺T 细胞的杀伤作用；③HIV 抗体介导的 ADCC 对靶细胞的破坏作用；④HIV 感染促进 CD4⁺ T 细胞凋亡。

（2）CD4⁺T 细胞产生减少：HIV 可侵犯胸腺细胞、骨髓造血干细胞，使 CD4⁺ T 细胞产生减少。

（3）CD4⁺T 细胞功能受损：HIV 感染可引起 Th1/Th2 失衡，Th2 呈极化优势，造成 CD4⁺ T 细胞功能障碍。部分感染 HIV 的 CD4⁺ T 细胞能够存活并分化为记忆 CD4⁺ T 细胞，在 CD4⁺记忆 T 细胞中 HIV 基因的表达极低。病毒可长期潜伏于这些细胞，成为 HIV 潜伏的主要储存库。

3. 其他免疫细胞的损伤   HIV gp41 可诱导多克隆 B 细胞活化，导致 B 细胞功能紊乱及抗体应答能力下降。HIV 感染可导致 NK 细胞杀伤功能及 IL-2、IL-12 等细胞因子分泌能力降低，还可引起树突状细胞数量减少及功能下降。

（三）临床表现

AIDS 的潜伏期长，自 HIV 感染到发病可长达 10 年之久。临床上将 HIV-1 感染病程主要分为四个阶段：急性感染期、无症状潜伏期、AIDS 相关综合征期和免疫缺损期。

1. 急性感染期   HIV 感染后入侵 CD4⁺细胞（T 淋巴细胞、单核-巨噬细胞、树突状细胞等），大量复制，出现病毒血症。病毒血症约维持 5～7 天，病毒 RNA 载量可>10⁷/ml。急性感染期 CD8⁺ T 细胞数增加，各种细胞因子和趋化因子合成与分泌，感染者出现类似流感的非特异性症状，如发热、头痛、乏力、咽痛、腹泻等。一般约 2～3 周后，症状自行消退，进入无症状潜伏期。急性感染后期，病毒载量下降，CD4⁺ T 细胞耗竭，症状逐渐消失。急性期，血中可检到 HIV 抗原 p24，但 HIV 抗体可能尚未转阳，通常 HIV 抗体在感染 4～8 周之后才能在血液中检出。

2. 无症状潜伏期   在急性感染后 3～6 个月内，CD4⁺ T 细胞的数量慢慢恢复，接近正常水平。之后，其细胞数量通常会以每年 25～60 个细胞/μl 的量稳定持续下降。HIV-1 可以潜伏长达数年至数十年。此期病人一般无临床症状或症状轻微，伴无痛性淋巴结肿大。病毒潜伏在淋巴结等组织细胞中，低水平复制，血液中检测不到病毒。血中的 HIV 载量降至较低水平，感染者血中 HIV 抗体检测显示阳性。

3. AIDS 相关综合征（AIDS-related complex，ARC）期   随着 HIV 大量复制，造成机体免疫系统进行性损伤，各种症状开始出现，如低热、盗汗、全身倦怠、慢性腹泻及全身持续性淋巴结肿大等，症状逐渐加重。

4. 免疫缺损期   为典型 AIDS 期。此期病人血中 HIV 载量高，CD4⁺ T 细胞明显下降（<200 细胞/μl），免疫严重缺损，合并各种机会性感染和恶性肿瘤。未经治疗者通常在临床症状出现后 2 年内死亡。AIDS 中常见的机会性感染有：①真菌感染：主要有白假丝酵母菌引起的白假丝酵母菌病、肺孢子菌引起的肺孢子菌肺炎、新型隐球菌病、组织胞浆菌病等；②细菌感染：主要有结核分枝杆菌、李斯特菌、某些沙门菌和链球菌引起的疾病；③病毒感染：常见的有巨细胞病毒、单纯疱疹病毒和水痘-带状疱疹病毒等引起的病毒性疾病；④原虫感染：主要有隐孢子虫腹泻、弓形体病等。

常见 AIDS 相关恶性肿瘤包括:①疱疹病毒 8 型(HHV-8)引起的卡波西肉瘤;②多克隆 B 细胞恶变产生的恶性淋巴瘤;③EB 病毒所致的 Burkitt 淋巴瘤;④HPV 所致的生殖道恶性肿瘤等。许多 AIDS 病人还会出现神经系统疾患,如 AIDS 痴呆综合征等。

(四)免疫性

HIV 感染可诱生特异性细胞免疫和体液免疫应答。CTL、中和抗体,以及 NK 细胞的 ADCC 均在抗 HIV 感染中发挥作用,但清除感染细胞内的病毒主要依赖细胞免疫应答。然而,HIV 感染 $CD4^+T$ 细胞,导致其功能下降,从而引起特异性 $CD8^+T$ 细胞功能障碍。加之 HIV 抗原高度变异逃逸免疫清除,因此 HIV 感染者的特异性免疫应答难以终止疾病的进程。

研究显示,$CD8^+$ 和 $CD4^+T$ 细胞可部分抑制 HIV 复制,延迟疾病进展。CTL 可限制 HIV 感染,但不能完全清除病毒,并随疾病进展而功能下降。大多数 HIV 感染者可产生中和抗体,抗体可介导 ADCC 作用。NK 细胞可通过 ADCC 效应杀伤表达 gp120 的靶细胞,在 HIV 感染早期发挥重要作用,但随病程进展,NK 细胞的功能减弱。

三、微生物学检查

检测 HIV 目的在于:①AIDS 的诊断;②指导抗病毒药物的治疗;③筛查和确认 HIV 感染者,以阻断 HIV 的传播。

1. **血清学检查**　①初筛试验:常用 ELISA 初步筛查检测 HIV 抗体,假阳性率高,抗体阳性者需进一步确认;②确认试验:常采用特异性高的蛋白质印迹法(Western blot)检测 HIV 衣壳蛋白(p24)抗体和糖蛋白(gp41、gp120/gp160)抗体等,以排除初筛试验的假阳性率者。感染 6 ~ 12 周,多数人即可在血液中检出 HIV 抗体,6 个月后几乎所有感染者的抗体均呈阳性反应。

2. **病毒抗原的检测**　ELISA 检测血浆中 HIV p24 抗原可用于早期诊断。p24 抗原在感染早期(约 2 ~ 3 周)即可检测到,但应注意的是一旦抗体产生,p24 抗原常转为阴性(形成 p24 抗原-抗体复合物所致)。用于 HIV-1 抗体不确定或窗口期的辅助诊断。

3. **病毒核酸的检测**　常采用定量 RT-PCR 方法测定血浆中 HIV RNA 的拷贝数(病毒载量),用于判断新生儿感染、监测疾病进展和评价抗病毒治疗效果。PCR 方法可检测感染细胞中的 HIV 前病毒 DNA,用于诊断血清阳转前的急性感染。

4. **病毒分离培养和鉴定**　临床不常用。常采用共培养方法,即正常人外周血单核细胞加 PHA 刺激后,与病人外周血单核细胞作混合培养,检测 HIV 增殖的指标(如融合细胞、逆转录酶活性、p24 抗原等)。HIV 培养应在生物安全三级实验室条件下进行。

四、防治原则

目前尚无有效的 HIV 疫苗上市,多种疫苗正处于研发之中。艾滋病的防控措施包括:①普遍开展预防 AIDS 的宣传教育是首要的措施,通过适当教育使处于 HIV-1 感染风险中的人了解 HIV-1 传播的途径,使其采取正确的预防措施(如使用避孕套及安全针头);②建立 HIV 感染的监测网,及时掌握疫情;③对献血、献器官、献精液者必须作 HIV 抗体检测,并辅助以抗原检测及核酸检测;④洁身自好,提倡安全性生活;⑤禁止共用注射器、注射针、牙刷和剃须刀等;⑥HIV 抗体阳性妇女,应避免怀孕或母乳喂养。

药物治疗　为防止产生耐药性,提高药物疗效,目前治疗 HIV 感染使用多种抗 HIV 药物的联合方案,称为**高效抗逆转录病毒治疗**(highly active antiretroviral therapy,HAART,俗称"鸡尾酒"疗法)。HAART 治疗中常联合使用 2 种核苷类药+1 种非核苷类药或蛋白酶抑制剂。目前治疗 HIV 感染的主要药物为:①逆转录酶抑制剂:包括核苷类逆转录酶抑制剂(NRTI)和非核苷类逆转录酶抑制剂(NNRTI);②病毒蛋白酶抑制剂(PI);③病毒入胞抑制剂:包括融合抑制剂(FI)和 CCR5 拮抗剂;④整合酶抑制剂(INSTI)。作用于 HIV 复制周期不同环节的抗病毒药物仍在不断研发中。

有效的抗逆转录病毒治疗有望同时发挥治疗和阻断 AIDS 传播的多重功能。HAART 可控制病情,延长 AIDS 病人寿命,同时由于抗病毒治疗降低体液中病毒量,传染他人的风险也随之降低。因此WHO 建议,HIV 感染者应该在早期接受抗病毒治疗,从而减缓病情发展,同时也降低传播概率;当血液中 CD4$^+$ T 淋巴细胞低于 350/μl(以往治疗指标是低于 200/μl),甚至低于 500/μl 时就应开始抗病毒治疗。

第二节　人类嗜 T 细胞病毒

人类嗜 T 细胞病毒(human T lymphotropic viruses,HTLV),归属于人类逆转录病毒科的 δ 逆转录病毒属,是引起人类恶性肿瘤的 RNA 肿瘤病毒。HTLV 分为 HTLV-1 和 HTLV-2 两型。HTLV-1 引起**成人 T 淋巴细胞白血病**(adult T cell leukemia,ATL),而 HTLV-2 引起毛细胞白血病。

一、生物学性状

1. **病毒形态与结构**　HTLV-1 颗粒呈球形,直径约为 100nm。外面有包膜,包膜糖蛋白 gp46 可与靶细胞表面的 CD4 分子结合,包膜上嵌有跨膜蛋白 gp21。病毒颗粒内含有正二十面体结构的核衣壳,由衣壳蛋白(CA,p24)组成,内含有核衣壳蛋白(NC p15)以及两条相同的单正链 RNA 基因组和逆转录酶等。

2. **病毒感染与复制**　HTLV-1、HTLV-2 具有 60%～70% 的序列同源性,均具有 *gag*、*pol*、*env* 三种主要基因。HTLV-1 基因组全长约有 8507bp。

病毒基因组为两条相同的单正链 RNA,长约 9.0kb,两端为长末端重复(LTR),中间有 *gag*、*pol*、*env* 3 个结构基因和 *tax*、*rex* 2 个调节基因。病毒在复制时,以 RNA 为模板,在逆转录酶催化下逆转录为 DNA,可整合于细胞染色体。

HTLV 的 3 个结构基因编码病毒的结构蛋白和非结构蛋白。*gag* 基因编码前体蛋白,经蛋白酶切割形成基质蛋白(p19)、衣壳蛋白(p24)和核衣壳蛋白(p15),组成病毒的衣壳或核衣壳。在感染病人血清中通常可检测到 p24 抗体和 p19 抗体。*pro* 基因编码蛋白酶。*pol* 基因主要编码逆转录酶和整合酶。在合成由 *pro* 和 *pol* 基因编码的蛋白的过程中,需要发生可读框移码事件来保证基因组 RNA 产生gag-pro 和 gag-pro-pol 多蛋白前体,这些蛋白均由蛋白酶进行加工处理。逆转录酶抗原性较强,在感染者及病人血清中常可检测到逆转录酶抗体。*env* 基因主要编码表面糖蛋白(SU,gp46)以及跨膜蛋白(TM,gp21),构成病毒包膜表面的刺突。感染者的血清中通常含有 gp46 抗体,具有中和活性。

HTLV-1 的 3′端基因 *pX* 主要有四个可读框 Ⅰ～Ⅳ,表达调控蛋白和非结构蛋白。ORF-Ⅰ 和 ORF-Ⅱ 主要编码 p12、p30 和 p13。ORF-Ⅲ 和 ORF-Ⅳ 编码 Tax 和 Rex 蛋白。在病毒的复制周期中,Tax 具有激活 LTR 转录活性的功能,在病毒复制过程中必不可少。此外,Tax 还可促进细胞的生长。Rex 在剪接和转运病毒 mRNA 过程中发挥重要作用。

HTLV-1 的生活周期同许多其他逆转录病毒相似。均经过以下阶段:吸附、膜融合、进入、脱壳、逆转录、病毒整合到宿主基因组中、适当条件下转录翻译、合成蛋白质、组装和出芽释放病毒。与 HIV-1在复制过程中释放大量游离病毒不同,HTLV-1 感染者的血浆中检测不到游离的病毒。此外,HIV-1的逆转录易于出错使 HIV-1 表现出极大的遗传多样性,而 HTLV 的基因组高度保守。在非人灵长类动物模型上的研究显示,HTLV-1 的主要储存库可能是外周血淋巴细胞、脾脏和淋巴结。

二、致病性与免疫性

HTLV-1 主要感染 CD4$^+$ T 细胞,是成人 T 细胞白血病(ATL)的病原体,另外亦能引起热带下肢痉挛性瘫痪和 B 细胞淋巴瘤等。ATL 最早于 1977 年由日本报道,高发区在日本、印度、非洲等。我国福建沿海和北方少数民族地区发现有小流行,其他地区有少数散在病例。

HTLV-1 的传染源是病人和 HTLV 感染者,主要通过输血、性接触传播,亦可经胎盘、产道和哺乳等途径母婴传播。ATL 好发于 40 岁以上成人,HTLV 感染后多无临床症状。经过长期潜伏期,约有 1/20 的感染者发展为 ATL。ATL 的临床表现多样,分为急性型、淋巴瘤型、慢性型和隐匿型。主要的临床表现为淋巴结肿大、肝脾大、皮肤损害等,有些病例出现高钙血症,外周血白细胞增高并出现异形淋巴细胞。急性型和淋巴瘤型 ATL 的病情进展快,预后不良。

HTLV 的致瘤机制与其他 RNA 肿瘤病毒不同。目前认为 HTLV-1 诱发 T 细胞白血病的机制与其产生的调节蛋白 Tax 有关。Tax 蛋白能反式激活多种细胞因子基因,间接促进 T 细胞的异常增殖。此外,前病毒 DNA 整合导致染色体畸变,也可引起细胞转化,最终演变为白血病细胞。

HTLV-1 感染后,机体可产生特异性抗体和细胞免疫。细胞免疫可杀伤病毒感染的靶细胞;但抗体出现后病毒抗原表达减少,影响细胞免疫清除感染的靶细胞。

三、微生物学检查

目前 HTLV 感染的病原学诊断主要依靠血清中 HTLV 特异性抗体的检测以及细胞中 HTLV 前病毒 DNA 的检测。

1. 血清学检查

(1)初筛试验:①用 HTLV-1 病毒裂解物或裂解物加重组 env p21 蛋白作包被抗原,ELISA 检测血清中 HTLV-1/2 抗体(HTLV-1 和 HTLV-2 有血清交叉反应,常规方法不能区分);使用重组 env 蛋白或型特异合成肽抗原检测相应抗体,能区别 HTLV-1 和 HTLV-2 感染,使诊断更为特异。②免疫荧光:以 HTLV-1/2 感染的 T 细胞株作抗原,加待测血清反应后再加荧光标记的抗人 IgG,荧光显微镜下观察荧光阳性细胞。

(2)确认试验:上述初筛试验的阳性血清需经 Western blot 试验确认诊断。

2. 病毒核酸检测　　采用 PCR 检测外周血单个核细胞中的 HTLV 前病毒 DNA,敏感性高,可协助确定诊断。

四、防治原则

目前 HTLV 感染尚无特异的疫苗。控制措施为及时发现感染者、切断传播途径。治疗可采用逆转录酶抑制剂、IFN-α、联合化疗等综合方案。

(瞿　涤)

第三十三章 其他病毒

其他病毒包括弹状病毒科的狂犬病病毒、乳头瘤病毒科的人乳头瘤病毒、细小病毒科的细小DNA病毒、痘病毒科的痘病毒，以及副黏病毒科的博尔纳病病毒，主要引起狂犬病、子宫颈癌和疣、传染性红斑、天花，以及神经精神疾患等。

第一节 狂犬病病毒

狂犬病病毒（rabies virus）属于**弹状病毒科**（*Rhabdoviridae*）**狂犬病病毒属**（*Lyssavirus*），是一种嗜神经性病毒，可以引起犬、猫和多种野生动物的自然感染，并可通过动物咬伤或密切接触等形式，在动物之间或动物与人之间传播而引起狂犬病。**狂犬病**（rabies）又称**恐水症**（hydrophobia），是一种人兽共患的自然疫源性疾病，是目前病死率最高的传染病，一旦发病，病死率近乎100%，至今尚无有效的治疗方法。预防狂犬病的发生尤其重要。

一、生物学性状

（一）形态结构

狂犬病病毒形态似子弹状，一端钝圆，另一端扁平，平均大小为（130~300）nm×（60~85）nm，有包膜。由核蛋白N、磷蛋白P（或称基质蛋白M1）和聚合酶L蛋白组成病毒的蛋白质衣壳，并呈螺旋对称排列包裹病毒RNA，共同形成病毒核衣壳。病毒包膜由外层糖蛋白G和内层基质蛋白M2组成（图33-1）。病毒基因组为不分节段的单负链RNA（-ssRNA），基因组总长12 kb，从3′到5′端依次为先导序列—编码N、P/M1、M2、G、L蛋白的5个结构基因—非编码区，各个基因间含有非编码的间隔序列。狂犬病病毒主要编码5种病毒蛋白：N蛋白为具有保护病毒RNA功能的核蛋白；P/M1、M2蛋白分别构成病毒衣壳和包膜；L蛋白为RNA依赖的RNA聚合酶；G蛋白构成病毒包膜的糖蛋白刺突，决定病毒的感染性、血凝性和毒力等。

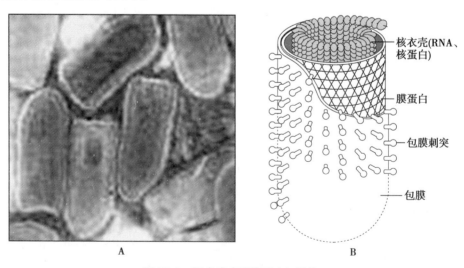

图33-1 狂犬病病毒的形态与结构
A. 病毒形态透射电镜图（负染，×200 000）；B. 病毒结构模式图

（二）病毒的复制

狂犬病病毒在感染细胞的细胞质中进行复制。病毒包膜表面糖蛋白 G 与神经细胞表面的乙酰胆碱受体（acetylcholine receptor, AChR）特异结合后,病毒吸附并引起吸附病毒部位的细胞膜内陷、包裹病毒穿入细胞;进而通过膜融合以及脱衣壳的过程将病毒核酸释放至细胞质中,随后病毒-ssRNA 分别指导病毒基因的 mRNA 转录以及 N、P/M1、M2、G 和 L 蛋白的合成,并合成互补正链 RNA 作为模板复制子代病毒的-ssRNA;最后病毒-ssRNA 与 N、P/M1 和 L 蛋白质装配成核衣壳,以出芽形式释放出病毒颗粒,同时获得包含 G 蛋白和 M2 蛋白的病毒包膜。

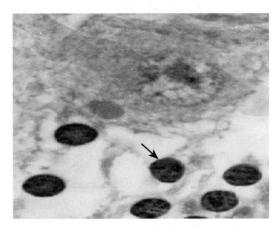

图 33-2　狂犬病病毒感染神经细胞质中的内基小体

狂犬病病毒可以在多种家畜或宠物（如犬、猫等）及野生动物（如狼、狐狸等）中自然感染与传播。在易感动物或人的中枢神经细胞（主要是大脑海马回的锥体细胞）中增殖时,可在细胞质中形成一个或多个、圆形或椭圆形、直径为 20~30nm 的嗜酸性包涵体,称**内基小体**（Negri body）（图 33-2）,可作为辅助诊断狂犬病的指标。

（三）病毒抗原和毒力变异

病毒包膜糖蛋白 G 和核蛋白 N 是狂犬病病毒的重要抗原。糖蛋白 G 可以刺激机体产生中和抗体、血凝抑制抗体和细胞免疫应答;核蛋白 N 具有病毒的属特异性,能够以核糖核蛋白（ribonucleoprotein, RNP）的形式诱导机体产生保护性细胞免疫应答,并产生补体结合抗体和沉淀素抗体,但不产生保护性抗体。另外,不同来源的狂犬病病毒分离株的抗原性不同,主要是由于病毒包膜糖蛋白 G 的抗原性差异所致。

狂犬病病毒可以发生毒力变异。从自然感染动物体内分离到的病毒毒力强,称为**野毒株**（wild strain）或**街毒株**（street strain）。将野毒株在家兔脑内连续传代后,病毒对家兔致病的潜伏期随传代次数的增加而逐渐缩短,至 50 代左右时潜伏期由原来的 4 周左右缩短为 4~6 天;但继续进行传代,潜伏期不再缩短,并表现为对家兔的致病性增强,对人或犬的致病性明显减弱,且不能通过脑外途径接种引起犬的脑神经组织感染而发生狂犬病。这种变异的狂犬病病毒被称为**固定毒株**（fixed strain）。

（四）抵抗力

狂犬病病毒对热、紫外线、日光、干燥的抵抗力弱。病毒悬液经 56℃ 30~60 分钟或 100℃ 2 分钟作用后病毒即失去活力。但在脑组织内的病毒于室温或 4℃ 条件下,可保持传染性 1~2 周。冷冻干燥后的病毒可保存数年。酸、碱、脂溶剂、肥皂水、去垢剂等有灭活病毒的作用。

二、致病性与免疫性

（一）致病性

狂犬病病毒能引起多种家畜和野生动物（如犬、猫、牛、羊、猪、狼、狐狸、鹿、臭鼬、野鼠、松鼠等）的自然感染。吸血的蝙蝠等也可能是病毒在自然界的重要储存宿主。动物间的狂犬病主要是通过患病动物咬伤健康动物而传播的。病犬的临床表现分为狂暴型和麻痹型两种。狂暴型包括前驱期、兴奋期和麻痹期 3 个阶段;而麻痹型主要以麻痹症状为主,兴奋期极短或没有。病犬的整个病程一般在 5~6 天,病猫的临床表现主要以狂暴型为多,病程较短。

病犬是发展中国家狂犬病的主要传染源,80%~90% 的狂犬病例是由病犬传播的,其次是由家猫和狼传播的。而野生动物（如狐狸、蝙蝠、臭鼬和浣熊等）已成为发达国家狂犬病的重要传染源。

患病动物唾液中含有大量的病毒,于发病前 5 天即具有传染性。隐性感染的犬、猫等动物亦有传染性。

人对狂犬病病毒普遍易感,主要通过被患病动物咬伤、抓伤或密切接触而感染和引起狂犬病。黏膜也是狂犬病病毒的重要侵入门户,如人的眼结合膜被患病动物的唾液污染时也可引起发病。人被狂犬咬伤后的发病率为 30% ~60% 。潜伏期通常为 3~8 周,短者 10 天,长者可达数月或数年。咬伤部位距头部愈近、伤口愈深或伤者年龄愈小,则潜伏期越短。此外,入侵病毒的数量、毒力以及宿主的免疫力等因素也与狂犬病的发生有关。狂犬病一旦发生,病死率近乎 100% 。

狂犬病病毒对神经组织有很强的亲和力。病毒在被咬伤部位周围的横纹肌细胞内缓慢增殖 4~6 天后侵入周围神经,进而沿周围传入神经迅速上行到达背根神经节后大量增殖;并侵入脊髓和中枢神经系统,侵犯脑干及小脑等处的神经元,使神经元肿胀、变性,形成以神经症状为主的临床表现(如痉挛、麻痹和昏迷等)。最后,病毒沿传出神经进入各组织与器官(如舌、唾液腺和心脏等),引起迷走神经核、舌咽神经核和舌下神经核受损,导致病人容易发生呼吸肌、吞咽肌痉挛,在临床上出现恐水、呼吸困难和吞咽困难等症状。其中,特殊的恐水症状表现在饮水或听到流水声时,均可引起严重的咽喉肌痉挛,故称恐水症。另外,当交感神经受刺激时,可出现唾液和汗腺分泌增多;当迷走神经节、交感神经节和心脏神经节受损时,可引起心血管功能紊乱或猝死。

(二) 免疫性

狂犬病病毒感染机体后可引起细胞免疫和体液免疫应答。杀伤性 T 淋巴细胞可特异性地结合于病毒 G 蛋白和 N 蛋白而引起病毒溶解,单核细胞产生的 IFN 和 IL-2 具有抑制病毒复制和抵抗病毒攻击的作用。中和抗体、血凝抑制抗体以及抗体依赖细胞毒作用等均可发挥抗病毒作用,主要机制包括中和游离状态的病毒、阻断病毒进入神经细胞,以及调节 T 淋巴细胞对狂犬病病毒抗原的作用等。

三、微生物学检查

根据动物咬伤史和典型的临床症状,通常可以诊断狂犬病。但对于处在潜伏期、发病早期或咬伤不明确的可疑病人,需要及时进行微生物学检查辅助确诊。

首先,对可疑动物进行隔离、观察,对发病动物进行微生物学检查;捕获可疑动物并隔离观察 7~10 天。如动物出现狂犬病症状,杀死动物取脑组织制成切片或印片后,进行直接免疫荧光检查病毒抗原或内基小体;或者将动物 10% 脑组织悬液接种于小鼠脑内,再对发病小鼠脑组织中的内基小体或病毒抗原进行检查,可以提高阳性检出率。

其次,通过免疫学检测、病毒分离等方法进行微生物学检查,可以辅助诊断可疑病人的狂犬病病毒感染。但是,对于微生物学检查阴性的可疑病人,仍然需要早期接种狂犬病病毒疫苗。

1. **免疫学检测** 对可疑病人的唾液、尿沉渣、角膜印片等标本,可以用免疫荧光、酶联免疫等技术特异性检测其中的病毒抗原以及血清中的相应抗体,进行狂犬病病毒感染的快速诊断及流行病学调查。当病毒感染后 1 周左右时,感染者血清中的中和抗体效价逐渐上升,但接种过狂犬病疫苗的可疑病人的中和抗体效价必须超过 1:5000 以上才有诊断价值。

2. **病毒分离** 取可疑病人的唾液、脑脊液或死亡病人脑组织混悬液等材料,接种易感动物进行病毒分离,然后用中和试验进行病毒鉴定和确诊,但阳性率低。此外,还可以通过制备死亡病人脑组织印片或病理切片,用特殊染色或免疫荧光标记后观察脑组织中的内基小体进行确诊,阳性率 70% ~80% 。

四、防治原则

通过对犬等动物进行预防接种、严格管理以及捕杀野犬等措施,可有效地降低狂犬病的发病率。

对人群预防接种狂犬病疫苗是控制狂犬病发生的关键。

人被可疑患病动物咬伤后,应立即对伤口进行处理。可用清水、3%~5%肥皂水或0.1%苯扎溴铵等充分清洗伤口;对于严重咬伤者较深的伤口,应该对伤口深部进行灌流清洗,再用75%乙醇或碘伏涂擦消毒。

人被狂犬病病毒感染后,发生狂犬病的潜伏期较长,及时接种狂犬病疫苗进行**暴露后预防接种**(post-exposure prophylaxis),可以有效控制狂犬病的发生。常用人二倍体细胞培养制备的狂犬病病毒**灭活疫苗**(human diploid cell vaccine,HDCV)进行全程免疫,即分别于第0、3、7、14和28天进行肌肉(三角肌或大腿前侧肌肉)注射。全程免疫后可以在7~10天产生中和抗体,并保持免疫力1年左右。对于长期接触家畜、野生动物或者进行狂犬病病毒研究的高危人群,可以进行**暴露前预防接种**(pre-exposure prophylaxis),即分别于第0、7、21或28天接种狂犬病疫苗3次,并定期检查血清抗体水平,及时进行加强免疫;加强免疫通常是在第0、3天接种疫苗2次。在进行疫苗接种时,少数病人可能出现局部炎症及轻度全身反应。

在伤口严重等特殊情况下,应联合使用人**抗狂犬病免疫球蛋白**(rabies immune globulin,RIG)或马抗狂犬病血清进行**被动免疫**(passive immunization);必要时再联合使用IFN以增强保护效果,并在疫苗全程注射后加强免疫接种2~3次。进行被动免疫时,需要预先进行皮肤过敏试验。

第二节　人乳头瘤病毒

人乳头瘤病毒(human papillomavirus,HPV)属于乳头瘤病毒科(*Papillomaviridae*)乳头瘤病毒属(*Papillomavirus*),**主要引起人类皮肤、黏膜的增生性病变,**其中高危型HPV(16型、18型等)与宫颈癌等恶性肿瘤的发生密切相关,低危性HPV(6型、11型等)引起尖锐湿疣。

一、生物学特性

HPV呈球形,成熟的病毒颗粒直径52~55nm,二十面体立体对称,无包膜。病毒基因组是超螺旋、双链环状DNA,约7.9kb,分为**早期区**(early region,ER)、**晚期区**(late region,LR)和**非编码区**(NCR)。NCR也称**长控制区**(long control region,LCR)或**上游调节区**(upstream regulatory region,URR)。

LR包括2个ORF(*L1*和*L2*),分别编码病毒主要衣壳蛋白L1和次要衣壳蛋白L2。基因工程表达的L1和L1+L2蛋白具有自我组装的特性,在真核细胞内可组装成**病毒样颗粒**(virus-like particle,VLP),VLP不含病毒核酸,其空间构象及抗原性与天然HPV颗粒相似,可诱发机体产生中和抗体。ER含6个ORF,即*E1*、*E2*、*E4*、*E5*、*E6*和*E7*,编码与病毒复制、转录调控、翻译和细胞转化有关的早期蛋白。E1参与病毒DNA复制,在病毒复制早期起关键作用。E2是一种反式激活蛋白,参与病毒DNA转录的反式激活。E4的主要作用是晚期成熟病毒颗粒的释放,E5、E6和E7与细胞转化及致癌有关。

根据*L1*基因核苷酸序列的差异,可进行HPV分型,现已发现100余型。与已知HPV型别DNA相比,如果*L1*基因序列只有2%~10%的DNA差异,可认为是同一型别的不同亚型;如果*L1*基因序列差异大于10%,则认为是新的HPV型别。

HPV对皮肤和黏膜上皮细胞具有高亲嗜性,可以通过微小的创口感染鳞状上皮的基底层细胞。病毒一旦进入细胞,则伴随着基底上皮细胞向表层上皮分化的过程而完成DNA复制。在基底上皮细胞中,病毒的复制处于非产生病毒颗粒阶段,病毒以**附加子**(episome)形式维持低拷贝数量的DNA;在分化的表层上皮细胞中,病毒转换了复制模式,开始合成高拷贝数量的DNA,并合成衣壳蛋白,组装释放病毒颗粒。同时,病毒DNA复制主要发生在表层上皮的棘细胞层和颗粒层,可造成棘细胞增生,形成表皮增厚和表皮角化。上皮的增殖可形成乳头状瘤,称为疣(wart)。另外,病毒DNA的一段附加体常能插入宿主染色体的任意位置,而导致细胞转化与癌变。由于 HPV 复制需要依赖与细胞分化阶段密切相关的上皮细胞因子等,迄今尚不能在常规的组织细胞中进行培养。

二、致病性和免疫性

根据感染部位不同,HPV 可分为嗜皮肤性和嗜黏膜性两大类,两类之间有一定交叉。皮肤受紫外线或 X 射线等照射造成的很小损伤,以及其他理化因素造成的皮肤、黏膜损伤均可成为感染 HPV 的途径。病毒主要通过直接接触感染者的病变部位,或间接接触被病毒污染的物品等进行传播。生殖道感染与性行为,尤其与性行为活跃度密切相关,HPV 阳性率与性伙伴数量呈正相关,故 HPV 是性传播疾病的病原体,所引起的生殖道感染属于**性传播疾病**(sexually transmitted disease,STD)。患有生殖道 HPV 感染的母亲在分娩过程中,可通过母婴垂直传播引起新生儿感染。

HPV 所致疾病因病毒型别及感染部位不同而异,包括皮肤疣、尖锐湿疣和喉部乳头瘤等。

皮肤疣 包括扁平疣(common wart)、跖疣(plantar wart)、寻常疣(verruca vulgaris)、和肉贩疣(butcher wart)等,病毒仅停留于局部皮肤和黏膜中,**不产生病毒血症**,多属于自限性和一过性损害。扁平疣主要由 HPV 3 型和 10 型引起,多发于青少年颜面、手背与前臂等处;跖疣主要由 1 型和 4 型引起,多发于足底、足趾等处。另外,1、2、3 和 4 型主要引起手和足部角化上皮细胞感染,引起寻常疣,多见于少年和青年;7 型主要感染屠夫及肉贩的手部皮肤,引起肉贩疣。

尖锐湿疣(condyloma acuminatum)**主要由 HPV 6 型和 11 型感染泌尿生殖道皮肤黏膜所致**,也称为生殖器疣(genital wart,GW),属于性传播疾病,近年发病率有逐年增高趋势。女性感染部位主要是阴道、阴唇和子宫颈,男性多见于外生殖器及肛周等部位。6 型和 11 型属低危性 HPV,很少引起癌变。此外,6 型和 11 型还可引起儿童咽喉乳头瘤,虽属良性瘤,但严重者可因阻塞气道而危及生命。

宫颈癌等生殖道恶性肿瘤主要与多型别高危性 HPV 感染有关,病毒感染引起的子宫颈、外阴及阴茎等生殖道上皮肉瘤样变,长期发展可成为恶性肿瘤,最常见肿瘤为宫颈癌。与宫颈癌发生最相关的是 16、18 型,其次是 31、45、33、35、39、51、52 和 56 型。57b 与鼻腔良、恶性肿瘤有关。

目前认为,HPV 感染正常宫颈鳞状上皮是引发宫颈癌的始动因素,HPV 感染经过一段潜伏期后,*E6*、*E7* 基因表达增加,并分别与 p53 和 pRB 蛋白结合,促使 p53 和 pRB 蛋白降解,阻断其对细胞周期的负调节作用,而诱导**细胞永生化**(immortalization),导致感染细胞发生转化。HPV 感染并非宫颈癌发生的唯一因素,感染过程中宿主基因突变、野生型 *p53* 基因突变或其他环境因素的作用等均可影响宫颈癌的发生、发展。

三、微生物学检查

对于有典型临床损害的 HPV 感染,可根据临床表现迅速作出诊断;但对于亚临床感染的病例,则需进行细胞学、免疫学和分子生物学等实验室辅助诊断。

1. **核酸检测** DNA 分子杂交可用于 HPV 分型和实验室诊断。一般使用 HPV 共有序列或型特异性探针,可检测到组织中约 50 个 HPV 基因组拷贝;原位杂交可检测到组织切片上每个细胞最少 10～15 个病毒基因拷贝。最快速、特异、敏感的检测方法,是针对 HPV DNA 特异性保守区分别设计各型引物进行 PCR 扩增,再用特异性探针进行核酸杂交检测 PCR 扩增产物。

2. **血清学试验** 以人工合成的病毒蛋白表位抗原或基因工程表达的 HPV 病毒样颗粒抗原设计 VLP-ELISA,或用表达 HPV 融合蛋白为抗原的蛋白印迹法,可以检测病人血清中的抗体。

四、防治原则

局部药物治疗或冷冻、电灼、激光、手术等疗法,可用于皮肤、黏膜的寻常疣和尖锐湿疣的治疗。由 L1 蛋白制备的 HPV 病毒样颗粒疫苗(Human papillomavirus virus-like particle vaccine,HPV VLP vaccine),包括 HPV 二价(16、18 型)疫苗、HPV 四价(6、11、16、18 型)疫苗和 HPV 九价(6、11、16、18、31、

33、45、52、58 型)疫苗,可预防宫颈癌以及生殖器疣等。

第三节　细小 DNA 病毒

细小 DNA 病毒(parvovirus)属于**细小病毒科**(*Parvoviridae*),是一类形态最小、具有单股 DNA 基因组的 DNA 病毒。目前,对人致病的细小 DNA 病毒有红病毒属(*Erythrovirus*)的 B19 病毒(human parvovirus B19,B19)、**博卡病毒属**(*Bocavirus*)的**人类博卡病毒**(human Bocavirus,HBoV)和**依赖病毒属**(*Dependovirus*)的**腺病毒伴随病毒**(adeno-associated virus,AAV)。

细小 DNA 病毒直径为 18 ~ 26nm,呈二十面体对称结构的蛋白衣壳由 3 种蛋白组成,无包膜,对脂溶剂、热不敏感。病毒基因组为线状单链 DNA(ssDNA),约 5.5kb。细小 DNA 病毒在细胞核中复制。根据病毒在细胞中独立复制的能力,可以分为自主复制型(如 B19 病毒、HBoV)和复制缺陷型(如 AAV)两个类型。其中,自主复制型病毒必须在分裂增殖活跃的细胞中进行复制,复制缺陷型病毒则需要辅助病毒(如腺病毒)的存在才能复制。

细小 DNA 病毒主要通过呼吸道和消化道黏膜以及血液和胎盘途径引起感染与传播。B19 病毒对骨髓中分裂增殖活跃的红细胞前体细胞具有高度亲嗜性,通过直接杀细胞作用和免疫病理损伤而致病,与人类的传染性红斑(erythema infectiosum)、镰状细胞贫血病人的一过性再生障碍危象(transit aplastic crisis)以及先天感染造成的自发性流产(spontaneous abortion)等有关。B19 病毒感染孕妇后,可以通过胎盘感染胎儿,杀伤红细胞前体细胞,并引起胎儿严重贫血、流产或死亡。机体感染 B19 病毒后,可产生特异性的 IgM 和 IgG 抗体。

HBoV 是 2005 年瑞典学者首次在儿童呼吸道分泌物中发现的一种新型人类细小 DNA 病毒,是婴幼儿急性下呼吸道感染的重要病原体之一。HBoV 感染主要流行在 12 月和 1 月,感染者几乎全部是婴幼儿,感染率约 5.6%。HBoV 感染与呼吸道合胞病毒感染相似,主要引起肺炎或支气管肺炎等。

AAV 有 1 ~ 6 个血清型,各型之间有共同抗原。部分型别 AAV 可以引起人群的自然感染,并产生抗体,但确切的临床表现不明。另外,由于 AAV 具有整合于人类第 19 号染色体长臂的特点,AAV 载体可应用于基因治疗。

细小 DNA 病毒感染可根据典型临床表现进行诊断;通过检测病毒 DNA 或特异性抗体可确诊。尚无有效的疫苗和特异性治疗方法。

第四节　痘　病　毒

痘病毒(poxvirus)属于**痘病毒科**(*Poxviridae*),可引起人类和多种脊椎动物的自然感染。其中,**天花病毒**(variola virus)和**传染性软疣病毒**(molluscum contagiosum virus,MCV)仅感染人类,但**猴痘病毒**(monkeypox virus)、**牛痘病毒**(cowpox virus)以及其他动物痘病毒也可以引起人类的感染。

痘病毒是体积最大、结构最复杂的病毒,呈(300 ~ 450)nm×260nm×170nm 的砖型或卵型结构,有包膜,由 30 种以上结构蛋白组成的蛋白衣壳呈复合对称形式,病毒核心由双股线形 DNA(130 ~ 375kb)组成,病毒核心两侧有 1 ~ 2 个**侧体**(lateral body)(图 33-3)。痘病毒在感染细胞质内复制,病毒基因组含有约 185 个 ORF,可指导合成 200 种以上的病毒蛋白质。成熟的病毒以出芽形式释放。

痘病毒感染的传染源是已感染的人或动物。主要通过呼吸道分泌物、直接接触等途径传播。人类的痘病毒感染主要包括天花、人类猴痘和传染性软疣等。

1. **天花**　天花(smallpox)是由天花病毒引起的烈性传染性疾病,曾经在世界各地广泛流行。人是天花病毒感染的唯一宿主,主要通过呼吸道和直接接触传播,引起高热、面部及全身皮肤出现水疱或脓疱等症状,病死率很高,部分痊愈者面部等部位残留有明显的瘢痕。自世界卫生组织(WHO)启动**全球消灭天花计划**(global smallpox eradication program)以来,至 1980 年已在全球范围内根除了天

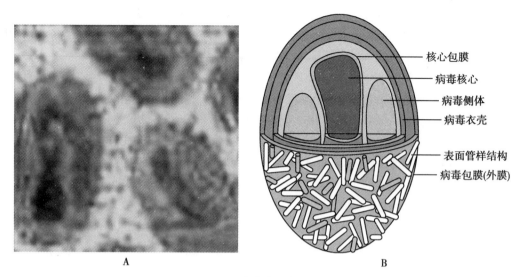

图 33-3　痘病毒形态与结构

A. 天花病毒透射电镜图(负染,×100 000);B. 病毒结构模式图

花。目前,由于计划免疫的终止而形成的人群无免疫状态,又使天花病毒成为潜在的生物武器而重新受到重视。

2. 人类猴痘　人类猴痘(human monkeypox)与天花的临床表现相似,主要表现为高热、局部淋巴结肿大和全身发生水疱和脓疱,并伴有出血倾向,病死率在11%左右。主要是由于与野生动物(草原土拨鼠等)直接接触感染猴痘病毒所致。最早见于非洲扎伊尔,近年在美国等地也有感染病例出现。

3. 牛痘　牛痘(cowpox)是牛痘病毒引起的挤奶工人等密切接触者的轻度皮肤水疱样改变,一般无严重的全身感染。**痘苗病毒**(vaccinia virus)是一种牛痘病毒的毒力变异株,与天花病毒具有交叉免疫性,主要作为疫苗用于天花的计划免疫。接种后通常仅在接种部位引起轻微的皮肤反应,但在免疫缺陷的人群中可能引起严重的**进行性牛痘**(progressive vaccinia)、**疫苗接种后脑炎**(post-vaccinal encephalitis)和**扩散性种痘疹**(generalized vaccinia rash)等疾患。目前,痘苗病毒主要作为研究痘病毒基因调控的模型或表达外源蛋白质的载体而广泛应用。

4. 传染性软疣　传染性软疣(molluscum contagiosum)是由传染性软疣病毒引起的皮肤白色疣状物,主要通过皮肤接触传播,人是其唯一的感染宿主,儿童多见。可经性接触传播,引起生殖器传染性软疣;软疣可自行消退,不留瘢痕。

接种疫苗可以预防天花、人类猴痘的发生。但一般不采用大规模疫苗接种的方式,仅针对高危人群接种。注射**痘苗免疫球蛋白**(vaccinia immune globin,VIG)可以获得良好的被动免疫效果。

第五节　博尔纳病病毒

博尔纳病病毒(Borna disease virus,BDV)属于单负链病毒目(*Mononegavirales*),是副黏病毒科(*Paramyxoviridae*)博尔纳病病毒属(*Bornavirus*)的原型病毒。包括原有的一个血清型和新近发现的感染鸟类的血清型。

BDV 颗粒呈球形,大小约100nm,有包膜,病毒核酸与衣壳蛋白组成核衣壳,为螺旋对称。病毒核酸是8.9 kb 的不分节段、线性、单负链 RNA,含有 6 个 ORF,分别指导 6 种病毒蛋白的合成。其中,核蛋白 N(p40)、X 蛋白(p10)、磷蛋白 P(p24)组成核糖核蛋白(RNP),与病毒 RNA 共同组成核衣壳;基质蛋白 M(p16)、糖蛋白 G(p56)是病毒包膜的主要成分;L 蛋白(p180)是病毒 RNA 聚合酶。与其他单负链病毒不同,BDV 具有在细胞核中转录与复制,并通过 **RNA 拼接**(RNA splicing)和**通读**(readthrough)方式调控病毒基因表达的特点。

　　BDV 具有非致细胞病变作用和高度的嗜神经性,主要通过密切接触引起感染,感染宿主范围广,可引起几乎所有温血动物的持续性感染。**博尔纳病**(Borna disease,BD)是 18 世纪末在德国博尔纳镇等地流行的一种动物中枢神经系统疾病,主要表现为马、羊等家畜的行为、运动异常以及渐进性死亡,现已绝迹。近年研究证明,约 1/3 的抑郁症、精神分裂症等病人的血清中可以检测出 BDV 抗体,或在病人末梢血白细胞及尸检脑组织中检测到病毒 RNA 或抗原,提示 BDV 感染可能与人类的某些精神神经疾病有关。另外,BDV 及其相关蛋白可通过抑制宿主天然免疫、干扰神经介质释放以及影响神经细胞增殖或干细胞分化等方式参与病理过程。BDV 感染机体后产生的中和抗体滴度很低。

　　由于 BDV 在细胞中低拷贝复制的特点,需要建立敏感、特异的检测技术,以检测抗病毒抗体、抗原或病毒 RNA 进行辅助诊断。金刚烷胺等有一定的抗病毒效果。尚无有效疫苗。

(张凤民)

第三十四章 朊 粒

朊粒(prion)又称朊蛋白(prion protein,PrP),是一种由宿主细胞基因编码的、构象异常的蛋白质,不含核酸,具有自我复制能力和传染性。朊粒是人和动物传染性海绵状脑病(transmissible spongiform encephalopathy,TSE)的病原体。

20世纪50年代末,美国学者Gajdusek DC首次证明库鲁(Kuru)病是一种新的致病因子所致的传染性疾病,因而获1976年诺贝尔生理学或医学奖。1982年,美国另外一位学者Prusiner SB首次证实羊瘙痒病致病因子的本质是一种传染性蛋白颗粒(proteinaceous infectious particle),并将其命名为"prion"。Prusiner SB因在prion研究的杰出贡献而获1997年诺贝尔生理学或医学奖。

一、生物学性状

人类和多种哺乳动物的染色体中存在着编码朊蛋白的基因,例如人类 *PrP* 基因定位于第20号染色体,小鼠 *PrP* 基因位于第2号染色体,两者的同源性高达90%。在正常情况下,*PrP* 基因编码细胞朊蛋白(cellular prion protein,PrP^C)。

PrP^C是一种正常的糖基化膜蛋白,人类PrP^C由253个氨基酸组成,通过糖基磷脂酰肌醇(GPI)锚定于细胞膜表面,在多种组织尤其是中枢神经系统神经元中普遍表达。PrP^C的分子构象主要以α螺旋为主,对蛋白酶K敏感,可溶于非变性去污剂,对人和动物没有致病性,也没有传染性。目前,PrP^C确切的生理功能尚不清楚,可能与细胞跨膜信号传导有关。

某些因素作用可引起PrP^C错误折叠,致使其构象发生异常改变,形成具有致病作用的羊瘙痒病朊蛋白(scrapie prion protein,PrP^{Sc}),即朊粒。此时PrP^{Sc}的分子构象以β折叠为主,仅存在于感染的人和动物组织中,对蛋白酶K有抗性,具有致病性与传染性。PrP^{Sc}是PrP^C的同源异构体(isoform),两者均由同一染色体基因编码,其氨基酸序列相同,但空间结构不同。

因此,朊粒的本质是一种异常折叠的PrP,由PrP^C转变为PrP^{Sc}而成,分子量约为27~30(图34-1)。目前认为能促使PrP^C转变为PrP^{Sc}的主要因素有:①外源性朊粒侵入,与体内PrP^C结合后催化其转变为PrP^{Sc},见于传染性朊粒病。②体内PrP基因突变使PrP^C结构失去稳定性,自发转变为PrP^{Sc},见于遗传性朊粒病。③自发性的PrP^C异常折叠形成PrP^{Sc}。这种情况很少,见于散发性朊粒病。PrP^C与PrP^{Sc}的主要区别见表34-1。

电子显微镜下PrP^{Sc}呈纤维状或杆状(直径约10~20nm,长约100~200nm),称为羊瘙痒病相关纤维(scrapie associated fibril,SAF)。在某些人和动物TSE的脑组织中,朊粒可聚集形成光学显微镜下可见的淀粉样斑块。

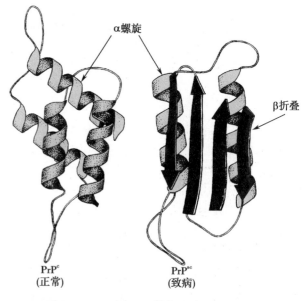

图 34-1 PrP^C和PrP^{Sc}的三维结构模式图

表 34-1　PrP^C 与 PrP^{Sc} 的主要区别

	PrP^C	PrP^{Sc}
分子构象	α 螺旋占 42%，β 折叠占 3%	α 螺旋占 30%，β 折叠占 43%
对蛋白酶 K 的作用	敏感	抗性
对去污剂的溶解性	可溶	不可溶
存在部位	正常人及动物	感染的人及动物
致病性与传染性	无	有

朊粒对理化因素有很强的抵抗力：对**热有很强的抗性**（121.3℃，20 分钟不能灭活朊粒，需 134℃，≥2 小时才能使其失去传染性）；对蛋白酶 K 不敏感。此外，朊粒对辐射、紫外线及常用消毒剂也有很强的抗性。**目前灭活朊粒是采取化学处理和高压蒸汽灭菌相结合的方法**，条件是：室温 20℃ 1mol/L NaOH 溶液作用 1 小时后，再置高压蒸汽灭菌器（134℃，≥2 小时）灭活朊粒。

朊粒可在某些来源于神经组织的细胞系中增殖，如小鼠神经母细胞瘤细胞 Neuro2a、大鼠嗜铬细胞瘤细胞 PC12 等。近年已成功建立了猩猩、恒河猴、小鼠、地鼠、转基因鼠等动物感染模型。

PrP^C 转变为 PrP^{Sc} 的确切机制尚未明了，目前存在**"模板学说"**和**"核聚集学说"**两种理论。

"模板学说"认为：正常情况下，由于 PrP^C 结构的随机不稳定性，能产生一种部分变构的中间分子 PrP*，PrP* 是 PrP^C 和 PrP^{Sc} 之间的中间体，PrP* 可重新回复为 PrP^C，也能进一步形成 PrP^{Sc}。正常状态下的 PrP* 量极少，大多在尚未形成 PrP^{Sc} 之前就被降解，因此不会发生疾病。在外源性 PrP^{Sc} 侵入或者基因突变自发产生 PrP^{Sc} 的条件下，PrP^{Sc} 可与 PrP^C（或 PrP*）结合，并作为模板促使其转变成以 β 折叠为主的 PrP^{Sc}。在转变过程中形成 PrP^{Sc} 同源二聚体（转变过程中，有"X 蛋白"等分子伴侣的参与），随后 PrP^{Sc} 同源二聚体解离，新产生的两个 PrP^{Sc} 单体重新参与循环，并以指数方式增殖。由于 PrP^{Sc} 难以被降解，一旦形成则不可逆转，最终 PrP^{Sc} 大量聚集并沉积于中枢神经系统的神经元中，引起神经元空泡变性等病变，引起海绵状脑病。

"核聚集学说"（也称为"种子学说"）则认为：朊粒以 PrP^{Sc} 的多聚体形式存在，一方面 PrP^{Sc} 分子由 PrP^C 自发而成，然后加入到 PrP^{Sc} 多聚体结构中，另一方面 PrP^{Sc} 分子可直接由 PrP^{Sc} 多聚体催化 PrP^C 转变而成。已形成的 PrP^{Sc} 多聚体可作为种子，通过黏附其他单体分子，形成更大的聚集物，这些聚集物形成的碎片又可作为新的种子，重复蛋白的聚集过程，产生更多的 PrP^{Sc} 聚集物，并在局部形成淀粉样蛋白沉积。

二、致病性

朊粒病是一种慢性、进行性和致死性的中枢神经系统变性脑病，即传染性海绵状脑病（TSE）。该疾病的共同特点是：①潜伏期长，可达数年甚至数十年之久；②一旦发病，病程呈亚急性、进行性发展，最终死亡；病人临床表现以痴呆、共济失调、震颤等中枢神经系统症状为主。③病理学特征表现为脑皮质神经元空泡变性、死亡，星形胶质细胞增生，脑皮质疏松呈海绵状，并有淀粉样斑块形成，脑组织中无炎症反应。④朊粒免疫原性低，不能刺激宿主产生特异性免疫应答。

主要的人类及动物朊粒病有 10 种（表 34-2）。

表 34-2　人类及动物朊粒病

人类朊粒病	动物朊粒病
库鲁病（Kuru disease）	羊瘙痒病（scrapie of sheep and goat）
克-雅病（Creutzfeld-Jakob disease，CJD）	水貂传染性脑病（transmissible mink encephalopathy，TME）
格斯特曼综合征（Grestmann-Straussler syndrome，GSS）	鹿慢性消瘦症（chronic wasting disease，CWD）
致死性家族性失眠征（fatal familial insomnia，FFI）	牛海绵状脑病（bovine spongiform encephalopathy，BSE）
变异型克-雅病（variant CJD，vCJD）	猫海绵状脑病（feline spongiform encephalopathy，FSE）

1. **主要的人类朊粒病**　根据感染的来源不同,可将人类朊粒病分为**传染性、遗传性和散发性**三种类型。传染性朊粒病是由于外源性朊粒感染所致,包括库鲁病、医源性克-雅病及与疯牛病相关的变异型克-雅病;遗传性朊粒病与宿主 *PrP* 基因突变有关,包括家族性克-雅病、GSS 和 FFI;散发性朊粒病的发病机制尚不明确,如散发性克-雅病的发生,可能与 PrP^C 自发性异常折叠有关。

(1) 库鲁病(Kuru disease):是一种古老的人类传染性海绵状脑病。此病仅发生于大洋洲巴布亚新几内亚高原 Fore 部落里的土著人,由美国学者 Gajdusek DC 等于 1957 年首先报道。库鲁病潜伏期长达数年到 30 年。早期临床表现以共济失调、颤抖等神经系统症状为主,故称 Kuru(当地土语 Kuru 为颤抖之意);晚期病人多因继发感染而死亡。关于疾病的发生,Gajdusek DC 等证明库鲁病与该部落原始的食尸宗教祭祀仪式有关:病原因子通过破损的皮肤、黏膜和胃肠道而传染;改变食尸这一陋习后,库鲁病也逐渐随之消失。后来 Gajdusek DC 等亦证明人类库鲁病与羊瘙痒病等属同种传染性疾病。Gajdusek DC 因研究库鲁病的成就获 1976 年诺贝尔生理学或医学奖。

(2) 克-雅病(Creutzfeld-Jakob disease,CJD):是人类最常见的**传染性海绵状脑病**,由 Creutzfeld 和 Jakob 两位神经病理学家分别于 1920 年和 1921 年首先报道,故名为克-雅病。此病呈世界性分布,好发年龄多在 50 ~ 75 岁之间,发病率约为百万分之一。潜伏期约 10 ~ 15 年,也可长达 40 年以上。典型临床表现为进行性发展的痴呆、肌痉挛、小脑共济失调、运动性失语,并迅速发展为半瘫、癫痫,甚至昏迷。病人最终死于感染或中枢神经系统功能衰竭。其病理学改变与库鲁病相似。

根据病因不同,可将 **CJD 分为散发性、家族性和医源性**三种类型。散发性 CJD 较常见,约占 CJD 的 85%,其病因不明,在散发性 CJD 病人中尚未鉴定出 *PrP* 基因的特殊突变。家族性 CJD 约占 15%,具有家族性常染色体的显性遗传,病人家族中都有 *PrP* 基因的突变。值得注意的是,CJD 病人的某些组织或器官中(尤其是神经、淋巴组织)含有朊粒,可污染医疗器械,通过医源性途径传播。因此,医源性 CJD 与临床诊疗过程中的朊粒污染有关,如外科手术特别是神经外科手术器械灭菌不彻底、角膜或硬脑膜等器官移植或注射从人尸体垂体提取制备的生长激素与促性腺激素等。

(3) 变异型克雅病(variant CJD,vCJD):是 1996 年 3 月由英国 CJD 监测中心首先报道的一种新现人类传染性海绵状脑病。vCJD 与典型 CJD 在易感年龄、临床症状与病程、脑电图、影像学以及病理学改变等方面均有明显不同,故将该病称为变异型克雅病。研究证实人 **vCJD 的发生与疯牛病密切相关**,与病牛接触或进食病牛肉,是 vCJD 最主要的发病原因。绝大多数病人发生于疯牛病高发的英国等国家,病人病变组织中 PrP^Sc 与疯牛病的 PrP^Sc 相同,病人脑组织的病理学特征亦与疯牛病很相似。该病多发生于 18 ~ 40 岁年轻人,潜伏期 10 ~ 30 年,主要临床症状表现为精神异常,行为改变,运动失调、痴呆等,病情呈进行性经过。研究提示人 *PrP* 基因的 129 位密码子的多态性与人类对疯牛病致病因子的易感性有关,vCJD 病人大多数 129 位密码子为纯合子 Met(蛋氨酸)。疯牛病可跨越"种间屏障"的传播与物种间 PrP 蛋白序列的相似性有一定关系。

另外,人类朊粒病还包括较罕见的格斯特曼综合征(Grestmann-Strausslersyndrome,GSS)和致死性家族失眠症(fatal familial insomnia,FFI)。

2. **主要的动物朊粒病**

(1) 羊瘙痒病(scrapie):是最先发现的动物传染性海绵状脑病,发生于绵羊和山羊,病羊因瘙痒常在围栏上摩擦身体,因而得名。潜伏期一般 1 ~ 3 年,病羊以消瘦、步态不稳、脱毛、麻痹等为临床特征。此病在羊群中流行,病死率极高,在亚洲、欧洲和美洲均发现有羊瘙痒病病例。

(2) 牛海绵状脑病(bovine spongiform encephalopathy,BSE):是一种新现的动物传染性海绵状脑病。1986 年首先在英国报道,随后欧洲 12 个国家以及美国、日本和加拿大等国也有报道,中国尚未发现有此病。BSE 潜伏期为 4 ~ 5 年,发病后期病牛出现明显的运动失调、震颤、恐惧、狂躁等症状,故称疯牛病(mad cow disease)。研究已证实,疯牛病的病原体来自羊瘙痒病病羊内脏和肉骨粉制作的饲料,病羊 PrP^Sc 致病因子借此进入牛食物链,导致牛感染、发病,并在牛群中流行。为阻止疯牛病的蔓延,英国政府于 1988 年 7 月立法禁止用反刍动物来源的蛋白质喂养牛等反刍动物,并屠杀病牛和疑似病牛,因而显著降低了疯牛病的发病率。

三、微生物学检查法

朊粒病的临床诊断可根据流行病学、临床表现、脑组织神经病理检查以及脑脊液中**生物标记物 14-3-3 蛋白**的检测等,但此病的**确诊需在脑组织中检出致病因子 PrP^{Sc}**。

1. 免疫学检查

(1)脑组织 PrP^{Sc} 免疫组化检测:是目前确诊朊粒病最可靠的方法。由于目前尚无可区分 PrP^{C} 和 PrP^{Sc} 的特异性抗体,通常将脑组织或淋巴组织的病理切片先用高温及甲醛处理以破坏 PrP^{C},然后再用 PrP 单克隆抗体染色,可直接检出 PrP^{C} 和 PrP^{Sc} 在脑组织中的分布。

(2)免疫印迹检测 PrP^{Sc} 及生物标记物 14-3-3 蛋白:是目前国际上诊断朊粒病的常规检测方法。脑组织等样本经匀浆后,用蛋白酶 K 处理破坏 PrP^{C},电泳后转印至硝酸纤维膜,再用 PrP 单克隆抗体检测其中对蛋白酶 K 有抗性的 PrP^{Sc}。免疫印迹也可以用于脑脊液中生物标记物 14-3-3 蛋白的检测。

(3)ELISA 检测脑组织匀浆液或脑脊液中的 PrP^{Sc} 及生物标记物 14-3-3 蛋白:是检测朊粒病致病因子的快速、简便方法。适用于**大批量样品的筛查**,但对可疑标本,仍需要进一步通过上述免疫组化或免疫印迹方法进行确诊。该技术采用两种 PrP 单抗的夹心法检测脑组织匀浆液或脑脊液中存在的 PrP^{Sc} 及生物标记物 14-3-3 蛋白。

2. 分子生物学检查

(1)基因分析:主要用于协助**诊断遗传性朊粒病**。从疑似病人的外周血或组织中提取 DNA,PCR 扩增 *PrP* 基因,限制性酶切分析,再行等位特异性杂交或核苷酸序列分析,以确定其 *PrP* 基因型以及是否发生突变。

(2)蛋白质错误折叠循环扩增(protein misfolding cyclic amplification,PMCA):将待测样本与大量的 PrP^{C} 共孵育,若样本中存在 PrP^{Sc},则可促使 PrP^{C} 错误折叠转变为 PrP^{Sc},通过多个循环,以扩增样本中微量的 PrP^{Sc},然后再用免疫印迹检测蛋白酶抗性的 PrP^{Sc}。**PMCA 可显著提高检测的灵敏度**,使血液等体液中 PrP^{Sc} 检测成为可能。

另外,实时振荡诱变实验(real-time quaking-induced conversion assay)能够更加快速和敏感地检测人血液和脑脊液中的微量 PrP^{Sc},是近年开发的一种新型技术,有望用于人类 CDJ 的早期诊断。

四、防治原则

迄今对朊粒病尚无疫苗可供免疫预防,也缺乏有效药物。目前主要是**针对朊粒病的传播途径采取相应措施进行预防**。

1. 医源性朊粒病的预防 对病人的血液、体液及手术器械等进行灭菌,彻底销毁含病原因子的动物尸体、组织块或注射器。常用的理化方法有:用 1mol/L NaOH 处理 1 小时以后,再高压蒸汽灭菌 134℃ 2 小时。对带有 PrP^{Sc} 的血液、体液等,要用 100g/L 漂白粉溶液或 5% 次氯酸钠处理 2 小时以上,使其失去传染性。严禁朊粒病及任何退行性中枢神经系统疾病病人的组织和器官用于器官移植。医护人员及实验室研究人员应严格遵守病原微生物实验室生物安全操作规程。

2. BSE 及 vCJD 的预防 禁止用牛、羊等反刍动物的骨肉粉作为饲料添加剂喂养牛、羊等,以防止病原因子进入食物链。对从有 BSE 的国家进口的活牛(包括胚胎)或者牛制品,必须加强监测工作,严格检疫,防止输入性感染。

(樊晓晖)

第三篇
真 菌 学

第三十五章 真菌学总论

真菌(fungus)是一大类真核细胞型微生物。细胞核高度分化,有核膜和核仁,胞质内有完整的细胞器。细胞壁由几丁质或纤维素组成,不含叶绿素,不分化根、茎、叶。少数为单细胞、多数为多细胞结构。

真菌在自然界中分布广泛、种类繁多,以腐生或寄生方式生存,按有性或无性方式繁殖。目前被确认和描述的真菌已有一万个属、十万余种。其中绝大多数对人类有益,如酿酒、发酵、生产抗生素等;少数对人类有害,可引起人类及动、植物的疾病。

真菌是一个独立的生物类群,即**真菌界**(Fungi 或 Mycota)。目前分为 4 个门:**子囊菌门**(Ascomycota)、**担子菌门**(Basidomycota)、**接合菌门**(Zygomycota)及**壶菌门**(Chytridiomycota)。在过去的分类中还有半知菌门(Deutemycota 或 Imperfect fungi)。半知菌是指一群只有无性阶段,或有性阶段尚未发现的真菌。新的分类系统将这些半知菌划分到子囊菌门、担子菌门及接合菌门中。

与医学有关的真菌包括:①子囊菌门:具有子囊和子囊孢子,是真菌界中最大的一个门。该门约有 3200 属 64 000 种,有超过 60% 的已知真菌和大约 85% 的人类病原真菌属于该门。常见菌属包括可引起原发感染的球孢子菌属(*Coccidioides* spp.)、芽生菌属(*Blastomyces* spp.)、组织胞浆菌属(*Histoplasma* spp.),可以起浅部感染的小孢子菌属(*Microsporum* spp.)、毛癣菌属(*Trichophyton* spp.),及可引起深部感染的假丝酵母属(*Candida* spp.)、曲霉属(*Aspergillus* spp.)、镰刀菌属(*Fusarium* spp.)等;②担子菌门:具有担子和担孢子,约有 22 000 种,包括食用菌蘑菇、灵芝等,以及机会致病性真菌,如隐球菌属(*Cryptococcus* spp.)、毛孢子菌属(*Trichosporon* spp.)及马拉色菌属(*Malassezia* spp.)等;③接合菌门:具有接合孢子,绝大多数为无隔、多核菌丝体,约有 175 属 1050 种。属于机会致病性真菌,如毛霉属(*Mucor* spp.)、根霉属(*Rhizopus* spp.)、根毛霉属(*Rhizomucor* spp.)、横梗霉属(*Lichtheimia* spp.)等。

第一节 真菌的生物学性状

真菌比细菌大几倍~十几倍,分为单细胞真菌和多细胞真菌两类。单细胞真菌为圆形或卵圆形,无真菌丝,分为酵母型和类酵母型;多细胞真菌有菌丝和孢子结构。真菌的繁殖方式通常分为有性繁殖和无性繁殖二类。大部分真菌均能进行无性和有性繁殖,多以无性繁殖为主。在培养基上可形成酵母型、类酵母型及丝状型 3 种不同类型的真菌菌落。

一、形态与结构

真菌的形态多样,大小不一,有典型的核结构和完整的细胞器。按形态、结构分为单细胞真菌和多细胞真菌两类。

(一)单细胞真菌

呈圆形或椭圆形,如酵母型和类酵母型真菌。

1. **酵母型真菌** 不产生菌丝,由母细胞以芽生方式繁殖,其菌落与细菌的菌落相似。

2. **类酵母型真菌** 母细胞以芽生方式繁殖,出芽产生的芽生孢子持续延长,但不断裂、不与母细胞脱离,产生相互连接成藕节状较长的细胞链,可伸入培养基内,称**假菌丝**(pseudohypha)。其菌落与酵母型真菌相似,但在培养基内可见由假菌丝联结形成的假菌丝体。

（二）多细胞真菌

由**菌丝**（hypha）和**孢子**（spore）两大基本结构组成。

1. **菌丝** 孢子生出嫩芽，称为芽管。芽管逐渐延长呈丝状，称为菌丝。菌丝在一定的间距形成横隔，称之为**隔膜**（septum）。隔膜将菌丝分成一连串的细胞，隔膜中央有孔，细胞质可自一个细胞流入另一细胞。根据隔膜的消长，菌丝分为有隔菌丝（图 35-1 A）与无隔菌丝（图 35-1 B）。绝大部分的致病性丝状真菌为有隔菌丝，致病性接合菌多为无隔菌丝。

菌丝可长出许多分枝，交织成团，称**菌丝体**（mycelium）。伸入到培养基内者称为**营养菌丝**（vegetative mycelium），露出于培养基表面称为**气中（生）菌丝**（aerial mycelium）。部分气中菌丝可产生不同形状、大小和颜色的孢子，称为**生殖菌丝**（reproductive mycelium）。显微镜下菌丝的形态多样，如螺旋状、球拍状、结节状、鹿角状及破梳状等，可作为鉴别和分类的依据（图 35-2）。

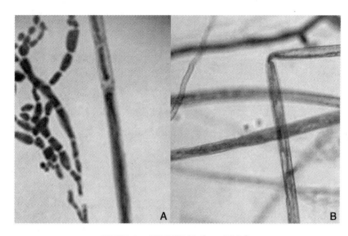

图 35-1　真菌菌丝（×400）

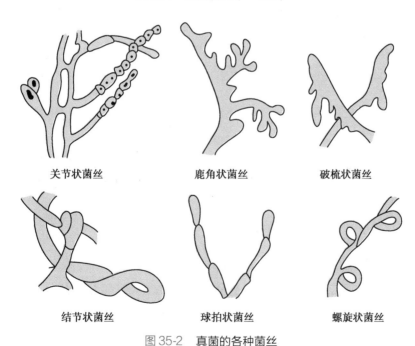

关节状菌丝　　　鹿角状菌丝　　　破梳状菌丝

结节状菌丝　　　球拍状菌丝　　　螺旋状菌丝

图 35-2　真菌的各种菌丝

2. **孢子** 孢子是由生殖菌丝产生的圆形或者卵圆形结构，是真菌的生殖结构。孢子也是真菌鉴定和分类的主要依据。

（1）无性孢子：是指不经过两性细胞的配合而产生的孢子。病原性真菌大多数产生无性孢子。可分为 3 种，即**叶状孢子**（thallospore）、**分生孢子**（conidium）及**孢子囊孢子**（sporangiospore）。

1）叶状孢子:由菌丝细胞直接形成的生殖孢子。有 3 种类型:①**芽生孢子**（blastospore）:以发芽
方式形成的圆形或卵形的孢子。许多真菌,如白假丝酵母、小球类酵母菌、圆酵母菌等皆可产生芽生孢子;芽生孢子长到一定大小即与母细胞脱离,若不脱离而相互连接成藕节状较长的细胞链称为假菌丝。②**关节孢子**（arthrospore）:是由菌丝细胞分化出现隔膜,且断裂成长方形的几个节段而成。胞壁稍增厚,多出现于陈旧培养物中。③**厚膜孢子**（chlamydospore）:亦称为厚壁孢子,由菌丝顶端或中间部分变圆,胞质浓缩,胞壁加厚而形成。是真菌的一种休眠细胞,在适宜的条件下可再发芽繁殖（图 35-3）。

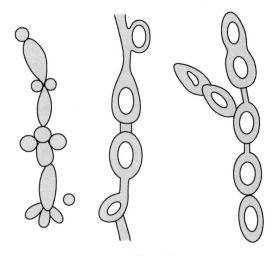

图 35-3　真菌的叶状孢子

2）分生孢子:是真菌常见的一种无性孢子。其形状、大小、结构、颜色,以及着生情况可作为鉴定、分类的依据。分生孢子生长在分生孢子梗（菌丝或其分枝分化的一种特殊结构）的顶端或侧面。根据孢子大小和细胞数量,可分为:①**大分生孢子**（macroconidium）:体积较大,多细胞性。孢子呈纺锤形（称梭形孢子）,也可呈棍棒状（图 35-4）。②**小分生孢子**（microconidium）:体积小,单细胞性,外壁薄,有球形、卵形、梨形以及棍棒状等各种不同形状（图 35-5）。

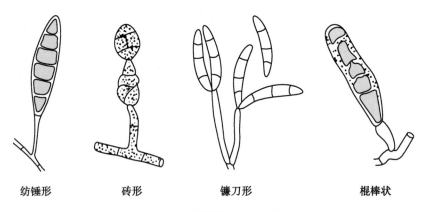

纺锤形　　　　砖形　　　　镰刀形　　　　棍棒状

图 35-4　真菌的大分生孢子

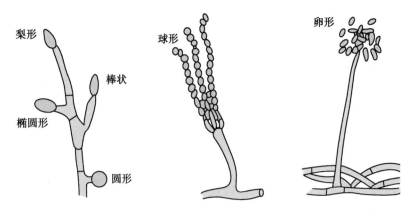

梨形　棒状　椭圆形　圆形　　球形　　卵形

图 35-5　真菌的小分生孢子

3）孢子囊孢子：由菌丝末端形成一种囊状结构即孢子囊，内有许多孢子称为孢子囊孢子（图35-6）。孢子成熟后破囊散出，如毛霉。

（2）有性孢子：有性孢子是由细胞间配合（质配和核配）后产生的孢子，有接合孢子、子囊孢子及担（子）孢子。有性孢子绝大多数为非致病性真菌所具有。

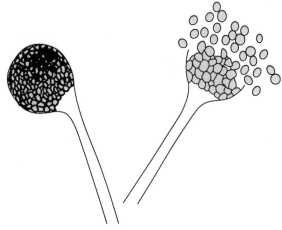

图 35-6　真菌子囊与子囊孢子

二、繁殖与培养

（一）真菌的繁殖方式

真菌繁殖方式包括有性繁殖和无性繁殖两种。无性繁殖是真菌的主要繁殖方式，主要形式有四种：

1. **芽生**　从母细胞的细胞壁发芽，同时母细胞进行核分裂，一部分核进入子细胞，而后在母细胞和子细胞之间产生横隔，成熟后从母体脱离。常见于酵母型和类酵母型真菌。

2. **裂殖**　细胞分裂产生子细胞，多发生在单细胞真菌中，如裂殖酵母。

3. **芽管**　孢子出芽后产生芽管，芽管伸延后形成菌丝。

4. **隔殖**　在分生孢子梗某一段落形成一隔膜，随之原生质浓缩而形成一个新的孢子。孢子可再独立繁殖。

（二）真菌的培养特性

真菌对营养要求不高，常用的培养基包括**沙保弱葡萄糖琼脂培养基**（Sabouraud dextrose agar，SDA）、**马铃薯葡萄糖琼脂培养基**（Potato Dextrose Agar，PDA）、**察氏培养基**（Czapek-Dox Agar，CDA）、**脑心浸膏琼脂培养基**（Brain-heart infusion agar，BHI）等。SDA培养基的成分简单，主要含有蛋白胨、葡萄糖、氯化钠和琼脂。真菌菌落及菌体形态在不同培养基中有很大差别。为了统一标准，鉴定时以SDA培养基上生长的真菌形态为准。多数病原性真菌生长缓慢，培养1~4周才出现典型菌落，故在培养基内常加入抗生素，抑制细菌的生长。培养温度为37℃（酵母型和类酵母型真菌）或25~28℃（丝状真菌）。最适酸碱度为pH 4.0~6.0。

在SDA培养基上，真菌可形成3种不同类型的菌落，即酵母型、类酵母型及丝状型菌落。

1. **酵母型菌落（yeast type colony）**　是单细胞真菌的菌落形式。菌落柔软、致密、光滑、湿润。显微镜下观察可见芽生孢子，无菌丝。**新生隐球菌**（*Cryptococcus neoformans*）的菌落属于此型。

2. **类酵母型菌落（yeast-like type colony）**　亦称酵母样菌落：是单细胞真菌的菌落形式。外观上与酵母型菌落相似，但显微镜下可见呈藕节状细胞链的假菌丝，由菌落向下生长，伸入培养基中。**白假丝酵母**（*Candida albicans*）的菌落属于此型。

3. **丝状型菌落（filamentous type colony）**　是多细胞真菌的菌落形式。由菌丝体和孢子所组成。菌落呈絮状、绒毛状或粉末状，菌落正面、背面可呈不同的颜色，其菌落的形态和颜色常作为真菌鉴定、分类的参考。见于大多数丝状真菌菌落。

三、变异性与抵抗力

真菌易发生变异。在人工培养基中多次传代或孵育过久，可出现形态、结构、菌落性状、色素以及各种生理性状（包括毒力）的改变。有些真菌可因环境条件（如不同成分的培养基和不同温度）的改变，发生两种形态的互变，称为**双相型真菌**（dimorphic fungi），即在宿主体内或37℃培养时呈酵母型，而在25℃培养时则呈菌丝型，如球孢子菌、组织胞浆菌、芽生菌、**孢子丝菌**（*Sporothrix* spp.）及**马尔尼**

菲青霉(*Penicillium marneffei*)。真菌对热的抵抗力不强。孢子不同于细菌芽胞,一般60℃经1小时即被杀灭。对干燥、阳光、紫外线及多种化学药物的耐受性较强。对 10～30g/L苯酚、25g/L碘酊、1g/L升汞及10%甲醛溶液则比较敏感。

第二节　真菌的致病性与免疫性

致病性和机会致病性真菌侵入人体后,可引起真菌感染、真菌性超敏反应及真菌毒素中毒,某些真菌毒素还与致癌有关。真菌感染后,人体固有免疫在抗感染中起到一定的作用,同时机体也可产生特异性细胞免疫和体液免疫应答。

一、致病性

(一) 真菌感染

目前发现对人有致病性的真菌和机会致病性真菌已超过百种。其中,由致病性真菌和机会致病性真菌引起感染,并表现临床症状者称为**真菌病**(mycoses)。同一种疾病可以由不同种真菌引起;一种真菌也可以引起不同类型的疾病。

致病性真菌包括球孢子菌、芽生菌、组织胞浆菌及马尔尼菲青霉可引起原发性感染。但真菌感染多为继发性感染,由机会致病性真菌引起。特别是深部真菌感染多是由于各种诱因使机体免疫功能显著下降时发生。某些真菌如白假丝酵母、烟曲霉中可产生高分子的强毒素或低分子毒素。这些毒素也在致病中起到一定作用。另外,真菌的黏附能力、对免疫系统功能的抑制及胞壁中的酶类也与致病性有一定关系。

(二) 真菌性超敏反应

按性质可分为:①感染性超敏反应:在真菌感染的基础上发生的超敏反应,属Ⅳ型超敏反应;②接触性超敏反应:即吸入或食入真菌孢子或菌丝而引起的超敏反应,属于Ⅰ～Ⅳ型超敏反应。

按部位分为:①皮肤超敏反应:主要表现有过敏性皮炎、湿疹、荨麻疹、瘙痒症等;②呼吸道超敏反应:主要是支气管哮喘及过敏性鼻炎。农民肺(farmer lung)是由于吸入含真菌孢子的霉草灰尘而引起的,以呼吸困难、咳嗽、发热、不适、发绀等为特征的一种综合病症;③消化道超敏反应:多由于食物中混入真菌所致。

(三) 真菌毒素中毒

真菌毒素是真菌在其代谢过程中产生的,可污染农作物、食物或饲料。人类多因食入而引起急、慢性中毒。真菌毒素中毒极易引起肝、肾、神经系统功能障碍以及造血机能损伤。另外,某些真菌的毒素与致癌有关。已证明黄曲霉毒素有致癌作用,与肝癌发生有关。除此之外,如棒状曲霉、烟曲霉、黑曲霉、红曲霉、棕曲霉、文氏曲霉以及杂色曲霉等,也可产生类似黄曲霉毒素的致癌物质。

二、免疫性

在真菌感染,特别是深部真菌感染过程中,人体对侵入的真菌有一定的天然免疫力,包括皮肤黏膜屏障作用、正常菌群拮抗作用、单核巨噬细胞和中性粒细胞的吞噬作用,以及一些体液抗菌物质的作用。适应性免疫中,细胞免疫是机体除菌、杀菌及复原的关键,而体液免疫对某些真菌感染也有一定保护作用。但一般说来,免疫力不强。

(一) 固有免疫

1. 皮肤黏膜屏障作用和正常菌群拮抗作用　健康的皮肤黏膜对皮肤癣菌具有一定屏障作用。如皮脂腺分泌的不饱和脂肪酸有杀真菌作用。儿童皮脂腺发育不完善,故易患头癣;成人掌跖部缺乏皮脂腺,且手、足汗较多,易促进真菌生长,因而手足癣较多见。

白假丝酵母是机体正常菌群,存在于口腔、肠道、阴道等部位,可起到拮抗作用。但长期应用广谱抗生素可导致菌群失调而引起继发性白假丝酵母感染。

2. 吞噬作用 真菌进入机体后易被单核巨噬细胞及中性粒细胞吞噬。但被吞噬的真菌孢子并不能被完全杀灭,可在细胞内增殖,刺激组织增生,引起细胞浸润形成肉芽肿;也可被吞噬细胞带到深部组织器官(如脑或内脏器官)中增殖而引起病变。

3. 其他 正常体液中的抗菌物质如 IFN-γ、TNF 等细胞因子在抗真菌感染方面也具有一定作用。

(二)适应性免疫

真菌侵入机体,可刺激机体的免疫系统,产生适应性免疫应答。其中以细胞免疫为主,同时可诱发迟发型超敏反应。

1. 细胞免疫 真菌感染与细胞免疫有较密切的关系。研究表明,Th1 应答占优势的细胞免疫应答在抗深部真菌(如白假丝酵母、新生隐球菌)感染中起重要作用。Th1 细胞产生 IFN-γ、IL-2 等激活巨噬细胞,上调呼吸爆发作用,增强其对真菌的杀伤力。CD_4^+ Th1 还可诱发迟发型超敏反应,控制真菌感染的扩散。AIDS、恶性肿瘤或应用免疫抑制剂者其 T 细胞功能受抑制,易并发播散性真菌感染。真菌感染一般不能形成稳固的病后免疫。

某些真菌感染后可发生迟发型皮肤超敏反应,如临床常见的癣菌疹。对真菌感染者进行皮肤试验,可用于诊断或流行病学调查。

2. 体液免疫 真菌是完全抗原,感染后可刺激机体产生相应抗体。体液免疫对部分真菌感染有一定的保护作用。抗体可通过调理作用,即阻止真菌转为菌丝相以提高吞噬细胞的吞噬率,及抑制真菌黏附宿主细胞起到抗真菌免疫的作用。如抗白假丝酵母黏附素抗体,能阻止白假丝酵母黏附于宿主细胞;抗新生隐球菌荚膜特异性 IgG 抗体有调理吞噬作用。体液免疫产生的抗体可用于真菌感染的血清学诊断。

第三节 真菌的微生物学检查法

真菌的实验室检查一般采用直接镜检和真菌培养两种方法,根据形态学特征进行诊断。必要时需要进行血清学检查和核酸检测。

一、标本的采集

(一)标本种类

浅部感染可取病变部位的鳞屑、病发或甲屑。深部感染真菌则取病变部位的痰、脓、血、尿、便、脑脊液、胸腔积液及分泌物等。

(二)注意事项

标本采集时应注意:①标本应足量,如鳞屑、病发尽可能多留;血液、脑脊液至少 5ml,胸腔积液至少 20ml。②标本应新鲜,并尽量在用药前采集,取材后立即送检,最长不得超过 2 小时。③严格无菌操作,避免污染。对痰、便等标本应重复检测,以排除污染或正常菌群的可能。④资料应齐全,需标注病人姓名、性别、年龄、临床诊断等相关信息。

二、形态学检查

(一)直接镜检

黏稠或含角质的鳞屑、病发或甲屑标本,用 10% KOH 微加热处理后,直接镜检,如见到孢子或菌丝可初步诊断为癣菌病。血、尿、胸腔积液等稀薄标本,可离心后取沉渣涂片;痰、脓、便、分泌物等黏稠标本,可直接涂片,革兰染色后镜检,若发现有革兰染色阳性、大小、着色不均的卵圆形孢子,还有芽生孢子或假菌丝者,可初步诊断为假丝酵母感染;若发现有隔或无隔菌丝,伴有分枝者,可初步诊断为丝状真菌感染。怀疑隐球菌感染时,取脑脊液离心后沉渣做墨汁负染色观察,见有肥厚荚膜的酵母型菌体即可确诊。

（二）分离培养

直接镜检不能确定或需要鉴定感染真菌的种类时需进行真菌培养。一般常用含抗生素和放线菌酮（抑制细菌、放线菌的生长）的 SDA 或 PDA 培养基,培养温度以 25℃（丝状真菌）或 37℃（酵母型和类酵母型真菌）为宜。还可根据实际需要选用其他特殊培养基,如利用科玛嘉显色培养基分离、鉴定假丝酵母属的常见种。

对于酵母型和类酵母型真菌,经革兰染色后观察孢子、芽生孢子或假菌丝等形态进行鉴定;丝状真菌可进行小琼脂块培养后,经乳酸酚棉蓝染色后观察菌丝、孢子的结构特征,结合菌落形态特征作出鉴定。

三、血清学检查

近年来,用于检测真菌抗原或代谢产物及机体感染后所产生抗体的血清学检查已用于深部真菌感染的实验室诊断。目前检测的抗原主要有 1,3-β-D-葡聚糖（G 试验）、甘露聚糖（EIA 法或免疫荧光碳氢化合物电泳）、半乳甘露聚糖（GM 试验）、隐球菌荚膜多糖（乳胶凝聚试验）;检测的抗体有甘露聚糖抗体（凝胶对流电泳）、烯醇化酶抗体（凝集试验）、马尔尼菲青霉抗体（ELISA）;检测的真菌代谢产物有 D-阿拉伯糖醇（酶荧光法）、烯醇化酶（斑点印迹法或荧光抗体染色法）。

四、核酸检测

真菌学诊断除依据真菌形态结构等表型特征外,还可应用分子生物学技术检测核酸,包括核酸 G+C mol% 测定、PCR 相关技术（如巢氏 PCR、复合 PCR、荧光 PCR 等）、DNA 指纹技术（限制性长度多态 RFLP 分析、变性梯度凝胶电泳 DGGE、单链构象多态性技术 SSCP 等）、核酸杂交（原位杂交、反向斑点杂交、基因芯片技术等）、DNA 特殊序列分析（如真菌转录间隔区、核糖体大亚基、翻译延伸因子、线粒体细胞色素 b、细胞色素 c 氧化酶亚基 CO Ⅰ 和 CO Ⅱ、β-微管蛋白等基因）等,可用于真菌的鉴定、分型。

第四节 真菌感染的防治原则

目前尚无有效预防皮肤癣菌感染的方法,主要是注意清洁卫生,保持鞋袜干燥、透气性好,并避免直接或间接与病人接触。治疗上,可局部使用特比萘芬喷剂或乳膏、酮康唑软膏、咪康唑霜或克霉唑溶液,但较难根治,易复发。

对深部真菌病的预防,主要应除去各种诱因,提高机体免疫力。尤其是细胞免疫功能低下的人群,或应用免疫抑制剂的病人,应注意防止并发真菌感染。常用的药物有唑类的氟康唑、伊曲康唑、伏立康唑、泊沙康唑,多烯类的两性霉素 B,核苷类的 5-氟胞嘧啶,棘白菌素类的卡泊芬净、米卡芬净等。氟康唑在临床上最常用,对白假丝酵母治疗效果较好。伊曲康唑、伏立康唑及泊沙康唑具有抗菌谱广,尤其对曲霉疗效好,且毒副作用低的特点。两性霉素 B 由于副作用较大,且有效治疗剂量与中毒剂量接近,限制了其在临床的应用。棘白菌素类主要是用于对其他药物不耐受或产生耐药的真菌感染者。

预防真菌性食物中毒,应严禁销售和食用发霉的食品,加强市场管理及卫生宣传。

（王　丽）

第三十六章　主要病原性真菌

真菌在自然界广泛分布,种类繁多,与医学有关的达 400 余种,临床常见的有 50～100 种,可引起人类感染性、中毒性及超敏反应性疾病。近年来,由于抗生素、抗肿瘤药物、免疫抑制剂等的滥用,器官移植、介入、插管等诊治技术的开展,AIDS、糖尿病、恶性肿瘤等基础疾患增多,引起机体免疫功能低下,导致真菌病的发病率呈明显上升趋势,已引起医学界的高度重视。

病原性真菌根据引起感染的部位,可分为:①浅部感染真菌,包括皮肤癣菌和角层癣菌;②皮下组织感染真菌,如孢子丝菌和着色真菌;③深部感染真菌,如假丝酵母、隐球菌、曲霉、镰刀菌及毛霉等。

第一节　浅部感染真菌

浅部感染真菌是指寄生或腐生于角蛋白组织(表皮角质层、毛发、甲板)的真菌。它们一般不侵入皮下组织或内脏,故不引起全身感染,人类多因接触病人、患畜或染菌物体而被感染。浅部感染真菌可分为皮肤癣菌和角层癣菌两类。

一、皮肤癣菌

皮肤癣菌(dermatophytes)是寄生于皮肤角蛋白组织的浅部真菌。引起的**皮肤癣**(tinea),是世界上感染最普遍的真菌病,以手足癣最为多见。皮肤癣菌有 3 个属,即**表皮癣菌属**(*Epidermophyton* spp.)、**毛癣菌属**(*Trichophyton* spp.)及**小孢子菌属**(*Microsporum* spp.)(表 36-1),大约有 40 余个种。根据菌落的形态、颜色及所产生的大、小分生孢子,可对其进行初步鉴定(图 36-1)。

表 36-1　皮肤癣菌的种类、侵犯部位及传染来源

真菌种类	种数	感染部位			传染源	
		皮肤	毛发	甲板	人	动物
表皮癣菌属	1	+	−	+	絮状表皮癣菌	无
小孢子菌属	15	+	+	−	奥杜安小孢子菌	犬小孢子菌 石膏样小孢子菌
毛癣菌属	20	+	+	+	石膏样毛癣菌 红色毛癣菌	石膏样毛癣菌

(一)表皮癣菌属

本属只有 1 个种即**絮状表皮癣菌**(*E. floccosum*)对人类有致病作用。多发生于热带地区。可侵犯人类的皮肤和甲板,但不侵犯毛发。临床上可致体癣、足癣、手癣、股癣及甲癣等。

本菌在 SDA 培养基上室温或 28℃ 生长较快,菌落最初呈蜡状,继而呈粉末状,由白色变成黄绿色。镜检可见菌丝侧壁及顶端形成棍棒状大分生孢子,壁薄,由 3～5 个细胞组成。无小分生孢子。菌丝较细、有分隔,偶见球拍状、结节状或螺旋状菌丝。

(二)毛癣菌属

本属有 20 余种,其中 13 种对人类有致病性,可侵犯皮肤、毛发及甲板。本属的**石膏样毛癣菌**

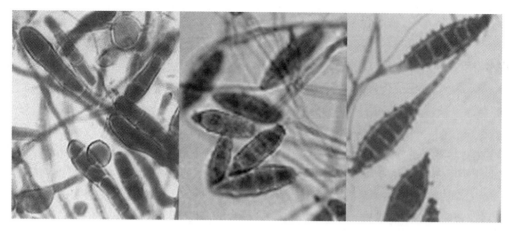

图36-1 表皮癣菌、毛癣菌和小孢子菌的孢子形态(×400,由左至右)

(*T. gypseum*,异名:**须毛癣菌** *T. mentagrophytes*)、**红色毛癣菌**(*T. purpureatum*)及表皮癣菌属的絮状表皮癣菌在我国是侵犯表皮和甲板的3种常见皮肤癣菌。

不同菌种在SDA培养基上菌落性状和色泽各异,可呈颗粒状、粉末状及绒毛状等,颜色为白色、奶油色、黄色、红色、橙色及紫色等。镜下可见细长、薄壁、棒状、两端钝圆的大分生孢子以及侧生、散在或呈葡萄状的小分生孢子。

(三)小孢子菌属

本属有15个种,多半对人类有致病性,如**铁锈色小孢子菌**(*M. ferrugineum*)、**犬小孢子菌**(*M. canis*)及**石膏样小孢子菌**(*M. gypseum*)等,主要侵犯皮肤和毛发。直接镜检可见孢子及菌丝。SDA培养基上菌落呈粉末状或绒毛状,灰色、棕黄色或橘红色,表面粗糙。镜检可见梭形、壁厚的大分生孢子,菌丝侧枝末端有卵圆形的小分生孢子。菌丝有隔,呈梳状、结节状或球拍状。

皮肤癣菌病可采集皮损、甲屑或病发,经10% KOH消化后镜检。如有皮肤癣菌感染,可在皮损或甲屑中观察到分枝、分隔菌丝及少量关节孢子,或在病发内外观察到沿毛发长轴分布的菌丝和孢子。经SDA分离和小琼脂块培养后,可根据菌落和显微镜下菌丝和孢子的特征进行鉴定。

皮肤癣菌病具有传染性,应注意避免与病人接触。日常应注意个人卫生。咪康唑、酮康唑、特比萘芬等外用抗真菌药对多数皮肤癣菌感染治疗效果较好。对于局部治疗耐药或感染部位较广的病人应口服伊曲康唑给予全身性治疗。

二、角层癣菌

角层癣菌是寄生于皮肤角层或毛干表面的浅部感染真菌,可引起角层型和毛发型病变。主要有**马拉色菌属**(*Malassezia*)、**何德毛结节菌**(*Piedraia hortae*)及**白吉利毛孢子菌**(*Trichosporon beigelii*)。

马拉色菌属常见的病原菌有秕糠马拉色菌(*M. furfur*)、球形马拉色菌(*M. globosa*)及限制性马拉色菌(*M. restricta*),可引起皮肤角质层慢性、无症状或症状轻微的浅表感染。表现为皮肤黄褐色的花斑癣,形如汗渍斑点,俗称汗斑。好发于颈、胸、腹、背和上臂,只有碍美观,不影响健康。患处标本直接镜检可见短粗、分枝状有隔菌丝以及成丛状的酵母样细胞。由于此菌具有嗜脂性特点,培养时需加入橄榄油等。通常为酵母型菌落。镜下可见球形或卵圆形的酵母型细胞,亦可见短粗、分枝状有隔菌丝。何德毛结节菌可引起毛发感染,形成硬的黑色结节,呈砂粒状。镜检可见棕色分隔菌丝和关节孢子,毛发结节内有子囊及子囊孢子。白吉利毛孢子菌也可引起毛发感染,在其周围形成白色小结节。镜检可见芽生孢子、厚壁孢子及关节孢子。

第二节　皮下组织感染真菌

皮下组织感染真菌主要包括孢子丝菌和着色真菌,经外伤侵入皮下,一般感染只限于局部,但也可扩散至周围组织。孢子丝菌经淋巴管扩散;着色真菌经血行或淋巴管扩散。

一、孢子丝菌

孢子丝菌为腐生性真菌,其中主要的病原菌是**申克孢子丝菌**(*Sporothrix schenckii*)。该菌为双相型真菌。用病人标本(脓、痰、血、病变组织)制片,油镜下观察可见梭形或圆形孢子。在 SDA 培养基上 25℃ 培养 3~5 天,可长出灰褐色皱膜状菌落;在含胱氨酸的血平板培养基上 37℃ 培养,则以芽生方式形成酵母型菌落。镜下可见有分隔菌丝及成群的梨形小分生孢子(图 36-2)。

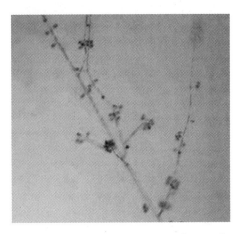

图 36-2　申克孢子丝菌小分生孢子(×400)

人类可通过有创伤的皮肤接触染菌土壤、植物或污染物,引起皮肤、皮下组织及相邻淋巴系统的慢性感染,称为**孢子丝菌病**(sporotrichosis)。局部皮肤形成亚急性或慢性肉芽肿,使淋巴管出现链状硬结,称为**孢子丝菌性下疳**(sporotrichotic chancre)。该病好发于从事农业、园艺、伐木、采矿等职业的人员。亦可经口、呼吸道或动物咬伤、抓伤侵入,沿血行扩散至其他器官。可引起固定型、淋巴管型及播散型皮肤感染,少数可引起骨关节、心、肺、眼及脑膜等皮肤外感染。

过去认为该病是由单一菌种申克孢子丝菌引起的。但近年研究发现该菌是一个不同菌种的复合体,包括狭义的申克孢子丝菌(*S. schenckii sensu stricto*)、球形孢子丝菌(*S. globosa*)、巴西孢子丝菌(*S. brasiliensis*)等。它们表型相近,但地理分布、感染部位、易感宿主及临床表现各不相同。不同菌种间的致病性和对抗真菌药物的敏感性也存在差异。我国孢子丝菌病病原菌以球形孢子丝菌为主,大部分地区皆有感染,以东北地区较为多见。

以申克孢子丝菌制备的抗原与病人血清作凝集试验,效价≥1∶320 则有诊断意义。亦可用**孢子丝菌素**(sporotrichin)作皮肤试验,若 24~48 小时在局部出现结节,可辅助临床诊断。

孢子丝菌病在某些病人可以是自限性疾病。治疗可口服饱和碘化钾溶液或伊曲康唑。若引起深部感染,可用两性霉素 B 治疗。

二、着色真菌

着色真菌是分类上相近、引起的临床症状也相似的一些真菌的总称。多为腐生菌,广泛存在于土壤及植物中。代表菌有**裴氏丰萨卡菌**(*Fonsecaea pedrosoi*)、**卡氏枝孢霉**(*Cladosporium carrionii*)、**疣状瓶霉**(*Phialophora verrucosa*)、**甄氏外瓶霉**(*Exophiala jeanselmei*)、**链格孢霉**(*Alternaria alternata*)等。一般由外伤侵入人体,感染多发于颜面、下肢及臀部等暴露部位,病损皮肤呈境界鲜明的暗红色或黑色区,故称**着色真菌病**(chromomycosis)。亦可侵犯深部组织,呈慢性感染过程。在机体全身免疫功能低下时可侵犯中枢神经系统,发生脑内感染。

本菌在组织中为厚壁、圆形细胞。培养基上生长缓慢,菌落呈暗棕色。镜检可见棕色有隔菌丝,在分枝、侧面或顶端形成分生孢子梗,梗上产生棕色圆形、椭圆形的分生孢子。分生孢子和分生孢子梗有树枝形、剑顶形、花瓶形等不同形状,是鉴定本菌的重要依据(图 36-3)。由于其多态性,给形态学鉴定带来很大的困难。近年来,次级代谢产物、分子生物学等方法已被用于此类真菌

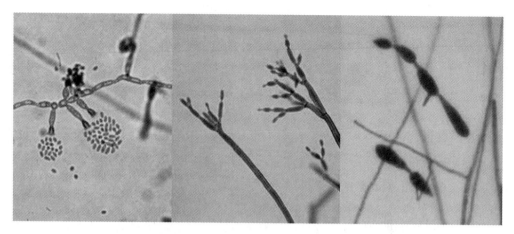

图 36-3　疣状瓶霉、卡氏枝孢霉及链格孢霉的分生孢子（×400）

的鉴定、诊断。

第三节　地方性流行真菌

地方性流行真菌均属**双相型真菌**，对环境温度敏感。一般在宿主体内或 37℃ 培养时呈酵母型，在 25℃ 培养时变为菌丝型。

一、荚膜组织胞浆菌

荚膜组织胞浆菌（*Histoplasma capsulatum*）在流行地区的土壤及空气中都可分离出。镜检可见单核细胞或中性粒细胞中有圆形或卵圆形的酵母型细胞。以出芽芽生方式繁殖，菌体外周有不着色的荚膜样物质。室温下培养生长缓慢，形成白色棉絮样菌落，逐渐从黄色转为褐色。镜检可见细长、有隔菌丝，侧面或孢子柄上长有特殊的圆形大分生孢子，厚壁，四周有棘突，排列如齿轮，有诊断价值。

该菌可引起组织胞浆菌病，是一种肉芽肿性病变。在热带、亚热带和温带地区发病率较高，大多数发生在美国，而欧洲一些地区则较少见。人类和动物吸入带菌尘埃可引起急性肺部感染，突然发生高热、气急、胸痛等症状。免疫力低下者也可以成人播散性感染，有严重症状和肝脾大；或儿童暴发性感染，可迅速导致死亡。

二、厌酷球孢子菌

厌酷球孢子菌（*Coccidioides immites*），亦称为粗球孢子菌，生长迅速，菌落开始为白色，后变为棕黄色棉絮样。镜检可见有较大的厚壁球孢子，内含许多内生孢子，厚壁破裂后逸出。

该菌引起的球孢子菌病，是美国西南部的地方性流行病，南美洲也有发生。人类和动物常通过吸入含孢子的尘埃，引起急性呼吸器官原发性感染，以肺部感染最常见，症状轻、病程短、常可自愈。偶可播散至皮肤、淋巴结、脑、肝、肾、骨骼等组织形成局部慢性肉芽肿性病变，症状重、预后不佳。

三、皮炎芽生菌和巴西副球孢子菌

皮炎芽生菌（*Blastomyces dermatitides*）和**巴西副球孢子菌**（*Paracoccidiodes brasiliensis*）在镜下均可见酵母型细胞，均以芽生方式繁殖。两者的区别在于皮炎芽生菌每个细胞仅出一个芽，而巴西副球孢子菌每个细胞上可有多个芽。

皮炎芽生菌引起的感染又称北美芽生菌病，是一种以肺、皮肤及骨骼为主的慢性化脓性肉芽肿性病变。主要流行于北美洲的美国和加拿大，在英国和墨西哥等地也有少数散发，病人以往都有居住在美国或接触过该菌污染物的历史。该菌可寄生于土壤、潮湿及含有机物的物质上，人类吸入孢子后可引起原发性肺皮炎芽生菌病、皮肤型及播散型皮炎芽生菌病。

巴西副球孢子菌引起的感染又称南美(巴西)芽生菌病或副球孢子菌肉芽肿,是一种侵犯黏膜、皮肤、肺及淋巴系统的慢性化脓性肉芽肿性疾病。主要流行于中南美洲,特别是多见于巴西、阿根廷、秘鲁及委内瑞拉,而中国尚未见报告。人体可通过吸入孢子引起原发性肺部感染,即肺型副球孢子菌病;如发生在口腔、鼻腔、眼结膜及肛周,可直接感染或经淋巴、血行播散,皮损呈肉芽肿或溃疡,即皮肤黏膜淋巴管型副球孢子菌病;如播散至肝、脾、小肠、泌尿生殖系统、中枢神经系统及骨骼等组织器官引起肉芽肿和化脓性结节,即播散型副球孢子菌病。

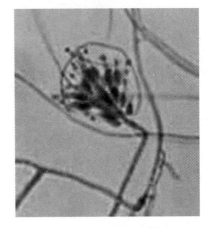

图36-4　马尔尼菲青霉帚状枝(×400)

四、马尔尼菲青霉

马尔尼菲青霉(*Penicillium marneffei*)是青霉属中唯一呈双相型的机会致病菌。在25℃培养时,生长较快。菌落由最初的淡黄白绒毛状变为棕红色,有皱褶,可产生玫瑰红色色素。镜下可见有隔菌丝,分生孢子梗光滑,帚状枝分散,双轮生,稍不对称,瓶梗顶端变窄,分生孢子球形,呈链状排列(图36-4)。37℃酵母型可见圆形或长方形的关节孢子。

该菌引起的马尔尼菲青霉病,是一种广泛性、播散性感染,常累及肺、肝、皮肤、淋巴结等多种组织和器官。该病好发于东南亚地区,我国广西、广东等地均有报道。可发生于健康者,但更多见于免疫缺陷或免疫功能低下者,随着艾滋病病人的增多,该病的报道也在逐年增加。

第四节　深部感染真菌

侵犯表皮及其附属器以外的组织和器官的病原性真菌或机会致病性真菌称为深部感染真菌。近年来,由于免疫功能低下人群不断增多,导致深部真菌感染发病率日益增加,严重威胁病人的健康和生命。

一、假丝酵母

假丝酵母属中有80余个种,其中10余种可引起机会致病性感染。**白假丝酵母**(*Candida albicans*)是本属最常见的致病菌,可引起皮肤、黏膜和内脏的急、慢性感染,即**假丝酵母病**(candidiasis)。

(一)生物学特征

菌体呈圆形或卵圆形,直径3~6μm,革兰染色阳性,以芽生方式繁殖(图36-5)。在组织内易形成芽生孢子及假菌丝。培养后在假菌丝中间或顶端常有较大、壁厚的圆形或梨形细胞,称为厚膜孢子,是本菌特征之一(图36-6)。

在普通琼脂、血琼脂及SDA琼脂培养基上均生长良好。37℃培养2~3天后,出现灰白或奶油色、表面光滑、带有浓厚酵母气味的典型的类酵母型菌落。培养稍久,菌落增大,颜色变深,质地变硬或有皱褶。血琼脂37℃培养10天,可形成中等大小暗灰色菌落。在含1%吐温-80的玉米粉琼脂培养基上可形成丰富的假菌丝,同时也产生真菌丝和厚膜孢子。

(二)致病性

白假丝酵母为机会致病菌,通常存在于人的皮肤、口腔、上呼吸道、阴道及肠道黏膜,当机体出现菌群失调或抵抗力下降时(如AIDS),可引起各种假丝酵母病。

1. **皮肤、黏膜感染**　皮肤白假丝酵母感染好发于皮肤潮湿、皱褶部位,可引起湿疹样皮肤白假

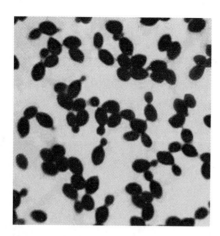

图 36-5　白假丝酵母的孢子（×1000）

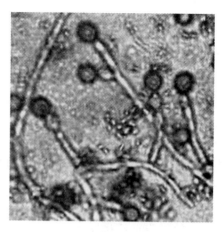

图 36-6　白假丝酵母的假菌丝和厚膜孢子（组织内，×400）

丝酵母病、肛门周围瘙痒症及肛门周围湿疹和指间糜烂症等，易与湿疹混淆。黏膜感染则有鹅口疮（thrush）、口角糜烂、外阴与阴道炎等。其中以鹅口疮最为多见。

2. **内脏感染**　包括肺炎、支气管炎、肠炎、膀胱炎及肾盂肾炎等，偶尔也可引起败血症。

3. **中枢神经系统感染**　可有脑膜炎、脑膜脑炎及脑脓肿等。多由原发病灶转移而来。

（三）微生物学检查法

1. **直接镜检**　脓、痰标本可直接涂片、革兰染色后镜检。如为皮屑或甲屑可用 10% KOH 消化后镜检。可见圆形或卵形的菌体及芽生孢子，尚可观察到假菌丝。观察到出芽的酵母型细胞与假菌丝，方可确定为白假丝酵母感染。

2. **分离培养**　将标本接种于 SDA 培养基中分离培养，25℃培养 1~4 天后，在培养基表面形成乳白色（偶见淡黄色）类酵母型菌落。镜检可见假菌丝及成群的卵圆形芽生孢子。

3. **鉴定**　假丝酵母种类繁多，可根据形态结构、培养特性及生化反应等进行鉴别（表36-2）。

表 36-2　4 种病原性假丝酵母的鉴别要点

菌种	芽管形成试验	厚膜孢子形成试验	沙保弱肉汤培养基菌膜形成	糖发酵试验			
				葡萄糖	麦芽糖	蔗糖	乳糖
白假丝酵母（*C. albicans*）	+	+	−	+	+	+	−
热带假丝酵母（*C. tropicalis*）	−	±	+	+	+	+	−
近平滑假丝酵母（*C. parapsilokis*）	−	−	+	+	+	+	−
克柔假丝酵母（*C. krusei*）	−	−	+	+	−	−	−

（1）芽管形成试验将该菌接种于 0.5~1.0ml 正常人血清或羊血清中，37℃培养 1.5~4 小时，镜检可见芽生孢子及芽管形成。

（2）厚膜孢子形成试验在 1% 吐温-80 玉米粉培养基中，25℃培养 24~48 小时后，在菌丝顶端、侧缘或中间可见厚膜孢子。

（3）动物试验将该菌感染免疫抑制小鼠，观察小鼠的生存状态、生存率，观察肝、脾、肺、肾、淋巴结等组织器官的变化，判断其致病性，并可进行涂片染色镜检或分离培养鉴定。

对于白假丝酵母感染的诊断，微生物学检查必须结合临床才能确定。若新鲜标本涂片镜检只见到酵母细胞而未见假菌丝，则可能只是腐生性假丝酵母的污染。

（四）防治原则

目前对假丝酵母病的高危人群尚无有效的预防措施。治疗白假丝酵母感染常用氟康唑，效果较好。

二、隐球菌

隐球菌属种类较多,在自然界分布广泛,可在土壤,鸟粪、尤其是鸽粪中大量存在,也可存在于人体的体表、口腔及粪便中。**新生隐球菌**(*Cryptococcus neoformans*)是该属引起人类感染最常见的病原菌种。

(一)生物学特征

菌体为圆形的酵母样细胞,直径为 4~12μm。菌体外周有一层肥厚的胶质样荚膜,比菌体可大1~3倍。用**墨汁负染色**后镜检,可在黑色的背景中见到圆形或卵圆形的透亮菌体(图36-7)。本菌以芽生方式繁殖,常呈单芽,有时也可出现多芽。芽颈较细,但不产生假菌丝。

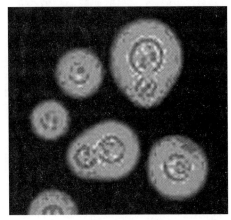

图36-7 新生隐球菌的酵母样细胞(×1000)

在 SDA 或血琼脂培养基上,25℃和37℃下均生长良好。数天后形成酵母型菌落,初为乳白色细小菌落,增大后表面黏稠、光滑,后转变为橘黄色,最后变成棕褐色。在麦芽汁液体培养基中,25℃孵育 3 天后呈混浊生长,可有少量沉淀或菌膜。

新生隐球菌荚膜由多糖构成,根据其抗原性可分为 A、B、C、D 4 个血清型。临床分离株多属于 A 与 D 型。

(二)致病性

新生隐球菌的荚膜多糖是重要的致病物质,有抑制吞噬、诱使动物免疫无反应性、降低机体抵抗力等作用。

该菌可侵犯人和动物引起**隐球菌病**(cryptococcosis)。多数引起外源性感染,也可引起内源性感染。对人类而言,它是机会致病菌。由呼吸道吸入后引起感染,初始感染灶多为肺部。肺部感染一般预后良好。但从肺部可以播散至全身其他部位。播散病灶可发生在各个脏器,皮肤、黏膜、淋巴结、骨、内脏等均可受累,最易侵犯的是中枢神经系统,引起慢性脑膜炎。中枢神经系统的隐球菌病预后不良,如不治疗,常导致病人死亡。

(三)微生物学检查法

1. **直接镜检** 痰、脓、离心沉淀后的脑脊液沉渣标本加墨汁作负染色镜检。见到圆形或卵圆形的有折光性的菌体,外周有一圈透明的肥厚荚膜即可确诊。

2. **分离培养** 将检材接种于 SDA 培养基,室温或37℃培养 2~5 天后形成乳白色、不规则的酵母型菌落,表面有蜡样光泽。继续培养则菌落增厚,颜色由乳白、奶油色转变为橘黄色。镜检可见圆形或卵圆形菌体,无假菌丝。

3. **其他检查法** 检查尿素酶可鉴定该菌。另外,由于该菌具有酚氧化酶,可在细胞壁中产生黑素,所以亦可在含有二酚底物的培养基上培养,菌落成褐色。还可用胶乳凝集试验检查病人血清和脑脊液中的新生隐球菌荚膜抗原。隐球菌性脑膜炎的病人阳性率可达 90%,在治疗收效后抗原滴度下降。AIDS 病人的高抗原滴度可持续很长时间。

(四)防治原则

鸟粪是动物和人类的主要传染源。减少鸽子数量,或用碱处理鸽粪,可控制此病的发生。治疗肺部或皮肤病变,用 5-氟胞嘧啶、酮康唑、伊曲康唑有效。中枢神经系统隐球菌病可选用两性霉素 B 静脉滴注或伊曲康唑口服,必要时加用鞘内注射。

三、曲霉

曲霉广泛分布于自然界,种类繁多,可达 800 余种。少数属于机会致病菌,主要有**烟曲霉**(*Aspergillus fumigatus*)、**黄曲霉**(*A. flavus*)、**构巢曲霉**(*A. nidulans*)、**黑曲霉**(*A. niger*)及**土曲霉**(*A. terreus*)5 种,其中烟曲霉感染最常见(表 36-3)。

表 36-3   5 种主要致病性曲霉比较

曲霉	菌落	顶囊	小梗	孢子
烟曲霉	绿/深绿色	烧瓶状	单层,顶囊上半部	球形,有小棘,绿色,成链排列
黄曲霉	黄色	球形或近球形	双层,第一层长,布满顶囊表面,放射状	球形或梨形,有小棘,成链排列
构巢曲霉	绿色或暗绿色	半球形	双层,第一层略长,顶囊的上半,放射状	球形,绿色,成链排列
黑曲霉	黑色	球形或近球形	双层,第一层长,布满顶囊表面,放射状	球形,黑褐色,有小棘,成链排列
土曲霉	淡褐色或褐色	半球形	双层,第一层短,顶囊的2/3,放射状	球形,小,表面平滑,成链排列

(一)生物学特征

曲霉菌丝为分枝状多细胞性有隔菌丝。接触到培养基的菌丝部分可分化出厚壁而膨大的足细胞,并向上生长出直立的分生孢子梗;孢子梗顶端膨大形成半球形或椭圆形的顶囊;在顶囊上以辐射方式长出一、二层杆状小梗;小梗顶端再形成一串分生孢子(图 36-8)。分生孢子有黄、绿、棕、黑等不同颜色,呈球形或柱状。上述结果形成一个菊花样的头状结构,称为分生孢子头。

该菌在 SDA 培养基上发育良好,在室温或 37~45℃均能生长。菌落开始为白色、柔软有光泽,逐渐形成绒毛状、粉末状或絮状丝状菌落。由于产生分生孢子而形成该菌固有的颜色。烟曲霉在 25℃培养 3 天后,菌落直径可达 3~5cm,由青绿色变成暗青色。

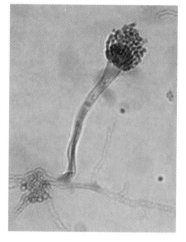

图 36-8   曲霉的分生孢子头
(×400)

(二)致病性

曲霉能侵犯机体许多组织器官,统称为**曲霉病**(aspergillosis)。近年来,侵袭性曲霉病发病率不断增高,在丝状真菌深部感染中居于第一位。免疫功能受损人群极易感染,特别是白血病、粒细胞减少症、骨髓移植等危重病人,病死率极高,严重威胁病人的健康和生命。

1. 肺曲霉病

1)真菌球型肺曲霉病(asperigilloma or fungus ball):又称局限性肺曲霉病。是在器官早已有空腔存在的基础上发生,如结核空洞、鼻旁窦或扩张的支气管。此时,曲霉不侵犯组织,不播散。这种病例应着重治疗原有的疾病。

2)肺炎型曲霉病:曲霉在肺内播散,引起坏死性肺炎或咯血,并可播散到其他器官。本病常见于免疫缺损或免疫受抑制的病人。

3)过敏性支气管肺曲霉病:一种超敏反应性疾病。

2. 全身性曲霉病   原发病灶主要在肺,少见于消化道,多数是由败血症引起的全身性感染。本病多发生在某些重症疾病的晚期。

3. 中毒与致癌   有些曲霉产生的毒素,可引起人或动物急、慢性中毒,损伤肝、肾、神经等组织器官。特别是黄曲霉毒素与人类肝癌的发生有密切关系。

（三）微生物学检查

1. **直接镜检**　痰、支气管肺泡灌洗液或窦道穿刺标本直接涂片镜检,可见45°分枝、分隔菌丝,若寄生在与空气相通器官中,标本直接镜检还可见分生孢子头,可初步判定为曲霉感染。

2. **分离培养**　将检材接种于SDA培养基,25℃培养3~5天,观察生长速度、菌落颜色、表面质地等特征。并进行小琼脂块培养,乳酸酚棉蓝染色后,镜检观察菌丝体形态、顶囊形态、小梗结构与数目、分生孢子形态与颜色等特征,结合菌落特征进行鉴定。

3. **其他检查法**　半乳甘露聚糖(GM)抗原是曲霉细胞壁上的一种多糖抗原,利用ELISA检测病人血清中的GM抗原(即GM试验)可用来诊断曲霉感染。这种血清学检测方法敏感性和特异性较高,已在欧洲被广泛应用。目前探讨的曲霉分子生物学鉴定技术包括特异性PCR、复合PCR、real-time PCR、微卫星指纹图谱、PCR-反向微孔板杂交等,但尚无统一标准。欧洲曲霉诊断计划(EAPCRI)是由欧洲60余所研究中心共同开发的一种标准化的烟曲霉样品处理、Real Time-PCR检测方法,以其用于临床曲霉病的诊断。

（四）防治原则

目前曲霉病的治疗包括抗真菌药物及外科局部病灶切除,另外进行免疫调节辅助治疗。唑类药物伊曲康唑、伏立康唑、泊沙康唑,多烯类药物两性霉素B,及棘白菌素类药物卡泊芬净及米卡芬净对曲霉均有抗菌活性。近年来,常使用唑类与棘白菌素类药物联合治疗,以降低病死率。对于免疫缺陷或功能低下的高危病人,应进行预防性抗真菌治疗,可选择两性霉素B或伊曲康唑雾化吸入,预防效果较好。

四、镰刀菌

镰刀菌在自然界分布广泛,多腐生于植物,极易污染各种粮食。常见的有**茄病镰刀菌**(*Fusarium solani*)、**尖孢镰刀菌**(*F. oxysporum*)、**串珠镰刀菌** (*F. moniliforme*)等。在临床上引起的感染统称为**镰刀菌病**(fusaridiosis),包括一些浅部真菌感染,如真菌性角膜炎、甲真菌病、足菌肿;亦可引起深部真菌感染,多从鼻窦,呼吸道及皮肤入侵,感染肺、肝、脾、肾等其他器官。

在SDA培养基上,25℃培养时,生长迅速,菌落呈棉絮状,可产生浅黄、浅紫、玫瑰红色等色素。大分生孢子两头尖、中央弯曲,呈镰刀形,有分隔,为多细胞性;小分生孢子卵圆形或棒状,散在或假头状着生,多为单细胞性(图36-9)。

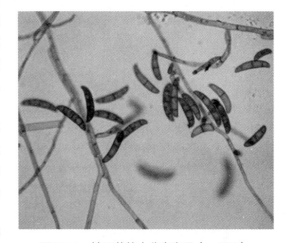

图36-9　**镰刀菌的大分生孢子**（×400）

微生物学检查可取皮屑、甲屑、脓、角膜刮片等标本,滴加10% KOH直接镜检,可见分枝、有隔菌丝。用SDA培养基培养后,镜检可见有隔菌丝及形态多样的大、小分生孢子。

近年来研究发现,镰刀菌属的菌种几乎对所有目前临床使用的抗真菌药物(唑类、多烯类、棘白菌素类等)均有一定程度的耐药性,使得抗真菌治疗变得十分艰难,失败率极高。目前在治疗该菌感染时,多采取局部手术清除病灶,同时结合药物治疗,如纳他霉素、伊曲康唑、伏立康唑及特比萘芬等。

五、毛霉

毛霉广泛存在于自然环境中,常引起食物霉变。常见的菌种有**总状毛霉**(*Mucor racemosus*)、**高大毛霉**(*M. mucedo*)、**丝生毛霉**(*M. corymbifer*)等。毛霉引起的感染称**毛霉病**(mucormycosis),通常发生于重症疾病病人的晚期,机体抵抗力极度衰弱时合并本菌感染。

在 SDA 培养基上,25℃培养时,生长迅速,形成丝状菌落,开始为白色,逐渐转变为灰黑色或黑色。镜下可见无隔菌丝,且分枝成直角。从菌丝上生长出长短不等的孢子囊梗,其上生长着球形孢子囊,孢子囊内充满着大量孢子囊孢子,成熟后孢子囊孢子破囊而出(图 36-10)。

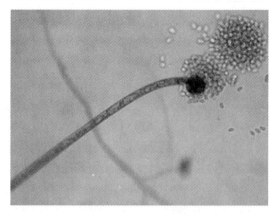

图 36-10   毛霉孢子囊及孢子囊孢子(×400)

毛霉感染多首先发生在鼻或耳部,经口腔唾液流入上颌窦和眼眶,引起坏死性炎症和肉芽肿,再经血流侵入脑部,引起脑膜炎。亦可扩散至肺、胃肠道等全身各器官。由于本病发病急、病情进展迅速、诊断困难,故死亡率较高。

微生物学检查取痰、活检或尸检标本,滴加10% KOH 直接镜检,见宽大、不规则、分枝状的无隔菌丝。菌丝呈明显嗜苏木精染色,在 HE 染色中非常清晰。用 SDA 培养基培养后,镜检可发现无隔菌丝和孢子囊孢子。该病生前诊断困难,多通过尸检病理诊断确诊。

本菌引起的疾病无特效治疗方法,可早期应用两性霉素 B、外科切除病灶及积极治疗相关疾病。

六、肺孢子菌

肺孢子菌(*Pneumocystis* spp.)分布于自然界、人和多种哺乳动物肺内,常见的有**卡氏肺孢子菌**(*P. carinii*)和**伊氏肺孢子菌**(*P. jiroveci*)。该菌曾被称为肺孢子虫,因其具有原生动物的生活史及虫体形态而被归于原虫。近年发现肺孢子菌的超微结构以及基因和编码的蛋白均与真菌相似,故将其归属于真菌。

该菌为单细胞型,兼具原虫及酵母菌的特点。发育过程经历几个阶段:滋养体,包括小滋养体(圆形,含 1 个核)和大滋养体(不规则形,含 1 个核);囊前期(近圆形或卵圆形,囊壁较薄);孢子囊(圆形,含 2~8 个孢子),成熟后破裂释放出孢子。

肺孢子菌经呼吸道吸入肺内,多为隐性感染。对于免疫缺陷或免疫功能低下者,可引起机会感染,即**肺孢子菌肺炎**(pneumocystis pneumonia,PCP)。近年来已成为 AIDS 病人常见的并发症,美国约有 90% 的 AIDS 病人合并该病。发病初期为间质性肺炎,病情迅速发展,重症病人因窒息在 2~6 周内死亡。该菌也可引起中耳炎、肝炎、结肠炎等。

该菌可从痰或支气管盥洗液中经革兰或亚甲蓝染色检出。亦可用 ELISA、免疫荧光技术、补体结合试验等检查血清中的特异性抗体,进行辅助诊断。

该菌引起的感染无有效预防方法,病人应进行隔离。长期大量应用免疫抑制剂者应警惕。治疗时可选择复方磺胺甲基异噁唑、羟乙基磺酸烷脒及棘球白素类抗菌药如卡泊芬净。

(王 丽)

附　录

附录1 病原微生物实验室生物安全

实验室生物安全(laboratory biosafety)是指实验室的生物安全条件和状态不低于容许水平,可避免实验室人员、来访人员、社区及环境受到不可接受的损害,符合相关法规、标准等对实验室生物安全责任的要求[《实验室生物安全通用要求》(GB 19489—2008)]。医学微生物学领域中涉及生物安全的主要是:病原微生物实验室的生物安全及生物恐怖事件和重大传染病暴发流行的防控(注:本章中所指的病原微生物实验室特指从事与人体健康相关的病原微生物研究和操作的实验室)。

病原微生物实验室生物安全的核心是保护操作人员、防止病原微生物扩散至外环境。不同的国家或地区根据各国具体情况,制定的生物安全相关法律法规有所不同。我国也制定了相应的法律(《中华人民共和国传染病防治法》)和法规(国务院 424 号令《病原微生物实验室安全管理条例》、原国家卫生部 36 号令《医疗卫生机构医疗废物管理办法》等),通过病原微生物的分类、实验室的分级、实验室感染的控制以及监督和法律责任等,加强对病原微生物实验室生物安全的管理。规定实验室必须采取有效控制措施,减少或消除实验室人员和环境暴露于具有潜在危害性的病原生物因子,以防止实验室感染和向外环境的扩散。

根据所研究病原微生物的危害程度或实验操作内容的不同,应在不同等级的生物安全实验室开展实验活动。实验室应在风险评估的基础上,配备相应的设施设备,建立生物安全管理体系(包括实验室设计、人员进入的限制、个人专业技术及培训、设施设备的使用和感染性材料的安全操作方法或技术等),制定相应的风险控制措施并进行生物安全的管理和监督。

一、病原微生物危害程度分类

世界卫生组织(WHO)指出,各国(地区)应该按照病原微生物危害程度的等级,并根据当地具体情况,确定各国的病原微生物危害程度分类。其考虑的主要因素是:微生物的致病性,微生物的传播方式和宿主范围(受当地人群已有免疫水平、宿主群体的密度和流动、适宜传播媒介的存在以及环境卫生水平等因素的影响),当地所具备的有效预防措施(包括接种疫苗或抗血清预防)、卫生措施(例如食品和饮水的卫生)及动物宿主或节肢动物媒介的控制,当地所具备的有效治疗措施(包括被动免疫、暴露后接种疫苗以及抗生素、抗病毒药物和化学治疗药物以及耐药菌株出现的可能性等)。

我国根据病原微生物的传染性、感染后对个体或者群体的危害程度,将病原微生物分为四类,该分类方法与 WHO 的分类有所不同,具体见附表 1-1。

病原微生物的危害程度还与所研究或操作内容有关,我国原卫生计生委颁布的《人间传染的病原微生物名录》中明确了具体病毒、细菌、放线菌、衣原体、支原体、立克次体、螺旋体和真菌等危害程度分类,对有关实验活动所需生物安全实验室级别,以及菌毒种或感染性样本运输包装分类等提出了相应的要求;在需要开展相关微生物学研究或菌毒种和标本运输时,应参照《人间传染的病原微生物名录》的要求执行(注:如研究动物疾病相关的病原微生物则应参照农业部颁发的《动物病原微生物分类名录》的要求执行)。

附表 1-1　病原微生物的危害等级*

《病原微生物实验室生物安全管理条例》国务院 424 号令	《实验室生物安全通用要求》GB 19489—2008	WHO《实验室生物安全手册》（第 3 版,2004 年）
四类　在通常情况下不会引起人类或者动物疾病的微生物	**Ⅰ级**（低个体危害,低群体危害）不会导致健康工作者和动物致病的细菌、真菌、病毒和寄生虫等生物因子	**Ⅰ级**（无或极低的个体和群体危害）不太可能引起人或动物致病的微生物
三类　能够引起人类或者动物疾病,但一般情况下对人、动物或者环境不构成严重危害,传播风险有限,实验室感染后很少引起严重疾病,并且具备有效治疗和预防措施的微生物,如腺病毒、肠道病毒、登革病毒、轮状病毒、各型肝炎病毒、风疹病毒、疱疹病毒、流行性感冒病毒、百日咳鲍特菌、破伤风梭菌、致病性大肠埃希菌、伤寒沙门菌、志贺菌属、脑膜炎奈瑟菌、沙眼衣原体、白假丝酵母菌等*	**Ⅱ级**（中等个体危害,有限群体危害）　能引起人或动物发病,但一般情况下对健康工作者、群体、家畜或环境不会引起严重危害的病原微生物。实验室感染不导致严重疾病,具备有效治疗和预防措施,并且传播风险有限	**Ⅱ级**（个体危害中等,群体危害低）病原微生物能够对人或动物致病,但对实验室工作人员、社区、牲畜或环境不易导致严重危害。实验室暴露也许会引起严重感染,但对感染有效的预防和治疗措施,并且疾病传播的危害有限
二类 **　能够引起人类或者动物严重疾病,比较容易直接或者间接在人与人、动物与人、动物与动物间传播的微生物,如汉坦病毒、高致病性禽流感病毒、艾滋病毒（Ⅰ型和Ⅱ型）、乙型脑炎病毒、脊髓灰质炎病毒、狂犬病病毒（街毒）、SARS 冠状病毒、炭疽芽胞杆菌、布鲁菌属、结核分枝杆菌、霍乱弧菌、鼠疫耶尔森菌等	**Ⅲ级**（高个体危害,低群体危害）能引起人类或动物严重疾病,或造成严重经济损失,但通常不能因偶尔接触而在个体间传播,或能使用抗生素、抗寄生虫药物治疗的病原微生物	**Ⅲ级**（个体危害高,群体危害低）病原微生物通常能引起人或者动物的严重疾病,但一般不会发生感染个体向其他个体的传播,并且有有效的预防和治疗措施
一类 **　能够引起人类或者动物非常严重疾病的微生物,以及我国尚未发现或者已经宣布消灭的微生物,如天花病毒、埃博拉病毒、猴痘病毒、亨德拉病毒等	**Ⅳ级**（高个体危害,高群体危害）能引起人或动物非常严重疾病,一般不能治愈,容易直接或间接或偶然接触在人与人,或动物与人,或人与动物,或动物与动物间传播的病原微生物	**Ⅳ级**（个体和群体危害均高）　病原微生物通常能引起人或动物的严重疾病,并且很容易发生个体之间的直接或间接传播,对感染一般没有有效的预防和治疗措施

　*不同国家或地区根据微生物的流行情况、控制措施的有效性等,病原微生物列入的级别或类别有所不同。我国是按照中华人民共和国相应的法律法规来管理实验室的生物安全
　第一类、第二类病原微生物统称为高致病性病原微生物**

二、病原微生物生物安全实验室的分级

　　我国根据实验室对病原微生物的**生物安全防护水平**（biosafety level, BSL）,并依照实验室生物安全国家标准的规定,将实验室分为一级、二级、三级、四级。从事体外操作的实验室的相应生物安全防护水平分别以 BSL-1、BSL-2、BSL-3、BSL-4 表示;从事动物实验活动实验室的生物安全防护水平（animal biosafety level, ABSL）分别以 ABSL-1、ABSL-2、ABSL-3、ABSL-4 表示。不同生物安全级别的实验室,所要求的实验室管理体系、设施设备、人员要求及个人防护不同,见附表 1-2。在确定建设或使用实验室生物安全水平级别时,首先需要进行风险评估,考虑所操作的病原微生物种类及其危害程度、可利用的实验设施及实验室内从事安全工作所需要的仪器的操作和程序等。

　　我国法律法规明确规定一级、二级生物安全实验室不得从事高致病性病原微生物实验活动;三级、四级实验室必须获得上级有关主管部门批准后方可建设和从事相应的高致病性病原微生物实验活动。

　　病原微生物实验室设立单位应成立生物安全委员会并制定科学、严格的管理制度,明确实验室生物安全负责人及其职责,强化日常管理和菌毒种的管理;定期对实验室设施设备、材料等进行检查、维护和更新,

合理处置废弃物,防止污染环境。实验室应配备符合要求的个人防护用品,包括防护服、口罩(必要时佩戴呼吸器)、手套、防护目镜、面部防护罩、鞋套、帽子等;应建立健康档案;进行预防接种等。实验室工作人员应掌握实验室技术规范、操作规程、生物安全防护知识和实际操作技能,并经生物安全培训和通过考核。

附表 1-2　病原微生物安全实验室的分级

实验室生物安全级别*	操作的病原微生物	实验室操作和个人防护	实验室必须配备的关键设施和设备
一级(BSL-1)	适用于操作在通常情况下不会引起人类或者动物疾病的微生物	微生物学操作技术规范	开放实验台
二级(BSL-2)	适用于操作能够引起人类或者动物疾病,但一般情况下对人、动物或者环境不构成严重危害,传播风险有限,实验室感染后很少引起严重疾病,并且具备有效治疗和预防措施的微生物	微生物学操作技术规范、个人防护服、生物危害标识、人员进入制度、健康监测、污染废弃物的处置	生物安全柜(防护操作中可能生成的气溶胶)高压蒸汽灭菌器(污染废物灭菌)
三级(BSL-3)	适用于操作能够引起人类或者动物严重疾病,比较容易直接或者间接在人与人、动物与人、动物与动物间传播的微生物	在二级生物安全防护水平上增加特殊防护服、人员进入制度、上岗前体检、健康监测、污染废弃物的处置	负压、高效过滤器等送排风系统(排出空气过滤)生物安全柜或(及)其他生物安全实验室工作所需要的基本设备双扉高压蒸汽灭菌器
四级(BSL-4)	适用于操作能够引起人类或者动物非常严重疾病的微生物,以及我国尚未发现或者已经宣布消灭,或没有预防治疗措施的微生物	在三级生物安全防护水平上增加气锁入口、出口淋浴、污染物品的特殊处理	负压、高效过滤器等送排风系统(排出空气过滤)Ⅲ级或Ⅱ级生物安全柜正压服双扉高压蒸汽灭菌器及污水灭菌系统

*　动物实验室的生物安全防护水平要高于体外操作的生物安全防护水平,在此不详细介绍。由于动物行为的不可控性,在进行动物实验过程中必须加强防护,并作好应急预案

三、病原微生物实验室的风险评估

实验室生物安全管理工作的基础是风险评估。实验室及设立单位应根据风险评估结论决定是否开展相应的科研项目或实验活动,制定生物安全风险管理措施,将相关风险降低至可接受的范围。风险评估应由熟悉相关病原微生物特性、实验室设备和设施、动物模型以及个人防护装备的专业人员进行。实验室生物安全的风险评估应是动态的,应及时收集相关的新资料和新信息,必要时对风险评估的结果及风险管理措施进行修订。

在进行实验室生物安全风险评估时,除考虑病原微生物的危害程度(参照《人间传染的病原微生物名录》)外,还应考虑病原微生物的其他特性及其他相关因素:①微生物的致病性和感染数量;②自然感染途径;③实验室操作所致的其他感染途径(非消化道途径、空气传播、食入);④微生物在环境中的稳定性;⑤所操作微生物的浓度和浓缩标本的量;⑥暴露的潜在后果;⑦适宜宿主(人或动物)的存在;⑧已报道的实验室感染情况;⑨拟进行的操作(如超声处理、气溶胶化、离心等);⑩可能会扩大微生物的宿主范围或改变微生物对于已知有效治疗方案敏感性的所有基因操作技术;⑪当地是否能进行有效的预防或治疗干预等。此外,风险评估内容还必须包括实验室生物安全管理体系、实验室人员素质、生物安保等。对于未知病原、突发新现传染病病原、病原微生物重组等研究或检测,则应通过单位或/和上级主管单位生物安全专业委员会风险评估和批准。

在所操作的病原微生物有关信息有限时,可借助于病人的医学资料、流行病学资料(发病率和死亡率资料、可疑的传播途径、其他有关暴发的调查资料)及有关标本来源地的信息,判断标本的危害程度。在研究

暴发病因不明的疾病时,应参照国家卫生健康委员会、中国疾病控制中心和(或)WHO 制定的专门指南,指导标本应如何运输以及在标本操作时应按何种生物安全水平执行。根据风险评估结果,可确定拟开展的研究工作的生物安全水平级别,选择合适的生物安全水平级别实验室,采用相应的个体防护装备,并制定操作规范,以确保实验在生物安全的条件下开展。

（瞿　涤）

附录 2 人体微生物群与微生态失调

微生物群(microbiota)是特定时间特定生境所有微生物有机体的总称,其组成包括非细胞结构的病毒(包括噬菌体)、原核生物中的真细菌和古细菌,以及真核细胞微生物。与之对应,微生物群可以划分为病毒群、细菌群、古细菌群和真核细胞型微生物群。而微生物组(microbiome)是特定时间特定生境中微生物群所包含的基因序列(含同源序列)的总和(附图2-1)。两者不完全对应,微生物组的范围更广,特别是动物和植物微生物组。微生物组与其宿主基因组有重叠部分——主要是宿主基因组包含的与微生物同源的基因序列,特别是与病毒基因序列的同源部分。相应地,微生物组也可以分为病毒组、细菌组、古细菌组、真核细胞型微生物组。

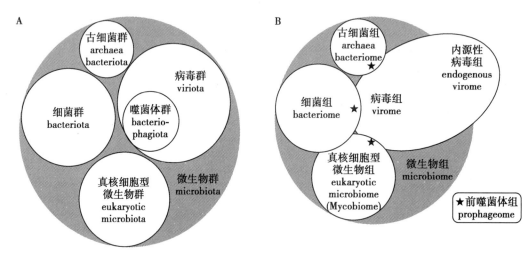

附图2-1 微生物群与微生物组示意图
A. 微生物群;B. 微生物组

第一节 人体微生物群的组成

一、人体细菌群（组）

在正常情况下,在人体的皮肤和与外界相通的腔道均有正常细菌群存在,但组织内和血液中不含细菌。

（一）皮肤表面的正常细菌群

正常人体皮肤表面分布着大量的正常细菌群,其种群和数量在不同个体之间、同一个体的不同部位存在着一定的差异,与个人的生活习惯、职业以及环境因素有较密切的关系,但在固定部位细菌群相对恒定。皮肤表面常见的细菌有:类白喉杆菌、凝固酶阴性葡萄球菌、丙酸杆菌、假单胞菌、分枝杆菌、变形杆菌、大肠埃希菌、不动杆菌、克雷伯菌、皮肤癣菌等。这些细菌在正常状态下处于一种动态平衡,不会引起病变。但当环境发生变化时,一些不致病的菌群就可能转变成致病菌,引起局部感染,甚至败血症。

（二）口腔中的正常细菌群

人在出生后的 6~10 小时,口腔细菌的数量明显增加。出生后几天口腔中的早期菌群包括葡萄球菌属、口腔链球菌属、奈瑟菌属和乳杆菌属细菌。新生儿口腔较少有厌氧菌定植,韦荣菌属的细菌是最早在口腔中定植的厌氧微生物,在出生一周后的新生儿口腔中即可检出。另外,白念珠菌在新生儿口腔中的检出率亦较高。

幼儿期由于乳牙的萌出,增加了细菌定植的环境,在门齿、磨牙的唇面和舌面(除下门齿外),链球菌属是优势菌,下门齿上的优势菌是放线菌属。许多潜在的口腔致病菌是学龄前儿童的共生口腔菌群的成员,它们的存在并不引起明显的疾病。

青春期恒牙的完全萌出,使口腔生态环境相对恒定,几乎所有成人口腔中的菌群都能在青春期口腔中分离到。在此时期,拟杆菌、梭杆菌和螺旋体的数量增加。

成年期早期,口腔微生物的定植数量和种类达到高峰。与其他时期相比,这个时期的口腔菌群组成更具复杂性和多变性:①唾液:50%为链球菌,以唾液链球菌和缓症链球菌为主。②黏膜表面:唇红缘的主要菌群有微球菌和表皮葡萄球菌。唇黏膜的口内部分、颊黏膜和硬腭的优势菌群是口腔链球菌。软腭的正常菌群主要包括口腔链球菌和咽部的常居菌,如嗜血杆菌、棒状杆菌和奈瑟菌。舌背的优势菌是唾液链球菌和小韦荣菌,舌腹受唾液菌群影响,其常居菌波动较大。牙龈优势菌群主要是革兰阳性球菌和杆菌。血链球菌是健康龈沟中的优势菌群,能产生细菌素样物质,对多种牙周可疑致病菌有较强的拮抗作用,对维持牙周的健康、免疫、营养和生物拮抗作用起重要作用。③牙齿:口腔微生物是以牙菌斑的形式定植于牙面,牙齿光滑面菌斑以需氧和兼性厌氧的球菌为主,如口腔链球菌和奈瑟菌。颌面点隙沟裂菌斑主要包括变形链球菌、血链球菌、黏性放线菌以及韦荣球菌,颌面间隙菌斑主要以黏性放线菌、内氏放线菌和血链球菌为主。牙石是钙化的菌斑,其优势菌群包括血链球菌、内氏放线菌、奈瑟菌、具核梭杆菌和韦荣球菌等。

(三) 呼吸道正常细菌群

整个呼吸道存在一个**高度同源的微生物组**(homogenous microbiota),上下呼吸道菌群表现为"地貌连续性"(topographical continuity)。上、下呼吸道菌群的差异只体现在**生物量**(biomass),而不体现在菌群构成的特异性。下呼吸道的正常菌很有可能是由于下呼吸道支气管以及微支气管的微抽吸作用将上呼吸道过度生长的**冗余菌**(carryover bacteria)"吸"入下呼吸道定植的,这可能是下呼吸道不存在特征性的微生物组,仅仅是上呼吸道菌群延续的原因所在。

在正常人的呼吸道分泌物中,丰度最高的30个菌属中,链球菌属、普雷沃菌属占所有细菌的1/3以上,是呼吸道中的优势菌属。

(四) 胃肠道中的正常细菌群

人在出生时胃肠道是无菌的,但很快因进食而摄入细菌,母乳喂养的婴儿肠道里有大量的产乳酸链球菌和乳杆菌。这些菌通常为革兰阳性菌,无运动能力(如双歧杆菌),可发酵糖类产酸,且能耐受 pH 5.0 的条件。非母乳喂养的婴儿肠道菌群组成比较复杂,且乳杆菌并不是优势菌群。

正常成人的食道中具有从咽部和食物而来的微生物。胃内 pH 较低,其酸度使得微生物数量小于 10^3 ~ 10^5 个每克内容物。而肠道内容物 pH 为中性,因而正常微生物群逐渐增多。正常成人的十二指肠中每克内容物有 10^3 ~ 10^6 个微生物;在空肠和回肠增加到 10^5 ~ 10^8/g。在肠道上部的优势菌群是乳杆菌和肠球菌,但在空肠和回肠较少,在粪便中可检测。在乙状结肠和直肠中,每克内容物大约有 10^{11} 个细菌,占粪便量的10% ~ 30%。肠道中的厌氧菌数量是兼性厌氧菌的 1000 倍。发生腹泻时,细菌的数量会下降,而肠梗阻的时候则会上升。

正常成人结肠中,96% ~ 99% 的正常微生物群是厌氧菌,包括:拟杆菌属(尤其是脆弱拟杆菌)、梭形杆菌属、乳杆菌属、双歧杆菌属、梭菌属(如产气荚膜梭菌属有 10^3 ~ 10^5/g);还有一些厌氧革兰阳性球菌,如消化链球菌。另外 1% ~ 4% 为兼性厌氧菌,包括革兰阴性大肠埃希菌、肠球菌和少量变形杆菌,以及假单胞菌、乳杆菌等。粪便中发现的正常微生物群有 600 多种。如果有小创口可能会带来大约 10% 的暂时性菌群。

(五) 泌尿生殖系统中的正常细菌群

男性与女性的尿道末端都含有少量的与皮肤和会阴部组成相同的微生物。在尿液样本中,可检测到可培养的混合菌群数量为 10^1 ~ 10^4 CFU/ml。男性尿道口有葡萄球菌、拟杆菌、耻垢杆菌、大肠埃希菌、支原体等。女性尿道外部和外阴部的菌群组成相似,主要有葡萄球菌、粪链球菌、大肠埃希菌、变形杆菌、乳杆菌、白念珠菌等。

在出生后不久，女性阴道中便出现了需氧的乳杆菌，并维持阴道中的酸性 pH。当 pH 变为中性的时候，就会有球菌和杆菌的混合菌群。青春期时，乳杆菌大量繁殖，使 pH 保持在酸性，从而防止病原菌在阴道定植。阴道的正常微生物群包括乳杆菌、表皮葡萄球菌、B 型链球菌、α-溶血链球菌、消化链球菌、大肠埃希菌、普雷沃菌、梭菌、阴道加德纳菌、脲原体以及白念珠菌。一些女性的阴道中具有大量的与会阴和肛门周围类似的细菌，这可能是引起泌尿道感染的因素之一。

（六）其他正常细菌群

在眼结膜上很少有细菌，但也存在正常微生物群，主要有类白喉杆菌、表皮葡萄球菌和非溶血性链球菌。奈瑟菌和革兰阴性杆菌亦可检出。结膜菌群的生长通常会受到眼泪中溶菌酶的抑制。

此外，在外耳道中也存在正常微生物群如葡萄球菌、类白喉杆菌、假单胞菌和非致病性分枝杆菌等。

二、人体病毒群（组）

人体病毒组（群）是人体微生物组（群）中的病毒组分。包括感染宿主细胞的病毒，人体基因组中的病毒基因原件，以及感染寄居在人体的某些微生物的病毒。由于能够辨别不同病毒基因序列之间差异的生物信息学手段直到近几年才出现，病毒组的研究目前尚处于起步阶段。人体中大部分病毒是不能够被鉴定出来的，能被鉴定出来的病毒中大多数是感染细菌的病毒——噬菌体。噬菌体能够将自身基因组整合到细菌宿主中，进而导致某些细菌增强致病性，抗生素抗性以及可能的代谢活性，间接影响人体健康。由于测序及分析方法的限制，真核病毒，尤其是以 RNA 为遗传物质的真核病毒在研究中常常被忽视。

机体不同生理位置的病毒组组成特征有很大不同，以下是根据现有研究，对机体不同生理部位病毒组特征的简要描述。

（一）皮肤病毒组

与皮肤的细菌群（组）相似，皮肤病毒组也是由原籍病毒与过路病毒共同组成。通过对皮肤表层的病毒 DNA 进行二代测序分析发现，多瘤病毒科，乳头瘤病毒科和环病毒科是真核病毒中三种主要的科。多瘤病毒科中包括致瘤的 Merkel's virus，而同属的一些新发现的病毒却作为正常病毒组分在皮肤表层占据较高的比例。此外，β-乳头瘤病毒（β-HPV）和 γ-乳头瘤病毒（γ-HPV）存在于大多数个体的皮肤表层，其中有多达 17 种 β-HPV 和 13 种 γ-HPV 病毒株。一些研究发现该病毒在不同个体以及不同时间存在基因差异。*Cyclovirus* 是环病毒科中的优势属，*Cyclovirus* 主要通过跨物种传播来感染动物，且在灵长类动物的粪便中也被检测到。

（二）口腔病毒组

据分析，口腔中大多数的病毒属于噬菌体，只有少部分是真核生物病毒（疱疹病毒和环病毒）。健康人的口腔病毒组特征与性别有关，个体差异性较大且在一段时间内组成相对稳定。研究发现，在患有不同程度牙周疾病的病人口腔中，菌群与病毒群都相对于健康人有所改变。

（三）呼吸道病毒组

人类呼吸道持续暴露于外界环境气体中的微生物及一些无机颗粒中，因而含有大量的病毒及其他微生物。呼吸道病毒组（群）中含有一些常见病毒，如鼻病毒，副黏病毒等，也含有一部分不常见的病毒以及未知病毒。

在一项研究中，对患有急性下呼吸道感染的病人鼻咽抽吸物中的病毒进行测序研究，发现副黏病毒的丰度最高，其次是微小 RNA 病毒，再次为正黏病毒。博卡病毒，KI 多瘤病和麻疹病毒。

（四）肠道病毒组

据估计，地球上有 10^{31} 个病毒颗粒，而每克人类粪便中含有 $10^8 \sim 10^9$ 个病毒样颗粒，其中 90% 的病毒为肠道噬菌体，包括**微小噬菌体科**（*Microviridae*），**短尾噬菌体科**（*Podoviridae*），**肌尾噬菌体科**（*Myoviridae*），**长尾噬菌体科**（*Siphoviridae*）。人体的肠道病毒组组成相对稳定，在长达 2 年半的研究中，测序发现 80% 的重叠群（contigs）在此期间是一直存在的，但也有部分病毒是高度进化的，比如微小噬菌体科的病毒。但在不同个体间,病毒组的组成差异较大。

婴儿出生后,通过与环境的接触,细菌会很快定植到肠道内。病毒也几乎同时开始出现在肠道。除 DNA 病毒之外,婴儿早期的粪便中也能够检出真核 RNA 病毒,其中,最为常见的有肠病毒,副肠孤病毒,烟草花叶病毒和札幌病毒。婴儿微生物组的动态变化较大,与细菌的组成变化相对应,病毒(含噬菌体)的含量与组成也在不断发生改变。

(五) 尿道病毒组

对尿路感染病人和非感染病人的尿液进行病毒组成的鉴定,发现除噬菌体之外,还有少量的真核病毒被检测到。在 95% 受试者的尿液中鉴定到乳头瘤病毒,其基因型和之前报道的与子宫颈和结肠癌发病相关 HPV 的基因型无关,但和皮肤上检测到与恶性病变相关的新型 HPV 存在同源关系。关于尿道病毒组的研究还有待于进一步开展。

三、人体微生物群与宿主的相互作用

人体微生物群与人体的相互作用可以概括为:

1. 共进化通过微生物群与人体之间的基因交流而影响彼此的进化轨迹。2016 年美国得克萨斯大学奥斯汀分校 Andrew Moeller 等揭示了现代人和猿类并非简单地从环境中得到其肠道细菌,这些细菌在人科动物体内与宿主共同演化了数百万年之久并共同进化。

2. 共发育人体微生物群参与人体发育、生长和衰老的过程。如微生物群能够影响幼年时免疫系统的发育及建成;微生物群的一些代谢产物能影响大脑和神经系统的发育和功能;微生物群影响胃肠道的发育和血管系统的重构。

3. 共代谢微生物群与宿主对食品和药品代谢的合作对人的健康和疾病的治疗有着深远的影响,特别是对中药的药效影响巨大。另外,肠道微生物群能够通过初级和次级代谢途径产生大量的小分子物质(如短链脂肪酸等),这一生理过程依赖于宿主的饮食。虽然这些小分子物质中有很多被保留在了肠道内,但是还有一些进入了循环系统并且被宿主进行化学修饰,发挥重要生理功能。

4. 互调控微生物组对宿主机体的调控主要涉及免疫系统、神经系统和内分泌系统。微生物组通过多种途径影响三大系统的功能,而机体生理状态的改变反之又影响微生物组的构成。此外,微生物组与宿主多种器官间还存在着重要的联系以进行相互调控作用,这种联系包括近年来备受关注的微生物组-肠-脑轴、微生物组-肠-肝轴和微生物组-肠-肺轴。

第二节　微生态失调与宿主健康

微生态学(microecology)是一门研究正常微生物群的结构、功能,以及与其宿主相互关系的一门新兴学科,研究范畴包括微生物与微生物、微生物与宿主,以及微生物和宿主与外界环境的相互关系,侧重研究正常微生物群的生态平衡、生态失调和生态调整。

正常条件下,微生态系统中的微生物与微生物、微生物与宿主,以及微生物与环境间处于稳定、有效的平衡状态,即**微生态平衡**(microeubiosis)。微生态平衡是在自然条件下,通过长期进化过程自我形成的生理性动态平衡。

当受到大的干扰和破坏,超过自动调节限度时,正常微生物之间及正常微生物群与其宿主之间的微生态平衡,在外环境影响下,由生理性组合转变为病理性组合的状态,即**微生态失调**(microdysbiosis)。

一、微生态失调与感染性疾病

微生态失调和多种疾病的发生发展有直接或间接的关系,这些疾病主要包括菌群失调引起的感染性疾病,此外,随着对人体微生态的全面认识,现在认为微生态失调也与许多全身系统性疾病的发生发展相关。

（一）微生态失调与消化系统感染性疾病

1. 微生态失调与二重感染在长期大量应用广谱抗生素后,宿主正常菌群中的敏感菌株大部分被抑制,而体内原先处于劣势的或来自外界环境的少数耐药菌则趁机定植和大量繁殖,引起疾病。这种在抗菌药物治疗原感染性疾病的过程中,造成体内菌群失调而产生的一种新感染,称为**二重感染**(superinfection)。如临床上常见的葡萄球菌、艰难梭菌以及白念珠菌引起的假膜性肠炎。

2. 微生态失调与急慢性腹泻外来的肠道致病菌进入机体后会导致急性腹泻。急性腹泻病人肠道中原籍菌群大量随腹泻物排出,过路菌比例会相应增加,导致微生态失调。当合理应用抗生素时,致病菌被杀死,腹泻恢复后失调的菌群也会逐渐恢复正常。若急性腹泻没有及时治疗,会转为慢性腹泻。慢性腹泻也会使原籍菌群不断排出,过路菌数量增加。菌群失调会导致脂酸代谢紊乱和胆盐代谢障碍,进而加重腹泻,形成恶性循环。

3. 微生态失调与**炎症性肠病**(inflammatory bowel disease, IBD)是一组病因不明的肠道炎症性疾病,包括**克罗恩病**(Crohn disease, CD)和**溃疡性结肠炎**(Ulcerative colitis)。现有证据表明,拟杆菌类、消化链球菌、李斯特菌的数量在 IBD 病人中都有明显升高。肠道中这些细菌数量的增多,使各种代谢产物增多,其中部分产物会增加肠黏膜的通透性,使肠道中革兰阴性菌的内毒素成分更多吸收入血,对 IBD 的发展也有促进作用。

（二）微生态失调与口腔疾病

口腔疾病大多为微生态失调所致,主要包括龋齿和牙周病等。唾液中的营养物质吸附在牙齿表面,构成菌群的营养基质,使细菌黏附于牙体表面,同时细菌互相集聚,诱导更多的细菌黏附,最终形成牙菌斑。在牙菌斑的形成过程中,需氧菌先在牙表面占优势,随着菌斑斑龄的增加,兼性厌氧菌、厌氧菌逐渐增多。龋病是牙菌斑生态系平衡失调所致。正常情况下,牙菌斑中各种微生物之间通过共生、拮抗等相互作用形成一定的稳定的比例关系,维持与内外界环境的平衡状态。当内、外界不利因素,如长期摄入较多蔗糖等作用于微生态系,打破微生态平衡时,则导致微生态系中微生物的比例关系失调,一些有致龋潜力的正常菌群在微生态系中占优势,导致菌斑中物质代谢紊乱,pH 下降,牙齿脱钙。口腔中和致龋相关的微生物主要包括链球菌属、乳杆菌属和放线菌属等。其中,变异链球菌对基牙的光滑面以及义齿基托表面具有特殊的亲合力,并能利用蔗糖合成不溶于水的葡聚糖,并将口腔中数量众多的菌群黏附于菌斑。乳杆菌等致龋菌能分解葡萄糖,产生大量乳酸、甲酸与乙酸,造成牙釉质中钙、磷离子的丢失,形成龋损。高摄入量的蔗糖可使变异链球菌的数量明显增加,因而可能诱发龋齿。

牙周病是指发生在牙周支持组织的各种疾病,是人类最古老,最普遍的疾病之一。牙周病的发生发展也与口腔菌群的失衡有关。龈下菌斑与牙周炎的产生和发展密切相关,其中,厌氧菌的过度生长是引起牙周组织损伤和破坏的主要原因。

（三）微生态失调与呼吸道感染性疾病

大量使用抗生素等原因打破机体微生态平衡后,原本存在于肠道、口腔、咽部的正常菌群会易移位至呼吸道发生感染。常见的病原有肺炎链球菌、葡萄球菌、肺炎克雷伯菌、铜绿假单胞菌。一般认为,口咽部定植菌吸入是医院获得性肺炎最重要的发病原因。此外,长期口服抗生素可扰乱肠道菌群,革兰阴性杆菌大量繁殖后向周围扩散,进入胃内或口腔。此时,如果呼吸道的正常菌群受到抗生素控制后出现失调,原籍生境为胃肠道的革兰阴性杆菌可发生定位转移,经口腔进入呼吸道和肺,引起肺炎。胃部抑酸药的应用伴随胃食管反流或鼻胃管的应用,也会使菌群从消化道逆向进入呼吸道。

（四）微生态失调与生殖道感染性疾病

当发生生殖道微生态失调时,正常菌群中的一些微生物会成为条件致病菌,引起自身感染。例如,年龄老化、激素水平改变以及大量应用广谱抗生素和免疫抑制剂等,都会引起生殖道的微生态失调,从而导致女性生殖道的局部感染,主要包括细菌性阴道病、滴虫性阴道炎、白念珠菌性阴道炎等。

（五）微生态失调与皮肤感染性疾病

皮肤表面的正常微生物群通过生物拮抗、产生抗菌物质、协同作用等方式,保护皮肤的健康。年龄、皮脂分泌、皮肤水分含量、皮肤 pH，或者外源性应用抗生素和皮肤洗剂，都有可能影响皮肤微生态平衡。致病菌大量定植，经由皮肤伤口进入机体；或机体本身患有慢性消耗性疾病而定植菌株的毒力较强、宿主免疫功能低下等，均可以引发皮肤感染，包括原发感染、继发感染或全身系统性感染。此外，微生态失调引发的皮肤真菌感染也较为多见。

二、微生态失调与其他疾病

除了机体局部的感染性疾病之外，微生态失调还与全身系统性疾病、过敏性疾病以及神经心理性疾病等有密切关系。

（一）微生态失调与代谢性疾病

1. 微生态失衡与肥胖　肥胖是困扰人类健康的重大公共卫生问题，国际上认为不合理的饮食破坏肠道菌群结构，引起全身性的、低度的慢性炎症而导致脂肪过度积累。肥胖病人肠道内罗伊氏乳杆菌的数量显著增加，而动物双歧杆菌和史氏甲烷短杆菌的数量显著减少，从而直接调控机体的脂肪合成与存储相关基因的表达，扭曲能量代谢，使其向过度合成和存储脂肪的方向发展，最终导致肥胖的形成。肠道微生态失调时，可出现革兰阴性杆菌的数量明显增多，其细胞壁组分脂多糖能够与免疫细胞表面的 TLR4 受体结合，触发促炎因子的释放，引起炎症反应，增加肠黏膜通透性；同时也影响营养物质的消化，肠道短链脂肪酸（SCFA）的数量明显升高，增加脂肪的合成。上述两种因素共同作用，会导致机体整体的代谢紊乱，也是导致肥胖的原因之一。

2. 微生态平衡与糖尿病　糖尿病是一种多病因的代谢性疾病，特点是慢性高血糖，伴随因胰岛素分泌或作用缺陷引起的糖、脂和蛋白质代谢紊乱，可分为Ⅰ型（胰岛素依赖型糖尿病）和Ⅱ型（胰岛素非依赖型糖尿病）。Ⅰ型是由于自身免疫机能发生异常，胰岛细胞被破坏，胰岛素几乎无法分泌而产生的。Ⅱ型是因生活习惯和易患糖尿病的体质，造成胰岛功能的低下和不足而产生的。95% 糖尿病是Ⅱ型，Ⅰ型只占少数。实验证明，肠道微生态失调是糖尿病的诱因之一。与健康人相比，Ⅰ型糖尿病病人肠内拟杆菌门和硬壁菌门的比例失调，肠黏膜表面黏蛋白保护层也被破坏，肠道有益菌产生的丁酸含量也明显减少，肠内菌群的多样性也明显低于健康人群，提示肠道微生态失调和Ⅰ型糖尿病的发生发展具有一定的相关性。Ⅱ型糖尿病病人肠道中的硬壁菌门和梭菌的比例要比正常人高得多，β-变形菌门的比例也显著升高，而双歧杆菌和乳杆菌的数量减少，并与血糖浓度显著相关。

肠道微生态失调与以上代谢性疾病发生发展之间的关系，越来越引起人们的重视，肠道细菌未来可能成为肥胖和胰岛素抵抗等机体代谢失调的治疗靶点。

（二）微生态失调与过敏性疾病

过敏性疾病被世界卫生组织认为是当今世界性的重大卫生学问题。其主要包括变应性鼻炎、过敏性结膜炎、支气管哮喘、特应性皮炎、荨麻疹、变应性胃肠炎等Ⅰ型超敏反应性疾病。生活方式和（或）地域因素相关的肠道微生物群差异，可能是全球过敏性疾病发病增加不均一的主要原因。目前认为，微生态失调导致过敏性疾病发生的机制主要有：①异常菌群使得细胞增殖过程中必需的 *CXCL16* 基因高度甲基化，产生大量 CXCL16 蛋白，iNKT 细胞大量增加，诱导免疫功能过度，产生过敏性炎症反应；②菌群缺失导致 B 细胞的 MyD88 通路途径异常，产生大量的 IgE 抗体。循环中的 IgE 会诱导骨髓中 IL-3 的受体 CD123 表达升高，使血循环中嗜碱性粒细胞产生增多，从而增强过敏性炎症反应；③菌群结构失调通过影响 Treg 细胞和 Th2 型细胞而影响过敏性疾病的发生。

（三）微生态失调与肿瘤性疾病

研究表明，结肠癌高发区人群的肠道菌群组成和低发区人群有显著差异。肠道菌群的代谢产物非常复杂，代谢中间产物和酶系统对肠道癌症的发生有很大关系。肠道中某些菌群能够分解食物中的化合物，转变为致癌因子。例如，在南太平洋关岛居民常吃的苏铁果中含有甲氧基偶氮甲醇糖苷，将该化合物加入到普通饮食中，喂饲正常小鼠，具有致癌性；若喂给无菌小鼠，则不具致癌性。正常小鼠的肠道菌群产生 β-葡糖醛酸酶，可将甲氧基偶氮甲醇糖苷转变为有毒的糖基配体形式，吸收后随血循环进入肝脏和肾脏代谢，诱发肝脏和肾脏肿瘤。这一发现提出了肠道菌群能够使食物成分转变为癌症诱生剂的理论。此外,某些肠道菌群具有氨基脱羧酶的活性,能将食物中的氨基酸分解为生物胺。如色氨酸经脱羧酶作用产生的靛基质具有强烈的致癌作用;酪氨酸与苯丙氨酸经肠道菌作用能产生酚类物质,诱发普通大鼠形成皮肤肿瘤或肝癌,但对无菌小鼠无作用。此外,胺类物质还能够与胃肠中的亚硝酸盐结合,形成强烈致癌作用的亚硝胺。

（四）微生态失调与神经心理性疾病

微生态失调与多种神经心理性疾病的发生发展均有一定的相关性,包括抑郁症、自闭症、焦虑、社交障碍、进食障碍和阿尔茨海默病等。自闭症病人中,肠道菌群中拟杆菌门的比例显著增高,硬壁菌门的数量显著降低。患有肠渗漏综合征的病人出现菌群失调,会使未被消化的化学物质,包括重金属和其他有害物质,穿过肠黏膜进入血循环,进入中枢神经系统,进而影响人的行为。许多自闭症儿童常伴有慢性胃肠疾病或不适。肠道菌群失调可能导致一种或多种产神经毒性物质的肠道细菌在肠内定植,在一定程度上引发自闭症病人的症状,超过90%的自闭症儿童患有慢性小肠结肠炎。因此,治疗肠道疾病,恢复肠道功能对自闭症症状的改善有帮助。改善微生态失调虽不能直接治疗这些心理疾病,但可以在一定程度上改善症状。

第三节　微生态失调的防治

微生态失调主要是由于环境、宿主、正常微生物群三个方面的变化以及相互影响导致的,防治的基本原则是,顺应生态系统内在规律,因势利导,保护自然生态环境,提高宿主免疫力,扶植正常微生物群,提高宿主正常微生物群抵御外籍菌和环境菌定居和繁殖的能力,从而调整微生态失调,恢复和促进微生态平衡。

一、保护微生态环境

宿主系统、器官或组织的任何改变或病理变化既可以是引起微生态失调的原因,也可以是微生态失调的结果,微生态失调的防治应从宿主及菌群两方面去研究,治疗宿主的病理状态和疾病。

（一）去除引起微生态失调的宿主的病理状态

小肠上部细菌过度生长常与胃酸浓度低或肝脏疾病有关。只有治愈这些疾病,才能有效地根除微生态失调,否则即使矫正了微生态失调,也很容易再次复发。其他消化系统、内分泌系统、循环系统、呼吸系统、泌尿系统等疾病都可能伴有微生态失调。要使微生态失调恢复正常,治愈或缓解原发疾病是必要的前提。

（二）去除异常的解剖结构

病理性异常解剖结构,如胃切除、肠切除、结肠手术及阑尾炎手术都可以造成肠道解剖结构异常,导致菌群失调,从而引起恶性贫血、维生素缺乏症、吸收不良综合征等。而菌群失调又可作为二次性的原因引起恶性贫血等。这是一种恶性循环,必须一方面调整菌群失调,另一方面施行手术,修复或解除畸形结构,才能改善微生态失调状态。

二、增强宿主免疫力

宿主的免疫作用是保持宿主与正常菌群之间平衡的重要因素。首先,正常微生物群对宿主免疫系统的正常发育是必需的,这是两者长期进化的结果。另外,正常微生物群中的革兰阳性菌和革兰阴性杆菌不断释放出外毒素,以及革兰阴性菌产生的内毒素,刺激免疫系统产生抗毒素,将毒素中和,并能通过交叉免疫部分中和外籍菌产生的毒素。此外,某些细菌及其细胞壁组分亦能刺激宿主免疫系统,产生细胞因子,激活免疫细胞,提高宿主抗感染能力,维持内环境的稳定。但是,如果宿主免疫力下降,则容易诱发菌群失调,毒素产生和积累过多,将对宿主产生不利影响。可见,增强宿主免疫力,可减少内源性感染的发生。

三、合理使用抗菌药物

在选用抗菌药物时,应本着"扶正祛邪"原则,充分考虑到微生态系统的结构和功能,以微生态平衡的观点,进行有目的地、合理地和科学地应用,尽量保护人体正常微生物群,把药物的抗菌作用("杀菌")与微生态系统固有的自净作用("促菌")统一起来。

在大量使用抗菌药物的同时,应进行菌群检测,注意细菌耐药情况的改变,避免耐药菌大量繁殖,这是防止肠道菌群交替症发生的关键环节,也是防止肠源性感染的重要措施。

四、应用微生态疗法

微生态疗法是指应用微生态调节剂,促进正常微生物群与宿主及环境构成的微生态系由病理性组合转变成生理性组合的医疗措施。微生态调节剂,又称微生态制剂,是一种根据微生态学原理,利用对宿主有益的生理活性菌群或其代谢产物,以及能促进这些生理菌群生长繁殖的物质制成的制剂,通过对微生态的调节,保持微生态平衡、提高宿主健康水平和增进健康状态。广义地说,微生态调节剂既包括正常微生态成员,尤其是优势种群在内的活的生物制剂,还应包括一切能促进正常微生物生长、繁殖,尤其是调整和恢复群落、优势种群的物质,既可以是活的生物制剂,也可以是非生命的有机或无机化合物。目前常用的微生态制剂包括**益生菌**(probiotics)、**益生元**(prebiotics)、**合生元**(synbiotics)和**促生元**(postbiotics)。

(郭晓奎)

推荐阅读

［1］李凡,徐志凯.医学微生物学.8 版.北京:人民卫生出版社,2013.

［2］李明远,徐志凯.医学微生物学.3 版.北京:人民卫生出版社,2015.

［3］徐志凯,郭晓奎.医学微生物学.北京:人民卫生出版社,2014.

［4］张凤民,肖纯凌.医学微生物学.3 版.北京:北京大学医学出版社,2013.

［5］倪语星,尚红.临床微生物学检测.5 版.北京:人民卫生出版社,2012.

［6］曾照芳,洪秀华.临床检验仪器.北京:人民卫生出版社,2011.

［7］Karen C. Carroll, Jeffery A. Hobden, Steve Miller, Stephen A. Morse, Timothy A. Mietzner, Barbara Detrick, Thomas G. Mitchell, James H. McKerrow, Judy A. Sakanari Jawetz, Melnick, & Adelberg's Medical Microbiology. 27th ed, New York: McGraw Hill, 2016.

［8］James H. Jorgensen, Michael A. Pfaller. 临床微生物学手册.11 版.王辉,马筱玲,钱渊,等.北京:中华医学电子音像出版社,2017.

［9］温海,李若瑜.医学真菌学.北京:人民卫生出版社,2012.

［10］Patrick R Murray, Ken S. Rosenthal, Michael A Pfaller. Medical Microbiology. Eighth edition. ELSEVIER Inc, 2015.

［11］刘驰,李家宝,芮俊鹏,等.16S rRNA 基因在微生物生态学中的应用.生态学报,201535(9):2769-2788.

［12］Adler B. Leptospira and Leptospirosis. First edition, New York in America: Springer, 2015.

［13］Ghirardi B, Pietrasanta C, Ciuffini F, et al. Management of outbreaks of nosocomial pathogens in neonatal intensive care unit. Pediatr Med Chir. 2013, 35(6): 263-268.

［14］John D Clemens, G Balakrish Nair, Tahmeed Ahmed, et al. Cholera. Lancet. 2017, 23; 390(10101): 1539-1549.

［15］Radolf JD, Deka RK, Anand A, et al. Treponema pallidum, the syphilis spirochete: making a living as a stealth pathogen. Nat Rev Microbiol, 2016, 14(12): 744-759.

［16］Hu WL, Lin XA, Yan J. Leptospira and leptospirosis in China. Curr Opin Infect Dis, 2014, 27(5): 432-436.

［17］Hilbi H, Haas A. Secretive bacterial pathogens and the secretory pathway, Traffic. 2012; 13(9): 1187-1197.

［18］Hör J, Gorski SA, Vogel J. Bacterial RNA Biology on a Genome Scale. Mol Cell. 2018: S1097-2765(17)30980-2

［19］Adler B. Leptospira and Leptospirosis. Volume 387, Current Topics in Microbiology and Immunology (eBook). New York in America: Springer, 2015.

［20］Brooks GF, Butel JS, Morse SA. Medical Microbiology. 22th edition, McGraw-Hill Publication House, 2004, 285-294(2011 年人民卫生出版社再版).

［21］Radolf JD, Deka RK, Anand A, et al. *Treponema pallidum*, the syphilis spirochete: making a living as a stealth pathogen. Nat Rev Microbiol, 2016, 14(12): 744-759.

［22］Halperin JJ. Lymediseases: an evidence-based approach. Adv Mol Cell Microbiol, 2011, 21(9): 1-296.

［23］白雪帆,徐志凯.肾综合征出血热.北京:人民卫生出版社,2013.

［24］中华人民共和国国务院令 424 号.病原微生物实验室生物安全管理条例,2004.

［25］郭晓奎.人体微生物组.北京:人民卫生出版社,2017.

中英文名词对照索引

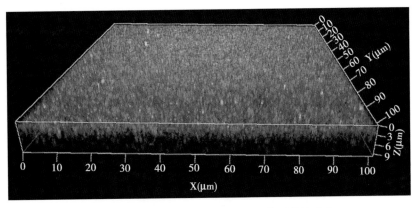

彩图6-1　细菌生物被膜的激光共聚焦显微镜观察

图中绿色示细菌的胞外多糖,红色示死细菌

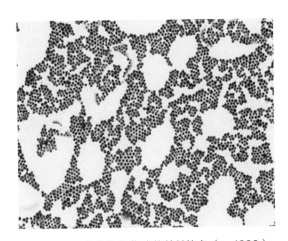

彩图8-1　金黄色葡萄球菌革兰染色（×1000）

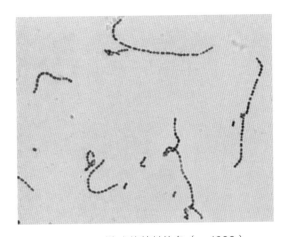

彩图8-2　链球菌革兰染色（×1000）

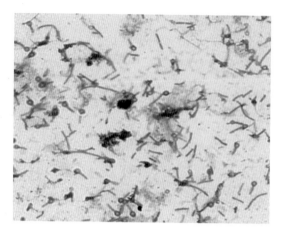

彩图 12-1　破伤风梭菌的革兰染色（光镜×1000）

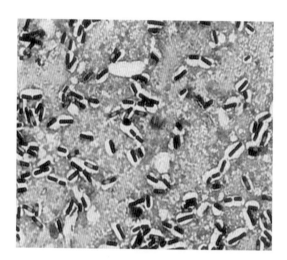

彩图 12-2　产气荚膜梭菌的革兰染色（光镜×1000）

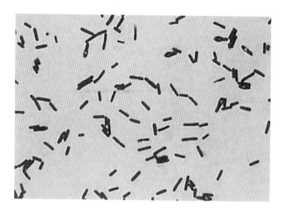

彩图 12-3　肉毒梭菌的革兰染色（光镜×1000）

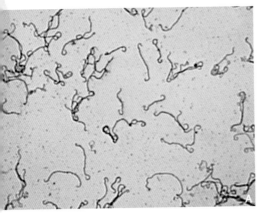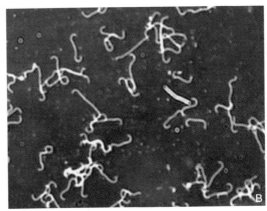

彩图 21-1　感染动物尿液（A）及培养基中（B）的钩端螺旋体
A：镀银染色（光学显微镜，×1000）；B：悬滴标本（暗视野显微镜，×1000）

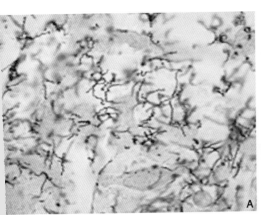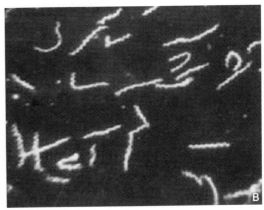

彩图 21-2　兔睾丸组织（A）及组织培养基中（B）的梅毒螺旋体
A：镀银染色（光学显微镜，×1000）；B：悬滴标本（暗视野显微镜，×1000）

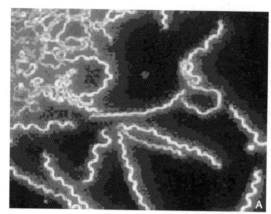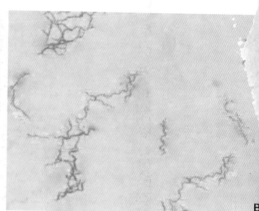

彩图 21-3　荧光抗体染色（A）和镀银染色（B）的伯氏疏螺旋体
A：荧光显微镜，×3000；B：光学显微镜，×1000

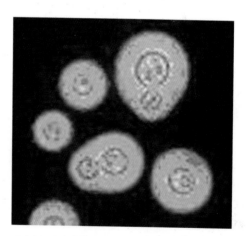

彩图 36-7　新生隐球菌的酵母样细胞（×1000）